科学出版社普通高等教育案例版医学规划教材

案例版

供临床、预防、基础、口腔、麻醉、影像、药学、检验、护理、法医等专业使用

皮肤性病学

第 2 版

主　编　陶　娟　陈　翔
副主编　李春英　李　航　何　黎　满孝勇
编　委（按姓氏汉语拼音排序）

曹双林	南通大学附属医院	陈爱军	重庆医科大学附属第一医院
陈晓栋	南通大学附属医院	陈　翔	中南大学湘雅医院
董励耘	华中科技大学同济医学院附属协和医院	耿松梅	西安交通大学第二附属医院
		何　黎	昆明医科大学第一附属医院
纪　超	福建医科大学附属第一医院	贾雪松	石河子大学第一附属医院
蒋　献	四川大学华西医院	李　航	北京大学第一医院
李　军	华中科技大学同济医学院附属武汉中心医院	李春英	中国人民解放军空军军医大学
		李珊山	吉林大学第一医院
栗玉珍	哈尔滨医科大学附属第二医院	刘　红	山东第一医科大学附属皮肤病医院
刘栋华	广西医科大学第一附属医院		
刘业强	同济大学附属皮肤病医院	鲁　严	南京医科大学第一附属医院
满孝勇	浙江大学医学院附属第二医院	孟祖东	湖北医药学院附属人民医院
潘　萌	上海交通大学医学院附属瑞金医院	阮　英	湖北科技学院临床医学院
孙　青	山东大学齐鲁医院	孙良丹	华北理工大学附属医院
陶　娟	华中科技大学同济医学院附属协和医院	汪　宇	贵州医科大学附属医院
		王亮春	中山大学孙逸仙纪念医院
吴文育	复旦大学附属华山医院	谢　君	武汉大学中南医院
杨　井	华中科技大学同济医学院附属协和医院	钟文宏	厦门长庚医院

编写秘书

兰佳佳　华中科技大学同济医学院附属协和医院

科学出版社

北京

郑　重　声　明

　　为顺应教学改革潮流和改进现有的教学模式，适应目前高等医学院校的教育现状，提高医学教学质量，培养具有创新精神和创新能力的医学人才，科学出版社在充分调研的基础上，首创案例与教学内容相结合的编写形式，组织编写了案例版系列教材。案例教学在医学教育中，是培养高素质、创新型和实用型医学人才的有效途径。

　　案例版教材版权所有，其内容和引用案例的编写模式受法律保护，一切抄袭、模仿和盗版等侵权行为及不正当竞争行为，将被追究法律责任。

图书在版编目（CIP）数据

皮肤性病学 / 陶娟，陈翔主编. -- 2 版. -- 北京：科学出版社，2025.1.
（科学出版社普通高等教育案例版医学规划教材）. -- ISBN 978-7-03-079816-9

Ⅰ . R75

中国国家版本馆 CIP 数据核字第 20244PN356 号

责任编辑：钟　慧/责任校对：郝璐璐
责任印制：张　伟/封面设计：无极书装

科学出版社 出版
北京东黄城根北街 16 号
邮政编码：100717
http://www.sciencep.com

北京九天鸿程印刷有限责任公司印刷
科学出版社发行　各地新华书店经销
*

2007 年 8 月第　一　版　　开本：880×1230　1/16
2025 年 1 月第　二　版　　印张：16 1/2
2025 年 1 月第十二次印刷　字数：556 000

定价：**98.00** 元
（如有印装质量问题，我社负责调换）

前　言

生命科学发展日新月异，免疫学、分子生物学、遗传学、数字医学及相关领域的新发明、新技术层出不穷，新理论、新学说层见迭出，创新药物和新型治疗手段不断涌现，皮肤性病学正面临着极为活跃、极为丰富的外部知识体系。作为一门整体性较强的临床应用学科，皮肤性病学受到了全面而深远的影响，一方面表现为各种基础学科对本专业的渗透性和影响力变得越来越清晰，另一方面表现在本专业与其他临床专业之间的界限变得越来越模糊。两者的碰撞与交融不断衍生出新的机遇和挑战，皮肤性病学已经进入了一个纵深交错、全面发展的格局。在此背景下，我国皮肤性病学界在基础研究、临床研究、创研开发、平台建设、人才培养及社会服务等领域，都取得了长足而扎实的进步，令广大皮肤性病学工作者倍感自豪和欣慰。

如何帮助医学院校的本科生更好地了解、熟悉和掌握皮肤性病学的知识体系与构架，激发他们立志于未来投身临床医学，甚至进入到皮肤性病学专业、助力我国皮肤性病学事业的可持续发展，一直是《皮肤性病学》（案例版）教材建设的重要历史使命。《皮肤性病学》（案例版）内容体系突出了"三基"（基础理论、基本知识、基本技能）和"五性"（思想性、科学性、先进性、启发性、适用性），在常见病、多发病和复杂病中加入典型案例，旨在培养学生分析问题、解决实际问题的能力，为学生进入临床实习和走上工作岗位打下坚实基础；在组织教学时，以案例引导教学内容的学习，提高学生的学习兴趣和学习效率。

《皮肤性病学》（案例版，第2版）在前版的基础上，对结构与内容进行了一定的重组与整合，力求实现体系完整和与时俱进的平衡。在结构上，本教材分为皮肤性病学总论和各论两篇，框架更为清晰，两篇一共三十章，其中总论包含十章，各论包含二十章。在内容上，本教材在总论中系统梳理了中国皮肤性病学学科发展历史与现状，为学生提供清晰的学科发展脉络与前景，并新增了皮肤性病学的预防和康复内容，深度落实"健康中国"的理念；各论的内容包含了百余疾病，数量和前版教材基本一致，但本教材在具体内容上进行了大幅度更新，包括在病因及发病机制部分更新了国内外研究的公认成果，在治疗部分引用了国内外指南共识的最新进展。值得一提的是，本教材对各章节的所有案例进行了全部更新，展示了极具代表性的真实临床病例，并匹配高清的典型病例图片，提升了教材质量和可视化效果，并能让学生在学习过程中结合典型病例进行思考，实现理论与实践的结合，锻炼其临床思维。

本书的修订得到了科学出版社高等医学教育出版分社的大力支持，充分体现了其对我国医学教育事业发展的高度责任感和专业推动力，在此表示衷心感谢。全体编委满怀高度责任心、秉承协作精神和精益求精的工作态度，为提升本书质量付出了大量汗水。本版教材珍贵的临床与病理图片均来自编委。主编单位华中科技大学同济医学院附属协和医院皮肤科青年医师和博士研究生为本书的材料整理、校对工作付出了艰辛劳动，在此一并表示感谢。

专业发展与知识更新速度一日千里，本书如存在不尽如人意之处，肯请各位读者不吝赐教。我们殷切地希望使用此教材的师生提出宝贵意见，以便再版时予以修订。

陶　娟　陈　翔

2024 年 5 月

目　　录

第一章 导 论

皮肤性病学（dermatovenereology）是一门涉及面广、系统性强的临床二级学科，具有相对独立的专业知识体系，又涵盖其他临床学科，是临床医学的重要组成部分。皮肤性病学是一门医学专科，专门研究皮肤病和性传播疾病的病因、病理、临床表现、诊断、治疗和预防。这门学科涉及的知识体系广泛，包括但不限于皮肤的结构和功能、皮肤病的病因和病理生理机制、皮肤病的诊断和治疗、性传播疾病的预防和治疗等。

皮肤性病学包括皮肤病学（dermatology）和性病学（venereology）。皮肤病学是研究皮肤及其相关疾病的学科，其内容包括正常皮肤及附属器的结构和功能，以及各种皮肤及附属器相关疾病的病因、发病机制、临床表现、诊断、治疗和预防等。性病学是研究性传播疾病的学科，其内容包括各种性传播疾病的致病微生物、发病机制、传播途径、临床表现、诊断、治疗及预防等。皮肤病学的研究内容复杂，涉及的疾病至少有 2000 种。皮肤病的发病率极高，我国皮肤病门诊年就诊量逐年增加。性病学涉及的疾病虽然只有 20 余种，但其发病率已位居我国传染病的第 3 位，病因多与性接触行为有关，是严重的公共卫生问题。皮肤性病学在医学中具有重要地位，许多系统性疾病会合并或首先表现为皮肤症状。皮肤病在普通人群中的发病率高，截至 2019 年，全球约有 4.8 亿人患皮肤病，其中我国有近 1.5 亿皮肤病患者，且患者数量还在持续增长。皮肤病所致的健康寿命损失在所有疾病中位列第 4。因此，皮肤性病学的诊断和治疗对于改善患者的生活质量和心理健康具有重要意义。一名合格的临床医生应对皮肤性病学的历史、现状和基本知识有所了解。

第一节 世界皮肤性病学的发展简史和现状

皮肤性病学的发展经历了一个漫长和逐渐演变的过程。"表皮""真皮"的描述最早见于欧洲 16 世纪后叶的医学著作。19 世纪以前，皮肤病诊治工作一般由外科医生承担，一些古老的外科学书籍记载了皮肤病的治疗方法。在 18 世纪早期，特纳（Turner）提倡应用外用药来治疗内科疾病。到 18 世纪后期，内科医生开始学习皮肤病的症状和体征。19 世纪，皮肤病发展为内科学的一个分支，而对梅毒螺旋体、天花病毒和结核病等病原体感染的研究是内科学中一个最为重要的分支。皮肤成为传染病诊治的"窗口"。

到 20 世纪，皮肤病学和传染病学逐渐成为一门独立于内科学之外的临床学科。由于多数性传播疾病也由皮肤科医生进行诊治，因此，性病学逐渐被纳入皮肤病学的范畴，包括我国在内的多数国家将其合并，并命名为皮肤性病学。20 世纪中叶前，对皮肤病和性病的临床与病理特征进行描述、总结、分类；伴随新疾病的发现和治疗的探索，一些内科医生开始专门从事皮肤性病学。由于多数皮肤病和性病发生于体表，易于临床观察而无须进一步深入检查，并且在那个时期除了皮肤组织病理检查外尚缺乏其他检查手段，因此，在探索皮肤病本质方面，皮肤性病学相对落后。20 世纪中叶后，随着各基础学科的发展，客观上丰富了皮肤性病学的研究手段，如自身免疫理论与诊断技术的出现推动了自身免疫性皮肤病的诊疗；对皮肤病和性病的病因、发病机制和治疗方法等研究逐渐深化。在这个时期，糖皮质激素问世，抗生素、抗真菌药和抗组胺药等重要皮肤病治疗药物诞生。

到 21 世纪，随着免疫学、遗传学、分子生物学等基础医学的快速发展，它们与皮肤性病学不断发生交叉和融合，不仅提供了更为先进的研究手段，而且引导很多非医学领域的科学家投身到皮肤性病学研究中，皮肤性病学的诊断和治疗水平得到了显著提高；疾病发病机制的深入研究，使皮肤病治疗方法在近半个世纪内发生了巨大的变化。皮肤病学开始出现亚专科分支，如皮肤外科、美容外科、皮肤激光、光生物学、皮肤遗传学和皮肤病理学等。皮肤性病学逐渐成为一门内容丰富、研究领域宽广、技术手段先进和发展潜力巨大的临床二级专科。

第二节 我国皮肤性病学的发展简史和现状

一、古代皮肤性病学的发展简史

皮肤性病学在我国具有悠久的历史，并形成具有中国特色的中医皮肤科。早在公元前 14 世纪，甲骨文中就已有"疥"和"疕"字出现，并有癣、疣等病名。马王堆三号汉墓出土的春秋时期所著的《五十二病方》，记载了创伤、冻疮、诸虫咬伤、痔漏、肿瘤等疾病，书中形象地描述了冥病（麻风病）的症状。《周礼》中记载"凡邦之有疾病者，疕疡者造焉，则使医分而治之"，说明当时就已经对皮肤病学的研究范畴进行了初步界定。且《周礼》中记载医分四科，即疾医、疡医、食医、兽医，其中"疡医"即是我国皮肤科医生最早的记载。《黄帝内经》中有关皮肤病的记载比比皆是，麻风病的发病机制、症状及疗法也有记载。春秋战国以后，人们对皮肤病的认识逐渐增多，并上升到理论。汉代张仲景所著《金匮要略》中较完备地记载了淋病的症状。晋代龚庆宣所著的《刘涓子鬼遗方》是我国皮肤外科巨著，其中记载用水银膏治疗皮肤病，比其他国家早 600 余年。隋代巢元方编著的《诸病源候论》中描述的皮肤病已多达 140 种。唐代孙思邈所著《备急千金要方》和《千金翼方》是小儿皮肤病学的先驱，并记载了软膏、油膏和粉剂的调制方法。王焘编著的《外台秘要》收录了泥疗、蜡疗、冷冻、拔甲和护肤美容等皮肤病外治法。明代薛已编著的《疠疡机要》是一部麻风病专书。明代陈实功所著《外科正宗》中，有关皮肤性病学的记载达到集历代成就之大成。明代韩懋所著《杨梅疮论治方》是我国最早的梅毒领域专著。纵观我国古代皮肤病学发展历史，对皮肤性病观察入微、论述精细，且中医治方极富特色，不可取代，形成了我国特有的中医皮肤科诊疗体系。

二、近现代皮肤性病学的发展简史

1840～1949 年，晚清和民国时期的中国是一个半殖民地半封建社会的国家。在医学方面，由于西医的传入，改变了中国传统的医疗体系，西医得以不断发展，逐渐被中国人民所接受。西医学教育逐步展开，美国皮肤科医生约翰·克尔（John Kerr）在我国传教的过程中于广州创建了中国最早的教会医院——博济医学堂，设立皮肤花柳科，西医皮肤科学体系得以建立，为我国西医皮肤性病学的发展培养了 100 多名专科人才，并出版了多部医学书籍，至此西医皮肤科已初具规模。

1949 年中华人民共和国成立后，在皮肤性病学领头人胡传揆、于光元、杨国亮和李洪炯教授等的努力奋斗下，建立了完整的中医、西医和中西医结合皮肤科医学体系，皮肤病、性病、皮肤美容和皮肤外科亚专科不断发展；特别是对严重危害人民健康的性病、麻风病和头癣进行临床研究，相应的防治工作取得举世瞩目的成就。20 世纪 60 年代，在全国范围内基本消灭了性病；20 世纪 70 年代，基本消灭了头癣；20 世纪 80 年代，将麻风患病率控制在 0.01% 以下。皮肤病理、皮肤真菌和皮肤免疫等基础研究得到加强，数个项目达到世界先进水平。我国学者胡传揆教授等在 20 纪 30 年代首先发现和命名了"维生素 A 缺乏性皮肤病"，被国际上皮肤科应用极广的著作《安德鲁斯皮肤病学》（*Andrews' Diseases of the Skin*）一直引用至第 9 版，是我国学者对世界皮肤科学做出的重要贡献之一。1937 年，中华医学会皮肤科学分会在上海成立；1952 年，改选了皮肤科学会委员会；1953 年，创办《中华皮肤科杂志》；1983 年，杨国亮教授主编的卫生部统编教材《皮肤性病学》出版；1985 年，成立全国性病防治中心。

三、我国皮肤性病学发展现状

历史悠久的中医皮肤科学和中国独创的中西医结合皮肤科学正在走向世界，毋庸置疑的治疗功效为世界所重视，正在融入国际皮肤科学体系中。目前，我国西医皮肤性病学的研究工作与发达国家相比尚有差距，但已经积累了丰富的临床资料，皮肤性病学的基础研究也已走上快车道，发展迅速，基本实现县级医院都设有皮肤性病科，整体实力得到很大提升。随着我国经济发展和人民生活水平的提高，对皮肤健康的要求从仅限于"无病"逐步扩展到"美学"，从传统皮肤性病学逐步演变为现代皮肤性病学。

在全国数万名皮肤性病学工作者的共同努力奋斗下，我国皮肤性病学的整体实力取得了很大提升。我国在皮肤性病学领域取得的主要成就如下。

（一）皮肤遗传学领域的研究

皮肤遗传学是当今最活跃的医学研究领域之一。我国在 20 世纪 90 年代中期已开始了遗传性皮肤病方面的基础研究，近 10 年来取得了令人瞩目的成就。我国科学家在国际上首次发现多发性家族性毛发上皮瘤、逆向性痤疮、原发性红斑肢痛症等单基因遗传病的致病基因；对多种皮肤复杂疾病开展了流行病学和易感基因等研究，发现了银屑病、系统性红斑狼疮、白癜风、麻风、特应性皮炎、痤疮和天疱疮等复杂皮肤病的 100 多个易感基因和位点，揭示了这些疾病的部分遗传机制。复旦大学附属华山医院皮肤科专家团队利用全基因组关联研究分析复杂疾病易感基因，发现了银屑病、白癜风和麻风易感基因，此研究成果入选"2010 年度中国科学十大进展"；利用全基因组外显子测序发现汗孔角化病和掌跖角化病致病基因，此成果入选"2012 年度中国高等学校十大科技进展"。陆前进团队将红斑狼疮表观遗传学的研究成果应用至疾病诊断，入选"2017 年度中国十大医学进展"。

（二）基础研究领域

近年来与皮肤病、性病相关的各基础研究领域发展迅速，其中与免疫学的交叉和渗透极为引人注目，对皮肤免疫系统中各种免疫活性细胞、免疫效应物质的深入系统研究不断取得成果。陈洪铎院士团队在皮肤朗格汉斯细胞的起源、分化、免疫功能及临床的调控应用等方面做出了突出贡献；朱学骏教授团队发现副肿瘤型天疱疮的免疫学发生机制；中国医学科学院皮肤病医院专家团队提出了红斑狼疮表观遗传发病机制新学说，并在临床诊断方面建立了高特异度、高敏感度的系统性红斑狼疮 DNA 甲基化诊断技术。中南大学湘雅医院皮肤科专家首次揭示了腺苷信号通路轴调控肿瘤程序性死亡受体配体 1（PD-L1）的分子机制，提出了腺苷 A1 受体（ADORA1）靶向拮抗剂联合程序性死亡受体 1（PD-1）单抗有效治疗黑素瘤的新策略，该研究成果在 *Cancer Cell* 上发表；清华大学附属北京长庚医院皮肤科专家团队发现重症药疹与人类白细胞抗原系统（HLA）基因的关联及免疫学发病机制，研究成果发表在 *Nature* 杂志，也是全世界第一篇确定药疹与基因关联的论文。这些研究成果不仅对发病机制的探究具有重要的启示作用，也为新型治疗手段的研发奠定了理论和实验基础。

（三）治疗学领域的研究

以窄谱紫外线为代表的一系列新型治疗手段在全国范围内得到广泛应用，成为银屑病、白癜风等难治性皮肤病治疗学上的突出进展。我国还自主研发了一系列光敏剂，如海姆泊芬；使光动力疗法在我国也逐渐得到了应用和普及。山东第一医科大学附属皮肤病医院专家发现"氨苯砜综合征"的风险基因，使这一致死性药物不良反应的发生有了预防措施。近年来，皮肤外科日渐受到重视，国内已有多家医院开展相关工作，并逐渐成为较为热门的独立亚专科。

（四）美容皮肤病学领域

新型技术（如强脉冲光嫩肤、射频紧肤、红外紧肤及非剥脱性激光等技术）得到推广。在健康皮肤及毛发的护理、保湿剂和润肤剂的合理使用、防晒剂的选择、肉毒毒素除皱、果酸嫩肤、毛发移植、皮肤整形美容外科等领域，我国皮肤性病学工作者也开展了大量工作。近年来，华中科技大学同济医学院附属协和医院皮肤科专家团队研发了多款经皮给药的新型可溶性微针贴片用于皮肤美容，这些技术的发展正在不断满足着人民群众对美的追求。

第三节 皮肤性病学的学科特点

与其他临床医学学科相比，皮肤性病学具有如下特点：①皮肤病的命名较为混乱，许多皮肤病是以形态学特点来命名的，其中一些疾病有几个不同的名称。②皮肤病的分类标准没有统一，存在重叠，如毛周角化病既可归类为角化性皮肤病，又可归类为遗传性皮肤病。皮肤病分类的复杂性，不仅与人们认识水平的局限性有关，也受复杂病因的影响，包括外部因素和内部因素。皮肤包绕整个躯体，直接与个体所处的外界环境相接触，任何一种外部因素的改变均可能对皮肤及皮肤附属器造成影响，当这种影响达到或超过一定限度时就会导致疾病。③皮肤病患者的年龄各异（从新生儿到老年人）、病情轻重不等，从不影响健康但影响美观的美容问题（如皮肤干燥、皱纹）到几千种急慢性皮肤病，直至致命性病（如中毒性表皮坏死松解症、天疱疮、皮肤淋巴瘤），种类繁多。④真菌、性病病原体和皮肤组织病理检查是皮肤病和性病的重要诊断方法，国内外都是由兼职的皮肤科医生来完成。⑤除引起身体不适、能力丧失或死亡（death）外，皮肤病与性病常给患者带来明显的心理影响和外观影响，简称"5D"影响模式。⑥一些皮肤病和少数性病（如艾滋病）目前缺乏有效的治疗方法，在人类普遍对生存质量和生活质量要求提高的今天，这种状况是每位皮肤性病学工作者必须面对的挑战。广泛开展基础和临床研究、加快新药研发、开拓治疗手段将是解决这些问题的必由之路。

皮肤病和绝大多数性病发生于皮肤及黏膜，看得见、摸得着，直观性强、取材方便，易于进行形态学和组织病理检查，以及精确诊断，同时也易于进行局部药物治疗、物理治疗和外科手术。这些都是皮肤性病学有别于其他临床学科的特点，既具有本身的学科独特性，又与临床其他学科之间存在广泛而密切的联系。其他系统或脏器的内部疾病也能对皮肤造成复杂的影响，因此，皮肤异常可为机体内部某些病变的窗口，如重型药疹、系统性红斑狼疮和各种类型的血管炎等，既有皮肤表现，又常伴有多脏器、多系统的受累，几乎与临床各科都相关。"窥一斑而见全豹"是皮肤性病学的特点，皮肤性病科医生往往仅通过一个特征性皮损就能较准确地诊断系统性疾病，特别是肺、肾、脑等器官病变、恶性肿瘤及代谢性疾病。性病的诊治则要求掌握一定的妇科与泌尿外科的专业知识。皮肤病学与性病学不仅注重对皮肤的研究，而且注重机体与环境和社会、遗传因素与环境因素、皮肤与机体其他系统或组织的相互作用及联系。

（陶　娟）

第二章 皮肤的结构

皮肤（skin）被覆于身体表面，与人体所处的外界环境直接接触，在口、鼻、肛门、尿道口和阴道口等处与体内管腔黏膜相移行，维持人体内环境稳定。皮肤由表皮、真皮和皮下组织构成，含有丰富的血管、淋巴管、神经、肌肉和皮肤附属器（图2-1）。皮肤是人体最大的器官，总重量约占个体体重的16%。成人皮肤总面积为$1.5\sim2m^2$，新生儿约为$0.21m^2$。皮肤厚度（不含皮下组织）为$0.5\sim4mm$，存在较大的个体、年龄和部位差异，如眼睑、外阴和乳房等处的皮肤最薄，厚度约为0.5mm，而掌跖皮肤最厚，可达$3\sim4mm$。表皮厚度为$0.05\sim1.5mm$，其中掌跖部位的表皮厚度可达$0.8\sim1.4mm$；真皮厚度为$0.3\sim3.0mm$，其中背部和掌跖部位真皮厚度可达3mm及以上。

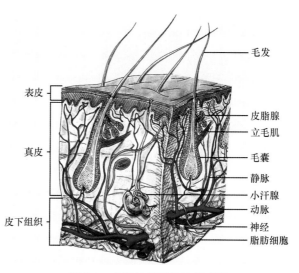

图 2-1 皮肤的解剖结构模式图

皮肤借皮下组织与深部附着，并受真皮纤维束牵引，形成致密的多走向沟纹，称为皮沟（groove of skin）。皮沟将皮肤划分为大小不等的细长隆起，称为皮嵴（dermal ridge）；较深的皮沟将皮肤表面划分为许多菱形或多角形的微小区域，称为皮野（skin field）。掌跖表面有连续性皮嵴和皮沟交织，形成个体特异性构型，称为皮纹（dermatoglyph）；指（趾）末节屈面皮沟与皮嵴平行排列，呈涡纹状，特称指（趾）纹。

根据皮肤的结构特点，可将其大致分为两类：①光滑皮肤（glabrous skin），又称无毛皮肤（hairless skin），见于掌跖和指（趾）屈侧，表皮较厚，具有被囊神经末梢，缺乏毛囊和皮脂腺；②有毛皮肤（hairy skin）：被覆身体绝大部分区域，表皮较薄，具有毛囊和皮脂腺，缺乏被囊神经末梢。此外，还有一些部位的皮肤结构比较特殊，如口唇、外阴、肛门等皮肤-黏膜交界处。皮肤的颜色因种族、年龄、性别、营养状况及部位不同而有所差异。

第一节 表 皮

表皮（epidermis）在组织学上属于复层扁平上皮，主要由角质形成细胞、黑素细胞、朗格汉斯细胞和梅克尔细胞等组成。

一、角质形成细胞

角质形成细胞（keratinocyte）由外胚层分化而来，是表皮的主要构成细胞，数量占表皮细胞的80%以上，其特征为在分化过程中可产生角蛋白（keratin）。角蛋白是角质形成细胞的主要结构蛋白之一，构成细胞骨架中间丝，参与表皮分化、角化等生理病理过程。角质形成细胞之间及其与真皮间存在一些特殊的连接结构，如桥粒和半桥粒。根据角质形成细胞各分化阶段的特点将其分为5层，由深至浅分别为基底层、棘层、颗粒层、透明层和角质层（图2-2）。

1. 基底层（stratum basale） 位于表皮的最底层，由一层圆柱状或立方形细胞组成。细胞长轴与基底膜带垂直，胞质呈嗜碱性，核大而深染，核仁明显，核分裂象常见，核上方可见黑素颗粒呈帽状排列。电镜下细胞质内含有许多张力细丝，直径约为5nm，常与表皮垂直。基底细胞之间及其与上方棘细胞之间借桥粒相连，而其底部以半桥粒与基底膜带附着。

在正常情况下，约30%的基底层细胞处于核分裂期。新生的角质形成细胞从基底层移行至颗粒层约需14天，再移行至角质层表面并脱落又需14天，共约28天，称为表皮通过时间（transit time）。表皮更新时间（turnover time）是指角质形成细胞从基底层增殖、分化，直至到达皮肤表面并脱落所需的时间，正常表皮为41～47天，而银屑病仅需8～10天。

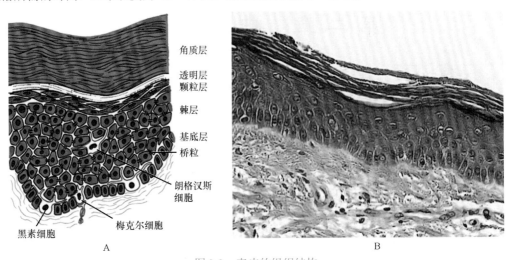

图2-2　表皮的组织结构

A. 模式图；B.组织病理（HE 染色，200×）

2. 棘层（stratum spinosum） 位于基底层上方，由5～10层多角形细胞组成。细胞表面有许多短小的棘状突起，相邻细胞的突起互相连接而形成细胞间桥或桥粒。胞质内含有丰富的张力细丝，围绕胞核排列，聚集成束，并附着于桥粒上。棘层上部的细胞较大，较扁平，细胞质内含有较多被膜颗粒，这些颗粒称为角质小体或奥德兰（Odland）小体，直径为100～300nm，由糖蛋白、糖脂、磷脂、游离胆固醇和许多酸性水解酶组成，具有分泌颗粒和溶酶体的特征。

3. 颗粒层（stratum granulosum） 位于棘层上方，一般由3～5层梭形细胞组成，但在掌跖部位可多达10层。细胞质内充满粗大的嗜碱性透明角质颗粒，主要由前丝聚合蛋白、张力细丝和兜甲蛋白组成。细胞质内板层颗粒向细胞边缘移动，向细胞间隙中释放脂质成分，在表皮屏障功能和角质层细胞间的黏附中起重要作用。

4. 透明层（stratum lucidum） 位于颗粒层与角质层之间，仅见于掌跖部位，由2～3层较扁平的细胞组成。细胞界限不清，细胞质呈均质状，嗜伊染色为红色，细胞核仍存在。

5. 角质层（stratum corneum） 位于表皮最上层，由5～20层扁平细胞组成，在掌跖部位可厚达40～50层。细胞正常结构消失，细胞质中充满张力细丝、电子致密基质和大分子量角蛋白，仍保留一些代谢功能。由于板层脂质和桥粒已降解，故角质层上部细胞容易脱落。

二、黑素细胞

黑素细胞（melanocyte）起源于外胚层的神经嵴，主要位于基底层，约占基底层细胞的10%。黑素细胞数量与部位、年龄有关，而与肤色、人种、性别等无关。几乎所有组织内均有黑素细胞，但以表皮、毛囊、黏膜、视网膜色素上皮等处为多。

HE 染色切片中，黑素细胞的细胞质透明，细胞核较小，又称透明细胞（clear cell）。银染色和多巴染色显示黑素细胞有许多树枝状突起，电镜下可见细胞质内含有许多黑素体（melanosome），无张力细丝和桥粒。黑素体在高尔基体内合成，其内的酪氨酸酶作用于黑素前体而产生黑素（melanin）。成熟的黑素体向树枝状突起尖端移动，并转运至邻近的角质形成细胞。每个黑素细胞通过树枝状突起与10～36个角质形成细胞接触，形成表皮黑素单位（epidermal melanin unit）。黑素可通过吸收和反射紫外线来保护真皮及深部组织。

三、朗格汉斯细胞

朗格汉斯细胞（Langerhans cell）为来源于骨髓单核巨噬细胞的免疫活性细胞，分布于基底层、棘层和颗粒层，以基底层以上部位为主，数量占表皮细胞总数的3%～5%。朗格汉斯细胞的密度因部位、年龄和性别而异，一般面颈部较多而掌跖部较少。

朗格汉斯细胞在 HE 染色切片中难以辨认，但氯化金染色、ATP 酶染色可显示。电镜下细胞核常呈扭曲状，无张力细丝、桥粒和黑素体，细胞质内有特征性的伯贝克（Birbeck）颗粒，又称朗格汉斯颗粒。

朗格汉斯细胞有多种表面标记，包括 IgG 和 IgE 的 FcR、C3b 受体及主要组织相容性复合体（MHC）Ⅱ类抗原（HLA-DR、DPDQ），以及 CD4、CD45、S100 等抗原。朗格汉斯细胞表面的特异性标记为 CD1a 和 CD207。朗格汉斯细胞的主要功能是识别、摄取、处理和提呈抗原，在移植物排斥、接触性致敏和免疫监视中起重要作用。

四、梅克尔细胞

梅克尔细胞（Merkel cell）多分布于基底层细胞之间。HE 染色切片中难以辨认，电镜下细胞核呈分叶状，细胞质内有许多被膜颗粒，有时可见附近的无髓神经轴突。免疫组织化学染色标志物有 K8、K18、K19、K20 角蛋白，其中 K20 角蛋白局限于皮肤中梅克尔细胞。梅克尔细胞属于慢适应性Ⅰ型机械感受器，与神经末梢形成突触联系，构成梅克尔细胞-轴突复合体（Merkel cell-neurite complex）。主要位于触觉敏感部位的表皮基底层和毛囊外根鞘，如有毛皮肤、指（趾）、唇、口腔，通过桥粒与邻近的角质形成细胞相连。

五、角质形成细胞间及其与真皮间的连接

1. **桥粒（desmosome）** 是角质形成细胞间连接的主要结构，由相邻细胞的细胞膜发生卵圆形致密增厚而共同构成。电镜下桥粒呈盘状，直径 0.2～0.5μm，厚 30～60nm，其中央有 20～30nm 宽的透明间隙，内含低密度张力细丝；构成桥粒的相邻细胞膜内侧各有一增厚的盘状附着板，长 0.2～0.3μm，厚约 30nm，许多直径约为 10nm 的张力细丝呈袢状附着于附着板上，其游离端向细胞质内反折，附着板上固有的张力细丝可以从内侧钩住张力细丝袢，这些固有的张力细丝还可穿过细胞间隙与中央层纵向张力细丝相连，称为跨膜细丝。

构成桥粒的蛋白可分为两类：①跨膜蛋白，位于桥粒芯（desmosomal core），主要由桥粒黏蛋白（desmoglein，Dsg）和桥粒胶蛋白（desmocollin，Dsc）构成，它们形成桥粒的电子透明细胞间隙和细胞间接触层。②细胞质内的桥粒斑，是盘状附着板的组成部分，主要成分为桥粒斑蛋白（desmoplakin，DP）和斑珠蛋白（plakoglobin，PG）（图 2-3）。

桥粒本身即具有很强的抗牵张力，加上相邻细胞间由张力细丝构成的连续结构网，使得细胞间连接更为牢固。在角质形成细胞的分化过程中，桥粒可以分离，也可以重新形成，使表皮细胞上移至角质层并有规律地脱落。桥粒结构的破坏可引起角质形成细胞之间相互分离，临床上形成表皮内水疱或大疱。

2. **半桥粒（hemidesmosome）** 是上皮基底层细胞与下方基底膜带之间的主要连接结构，由角质形成细胞真皮侧细胞膜的不规则突起与基底膜带相互嵌合而成，其结构类似于半个桥粒。电镜下半桥粒内侧部分为高密度附着斑基底层细胞的角蛋白张力细丝附着于其上，细胞膜外侧部分称为亚基底致密斑（sub-basal macula densa），两侧致密斑与中央细胞膜构成夹心饼样结构。致密斑中含有大疱性类天疱疮抗原（BPAg1、BPAg2）、整合素（integrin）等特殊蛋白。

3. **基底膜带（basement membrane zone，BMZ）** 位于表皮与真皮之间，过碘酸希夫（periodic acid Schiff，PAS）染色显示为一条 0.5～1.0μm 的紫红色均质带，银浸染法可染成黑色。皮肤附属器与真皮之间、血管周围也存在基底膜带。电镜下基底膜带由细胞膜层、透明层、致密层和致密下层 4 层结构组成。①细胞膜层：即基底层细胞真皮侧细胞膜，厚约 8nm，可见半桥粒穿行其间，半桥粒一方面借助附着斑与细胞质内张力细丝相连接，另一方面借助多种跨膜蛋白（如 BPAg2、整

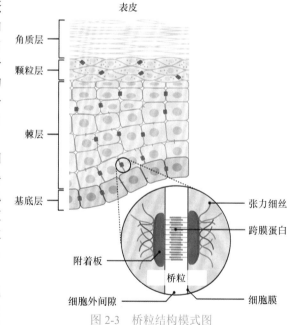

图 2-3　桥粒结构模式图

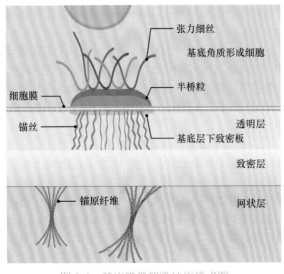

图 2-4 基底膜带超微结构模式图

合素 α6β12 等）与透明层黏附，从而发挥在基底膜带中的铆钉样连接作用。②透明层（stratum lucidum）：厚 35～40nm，电子密度较低，主要成分是层粘连蛋白（laminin）及其异构体，它们组成了细胞外基质和锚丝（anchoring filament），锚丝可穿过透明层达致密层，具有连接和固定作用。③致密层（lamina densa）：厚 35～45nm，主要成分是Ⅳ型胶原，也有少量层粘连蛋白。Ⅳ型胶原分子间相互交联形成的连续三维网格具有高度稳定性，是基底膜带的重要支持结构。④致密下层：又称网状层（reticular layer），与真皮互相移动，无明显界限。致密下层中有锚原纤维（anchoring fibril）穿行，Ⅶ型胶原是其主要成分，后者与锚斑结合，将致密层和下方真皮连接起来，维持表皮与下方结缔组织之间的连接（图 2-4）。

基底膜带的功能：①在表皮与真皮的相互作用中起重要作用，如表皮细胞固定、黏附、移行及分化；②涉及细胞外基质与基底细胞之间的信号转导；③作为半通透性滤过膜，允许表皮与真皮间细胞、物质交换；④使表皮与真皮的连接更加紧密。

第二节 真 皮

真皮（dermis）起源于中胚层，位于表皮与皮下组织之间，坚韧而富有弹性，由基质、纤维、细胞、血管、淋巴管、肌肉、神经及其感受器组成。真皮可为表皮及其附属器提供营养，并减缓机械因素对人体的冲击。真皮由浅至深分为乳头层和网状层，两层互相移行，无明确界限。真皮乳头层或乳头真皮（papillary dermis）约占真皮厚度的 10%，与表皮突呈锯齿状相连，胶原纤维较细、排列疏松，含有丰富的毛细血管、毛细淋巴管、游离神经末梢和触觉小体；真皮网状层或网状真皮（reticular dermis）约占真皮厚度的 90%，胶原纤维较粗、交织成网，含有较大的血管、淋巴管、神经、肌肉和皮肤附属器等。

1. 胶原纤维（collagen fiber） 是真皮的主要成分，HE 染色呈浅红色，约占真皮干重的 75%。胶原纤维直径为 2～15μm，由胶原原纤维（collagen fibril）聚合而成，后者直径为 70～140nm，主要成分为 Ⅰ 型胶原，少数为 Ⅲ 型胶原。胶原纤维柔软、韧性大、抗拉力强，但缺乏弹性。

2. 网状纤维（reticular fiber） 是纤细的未成熟胶原纤维，HE 染色难以显示，银染呈黑色，故又称嗜银纤维。主要分布在乳头层、皮肤附属器、血管和神经周围。网状纤维由直径 40～65nm 的网状原纤维聚合而成，主要成分为 Ⅲ 型胶原。

3. 弹性纤维（elastic fiber） HE 染色不易辨认，醛品红染色呈紫色。电镜下弹力纤维较胶原纤维细，直径为 1～3nm，呈波浪状，相互交织成网，缠绕在胶原纤维束之间。弹性纤维由弹性蛋白（elastin）和微原纤维（microfibril）构成，成熟的弹性纤维含有 90% 的弹性蛋白。正常真皮内弹性纤维的数量较少，占 2%～4%。弹性纤维具有较强的弹性。

4. 基质（matrix） 为均匀的无定形物质，充填于纤维、纤维束间隙和细胞之间。成分复杂，主要成分为蛋白多糖（proteoglycan）、中性黏多糖和电解质。蛋白多糖以曲折盘绕的透明质酸长链为骨架，通过连接蛋白结合许多蛋白质分子形成支链，后者又连接硫酸软骨素等多糖侧链，使基质形成具有许多微孔隙的分子筛立体构型。小于孔隙的物质如水、电解质、营养物质和代谢产物可自由通过，进行物质交换；大于孔隙的大分子物质如细菌则不能通过，有利于吞噬细胞吞噬和杀灭。

5. 细胞 主要有成纤维细胞、巨噬细胞和肥大细胞，也含有少量真皮树突状细胞（dermal dendritic cell）、噬色素细胞、淋巴细胞及其他白细胞。成纤维细胞可合成与降解基质成分，并通过合成可溶性介质来促进表皮与真皮的相互作用。

（杨 井 兰佳佳）

第三章　皮肤的功能

皮肤覆盖于人体表面，对维持体内环境稳定起到重要作用，具有屏障、吸收、感觉、分泌和排泄、体温调节、物质代谢、免疫等功能。

第一节　皮肤的屏障功能

皮肤可以保护体内各种器官和组织免受外界物理性、化学性、生物性等有害损伤，也可以防止体内水分、电解质及营养物质的丢失。狭义的皮肤屏障功能通常是指表皮尤其是角质层的物理性屏障结构，而广义上的屏障功能包括物理性、化学性、生物性、免疫性等多重屏障作用。

一、物理性损伤的防护

皮肤对物理性损伤（如摩擦、挤压、牵拉、冲撞等）有较好的防护作用。角质层致密而柔韧，是主要的防护结构；真皮内的胶原纤维、弹性纤维和网状纤维交织成网状，使皮肤具有一定的弹性和伸展性；皮下脂肪层对外力具有缓冲作用，使皮肤具有一定的抗挤压、牵拉及对抗冲撞的能力。皮肤通过对光线的吸收，促进黑素细胞内黑素的产生，起到光防护作用。皮肤对电损伤的防护主要由角质层完成，且与角质层的含水量有关。

二、化学性刺激的防护

皮肤主要通过角质层防护化学性刺激。角质层细胞通过完整的脂质膜、丰富的角蛋白及细胞间的丝聚蛋白而起到防护作用。正常皮肤偏酸性，头部、前额和腹股沟偏碱性，对酸碱均有一定缓冲作用。

三、对微生物的防御作用

角质层细胞排列致密，其他层角质形成细胞间通过桥粒结构相互镶嵌排列，能机械性防御微生物的侵入；角质层含水量较少，以及皮肤表面 pH 呈弱酸性，均不利于某些微生物生长繁殖；角质形成细胞产生的抗微生物肽具有广谱抑菌作用；角质层生理性脱落，可清除一些寄居于体表的微生物。当表皮完整时，皮肤表面的共生菌不致病；当表皮屏障破坏后，体表微生物被免疫细胞识别，诱发炎症。

四、防止营养物质的丢失

正常皮肤的角质层具有半透膜功能，可防止体内营养物质、电解质和水分的丢失。正常情况下，成人每天经皮丢失的水分为 240～480ml（不显性出汗），但如果角质层全部丧失，每天经皮丢失的水分将增加 10 倍以上。若表皮全部丧失，屏障功能完全瘫痪，营养物质、水、电解质将大量丢失。

第二节　皮肤的吸收功能

皮肤具有吸收功能，经皮吸收是皮肤外用药物治疗的理论基础。角质层是经皮吸收的主要途径，其次是毛囊、皮脂腺和汗腺。皮肤的吸收功能可受以下多种因素影响。

一、皮肤的结构和部位

皮肤的吸收能力与角质层的厚度、完整性及通透性有关。一般而言，阴囊＞前额＞大腿屈侧＞上臂屈侧＞前臂＞掌跖。角质层破坏时，皮肤吸收能力增强，此时应注意避免因药物过量吸收而引起的不良反应。

二、角质层的水合程度

角质层的水合程度越高，皮肤的吸收能力越强。局部用药后密闭封包，阻止了汗液和水分的蒸发，角质层水合作用增强，药物吸收可增高 100 倍，临床上可用于肥厚性皮损。

三、被吸收物质的理化性质

完整皮肤只能吸收微量气体及少量水分，主要通过毛囊和皮脂腺吸收。皮肤的气体交换功能远弱于肺，全身皮肤吸氧量约为肺的 1/160；二氧化碳内外相通，可由高浓度侧透入低浓度侧；一氧化碳则不被吸收。水溶性物质不易被吸收，而脂溶性物质则相对容易被吸收，吸收强弱顺序为羊毛脂＞凡士林＞植物油＞液体石蜡。此外，皮肤还能吸收多种重金属（如汞、铅、铜等）及其盐类，以及空气污染中的一些细颗粒。当皮肤屏障功能出现障碍时，细颗粒中的臭氧、颗粒物（particulate matter，PM）可通过芳香烃受体（AhR）激活途径，产生氧化应激，诱导下游炎症。

物质分子量与皮肤吸收能力之间无明显相关，如分子量小的氨气极易透皮吸收，而某些分子量大的物质（如汞、葡聚糖分子等）也可通过皮肤吸收。在一定浓度下，物质浓度与皮肤吸收率呈正比，但某些物质（如苯酚）高浓度时可引起角蛋白凝固，反而使皮肤通透性降低，导致吸收不良。

剂型和药物基质对物质吸收亦有明显影响，如粉剂和水溶液中的药物很难吸收，霜剂可被少量吸收，软膏和硬膏可促进吸收。加入有机溶媒可显著提高脂溶性和水溶性药物的吸收。

四、外界环境因素

环境温度升高可使皮肤血管扩张、血流速度增加，加快已透入组织内的物质弥散，提高皮肤吸收能力。而当环境湿度增大时，角质层水合程度增加，皮肤吸收能力也增强。

五、病理情况

皮肤充血、理化损伤及皮肤疾病均会影响经皮吸收。

六、年龄及性别

有人认为，相较于其他年龄组，老年人及婴儿的皮肤更易吸收。但研究表明，新生儿及婴儿经皮吸收能力相较于其他年龄组呈现出正常或降低。性别之间不存在差异。

第三节　皮肤的感觉功能

皮肤的感觉可以分为两类，一类是单一感觉，皮肤中感觉神经末梢和特殊感受器感受体内外的单一性刺激，转换成一定的动作电位沿神经纤维传入中枢，产生不同性质的感觉，如触觉、痛觉、压觉、冷觉和温觉；另一类是复合感觉，皮肤中不同类型的感觉神经末梢或感受器共同感受的刺激传入中枢后，由大脑综合分析形成感觉，如潮湿、坚硬、柔软、粗糙和光滑等。此外皮肤还有形体觉、两点辨别觉和定位觉等。

痒觉又称瘙痒，是一种引起搔抓欲望的不愉快感觉，属于皮肤黏膜的一种特有感觉。瘙痒主要表现为以下 6 种形式：①皮肤源性瘙痒，是由皮肤病特别是炎症性皮肤病引起的瘙痒，如湿疹、接触性皮炎、蚊虫叮咬等；②系统性瘙痒，是由系统疾病（如肝肾疾病、感染或肿瘤等）引起的瘙痒；③神经源性瘙痒，是由中枢或外周神经病变引起的瘙痒；④精神障碍性瘙痒，是由神经功能障碍引起的瘙痒；⑤药物源性瘙痒；⑥特殊人群瘙痒，如老年人、孕妇。其产生机制尚未完全明确，涉及多种细胞、介质、受体间的相互作用。瘙痒介质主要分为外周介质和中枢介质，外周介质主要包括组胺、蛋白酶、P 物质和前列腺素等；中枢介质则包括阿片样物质和神经生长因子（NGF）等。组织学至今尚未发现专门的痒觉感受器。中枢神经系统的功能状态对痒觉有一定影响，如精神舒缓或转移注意力可使痒觉减轻；相反，焦虑、烦躁或过度关注时，痒觉可加剧。

第四节　皮肤的分泌和排泄功能

皮肤主要通过汗腺和皮脂腺进行分泌和排泄。

一、外泌汗腺

外泌汗腺（又称小汗腺）的分泌和排泄受体内外温度、精神因素和饮食的影响。外界温度高于31℃时，全身皮肤均可见出汗，称显性出汗；外界温度低于 31℃时，无出汗的感觉，但显微镜下可见皮肤表面出现汗珠，称不显性出汗；精神紧张、情绪激动等大脑皮质兴奋时，可引起掌跖、前额等部位出汗，称精神性出汗；进食（尤其是辛辣、热烫食物）可使口周、鼻、面、颈、背等处出汗，称味觉性出汗。正常情况下外泌汗腺分泌的汗液无色透明，呈酸性（pH 4.5～5.5），大量出汗时汗液碱性增强（pH 7.0 左右）。汗液中水分占 99%，其他成分仅占 1%（包括无机盐、乳酸、尿素等）。外泌汗腺的分泌对维持体内电解质平衡非常重要。

二、顶泌汗腺

青春期顶泌汗腺（又称大汗腺）分泌旺盛，情绪激动和环境温度增高时，其分泌也增加。顶泌汗腺新分泌的汗液是一种无味液体，经细菌酵解后可使之产生臭味。有些人的顶泌汗腺可分泌一些有色物质（可呈黄、绿、红或黑色），使局部皮肤或衣服染色，称为色汗症。

三、皮 脂 腺

皮脂是多种脂类的混合物，主要含有饱和的及不饱和的游离脂肪酸、角鲨烯、蜡脂、甘油三酯及胆固醇酯等。皮脂腺分泌受各种激素（如雄激素、孕激素、雌激素、糖皮质激素、垂体激素等）影响。其中，雄激素可加快皮脂腺细胞的分裂，使其体积增大、皮脂合成增加；雌激素可抑制内源性雄激素产生或直接作用于皮脂腺，减少皮脂分泌。

第五节 皮肤的体温调节功能

皮肤具有重要的体温调节作用。一方面，皮肤可通过遍布全身的外周温度感受器，感受外界环境温度变化，并向下丘脑发送相应信息；另一方面，皮肤又可接收中枢信息，通过血管舒缩反应、寒战或出汗等反应对体温进行调节。通过体温调节作用，维持皮肤产热、散热的动态平衡。

皮肤覆盖全身，且动静脉吻合丰富。冷应激时交感神经兴奋，血管收缩，动静脉吻合关闭，皮肤血流量减少，散热减少；热应激时动静脉吻合开启，皮肤血流量增加，散热增加。此外，四肢大血管也可通过调节浅静脉和深静脉的回流量进行体温调节。体温升高时，血液主要通过浅静脉回流使散热量增加；体温降低时，主要通过深静脉回流以减少散热。

体表散热主要通过辐射、对流、传导和汗液蒸发实现。环境温度过高时，主要的散热方式是汗液蒸发。

第六节 皮肤的物质代谢功能

与其他组织器官相比，皮肤的代谢功能具有其特殊性。

一、糖 代 谢

皮肤中的糖主要为糖原、葡萄糖和黏多糖等。真皮中黏多糖含量丰富，主要包括透明质酸、硫酸软骨素等。黏多糖的合成及降解主要通过酶促反应完成，但某些非酶类物质（如氢醌、核黄素、抗坏血酸等）也可降解透明质酸。此外，内分泌因素亦可影响黏多糖的代谢，如甲状腺功能亢进可使局部皮肤的透明质酸和硫酸软骨素含量增加，形成胫前黏液性水肿。

二、蛋白质代谢

皮肤蛋白质包括纤维性和非纤维性蛋白质，前者包括角蛋白、胶原蛋白和弹性蛋白等，后者包括细胞内的核蛋白及调节细胞代谢的各种酶类。角蛋白是中间丝蛋白家族成员，是角质形成细胞和毛发上皮细胞的代谢产物及主要成分，至少包括 30 种。

三、脂 类 代 谢

皮肤中的脂类包括脂肪和类脂质。表皮细胞在分化的各阶段，其类脂质的组成有显著差异，由基底层到角质层，胆固醇、脂肪酸、神经酰胺含量逐渐增多，而磷脂则逐渐减少。表皮中最丰富的必需脂肪酸为亚油酸和花生四烯酸，后者在日光作用下可合成维生素 D。血液脂类代谢异常也可影响皮肤脂类代谢，如高脂血症可使脂质在真皮中局限性沉积，形成皮肤黄瘤。

四、水和电解质代谢

皮肤中的水分主要分布于真皮内，当机体脱水时，皮肤可提供其水分的 5%～7%，以维持循环血容量的稳定。皮肤中含有各种电解质，主要储存于皮下组织，它们对维持细胞间的晶体渗透压和细胞内外的酸碱平衡起着重要作用，如 K^+ 可激活某些酶、Ca^{2+} 可维持细胞膜通透性和细胞间黏着、Zn^{2+} 缺乏可引起肠病性肢端皮炎等。

第七节　皮肤的免疫功能

皮肤是重要的免疫器官，包括适应性免疫（获得性免疫、特异性免疫）和固有免疫（天然免疫、非特异性免疫）。1986 年博斯（Bos）提出了皮肤免疫系统（skin immune system）的概念，包括多种细胞成分和体液成分。

一、皮肤免疫系统的细胞成分

免疫细胞即免疫潜能细胞（immunologically competent cell），泛指所有参加免疫反应的细胞，在皮肤中主要包括淋巴细胞、巨噬细胞、角质形成细胞、内皮细胞等（表 3-1）。

表 3-1　皮肤主要免疫细胞的分布与功能

细胞种类	分布部位	主要功能
角质形成细胞	表皮	合成分泌细胞因子、参与抗原提呈
朗格汉斯细胞	表皮	抗原提呈、合成分泌细胞因子、免疫监视等
淋巴细胞	真皮	介导免疫应答、抗皮肤肿瘤、参与炎症反应及创伤修复、维持皮肤自身稳定等
内皮细胞	真皮血管	分泌细胞因子、参与炎症反应及组织修复等
肥大细胞	真皮乳头血管周围	Ⅰ型变态反应
巨噬细胞	真皮浅层	创伤修复、防止微生物入侵
成纤维细胞	真皮	参与维持皮肤免疫系统的自稳

角质形成细胞可以合成和分泌白介素、干扰素等细胞因子，同时还可通过表达 MHC Ⅱ类分子、吞噬并粗加工抗原物质等方式参与抗原提呈。

正常人表皮内免疫细胞主要是朗格汉斯细胞，是重要的抗原提呈细胞，具有免疫识别、免疫耐受、免疫调控等作用；还有少量 T 细胞。真皮内以 T 巴细胞为主。

二、皮肤免疫系统的体液成分

皮肤免疫系统的体液成分包括细胞因子、补体、免疫球蛋白、抗微生物多肽、神经多肽等。

细胞因子是一类小分子可溶性多肽介质，表皮内多种细胞均可合成和分泌细胞因子。细胞因子分为 6 大类，即白介素（interleukin，IL）、干扰素（interferon，IFN）、造血集落刺激因子（hematopoietic colony-stimulating factor）、肿瘤坏死因子（tumor necrosis factor，TNF）、生长因子（growth factor，GF）与转化因子（transforming factor，TF），以及趋化因子（chemokine）。其中，固有免疫细胞因子包括 IL-1、IL-6、TNF-α 等。细胞因子既可在局部发挥作用，也可通过激素样方式作用于全身。

补体可通过溶解细胞、免疫吸附、杀菌和过敏毒素及促进介质释放等方式，参与固有免疫和适应性免疫。

免疫球蛋白是指具有抗体活性或化学结构上与抗体相似的球蛋白，在适应性免疫中起作用。

在固有免疫中起主要作用的有抗微生物肽，皮肤中有 20 多种，包括抗菌肽、β-防御素、P 物质（SP）、趋化因子等。抗菌肽对中性粒细胞、巨噬细胞和 T 细胞具有趋化作用。抗菌肽和 β-防御素还可以刺激角质形成细胞释放一系列细胞因子。

此外，皮肤神经末梢受外界刺激后可释放感觉神经肽，如降钙素基因相关肽（CGRP）、P 物质、神经激酶 A 等，对中性粒细胞、巨噬细胞等产生趋化作用，导致局部产生炎症反应。

（栗玉珍）

第四章 皮肤病与性病的临床表现

皮肤病与性病的临床表现包括疾病的症状和体征，症状是指患者自我感觉到的各种不适，体征是指患者体格检查时被发现的各种客观表现，症状和体征既是疾病诊断与鉴别诊断的重要依据，也是评估疾病转归的重要指标。

第一节 皮肤病与性病的症状

症状是指患者皮肤、黏膜的结构或功能发生异常改变时，患者主观感觉到的各种不适，是疾病的主观表现，包括局部症状和全身（系统）症状。局部症状是皮肤、黏膜局部病变产生的自我感觉及不适，主要有瘙痒、疼痛、烧灼、麻木、肿胀感等，还有皮肤发硬、活动受限、局部发烫等。全身症状包括全身乏力、食欲缺乏、畏寒、发热、腹痛、呕吐、关节肿胀及疼痛等。症状的轻重与原发病的性质、皮肤与黏膜病变的严重程度及个体反应的差异等有密切关系。

瘙痒是皮肤病与性病最常见的症状，与疾病的性质有关，瘙痒严重程度的个体差异很大，可轻可重，时间上可呈持续性、阵发性或间歇性，范围上可呈局限性及泛发性。常见于炎症性（如荨麻疹、特应性皮炎、湿疹、慢性单纯性苔藓）、感染性（疥疮）、肿瘤性（皮肤T细胞淋巴瘤）及一些系统性疾病（糖尿病、慢性肾功能不全、恶性肿瘤）等。

疼痛常见于各种炎症性（结节性红斑、变应性血管炎）、感染性（带状疱疹、疖肿、淋病、生殖器疱疹）及肿瘤性（血管肉瘤）疾病等。疼痛性质可为刀割样、针刺样、烧灼样等，一般都局限于病变处，恶性肿瘤的疼痛可呈全身性。

麻木感及感觉异常见于神经受损性疾病，如麻风病、股外侧皮肤神经炎等。

全身症状往往是皮肤病与性病系统受累的表现，常与疾病的严重程度相关，常见于严重药物性皮炎、血管炎系统受累、结缔组织病等。

第二节 皮肤病与性病的体征

体征是指客观存在的、看得见或摸得着的皮肤、黏膜及其皮肤附属器的改变，又称为皮肤损害（简称皮损或皮疹）。

皮损根据病变发生的基础可分为原发性和继发性皮损，但有时两者不能完全分开，如脓疱可为原发性皮损，也可继发于丘疹或水疱。

皮损是各种皮肤病与性病的最主要的体征，也是疾病诊断的重要依据

一、原发性皮损

原发性皮损（primary lesion）是由皮肤病与性病的组织病理改变直接导致的皮损，是皮肤病与性病诊断的重要依据，原发性皮损可分为以下几种。

1. 斑疹（macule）和斑片（patch） 为皮肤、黏膜局限性颜色改变，直径≤1cm为斑疹，直径>1cm为斑片。斑疹和斑片与周围皮肤平齐，不可触及，大小不一，形态可不规则，边界可清楚、可模糊。根据颜色的不同可表现为红斑、出血斑、色素沉着斑和色素减退斑（图4-1）。

（1）红斑：为局部真皮内毛细血管扩张充血或增生所致，压之褪色，可分为炎症性（如丹毒等）和非炎症性红斑（如鲜红斑痣等）。前者可有局部皮温升高；后者是毛细血管增多、扩张所致，局部皮温不高。

（2）出血斑：又称紫癜，是由血管通透性或脆性增加后红细胞外渗所致，压之不褪色，直径<2mm时称瘀点，直径≥2mm时称瘀斑。紫癜分为可触性紫癜（又称紫癜性丘疹，见于过敏性紫癜、变应性血管炎等）和非可触性紫癜（见于血小板减少性紫癜、老年性紫癜等）。

（3）色素沉着斑和色素减退斑：色素沉着斑是局部或全身皮肤及黏膜的色素增加所致；色素减退斑是局部或全身皮肤及黏膜的色素减少或消失所致。色素沉着斑、色素减退斑两者压之均不褪色，见于黄褐斑、炎症后色素沉着和白癜风等。

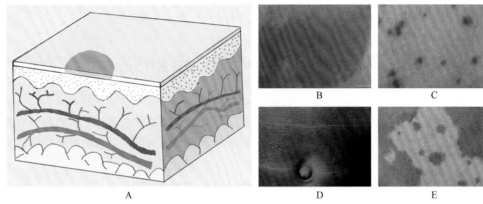

图 4-1　斑疹和斑片的概念图和皮损表现

A. 概念图；B. 红斑；C. 出血斑；D. 色素沉着斑；E. 色素减退斑

2. 丘疹（papule）和斑丘疹（maculopapule）　丘疹为局限性、实质性、轻度隆起性皮肤损害，主要是由表皮真皮内细胞增殖、代谢产物沉积和炎症细胞浸润所致，直径≤1cm（图 4-2）。丘疹可触及，表面可呈扁平状（如扁平疣）、圆形脐凹状（如传染性软疣）、粗糙不平乳头状（如寻常疣）；形状各异，可有圆形、卵圆形、多角形、丝状或指状等；多种颜色，包括紫色（如扁平苔藓）、红色（如丘疹性荨麻疹）、黄色（如黄瘤）、黑色或棕黑色（如色素痣）。介于斑疹和丘疹之间的轻微隆起性皮损称为斑丘疹，丘疹顶端有小水疱者称为丘疱疹，有小脓疱时称为丘脓疱疹。

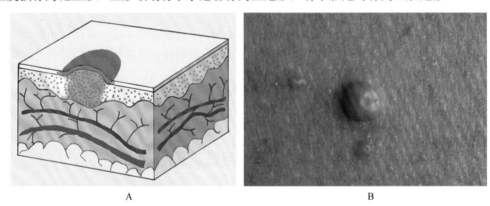

图 4-2　斑丘疹的概念图和丘疹皮损表现

A. 概念图；B. 丘疹

3. 斑块（plaque）　为局限性、实质性浅表隆起性皮损，直径＞1cm（图 4-3）。斑块可触及，表面光滑或粗糙，常为丘疹扩大或融合而成（如扁平苔藓、银屑病等），也可为初发表现（如皮肤白血病等）。

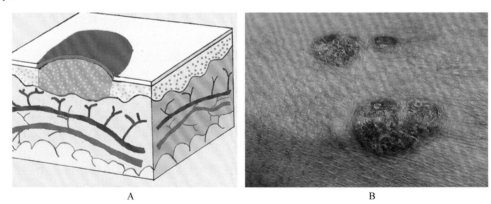

图 4-3　斑块的概念图和皮损表现

A. 概念图；B. 斑块

4. 风团（wheal）　为真皮浅层水肿引起的暂时性、局限性、隆起性皮损，大小不一，形态不规则，境界清楚但不稳定。颜色可为鲜红色，也可为苍白色，后者系组织水肿压迫真皮浅层毛细血管所致，周围常有红晕。风团常突然发生，此起彼伏，一般短时间内消退，消退后不留有痕迹，常伴有剧烈瘙痒，见于荨麻疹（图4-4）。如风团出现24h不消退及（或）消退后留有瘀点、瘀斑，需考虑荨麻疹性血管炎。

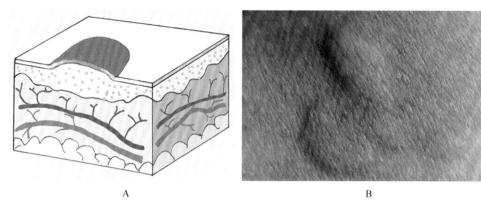

图 4-4　风团的概念图和皮损表现
A. 概念图；B. 风团

5. **水疱（blister）和大疱（bulla）**　水疱是局限性、隆起性、含有液体的腔隙性皮损，直径≤1cm；直径＞1cm者称大疱（图4-5）。可直接发生或由丘疹、红斑发展而来，疱液常清澈（仅含渗出液），也可浑浊（含白细胞）或呈红色（含红细胞），后者称为血疱。根据水疱发生位置和疱壁厚薄的不同，可分为表皮内水疱和表皮下水疱。表皮内水疱又可分为角层下水疱、表皮浅层水疱和基底层上水疱。角层下水疱的疱壁极薄，容易干涸、吸收、脱屑，留有细白色鳞屑，见于白痱；位于颗粒层及棘细胞浅层的水疱，称为表皮浅层水疱，其疱壁也较薄，容易受外力作用破溃，遗留糜烂面，尼科利斯基（Nikolsky）征阳性，见于红斑型天疱疮、中毒性表皮坏死松解症等；位于棘层中下部、基底细胞层上的水疱，其疱壁相对较厚，不易破溃，但尼科利斯基征阳性，见于水痘、寻常型天疱疮等。位于真皮内基底层下的水疱称为表皮下水疱，疱壁较厚，不易破溃，尼科利斯基征阴性，见于大疱性类天疱疮、获得性大疱性表皮松解症等。

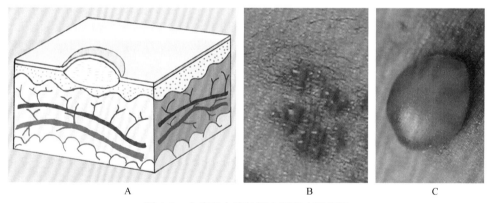

图 4-5　水疱和大疱的概念图和皮损表现
A. 概念图；B. 水疱；C. 大疱

6. **脓疱（pustule）**　为含有脓液的局限性、隆起性、腔隙性皮损。脓疱的疱液可浑浊、稀薄或黏稠，周围皮肤常有红晕（图4-6）。脓疱可由感染或非感染性炎症引起，前者有细菌（如脓疱疮）、病毒等感染，后者见于脓疱性银屑病、角层下脓疱性皮肤病等。脓疱可为原发性皮损，也可由水疱继发感染后形成，为继发性皮损。

7. **结节（nodule）**　为局限性、深在性、实质性、可触及的皮损，可隆起于皮面，亦可不隆起，呈圆形、椭圆形或不规则形（图4-7），常累及真皮及皮下组织。结节大小不一，一般直径＜2cm，直径≥2cm时称为肿块或肿瘤。结节可由真皮及皮下组织的炎症浸润（如结节性红斑）、代谢产物沉积（如结节性黏蛋白病）或组织、细胞良恶性增生（如皮肤纤维瘤、脂肪瘤等）引起。结节可自行消退，不留痕迹，亦可坏死破溃形成溃疡，愈合后留有瘢痕。

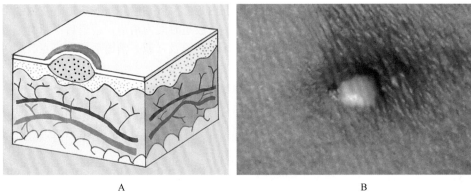

A   B

图 4-6   脓疱的概念图和皮损表现

A. 概念图；B 脓疱

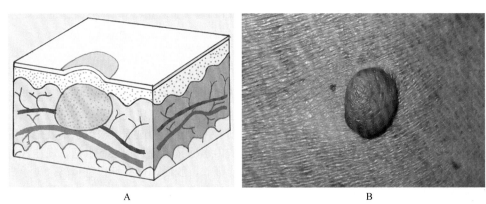

A   B

图 4-7   结节的概念图和皮损表现

A. 概念图；B. 结节

8. 囊肿（cyst） 为含有液体和（或）半固体（含液体、细胞及代谢产物）成分的囊腔性皮损。一般位于真皮或更深部组织中，可隆起于皮面或仅可触及（图 4-8）。囊肿大小不等，呈圆形或卵圆形，触之有囊性感，见于表皮囊肿、皮脂腺囊肿等。

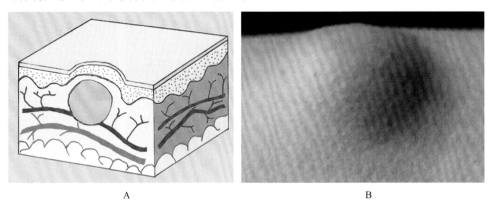

A   B

图 4-8   囊肿的概念图和皮损表现

A. 概念图；B. 囊肿

二、继发性皮损

继发性皮损（secondary lesion）由原发性皮损自然演变而来，或因搔抓、理化刺激、治疗不当引起。继发性皮损可分为以下几种。

1. 鳞屑（scale） 为肉眼可见的、片状聚集或脱落的角质层堆积物（图 4-9），是表皮角质形成细胞生长过快、表皮更新时间缩短或正常角化过程受阻导致。其形状、大小、厚薄、色泽不一，可呈糠秕状（如花斑糠疹）、蛎壳状（如银屑病）、鱼鳞状（如鱼鳞病）、大片状（如剥脱性皮炎）；色泽可呈银白色、褐色等。

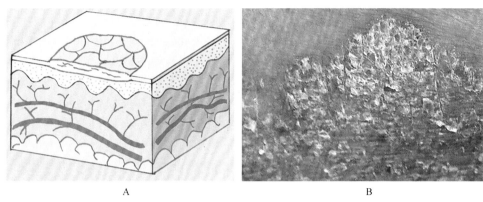

图 4-9　鳞屑的概念图和皮损表现
A. 概念图；B. 鳞屑

2. 糜烂（erosion）　局限性表皮或黏膜上皮部分或全部缺损而遗留的红色湿润创面（图 4-10），表面常有渗出或结痂，可为水疱、脓疱破裂或浸渍处表皮脱落所致。损害相对表浅，愈合后一般不留有瘢痕。

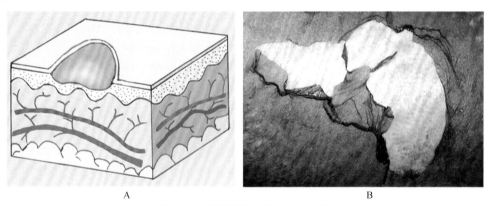

图 4-10　糜烂的概念图和皮损表现
A. 概念图；B. 糜烂

3. 结痂（crust）　由皮损表面的液体（渗出液、血液、脓液）与脱落组织、微生物碎屑或药物等混合凝固而成（图 4-11）。痂皮常附着于创面，厚薄不一，质地可硬可软。根据结痂的成分不同，可呈黄色（浆液性渗出液）、蜜黄色或黄绿色（脓性）、暗红色或黑褐色（血性），或因混合各种药物成分而颜色各异。

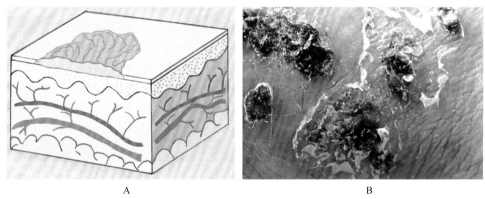

图 4-11　结痂的概念图和皮损表现
A. 概念图；B. 结痂

4. 浸渍（maceration）　系皮肤角质层吸收过多水分导致的皮肤变白、变软，摩擦后表皮易脱落露出鲜红的糜烂面（图 4-12），常见于长时间浸水或处于潮湿状态下的部位，如缫丝工人的指缝间、糜烂型足癣患者的趾缝间。

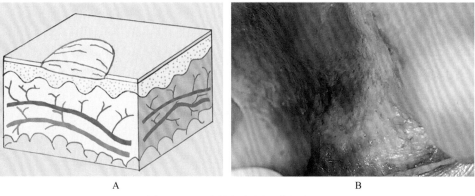

图 4-12　浸渍的概念图和皮损表现

A. 概念图；B. 浸渍

5. 抓痕（scratch mark）　又称表皮剥脱（exfoliation），为点状或线状的表皮或真皮浅层剥脱性缺损，常由机械性损伤所致，如搔抓、摩擦等（图 4-13），表面常有渗出、血痂或脱屑。愈合后一般不留有瘢痕，如损伤较深，也可留有浅表性瘢痕。

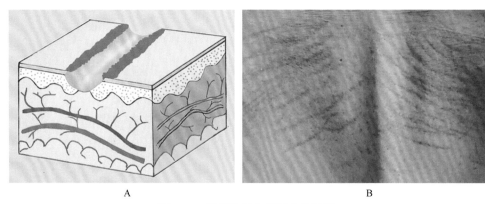

图 4-13　抓痕的概念图和皮损表现

A. 概念图；B. 抓痕

6. 溃疡（ulcer）　为深达真皮或皮下组织的局限性皮肤或黏膜缺损（图 4-14），多由感染、损伤、肿瘤、炎症等引起，其基底部常有坏死组织附着。溃疡形态、大小、深浅不一，边缘一般不规则，因损伤较深，故愈合后常留有瘢痕。

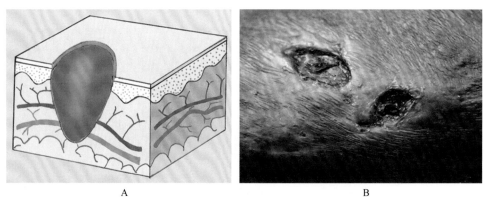

图 4-14　溃疡的概念图和皮损表现

A. 概念图；B. 溃疡

7. 裂隙（fissure）　又称皲裂（rhagades），为线状的皮肤裂口（图 4-15），可累及表皮及（或）真皮，常因慢性炎症使皮肤增厚、干燥，导致皮肤弹性降低、脆性增加，加之外力牵拉而形成。好发于掌跖、指（趾）关节伸侧、口角等部位，走向常与皮纹一致，可伴有疼痛及出血。

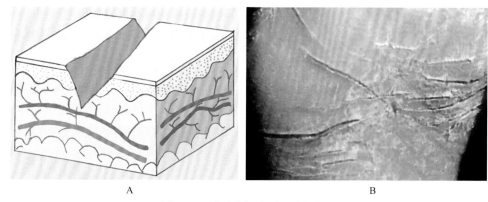

图 4-15　裂隙的概念图和皮损表现

A. 概念图；B. 裂隙

8. 瘢痕（scar）　系真皮及皮下组织病变或损伤后，新生结缔组织增生修复而形成的皮损。瘢痕表面光滑、表皮薄，缺乏皮纹及毛发，早期呈粉红色或紫色，晚期呈白色（图 4-16）。根据临床表现分为增生性和萎缩性瘢痕，前者呈隆起性、条索状或不规则形硬质斑块、结节或肿瘤，表面光滑、无毛发，可见于烧伤等；后者较正常皮肤略凹陷，表皮变薄，其下可见正常或增生、扩张的毛细血管，见于盘状红斑狼疮等。瘢痕一般局限于原外伤或病变部位，如超出病变部位，或在没有诱因的情况下发生，称为瘢痕疙瘩，瘢痕疙瘩有遗传倾向，临床上常有瘙痒和疼痛。

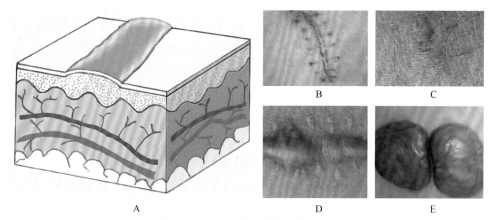

图 4-16　瘢痕的概念图和皮损表现

A. 概念图；B～E 为各种瘢痕

9. 萎缩（atrophy）　是指各种原因导致皮肤的组织及细胞成分减少，使皮肤的厚度变薄，常伴有皮肤附属器的减少或消失（图 4-17），系皮肤组织的退行性变。皮肤萎缩可发生于表皮、真皮和皮下组织。表皮萎缩为表皮棘细胞层减少，表现为表皮变薄，皮纹、皮沟变浅或消失，表面呈半透明、羊皮纸样，其下血管清晰可见；真皮萎缩系真皮内结缔组织数量减少所致，表现为局限性皮肤

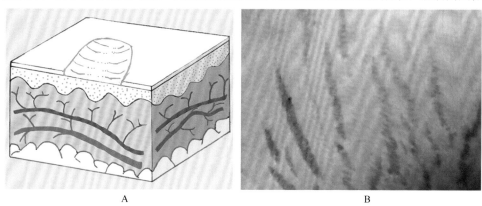

图 4-17　萎缩的概念图和皮损表现

A. 概念图；B. 皮肤萎缩

凹陷，皮肤纹理正常，毛发变细或消失；皮下组织萎缩则表现为明显的局限性皮肤凹陷，皮肤纹理正常，毛发可正常或变细或消失。不同皮肤结构层次的萎缩可同时存在，故皮损表现存在一定差异。

10. 苔藓样变（lichenification） 也称苔藓化，因皮肤被反复搔抓、摩擦、刺激导致皮肤局限性增厚，表现为皮沟加深、皮嵴隆起、皮肤表面粗糙、皮肤弹性降低，皮损境界清楚（图4-18），常伴有剧烈瘙痒，见于慢性单纯性苔藓、慢性湿疹等。

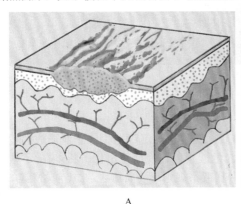 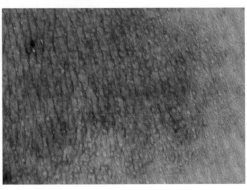

A   B

图 4-18 苔藓样变的概念图和皮损表现
A. 概念图；B. 苔藓样变

（缪秋菊 曹双林）

第五章　皮肤组织病理学

皮肤病理学（dermatopathology）又称皮肤组织病理学，是以研究皮肤、黏膜、毛发、指（趾）甲组织形态学改变为特征的一门学科，系组织病理学分支，由于皮肤组织的独特结构，又有别于常规的组织病理学。皮肤病理学是辅助皮肤病与性病临床诊断的重要手段。

第一节　皮肤活体组织标本检查

一、皮肤活检术

皮肤活检术（skin biopsy）又称皮肤活体组织检查术，是以手术的方法获取皮肤活体组织标本，为皮肤病与性病的病理诊断或排除诊断提供材料。根据皮肤损害的特点，可选择手术切取法、环钻法、削切法等。

（一）手术切取法

手术切取法指用手术刀切取皮肤组织，是皮肤活检最常用的方法，获取的组织标本可以较大、较完整，易达到所要求的深度，适用于水疱性损害、皮下结节和肿瘤等。

（二）环钻法

环钻法指用角膜环钻获取皮肤组织。环钻大小及钻取深度视病变大小及性质而定。此方法简便易行，适用于小而浅的局限性损害或手术切取有困难的病例。

（三）削切法

削切法指用手术刀平行于皮面切取病变组织。此法操作简单、不需要缝合，主要适用于良性、外生性的皮肤肿物，如疣、皮赘、脂溢性角化等。

二、皮肤活检标本的处理和染色

切取的组织标本应及时固定，较大的标本可分切成合适大小，之后根据不同的检查需求置入适宜的固定液中。充分固定后的组织标本经过脱水、浸蜡、包埋、透明、切片等处理后行染色和封片。染色包括常规染色和特殊染色。

（一）常规染色

苏木精-伊红染色（hematoxylin-eosin staining，HE染色）是最为广泛使用的常规染色，苏木精使细胞核染成蓝黑色，钙盐和各种微生物也可被染成蓝色，而伊红使细胞质及结缔组织、肌肉、红细胞等染成不同程度的阴影和粉红色、橙色或红色，使切片组织颜色对比鲜明。

（二）特殊染色

特殊染色是指用特殊的染色材料处理切片，以显示组织标本中的特殊结构或成分，如过碘酸希夫（Schiff）染色（PAS染色）用以显示糖原、淀粉、黏液、真菌等；阿尔辛蓝（alcian blue）染色用以显示酸性黏多糖，使之呈淡蓝色；抗酸染色以显示抗酸杆菌，使之呈红色，结晶紫（甲基紫）染色使淀粉样蛋白呈紫红色；刚果红染色使淀粉样蛋白染成橙红色。

三、皮肤活检标本的免疫病理和分子病理检查

（一）免疫组织化学

通过抗原抗体特异性结合检测组织切片中的靶向抗原并级联放大信号，以判断组织中细胞的起源和分化，辅助鉴别诊断和判断预后。

（二）免疫荧光

通过荧光标记的抗抗体检测组织中的特异性抗体或补体，再对荧光标记的部位、模式和强度进行分析，用于疾病的诊断和鉴别诊断，尤其是自身免疫病。

（三）分子病理

应用分子生物学技术，从基因水平上检测细胞和组织的分子遗传学变化，以协助病理诊断和分型、指导靶向治疗、预测治疗反应及判断预后。尤其适用于有明确致病基因和治疗靶点的肿瘤性疾病。

第二节　皮肤基本组织的病理变化

皮肤由表皮、真皮和皮下组织构成。表皮主要由角质形成细胞构成，结构自上而下为角质层、透明层、颗粒层、棘层和基底层；真皮以胶原为主要成分，分为乳头层和网状层；皮下组织主要包括脂肪小叶和间隔。不同部位的皮肤结构有所差异。皮肤附属器包括毛囊、皮脂腺、顶泌汗腺、外泌汗腺和指（趾）甲。

一、表皮的主要病理改变

1. **角化过度（hyperkeratosis）**　是指角质层比同一部位正常角质层过度增厚（图 5-1），可表现为网篮状、致密状和板层状。根据颗粒层和棘层是否同时增厚分为正性角化过度、绝对性角化过度和相对性角化过度。

2. **角化不全（parakeratosis）**　是指角化过程不完全导致角质层内尚有残留的固缩细胞核（图 5-2），其下方的颗粒层往往变薄或消失，典型者见于银屑病等。角化不全可与角化过度交替存在，见于日光角化病和毛发红糠疹等。

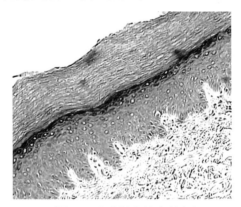
图 5-1　角化过度的病理改变

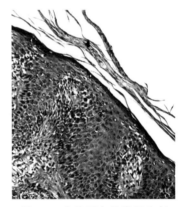
图 5-2　角化不全的病理改变

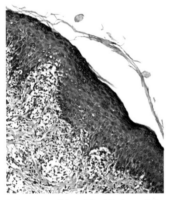
图 5-3　颗粒层增厚的病理改变

3. **角化不良（dyskeratosis）**　是指角质形成细胞未至角质层即出现过早角化或凋亡。可见于棘层松解性疾病，特征表现为圆体和谷粒，也可见于其他炎症性皮肤病和肿瘤。

4. **颗粒层增厚（hypergranulosis）**　是指颗粒层厚度增加，常伴角化过度（图 5-3），见于扁平苔藓、神经性皮炎、寻常疣等。

5. **颗粒层减少（hypogranulosis）**　是指颗粒层细胞减少或消失，可见于寻常性鱼鳞病、银屑病等。

6. **表皮松解性角化过度（epidermolytic hyperkeratosis）**　又称表皮颗粒变性，是指表皮角质形成细胞内异常角蛋白聚集形成透明角质颗粒。表现为角化过度、颗粒层增厚；棘细胞胞质皱缩、核周空隙，甚至形成表皮松解。常见于显性遗传的先天性鱼鳞病样红皮症等。

7. **棘层肥厚（acanthosis）**　是指表皮棘细胞层增厚，常伴表皮突伸长或增宽（图 5-4），见于银屑病、慢性湿疹和尖锐湿疣等。

8. **假上皮瘤样增生（pseudoepitheliomatous hyperplasia）**　是指高度棘层肥厚，表皮不规则增生，表皮突不规则伸长，但细胞分化良好，无异形（图 5-5），常见于慢性肉芽肿性疾病等。

9. **表皮萎缩（epidermal atrophy）**　是指棘细胞层变薄，常伴表皮突变平或消失。可为生理现象，或见于萎缩性扁平苔藓、硬化萎缩性苔藓等。

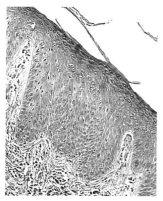
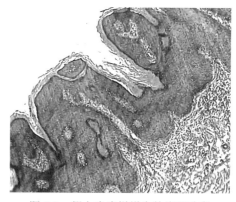

图 5-4　棘层肥厚的病理改变　　　　图 5-5　假上皮瘤样增生的病理改变

10. 细胞内水肿（intracellular edema）　是指棘细胞内水肿，细胞体积增大，细胞质变淡，细胞核可固缩并偏于一侧，呈鸟眼状。严重时出现网状变性、气球状变性和表皮内水疱，水疱内含有大量中性粒细胞时形成脓疱，可见于脓疱疮等。

11. 细胞间水肿（intercellular edema）　又称海绵形成或海绵水肿，是指棘细胞间液体含量增加，细胞间隙增宽，细胞间桥拉长，状似海绵，常见于皮炎、湿疹等。

12. 微脓疡（microabscess）　是由中性粒细胞、嗜酸性粒细胞或淋巴细胞聚集形成。芒罗（Munro）微脓疡主要发生于角化不全的角质层及颗粒层，常见于银屑病。Pautrier 微脓疡主要发生于表皮棘层和毛囊等，表现为异型淋巴样细胞的聚集，见于蕈样肉芽肿；Kogoj 微脓疡（图 5-6）是在棘层海绵形成基础上出现中性粒细胞聚集，常见于连续性肢端皮炎及脓疱性银屑病等。此外，表皮内嗜酸性粒细胞聚集形成嗜酸性微脓疡，常见于增生型天疱疮等。

13. 棘层松解（acantholysis）　是指细胞间桥变性使角质形成细胞间失去了紧密连接而呈松解状态，形成表皮内裂隙、水疱或大疱，内含棘层松解细胞（图 5-7），常见于表皮内疱病。

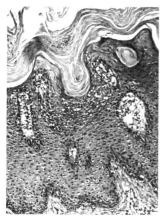
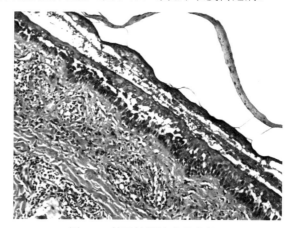

图 5-6　Kogoj 微脓疡的病理改变　　　　图 5-7　棘层松解的病理改变

14. 基底细胞液化变性（liquefaction degeneration of basal cell）　是指基底细胞空泡形成或崩解，致基底层细胞栅状排列紊乱甚至消失（图 5-8），常见于扁平苔藓、红斑狼疮等。

15. 色素改变　表皮色素沉着（hyperpigmentation）常见于里尔（Riehl）黑变病、炎症后色素沉着；色素减退（hypopigmentation）或消失常见于白癜风、炎症后色素减退等；色素失禁（incontinence of pigment）是基底黑素细胞损伤后色素脱落的现象，常见于色素失禁症、扁平苔藓等。

16. 胶质小体（colloid body）　又称西瓦特（Civatte）小体，表皮细胞变性凋亡形成的嗜酸性、均质性、近圆形小体，常分布于表皮真皮交界处，见于扁平苔藓、红斑狼疮等。

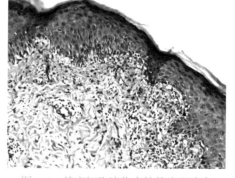

图 5-8　基底细胞液化变性的病理改变

二、真皮和皮下组织的主要病理改变

1. **乳头状瘤样增生（papillomatous proliferation）** 是指真皮乳头不规则向上增生，常伴表皮不规则向真皮内增生，见于黑棘皮病、银屑病等。当角化过度、颗粒层增厚、棘层肥厚和乳头状瘤样增生4种病变同时存在时，即疣状增生，常见于疣状痣、寻常疣等。

2. **真皮萎缩（atrophy of dermis）** 是指真皮变薄，主要由胶原纤维或弹性纤维减少所致，可伴有毛囊及皮脂腺减少，皮下组织上移。常见于浅表性皮肤脂肪瘤样痣、斑状萎缩等。

3. **亲表皮性（epidermotropism）** 又称表皮趋向性，是指真皮内浸润的单个核细胞移入表皮，周围有透明晕，可聚集成微脓疡，通常不伴海绵形成，见于蕈样肉芽肿等。

4. **无病变带** 又称无浸润带及无境界带，是指表皮与真皮内病变之间的相对无病变区域，常见于面部肉芽肿、皮肤淋巴细胞浸润症和瘤型麻风等。

5. **嗜碱性变性（basophilic degeneration）** 是指真皮上部胶原变性，HE染色失去其嗜酸性而出现无定形结构或颗粒状嗜碱性变化，多见于长期曝光部位的皮肤等（图5-9）。

6. **玻璃样变性（hyaline degeneration）** 又称透明变性，可见于结缔组织、血管壁和细胞内等部位。HE染色呈嗜伊红均质状，耐淀粉酶，PAS染色阳性，见于硬皮病、瘢痕疙瘩和麻风等。

7. **淀粉样变性（amyloid degeneration）** 是指组织内沉积的淀粉样物质在HE染色中呈无定形均质状嗜伊红改变，常可见裂隙（图5-10）。硫黄素T荧光染色、刚果红染色和结晶紫特殊染色阳性。

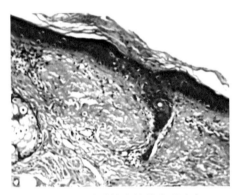 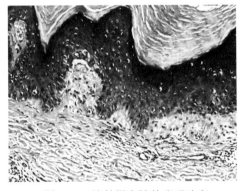

图5-9 嗜碱性变性的病理改变　　　　　图5-10 淀粉样变性的病理改变

8. **纤维蛋白样变性（fibrinoid degeneration）** 又称纤维素样坏死，是指HE染色中血管壁等组织失去正常结构，呈均质状强酸性红染，可发展为不规则团块状，有折光性，PAS特殊染色阳性，见于血管炎、渐进性坏死性肉芽肿等。

9. **黏液变性（mucinous degeneration）** 是指真皮胶原纤维束间基质中黏蛋白沉积使其间隙增宽，HE染色呈浅蓝色，阿尔辛蓝和PAS特殊染色阳性，常见于胫前黏液性水肿、毛囊黏蛋白病等。

10. **弹性纤维变性（degeneration of elastic fiber）** 是指弹性纤维数量和性状改变，呈嗜碱性无定形颗粒状，甚至断裂破碎、聚集成团，见于弹性纤维假黄瘤、皮肤松弛症及慢性肉芽肿等。

11. **纤维化（fibrosis）** 是指胶原纤维增生、增粗、排列紊乱，常伴有成纤维细胞增生，严重时呈均质化、嗜伊红性改变，伴成纤维细胞和皮肤附属器减少，称为硬化（sclerosis），常见于硬皮病、增生性瘢痕和瘢痕疙瘩等。

12. **真皮水肿（dermal edema）** 是指真皮内液体潴留，纤维结缔组织肿胀、淡染，间隙增宽，可见于荨麻疹、急性发热性嗜中性皮肤病等。

13. **色素沉着** 是指内源性或外源性色素颗粒在真皮内沉积，常伴噬色素细胞，可见于炎症后色素沉着、文身等。

14. **脂质沉积（lipid deposition）** 是指真皮内脂质沉积，组织细胞吞噬可形成泡沫细胞，见于黄瘤等。胞外沉积常见于类脂质渐进性坏死等。

15. **钙质沉积（calcinosis）** 表现为真皮及皮下组织内无定形、深嗜碱性颗粒或团块沉积，常伴异物反应，见于特发性皮肤钙沉着症、毛母质瘤等。

16. **囊肿（cyst）** 是指真皮或皮下脂肪组织内的囊腔样结构，囊壁为上皮细胞，囊内可含有黏液、角蛋白、皮脂及细胞成分等。

17. 嗜酸性火焰征（eosinophilic flame figures） 是指真皮内嗜酸性粒细胞脱颗粒聚集成红色火焰样改变，见于嗜酸性蜂窝织炎、节肢动物叮咬反应等。

18. 化生（metaplasia） 是指一种完全分化的组织转变成另一种类型组织的过程，如钙化上皮瘤的骨化。

19. 细胞非典型性（cellular atypism） 又称细胞异型性，是指细胞形态改变，体积增大、形态不规则，胞核大、染色质染色深、核仁明显，常可见不典型有丝分裂，细胞彼此失去连接，见于各种恶性肿瘤。

20. 收缩间隙（contraction cleft） 是指由于组织固定及脱水造成肿瘤团块与周围纤维组织之间出现明显的间隙，通常为基底细胞癌的特征性表现。

21. 血管扩张（vasodilatation） 表现为血管腔扩大，管壁变薄。伴管腔中红细胞增多时即为充血，常见于炎症性疾病，并伴有血管周围炎症细胞浸润；也可见于单纯性血管瘤等。

22. 血管增生（blood vessel hyperplasia） 是指血管网新生，使局部血管数量增加，伴或不伴有血管扩张，可见于生理性组织发育、再生和修复，也可见于炎症性或肿瘤疾病。

23. 出血（hemorrhage） 是指红细胞溢出血管腔之外，陈旧性病变中常仅见含铁血黄素颗粒，普鲁士蓝染色阳性，可见于血管炎、多形红斑等。

24. 血管闭塞（vascular obliteration） 表现为血管内皮细胞增生，管壁增厚，管腔闭塞，有时管腔内可见纤维蛋白血栓形成，常见于血栓闭塞性静脉炎、结节性红斑等。

25. 淋巴管扩张（lymphangiectasis） 是指淋巴管管腔扩大，管内淋巴增多，表现为大而不规则的围有内皮细胞的腔隙，常伴有周围组织的水肿，可见于先天性淋巴水肿和象皮肿等。

26. 肉芽组织（granulation tissue） 见于创伤、溃疡或炎症修复过程中，内含新生毛细血管、成纤维细胞、胶原纤维和各种炎症细胞，增生的血管和纤维的走向与创面垂直。

27. 脂膜炎（panniculitis） 是指皮下脂肪组织发生炎症反应，表现为炎症细胞浸润、水肿、脂肪液化或变性坏死（图5-11）。脂膜炎分为小叶性脂膜炎和间隔性脂膜炎，前者可见于狼疮性脂膜炎等，后者常见于结节性红斑。

28. 脂肪萎缩（lipoatrophy） 是指皮下脂肪组织体积减小或消失，可见于老年人、营养不良者及类固醇注射后皮下脂肪萎缩等。

29. 干酪样坏死（caseous necrosis） 是一种特殊类型的凝固性坏死，组织结构完全被破坏，代之以颗粒状、嗜伊红染色的无定形物质，含有大量类脂质，状似干酪样，周围常有组织细胞、淋巴细胞等浸润，多见于结核和晚期梅毒等。

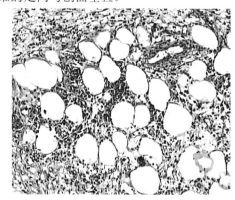

图 5-11 脂膜炎的病理改变

30. 渐进性坏死（necrobiosis） 是指结缔组织不完全坏死，失去正常着色能力，但仍保留结构轮廓，坏死区中通常无明显炎症，而在周围常伴有组织细胞、上皮样细胞和（或）成纤维细胞呈栅栏状排列，可见于环状肉芽肿、类脂质渐进性坏死及类风湿结节等。

31. 肉芽肿（granuloma） 是一种慢性增殖性病变，主要由组织细胞、巨噬细胞组成，伴血管增生，晚期可出现纤维化。根据病因或主要细胞成分的不同，可有感染性肉芽肿、异物肉芽肿、上皮样细胞肉芽肿等。

32. 结核结节（tubercle） 表现为上皮样细胞和（或）多核巨细胞聚集成团，中央出现干酪样坏死，周围绕以淋巴细胞浸润，见于结核感染病变。

33. 结核样结节（tuberculoid nodule） 表现为上皮样细胞聚集成团，周围淋巴细胞浸润，中央无干酪样坏死，伴或不伴有多核巨细胞，可见于结核样型麻风、梅毒及结节病等肉芽肿性病变。

34. 栅栏状肉芽肿（palisading granuloma） 是一种特殊类型的肉芽肿，中央为不完全变性坏死的胶原纤维，周围的组织细胞、淋巴细胞、上皮样细胞和（或）成纤维细胞呈放射状（栅栏状）排列，常见于环状肉芽肿、类脂质渐进性坏死及类风湿结节等。

（缪秋菊 曹双林）

第六章 皮肤性病的辅助检查方法

第一节 皮肤影像学

皮肤影像学是无创性影像学技术与皮肤性病学的有机融合，涉及皮肤病手工与电脑绘图、皮肤镜（dermoscope，dermatoscope）、反射式共聚焦显微镜（reflectance confocal microscope，RCM）、皮肤超声诊断、云镜等，其特点是通过对皮损组织进行在体、无创、实时、快速、动态的观察，以帮助医护人员诊断和评估病情严重程度。皮肤影像学诊断方法拓展和深化了临床医生的信息获取能力，帮助使用者获得更多的具有诊断价值的信息，从而提升皮肤性病的诊断水平。

一、皮肤镜技术

皮肤镜是利用光学放大原理，借助偏振或浸润的方法，反映皮肤表皮及真皮乳头层颜色和结构特点的设备。皮肤镜是一种在世界范围内广泛应用的非侵袭性诊断工具，搭建了皮肤病宏观临床表现和微观组织病理学之间的桥梁。依据成像原理，皮肤镜可以分为浸润型与偏振光型；根据镜头是否接触皮肤，又可将皮肤镜分为接触式与非接触式；皮肤镜还可分为便携式和工作站式。目前，皮肤镜广泛用于黑素源性皮肤病、非黑素源性皮肤病、炎症性/感染性皮肤病、血管性皮肤病、毛发及甲病的辅助诊断和鉴别诊断，亦可用于其他皮肤病的辅助诊断和监测、皮肤病理切除范围选择、皮肤无创监测、远程医疗等领域。

皮肤镜的功能特性由两方面指标体现：一是其放大倍数。目前，临床常用的皮肤镜放大倍数为20×～100×，以放大倍数50×为最常用。二是其消除皮肤表面反射光所采用的技术。经典皮肤镜需要液体浸润皮肤后进行检查，而偏振光型皮肤镜利用交叉偏振光原理消除皮肤表面反射光，不需要液体浸润，甚至无须接触皮肤。皮肤镜观察皮肤亚微观水平的病理变化，主要体现在对表皮结构、色素、血管及皮肤附属器变化的观察。皮肤附属器和表皮结构变化包括毛囊角栓、毛囊周围白晕、粉刺样开口、威克姆（Wickham）纹、鳞屑、结痂等。皮肤内黑素异常往往由于黑素细胞异常。黑素因其位于皮肤不同层次，在表面所观察到的颜色有所不同，这种现象是细胞散射光线导致波长改变所致，称为丁铎尔（Tyndall）现象。特定的色素模式，如点状、网状、球状、蜂窝状、星爆状、蓝白幕等，往往对应不同的疾病类型，对于鉴别诊断有所帮助。皮肤镜下的血管主要观察其特定的分布和形态模式，如点状、发夹样、线状、环状、螺旋状、线状分支状、轮辐状等，这些形态模式对特定疾病有诊断意义（图6-1～图6-3）。

皮肤镜具有快捷辅助诊断、操作便捷、实时无创、用途广泛的特点，提高了临床可疑皮损筛查的准确性，有助于指导临床决策，优化临床处理流程。但由于其观察皮损的深度有限，故皮肤镜诊断并不能取代皮肤组织病理，皮肤病诊断的金标准依然是皮肤组织病理。

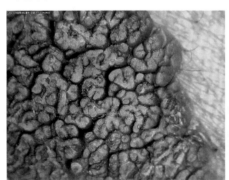
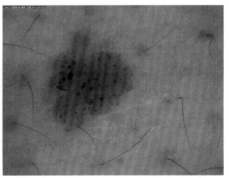

A B

图 6-1 脂溢性角化病的特征性皮肤镜表现

A.脑回状结构（非偏振光）；B.虫蚀状边缘、多个粉刺样开口（偏振光）

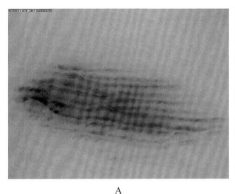
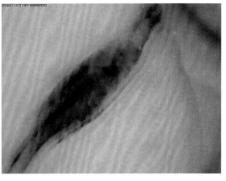

A　　　　　　　　　　　B

图 6-2　肢端色素性皮损的模式

A. 皮沟平行模式（偏振光）；B. 皮脊平行模式（恶性黑素瘤的特异性模式，偏振光）

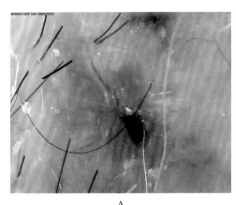
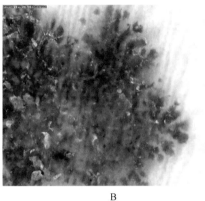

A　　　　　　　　　　　B

图 6-3　基底细胞癌的特征性皮肤镜表现

A. 树枝状血管、大的蓝灰色卵圆巢（偏振光）；B. 多个枫叶状区域（偏振光）

二、反射式共聚焦显微镜技术

反射式共聚焦显微镜（RCM）是融光学与电子计算机为一体，基于共聚焦原理的皮肤原位、在体、实时、动态三维成像技术，可在细胞水平对皮肤进行无创成像。由于点光源可对样品进行左右、上下扫描而获得不同层面（可达 400μm）的图像，亦可对细胞或组织厚片进行类似 CT 的无损伤连续光学切片，再经计算机三维重建处理，从任意角度观察标本的三维剖面或整体结构，故又称该技术为皮肤 CT。RCM 可以对多个病灶进行实时无创性检查，其分辨率为 1μm，也可对同一组织进行多次横断面成像。RCM 亦可沿矢状面方向逐层深入扫描，每层跨度可以调整，可立体地反映皮损状况。RCM 在皮肤病治疗前后监测和评估方面有较高的应用价值。

RCM 的灰度图像是基于皮肤组织内微结构（如黑素、角质、含氧血红蛋白及细胞器等）对光折射率的不同而呈现明暗程度不等的灰度图像，其组织结构成像是基于组织的折射系数、反射系数等光学特性的差异。皮肤组织中黑素和角蛋白具有较高的折射率，是自然对照物，因此，黑素含量比较高的基底细胞层和角蛋白含量比较高的角质层在 RCM 图像中呈现比较明亮的颜色。对于棘层和颗粒层细胞而言，细胞核的折射率低，而细胞质折射率相对高，因而细胞呈现相对亮的细胞质包绕较暗的细胞核的结构特点（图 6-4～图 6-6）。

与普通光学显微镜相比，RCM 具有以下优点：①超高分辨率；②对样品进行三维成像，获取样品内部的三维精细结构；③层析能力，可对样品进行厚度＜1μm 的光学切片，而避免机械切片及由此造成的样品损伤；④共聚焦针孔，可有效抑制杂散背景光，从而使所成图像对比度高、成像质量好。

与组织病理学相比，RCM 具有以下优点：①当常规组织病理检查难以确定取材部位时，RCM 可以在一次检查中观察许多可疑病灶，无须取材及组织病理学复杂烦琐的处理过程。②无创性是其最大优点，检查不会造成肿瘤转移，无痛苦；同时维持了细胞组织的正常形态和生理功能，利于在生理状态下了解机体或组织显微结构及代谢过程。③可实时动态地进行监测，对同一组织进行多次成像，且成像迅速，数据易于存储和输出。

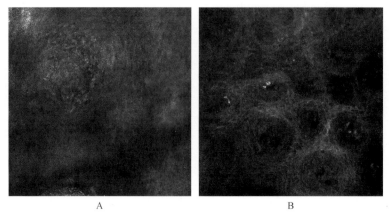

图 6-4　银屑病在 RCM 下的特征性结构
A. Munro 微脓疡；B. 规则排列大小一致的真皮乳头，伴真皮乳头内血管迂曲扩张充血

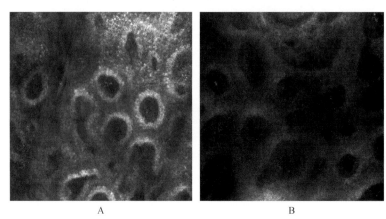

图 6-5　白癜风及其周围正常皮肤的 RCM 图像
A. 正常对照区；B. 皮损区基底细胞环存在，环上色素缺失

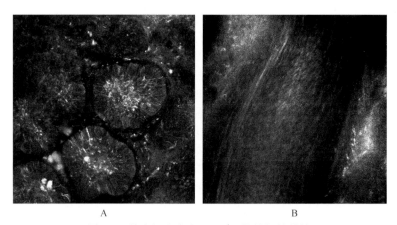

图 6-6　基底细胞癌在 RCM 下的特征性结构
A. 拉长的基底样细胞排列成轮辐状，细胞巢周围明显收缩间隙；B. 肿瘤区血管显著扩张，血流湍急

三、云镜检测技术

云镜检测技术是一种面部图像分析设备，能够清晰、客观地分析患者面部。可以辅助医生检测：①色素性皮肤病，如黄褐斑（图 6-7）、雀斑、褐青色痣、太田痣、白癜风等；②血管扩张性疾病，如血管瘤、鲜红斑痣、痤疮、玫瑰痤疮等面部损容性皮肤病；③皮肤状态，如皱纹、毛孔、皮肤松弛、油脂分泌等。在临床工作中还可以选择治疗前、后的数据进行对比。

笔记栏

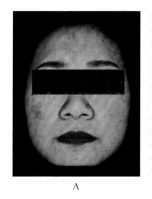 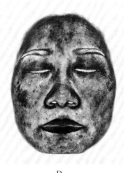 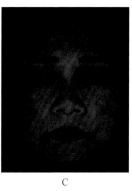 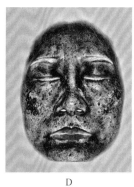

A   B   C   D

图 6-7 黄褐斑患者在云镜检测下的图示

A. 光成像；B. 混合光血丝成像；C. 紫外线光成像；D. 混合光棕色光成像

四、皮肤超声技术

超声是皮肤影像学不可或缺的一部分，作为一项便捷、实时、高分辨率、无创的检查方法，被广泛应用于临床皮肤病诊疗。不同于皮肤镜在体反射式共聚焦显微镜，超声形成纵向断面图像，成像深度与探头频率密切相关，可根据临床需求进行多频率切换。随着技术的不断革新，20MHz 以上高频超声技术的发展使超声图像分辨率得到进一步提高。不仅能够清晰地显示出表皮、真皮、皮下软组织，还可以进一步判断皮肤附属器等细微结构。在超声图像上，表皮呈线状高回声，真皮层呈稍高回声，皮下软组织呈低回声，内可见条带状或网状分隔（图 6-8、图 6-9）。作为近年来应用的超声新技术，超声弹性成像可用于定量分析病灶的内部质地软硬程度，超微血流显像、超声造影能够评估病灶的血流灌注、增强方式。随着技术的发展、认知水平的提高，皮肤超声可应用于皮肤肿块的定位、定性、分型及治疗前规划、治疗后随访。

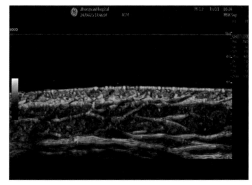 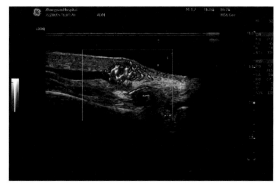

图 6-8 正常皮肤超声图像   图 6-9 颜面部血管瘤

第二节 实验室诊断方法

一、免疫荧光法

免疫荧光法（immunofluorescence method）是用荧光素标记的抗体来检测、定位和示踪各种抗原和抗体成分，分为直接法和间接法，用于自身免疫性大疱病、结缔组织病和一些感染性皮肤病的诊断。

（一）直接免疫荧光

直接免疫荧光（direct immunofluorescence，DIF）是将组织做冰冻切片，滴加荧光素标记的抗人免疫球蛋白抗体或抗补体 C3 抗体，在 37℃温箱中孵育 30min。磷酸盐缓冲液（PBS）漂洗后封片，荧光显微镜下观察。如果组织中有免疫球蛋白或补体 C3 沉积，则荧光抗体与其结合而发出荧光（图 6-10A）。本法主要用于检测病变组织中沉积的抗体或补体，以自身免疫性大疱病为例，其直接免疫荧光结果见表 6-1。

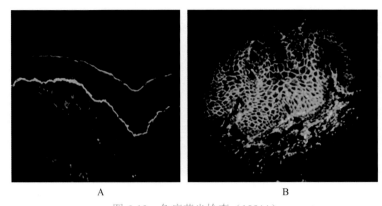

A   B

图 6-10　免疫荧光检查（100×）

A. DIF 见基底膜带 IgG 呈线状沉积；B. IIF 显示表皮细胞间 IgG 呈网状沉积

表 6-1　自身免疫性大疱病的直接免疫荧光结果

疾病	免疫复合物性质
天疱疮	表皮细胞表面 IgG、补体 C3 沉积
大疱性类天疱疮	表皮真皮交界处 IgG、补体 C3 线状沉积，盐裂皮肤表皮侧沉积
获得性大疱性表皮松解症	表皮真皮交界处 IgG、补体 C3 线状沉积，盐裂皮肤真皮侧沉积
线状 IgA 大疱性皮肤病	表皮真皮交界处 IgA 线状沉积
疱疹样皮炎	真皮乳头 IgA 颗粒状沉积
妊娠疱疹	表皮真皮交界处补体 C3 线状沉积
大疱性系统性红斑狼疮	表皮真皮交界处多种 Ig、补体 C3 和纤维蛋白线状沉积

（二）间接免疫荧光

底物取自正常人皮肤或动物组织（如以鼠食管、肝等为底物），将患者血清滴于底物上，再滴加荧光标记的抗人免疫球蛋白抗体等，荧光显微镜下观察。若血清中存在循环自身抗体，荧光标记的抗人免疫球蛋白抗体即可与结合到底物上的抗体结合，呈现荧光（图 6-10B）。间接免疫荧光（indirect immunofluorescence，IIF）主要用于检测血清中存在的自身抗体，并可测定抗体滴度。

二、真菌检查

（一）采集标本

浅部真菌病常采集鳞屑、毛发和甲屑等标本，选择未治疗和病灶边缘的新损害。病甲应先刮除甲板表层及游离缘病变组织，然后取深层甲屑。深部真菌病根据病情采集脓液、痰液、尿液、粪便、口腔或阴道分泌物、穿刺液和病变组织等，应以无菌操作采集标本。

（二）检查方法

1. 直接镜检法　标本置于载玻片上，加 1～2 滴 10%～20% 氢氧化钾溶液，盖上盖玻片，火焰上短暂加热以加速角蛋白溶解，轻压盖玻片后镜下观察。发现菌丝或孢子即为阳性（图 6-11A），提示真菌感染，但阴性不能排除真菌感染，必要时重复检查或做真菌培养。

2. 墨汁涂片法　标本（如脑脊液）中加 1 滴印度墨水使之混匀，加盖玻片后直接镜检。用于检查新型隐球菌和其他有荚膜的孢子。

3. 涂片或切片染色法　涂片染色可更好地显示真菌形态和结构，如革兰氏染色用于检查白念珠菌、孢子丝菌、放线菌等；瑞氏染色用于检查组织胞浆菌；抗酸染色用于检查奴卡菌等。组织切片常用 PAS 染色，真菌常被染成红色。

4. 真菌培养　可明显提高真菌检出率，并用于菌种鉴定和药敏试验。常用方法有常规培养、大培养和小培养。常规培养一般用试管培养，在无菌条件下将标本接种于沙氏葡萄糖琼脂斜面上，一般每一斜面接种 2～3 处，每份标本接种 2 管（图 6-11B）。浅部真菌在 25℃ 室温下培养，一般 1 周左右即开始生长，观察 2～3 周；深部真菌在 37℃ 环境中培养，观察 3～4 周。大培养是指用培养皿或特殊的培养瓶培养，小培养是指用玻片法培养。菌种鉴定需根据菌落形态和镜下特征来判断，有时需采用特殊的鉴别培养基、生化反应和分子生物学方法。

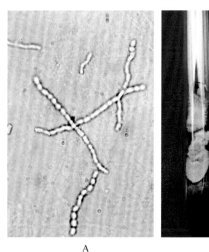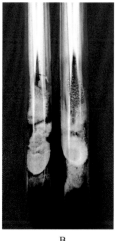

A　　　　　　　　　　B

图 6-11　真菌检查
A. 直接镜检（400×）；B. 试管培养

三 、 性 病 检 查

（一）淋球菌检查

1. 标本采集　①男性需将拭子插入尿道 2～4cm，症状不明显者应在晨起排尿前或排尿 2～3h 后取材，取材前先用灭菌盐水清洗尿道口。②女性应从宫颈管内 1.0～1.5cm 处取材，稍用力转动拭子并停留 20～30s。注意窥阴器应用灭菌盐水浸润，拭子插入宫颈管之前先揩去宫颈口分泌物，取出拭子时不要碰到阴道壁。③青春期前女孩可采取阴道标本。④咽部感染者从咽隐窝或咽后壁取材。⑤直肠标本需将拭子插入肛门 2～3cm，转动并停留数秒后取出（不沾粪便）。⑥淋菌性结膜炎取结膜分泌物。

2. 分泌物涂片检查　分泌物直接涂片，自然干燥，加热固定后做革兰氏染色，油镜下观察，多形核白细胞内可见革兰氏阴性双球菌即为阳性（图 6-12）。本法对有大量脓性分泌物的淋菌性尿道炎患者具有诊断价值，敏感度和特异度均＞90%，但对无症状或症状轻微病例、淋菌性咽炎、女性患者的诊断价值不大。因此，男性急性淋菌性尿道炎做分泌物涂片，无症状男性及全部女性病例均行淋球菌培养。

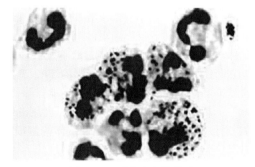

图 6-12　尿道分泌物涂片
多形核白细胞内见革兰氏阴性双球菌（革兰氏染色，1000×）

3. 淋球菌培养　是淋病实验室检查的金标准。将标本接种到塞耶-马丁（Thayer-Martin）培养基上，置于含 5%～10% CO_2 的温箱中，37℃孵育 24～48h 后观察结果，根据菌落形态、革兰氏染色、氧化酶试验和糖发酵试验等作出鉴定。男性、女性培养阳性率分别为 80%～95%、80%～90%。

4. 药敏试验　常用方法有琼脂平皿稀释法、纸片扩散法、改良碘量法等。

（二）衣原体检查

1. 直接涂片　标本采集方法同淋球菌检查。标本涂片，自然干燥，甲醇固定 5～10min，做吉姆萨染色或碘染色，油镜下观察。吉姆萨染色显示细胞质内紫色或蓝色包涵体，而碘染色呈棕褐色。本法简单、快速，但敏感度和特异度较低。

2. 衣原体抗原检测法（C-C 快速法）　用商品试剂盒检测，按说明书操作。本法诊断女性宫颈沙眼衣原体感染的敏感度为 87%，特异度为 98.8%。优点是简易、方便、快速，尤其适用于基层单位；缺点是标本中需要足够数量的沙眼衣原体抗原。

3. 直接免疫荧光　标本涂片，自然干燥，丙酮固定后滴加荧光素标记的沙眼衣原体单克隆抗体，室温孵育 15min，冲洗、干燥后封片，荧光显微镜镜检。高倍镜下可见上皮细胞内原体颗粒，为单一、针尖大小的亮绿色荧光；油镜下为圆形、均匀的亮绿色荧光颗粒（图 6-13A），偶见网状体和其他形态的原体颗粒。本法诊断沙眼衣原体感染的敏感度为 70%～95%，特异度为 83%～99%，但结果判断与观察者的经验有较大关系。

4. 细胞培养　将每份标本接种于 3 个培养瓶（McCoy 单层细胞）中，37℃下静置吸附 2h，维持液洗涤后加入生长液，37℃温箱中孵育 3～4d，吉姆萨染色或直接荧光染色后镜检。吉姆萨染色显示包涵体呈红色（图 6-13B）。

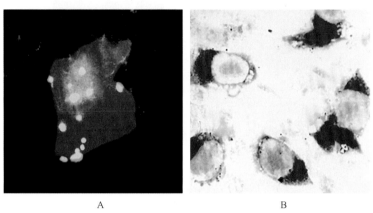

A   B

图 6-13　衣原体检测（1000×）

A. 直接免疫荧光；B. 吉姆萨染色

（三）支原体检查

将标本接种于液体培养基，37℃温箱中孵育 24～72h，每天观察颜色变化。如果培养基颜色由黄变红，可初步判定有解脲支原体生长；取 0.2ml 培养物转种到固体培养，48h 后在低倍镜下观察，有典型"油煎蛋"样菌落为阳性。

（四）梅毒螺旋体检查

1. 梅毒螺旋体直接检查　是早期梅毒的诊断方法，但不能区别密螺旋体属的致病株。

（1）暗视野显微镜（dark-field microscope，DFM）检查：用于检查含有大量梅毒螺旋体（TP）的潮湿损害（如硬下疳、扁平湿疣）和淋巴结抽吸标本，口腔损害和肛门溃疡不宜采用（因腐生性螺旋体与 TP 难以鉴别）。将渗出液移至载玻片上或直接用玻片压取，加 1 滴生理盐水混合后加盖玻片，立即镜检。镜下可见折光性强的 TP，有旋转和前后运动（图 6-14A）。本法的敏感度约为 80%，阳性结果可肯定诊断，但阴性结果不能排除诊断。

（2）梅毒螺旋体直接荧光抗体试验（direct fluorescent antibody test for Treponema pallidum，DFA-TP）：用致病性密螺旋体的特异性抗体检测损害渗出物、分泌物、体液和组织标本中的 TP，镜下 TP 发出绿色荧光，新鲜标本检查的敏感度约为 100%。

（3）其他：标本涂片后做镀银染色或吉姆萨染色，TP 呈棕黑色（图 6-14B）或淡紫红色。

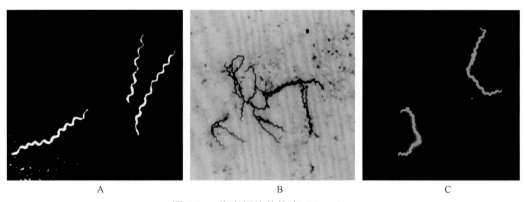

A   B   C

图 6-14　梅毒螺旋体检查（×1000）

A. DFM；B. 镀银染色；C. DFA-TP

2. 梅毒血清试验　是诊断二期、三期和潜伏梅毒的主要试验方法，分为非密螺旋体和密螺旋体抗原试验，二者在单独应用时不足以诊断梅毒。非密螺旋体抗原试验用于筛选和疗效观察，而密螺旋体抗原试验用于确诊。

（1）非密螺旋体抗原试验：常用方法包括性病研究实验室（venereal disease research laboratory，VDRL）试验、快速血浆反应素（rapid plasma regain，RPR）试验、不加热血清反应素（unheated serum reagin，USR）试验和甲苯胺红不加热血清试验（toluidine red unheated serum test，TRUST）。用心磷脂做抗原来检测梅毒患者血清中抗心磷脂抗体，敏感度高而特异度较低，易发生假阳性。在感染后4～5周开始阳性，抗体滴度与疾病活动性有关，可做定性和定量试验，用于筛选试验和疗效观察。

（2）密螺旋体抗原试验：常用方法有荧光密螺旋体抗体吸收试验（fluorescent treponemal antibody absorption test，FTA-ABS）、梅毒螺旋体抗体微量血凝试验（microhemagglutination assay for antibody to Treponema pallidum，MHA-TP）和梅毒螺旋体血凝试验（Treponema pallidum hemagglutination assay，TPHA）。用TP或其成分作抗原来检测梅毒患者血清中抗密螺旋体抗体，敏感度与特异度均高。由于这些试验检测IgG型抗体，即使经过足够治疗，大多数患者的阳性反应将持续终身，且抗体滴度与疾病活动性无显著相关，只能用于确证试验而不能用于观察疗效、复发和再感染。IgM是TP感染早期产生的抗体，不能通过胎盘，在青霉素治疗后1～3个月消失；19S IgM-FTA-ABS试验用色谱法分离血清IgM，可去除母体的封闭抗体和类风湿因子，对先天性梅毒有诊断意义，但其操作复杂，敏感性仍不理想。

3. 梅毒血清试验的假阳性反应

（1）非密螺旋体抗原试验的假阳性反应：分为两类。①急性假阳性反应：持续时间<6个月，见于肝炎、传染性单核细胞增多症、病毒感染（水痘、麻疹、病毒性肺炎等）、疟疾、免疫接种、妊娠和实验或技术错误。②慢性假阳性反应：持续时间≥6个月，见于结缔组织病（如系统性红斑狼疮）、免疫球蛋白异常的疾病、麻风、恶性肿瘤和药物成瘾等。假阳性反应的滴度一般较低（<1∶8），少数情况下可能很高，如10%以上静脉药瘾者假阳性反应滴度≥1∶8，故目前认为滴度不能用于区别真、假阳性反应。

（2）密螺旋体抗原试验的假阳性反应：普通人群中的发生率约为1%，见于系统性红斑狼疮、混合性结缔组织病、自身免疫病、病毒感染、麻风、妊娠和药物成瘾。

4. 前带反应（prozone reaction） 是指在做非密螺旋体抗原试验时，未稀释血清呈弱阳性或阴性反应，这些血清在稀释后阳性反应增强（最佳稀释度常为1∶16），其机制是血清中抗心磷脂抗体过多而阻止了正常抗原抗体反应。二期梅毒中前带反应的发生率为1%～2%，人类免疫缺陷病毒（HIV）感染者可能更常见。

（五）单纯疱疹病毒（HSV）检查

1. 病毒培养 病毒分离培养为诊断单纯疱疹的金标准，阳性率为60%～90%。

2. 病毒抗原检测 直接免疫荧光或酶联免疫吸附试验（ELISA）检测HSV抗原，敏感度和特异度较高。

3. 血清学检查 检测HSV抗体，目前主要用于回顾性诊断。

4. 细胞学检查 水疱或溃疡底部刮片或印片做吉姆萨染色，即棘层松解细胞（Tzanck cell）涂片，可见多核巨细胞和核内包涵体。此法操作简单，但无特异性（其他疱疹病毒感染也可出现类似病变），敏感度也只有病毒培养的60%。

（六）HIV检查

HIV检查包括病毒分离培养、抗原检测、抗体检测、病毒核酸检测。我国目前采用的主要检测方法是HIV抗体检测，初筛试验阳性者需经过确证试验证实。

1. HIV抗体初筛试验 包括ELISA、明胶颗粒凝集试验、乳胶凝集试验、放射免疫试验，以及各种快速检测试验等。

2. 确证试验 常用蛋白质印迹法（WB）。

（七）阴道毛滴虫检查

取阴道或宫颈分泌物直接涂在滴有生理盐水的载玻片上，或尿液标本离心（2000r/min）15min后取尿沉渣1滴，盖上盖玻片，镜下可见梨形、亮绿色透明虫体（图6-15），运动活泼，偶见保护型滋养体（细胞质均匀、光滑、透明，外围增厚）。

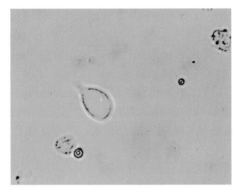

图 6-15　阴道毛滴虫检查
直接涂片见梨形虫体（100×）

四、蠕形螨、疥螨和阴虱检查

（一）蠕形螨检查

1. 挤压法　选取鼻唇沟、颊或额部皮损，75% 乙醇消毒，用刮刀或手指挤压皮肤，挤出的皮脂涂于载玻片上，加 1 滴甘油、液体石蜡或生理盐水，盖上盖玻片并略压平，低倍镜下检查。

2. 透明胶带法　将透明胶带贴于皮肤上，数小时或过夜后取下，直接贴于载玻片上镜检。

（二）疥螨检查

1. 寻找隧道　可疑隧道处加 1 滴蓝墨水，棉签揉擦 30～60s，乙醇棉球清除表面墨迹，可见染成淡蓝色的隧道痕迹。

2. 针挑法　在隧道末端灰白色小点处用 6 号针头（斜面向上）平行刺入，在其底部把虫体挑出，放置于载玻片上，加 1 滴生理盐水镜检。

3. 刮片法　用蘸有矿物油的手术刀平刮新发的炎性丘疹顶部数次，至油滴内有细小血点为度，连刮 6～7 个丘疹后，移至载玻片镜检。

（三）阴虱检查

剪下附有阴虱或虱卵的阴毛，用 70% 乙醇或 5%～10% 甲醛溶液固定，放置于载玻片上，加 1 滴 10% 氢氧化钾（KOH）溶液，稍加热后盖上盖玻片镜检。

五、分子生物学技术

皮肤病的分子生物学检测技术主要包括聚合酶链反应（PCR）、基因芯片、序列分析、实时定量 PCR（real time qPCR）、蛋白质组学、代谢组学、微生物基因组学等。

（一）聚合酶链反应

PCR 是一种非常敏感的技术，用于快速扩增 DNA 或 RNA 片段。在皮肤病检测中，PCR 可以用来检测特定的病原体 DNA 或 RNA，如病毒、细菌和真菌。PCR 可以用于快速诊断带状疱疹、皮肤结核等疾病。

（二）基因芯片

基因芯片技术可以在一个实验中检测成千上万个基因的表达。在皮肤病领域，基因芯片被用来研究皮肤癌、银屑病等疾病的基因表达模式，从而帮助了解疾病的分子机制并指导治疗。

（三）序列分析

高通量测序技术（如次代测序）允许研究者快速阅读大量 DNA 或 RNA 序列。这项技术用于确定皮肤病相关的遗传变异，如遗传性皮肤病和皮肤癌。目前多数是基于 DNA 分析的第二代测序技术（如全外显子测序和全基因组测序），而全转录组测序（RNA-seq）技术能够通过生物信息学分析，识别导致基因表达异常和剪接模式改变的突变，在遗传性皮肤病的诊断和治疗中有巨大潜力。

（四）实时定量 PCR

实时定量 PCR 是 PCR 的一种变体，可以在 PCR 过程中实时监测 DNA 的扩增，从而提供关于 DNA 模板数量的定量信息。在皮肤病检测中，实时定量 PCR 用于精确量化病原体负载或表达改变的基因，帮助评估疾病严重性和治疗效果。

（五）蛋白质组学

蛋白质组学包括大规模分析蛋白质表达、修饰和相互作用。通过质谱技术，研究者可以识别和定量皮肤样本中的蛋白质，从而揭示疾病的蛋白质表达模式和潜在的生物标志物。

（六）代谢组学

代谢组学是一种涉及分析生物体中的小分子代谢物的研究领域，这些代谢物反映了细胞和组织的功能状态。在皮肤病诊断中，代谢组学这一非侵入性的技术有独特的优势，从而有助于疾病的早期诊断和分类，了解皮肤病的发病机制、提高诊断精确性、监测疾病进程，以及评估治疗效果，并有利于制订个体化的治疗方案。

（七）微生物基因组学

微生物基因组学在皮肤病诊断中的应用主要依赖于高通量测序技术和先进的生物信息学工具。这些技术使得研究人员能够详细了解皮肤上微生物群落（即皮肤微生物组）的组成，对于理解和诊断多种皮肤病具有重要意义。其主要作用在于病原体识别、抗生素抗性分析、微生物多样性和失调状况研究、宿主-微生物相互作用研究、个性化医疗和生物标志物的发现。

六、人工智能检测

卷积神经网络（CNN）是一种机器学习技术，能够识别和分类图像中的独特特征。在皮肤病学中，CNN 被用于分析皮肤病变图像，与正常的皮肤图像进行区分。特别是在真菌感染（如甲癣）的诊断中，CNN 比传统的显微镜检查方法显示出更高的准确率和灵敏度。人工智能技术在皮肤病诊断和治疗中具有巨大潜力，尤其是在处理大规模数据和进行复杂图像分析时。人工智能还可以结合上述分子生物学技术，提供传统技术不能比拟的信息处理能力。

第三节 其他诊断方法

一、皮肤试验

皮肤试验（skin test）用于确定过敏性疾病的致敏物质，主要包括皮内试验、划痕试验和斑贴试验。联用皮内试验和斑贴试验有助于确定Ⅳ型变态反应性药疹的致敏药物，皮肤试验应在反应完全消退后 6 周至 6 个月后进行，临床应用价值有限。

（一）皮内试验

皮内试验（intrademal test）简称皮试，用于检测Ⅰ型、Ⅳ型变态反应，如青霉素皮试、结核菌素试验。

1. 方法　前臂屈侧皮肤消毒后，将配好的皮试液 0.01～0.1ml 做皮内注射。

2. 结果判断　Ⅰ型变态反应在注射后 15～20min 观察结果。皮试部位无反应，为（−）；红斑直径＞1cm，伴有风团，为（+）；1cm≤红斑直径≤2cm，伴有风团，为（++）；红斑直径＞2cm，伴有风团或伪足，为（+++）。Ⅳ型变态反应（如结核菌素试验）在注射后 48～72h 观察结果，可出现浸润性结节，严重时发生水疱或坏死。

3. 临床意义　阳性反应表示对试验物过敏。

4. 注意事项　①试验前应做好过敏性休克的抢救准备，皮内试 30min 内应密切观察；②高度过敏者或有过敏性休克病史者禁用；③抗组胺药可明显抑制Ⅰ型变态反应，需停药 48h 后进行测试；④结果阴性而高度怀疑者，可增加药物浓度后重复皮验。

（二）划痕试验

划痕试验（scratch test）为改良的皮内试验，用于检测Ⅰ型变态反应。

1. 方法　前臂屈侧皮肤消毒后，滴加试验液 1 滴，再用消毒注射针头划破表皮，以不出血为度。在对侧相应部位做生理盐水对照，30min 观察结果。

2. 结果判断　无反应，为（−）；水肿性红斑、风团，直径＜0.5cm，为（±）；风团伴有红晕，直径 0.5cm，为（+）；风团伴有红晕，直径 0.5～1.0cm，为（++）；风团伴有红晕和伪足，直径＞1.0cm，为（+++）。

3. 临床意义　阳性反应表示对该试验物过敏，应注意假阴性反应。

4. 注意事项　同皮内试验。

（三）斑贴试验

斑贴试验（patch test）用于检测Ⅳ型变态反应，是诊断接触性过敏的金标准。

1. 方法　根据试验物的性质配成适当浓度的浸液、溶液软膏或用原物作试剂，置于 4 层 1cm×1cm 大小的纱布上，然后贴于前臂屈侧或上背部，其上用一稍大的透明玻璃纸覆盖，边缘用橡皮膏固定。48h 取下试验物并查看结果（试验时一旦出现瘙痒、疼痛，应立即去除试验物并做适当处理）。如同时做多个不同试验物时，两者间隔至少 4cm；同时设立阴性对照。目前可用市售的铝制小室斑试器进行斑贴试验。

2. 结果判断　受试部位无反应为（−）；轻微红、瘙痒为（±）；单纯红斑、瘙痒为（＋）；水肿性红斑、丘疹为（＋＋）；显著红肿伴丘疹或水疱为（＋＋＋）。

3. 临床意义　阳性反应表示对试验物过敏，也可能是由于原发刺激或其他因素所致，后者一旦将试验物除去，反应可很快消失；阳性反应在去除试验物后 24～48h，反应一般是增强而不是减弱。斑贴试验的敏感度和特异度约为 70%。

4. 注意事项　①急性皮炎未消退前不应做斑贴试验；②试验物浓度应逐渐增加，以免引起强烈反应；③服用糖皮质激素或抗组胺药可导致假阴性结果；④阳性结果只能认为这种致敏原可能与患者的过敏有关，仍有疑问时可用化学结构相似的物质进行测试或重复试验。

二、滤过紫外线检查

滤过紫外线检查又称伍德灯检查（Wood light examination），是将氧化镍滤玻片过滤后获得的长波紫外线用于一些色素性皮肤病、皮肤感染和卟啉病的检查，以协助诊断和观察疗效。伍德灯检查的适应证：①表皮色素变化，如白癜风、结节性硬化症的叶状白斑、黄褐斑在伍德灯检查时颜色加深，但真皮色素变化则不会出现改变；②微生物感染，如小孢子菌属引起的头癣发出亮绿色荧光、黄癣显示暗绿色荧光、花斑癣为淡黄色荧光、红癣呈桃红色荧光、铜绿假单胞菌感染发出黄绿色荧光；③卟啉病，如迟发性皮肤卟啉病患者的尿液、粪便和疱液，以及红细胞生成性卟啉病患者的牙齿、原卟啉病患者的血液可发出红色或橙红色荧光；④皮肤肿瘤，如一些恶性肿瘤（如鳞状细胞癌）可将氨基乙酰丙酸（aminolevulinic acid）转变为原卟啉Ⅸ而发出红色荧光；⑤组织中的药物检测，如牙齿和皮脂内的四环素、指（趾）甲中的米帕林（阿的平）；⑥其他，色汗症患者的衣服检查可发现汗液中的脂褐素，还可用于皮肤表面、化妆品中荧光性接触物或光敏剂的检测。

（谢　君）

第七章 皮肤性病的诊断

皮肤性病的病种繁多、病因复杂，临床表现也多种多样，正确诊断是皮肤性病治疗和预防的前提。为了获得正确的诊断，需进行详细的病史采集、全面体格检查，根据有关疾病的临床特点和必要的辅助检查（如皮肤组织病理检查、皮肤影像检查和实验室检查）等，并考虑到疾病变化过程和个体化差异，进行综合分析而得出正确诊断。

第一节 病史采集

一份可靠的病史资料是疾病诊治的基础，病史采集是获得病史资料的重要手段。具备全面、正确采集病史的能力是一个合格医生应具备的基本技能。病史采集需要一定技巧和经验，问诊条理清晰、沟通表达得当，也能反映医生临床实践水平的高低。

病史采集时，对不同年龄和文化背景的患者，问诊沟通方法不尽相同。尽可能用患者能够理解的语言词汇表达，耐心倾听，适当引导患者陈述病史，避免粗暴终止患者的陈述。对于多次就诊的患者，避免照搬既往病史记录。可合理应用开放性或闭合性问题以获得正确、全面的病史资料。交流过程中注意人文关怀、保护患者隐私，建立相互信任。病史采集主要内容如下。

一、一般资料

一般资料包括患者姓名、性别、年龄、籍贯、种族、职业、现住址和婚姻状况等。这些一般项目对疾病的分析、诊断有时具有重要价值，因为有些疾病的发生与年龄、性别和职业有关，而有些疾病的分布具有区域性特点。

二、主诉

应询问患者的发病部位、皮损性质、主要自觉症状与发病时间等信息。

三、现病史

现病史是指主诉所陈述的疾病从发病到患者本次就诊这段时间内的全部经过。应详细询问以下内容。

1. 可能导致发病的病因或诱因 包括饮食、接触史、感染史、药物史、环境温度和日光照射等。如食用海鲜后出现的急性荨麻疹、贴膏药后出现与接触部位一致的接触性皮炎、链球菌感染后出现的点滴性银屑病等。用药史应包括处方药与非处方药、营养品及中草药等，用药方式也不局限于口服、静脉注射和肌内注射，还包括滴眼液、滴耳液，以及直肠给药、阴道用药等，完整的用药史是所有病史中最重要的内容之一。

2. 初发皮损 首发皮疹的部位、性质、形态、大小、数目和分布等对诊断思路有重要的提示意义，如玫瑰糠疹早期会有单发的特征性"母斑"。

3. 皮损演变情况 包括起病情况（急性、慢性）、发病时间、皮损发生的次序和演变情况。随着疾病变化，或由于患者搔抓及经过治疗后，皮损会发生变化。如儿童病毒性皮疹（麻疹、风疹、幼儿急疹等）都有其独特的发疹时间和发疹顺序；局部皮肤真菌感染后，由于活动性癣病中的真菌或其代谢产物经血流传播，可能出现继发性过敏反应性皮疹，导致癣菌疹。

4. 局部和全身症状 指主要症状及伴发的其他系统症状。

（1）皮肤病的局部症状：一般有瘙痒、疼痛、麻木、肿胀、异物感等。其中，瘙痒是最常见的症状，一般以炎症性皮肤病居多，但也可能是某些系统性疾病的外在表现。感染性皮肤病多伴随不同性质、不同程度的疼痛，如带状疱疹等。

（2）全身症状：如发热、寒战、乏力、头痛和关节疼痛等，对评估患者的整体状态有重要的提示作用。

5. 病情与其他因素的关系 是指病情与季节、气候、饮食、环境、职业、精神状况和生理变化

（如月经、妊娠等）的关系。

6.诊治经过、疗效及不良反应 既往的诊疗经过、治疗效果及不良反应，包括口服药和外用药，以及自购药物的情况。这些信息能帮助判断诊断方向是否正确及治疗方案是否有效，对进一步调整诊疗方案有重要的提示作用。

7.发病以来的一般情况 包括发病后的精神状态、食欲、睡眠、大小便、体重等情况。

四、既 往 史

首先采集患者的一般既往史，即既往其他系统疾病的情况，如糖尿病、高血压和冠心病等。其次询问手术史、外伤史、输血史，以及食物、药物、化学物品等过敏史及预防接种史等；询问患者既往的其他皮肤病。

五、个 人 史

个人史包括生活习惯、饮食习惯、嗜好、婚育情况和不安全性行为史等。女性应包含月经、生育史等。

六、家 族 史

应询问家族中其他成员有无类似疾病、遗传病、传染病，以及是否近亲结婚等。

（姜玥顺 吴文育）

第二节 体 格 检 查

表现不同皮损的皮肤病临床表现亦不相同，由于皮损大多发生于体表，可以直接观察和触摸，因此，观察基本损害和特征是皮肤病的最基本体格检查。在此基础上，由于人是一个整体，许多皮肤病可能伴有全身其他系统表现，故在体检过程中，全身体格检查也尤为重要。

进行体格检查时，要注意保护患者隐私；诊室光线要明亮，最好采用自然光，其次是日光灯；温度应适宜，不可过冷或过热；接触患者身体前，应清洁双手并征求患者同意，接触患者后应再次清洁双手；必要时可借助放大镜、皮肤镜更清楚地观察皮损特征。

一、视 诊

视诊是通过肉眼观察皮损。对于皮损分布较为广泛的疾病，应进行全身皮肤检查。除此之外，还应对患者的毛发、指（趾）甲和黏膜等进行检查。

（一）皮损性质

需明确皮损为原发皮损还是继发皮损，是较为单一的损害还是多种损害同时存在。

1.大小 可采用直径为几厘米、几毫米表示；也可采用实物比喻，如针尖、针头、绿豆、黄豆、鸡蛋等。

2.颜色 如正常肤色、白色、淡红色、鲜红色、紫红色、橘黄色、棕色、蓝色、黑色等。不同皮损的颜色可能对不同疾病有特殊指向性，如毛发红糠疹可在掌跖见特征性橘黄色斑块、扁平苔藓可表现为紫红色皮损等。

3.数目 可单发或多发。数目少可用具体数字表示。

4.形状 如圆形、椭圆形、线状、环状、靶形、半球形、菜花状、乳头状、不规则形等。

5.表面 如光滑、粗糙、中央脐凹、干燥、潮湿、附着鳞屑或痂等。

6.边缘及界限 如清楚、较为清楚、模糊、整齐、隆起、凹陷等。

7.与皮面的关系 如高出皮面、低于皮面、与皮面平行。

8.内容物 适用于水疱、脓疱、囊肿等，以及浆液、血液、脓液、角化物、异物等。

（二）皮损排列

常见的皮损排列方式有以下几种。

1.线状排列 皮损可因多种因素表现为线状排布。

（1）先天发育因素：如线状痣、色素失禁等。

（2）血管、淋巴管分布：如血栓性静脉炎、孢子丝菌病、淋巴管炎等。

（3）沿浅表神经分布：如带状疱疹。

（4）同形反应或自身接种：如扁平苔藓、传染性软疣、扁平疣等。

（5）外因：如人工性皮炎、接触性皮炎等。

2. 环状排列 当圆形皮损向周围扩展、中央皮损逐渐消退则可形成环状损害；也可由单个、多个损害排列为环状或弧状。

3. 群集性排列 多个损害聚集可形成簇状、带状、群集分布。伞房花状（corymbiform）是指中央的损害成簇，周围有散在单个损害的群集排列，如寻常疣。

4. 网状排列 血管扩张可呈网状表现，如火激红斑、网状青斑等。

5. 无规律排列 皮损分布不遵循某种规律，可表现为散在或融合、孤立或群聚。

（三）皮损分布

部分皮肤病的皮疹分布有一定的规律性，可表现为局限性、泛发性、全身性；单侧分布、对称分布；沿血管分布、沿神经分布、沿皮纹分布等。

（四）皮损的部位

一些皮肤病的皮损会存在一定的好发部位，特征性的发病部位有助于诊断及鉴别诊断。单纯疱疹好发于黏膜与皮损交界处；痤疮好发于面部及胸背部；玫瑰痤疮多见于鼻部及两颊等面中部；花斑癣、玫瑰糠疹常见于躯干；脂溢性皮炎常发生于头面部；获得性大疱表皮松解症常发生于皮肤易受摩擦部位或有外伤部位；日光性皮炎、皮肌炎等疾病皮疹多见于光暴露部位；化脓性汗腺炎多见于腋下、肛门生殖器等顶泌汗腺丰富的区域等。

二、触 诊

通过触诊可以更好地了解皮损的质地、温度、感觉、湿润度、与正常组织的关系等，有助于在详细的视诊基础上，进一步辅助诊断及鉴别诊断。

1. 质地 如柔软或坚硬、可否正常捏起、是否有波动感、皮肤弹性是否正常等。

2. 温度 如皮肤温度升高、皮肤温度降低、皮肤温度正常等。

3. 感觉 如是否存在触痛、感觉过敏、温度觉异常等。

4. 湿润度 如皮损表面干燥或湿润。

5. 与正常组织的关系 如边界是否清楚、有无浸润感、能否推动、与周围组织有无粘连等。

6. 邻近淋巴结 如有无肿大、触痛，能否推动、与周围组织是否有粘连等。

三、皮肤的整体观

检查皮损时，除患者主诉的部位及相关部位外，还应关注患者皮肤的整体状态，如营养情况、卫生状况、整体肤色、皮肤滋润度、皮肤老化状态等，便于发现患者潜在的内脏问题或未引起患者重视但具有临床意义的皮肤损害或状态，同时有利于进行个体化皮肤护理宣教。

四、全身检查

虽然大多数皮肤性病属于器官特异性或没有明显的系统表现，但仍有一些皮肤性病会合并系统症状（如某些综合征、炎症性疾病、结缔组织病等），或存在一些系统性疾病的首发或特异性表现为皮肤损害（如黄疸）。所以，对于皮肤科医生来说，在仔细检查皮损的同时，不能忽略全身系统检查，检查要求同内科查体。

在全身检查中，淋巴结检查是很重要的。一些疾病会表现为全身淋巴结肿大，如 HIV 感染、二期梅毒、系统性红斑狼疮、结节病、淋巴瘤等；部分疾病表现为局部淋巴结肿大，如头面部带状疱疹、皮肤软组织细菌或真菌感染、皮肤肿瘤、性病性淋巴肉芽肿、软下疳等。对于体格检查发现的肿大淋巴结，必要时可进一步行 B 超、淋巴结穿刺、淋巴结活检等明确诊断。

五、皮肤体检中的一些特殊征象

（一）皮肤划痕试验

用钝器划皮肤，若产生风团，称为皮肤划痕症（dermatographism），常见于荨麻疹患者。用钝器划过色素性荨麻疹患者的棕色或红棕色斑，可出现风团，称为达里耶（Darier）征。

（二）棘细胞松解现象

棘细胞松解现象又称尼科利斯基（Nikolsky）征，主要包含以下几个步骤。

1. 牵拉患者破损的水疱壁时，阳性表现的角质层可以剥离很长一段距离，甚至正常皮肤角质层也可以剥离。

2. 手指在水疱上加压，阳性表现可看到水疱内容物随着表皮隆起向周围扩散。

3. 推压水疱旁外观正常的皮肤时，阳性表现的角质层很容易被擦掉并露出糜烂面。

4. 推压无皮疹的看上去健康的皮肤时，阳性表现可见部分角质层也被剥离。阳性表现多见于天疱疮及某些大疱性疾病。

（三）同形反应

同形反应（isomorphic response）又称克布纳（Koebner）现象，是指正常皮肤在受到非特异性损伤后可以诱发与已经存在的某一种皮肤病相同的皮肤变化，最常见于银屑病，也可见于扁平苔藓、湿疹急性期。

（四）玻片压诊法

玻片压诊法（diascopy）是将玻片用力压在皮损表面 $10\sim20s$，炎性红斑、毛细血管扩张或血管瘤会在压力下消失。寻常性狼疮的皮损会出现特征性的苹果酱颜色；贫血痣也可在受压后消失。

（张　悦　吴文育）

第三节　病案书写

病历是指医务人员在医疗活动过程中形成的文字、符号、图表、影像、切片等资料的总和，包括门（急）诊病历和住院病历。病历不仅是患者个人的健康档案，详细记录了患者病情和诊疗经过，也是医务人员对疾病诊治的依据，反映医疗工作的实际情况。同时，病历是临床教学、科研和医院管理的基本资料，也是医疗保险支付、医疗纠纷处理等的重要依据。电子病历与纸质病历具有同等效力。

病历书写是指医务人员通过问诊、查体、辅助检查、诊断、治疗、护理等医疗活动获得有关资料，并进行归纳、分析、整理形成医疗活动记录的行为。应遵循真实、准确、客观、及时、规范和完整原则。病历书写是每位医生必须掌握的基本技能。皮肤科病历书写要求和格式符合总的病历书写规范外，还应根据皮肤性病学的特征进行询问和检查，并加以重点描述。

一、门（急）诊病历书写

门（急）诊病历是为未办理住院的门诊、急诊、留观患者书写的病历。由病历首页、病历记录（初诊、复诊、急诊和多学科门诊），以及实验室检查、影像学检查、病理等辅助检查报告单组成。

（一）门（急）诊病历封面书写

门（急）诊病历封面的书写包括门诊病案号、姓名、性别、出生日期、民族、婚姻、职业、住址、工作单位、药物过敏史等内容。

（二）门诊初诊病历记录书写

门诊初诊病历记录书写内容包括就诊时间、科别、主诉、现病史、既往史、体格检查、辅助检查结果、诊断、诊疗意见和医生签名等。

1. 就诊时间、科别。

2. **主诉**　包括发生部位、皮损持续时间、主要症状等。主诉应简明扼要、重点突出。通常为患者就诊的主要原因，是转述患者的话，因此，需尽量避免使用专业词汇来书写，如"斑疹""丘疹"等，"水疱"可用于主诉；或避免出现诊断术语，如"确诊湿疹"等。若为无症状的实验室异常结果，则可直接作为主诉描述，如"发现梅毒螺旋体特异性抗体阳性 5 天"。

3. **现病史**　记录患者从发病到本次就诊这段时间内的主要病史，重点突出起病时间、初发皮疹及皮疹演变情况、局部和全身症状、可能的病因和诱因、诊治经过及疗效等内容。

4. **既往史**　简要记录与本次疾病有关的既往史、个人史、家族史和药物过敏史等。

5. **体格检查**　除记录阳性体征外，还需要重点记录需鉴别诊断的阴性体征。皮损描述包括原发皮损和继发皮损。在仔细检查皮损的同时，不能忽略全身系统检查。

6. **辅助检查结果**　包括实验室检查、影像学检查、病理检查等。

7. **诊断**　规范书写诊断名称。若暂不能明确诊断，可在疾病名称后标注"？"或"待诊"。

8. **诊疗意见**　包括进一步检查措施、所用药物（包括名称、剂量、用法、疗程等）、注意事项（包括生活和饮食注意事项、复诊时间、随访要求等）。病情较重、需特殊检查，或治疗、手术、输血时，应向患者说明并签署书面知情同意书，或记录在病历上，并有患方明确意见和签名。

9. **医生签名**　注意法定传染病需按照《中华人民共和国传染病防治法》相关规定上报疾病，如艾滋病、麻疹、淋病、梅毒等。

（三）门诊复诊病历记录书写

门诊复诊病历的记录书写内容包括就诊时间、科别、主诉、病史、体格检查、辅助检查结果、诊断、诊疗意见和医生签名等。记录内容和要求基本同初诊病历。现病史重点记录上次就诊后的病情变化、药物使用、治疗效果等情况。体格检查的重点是上次就诊后体征的变化情况及记录新出现的体征。对新的辅助检查报告结果也加以记录。

（四）门诊急诊病历记录书写

急危重症患者病历记录书写时间具体到分钟。病历记录除门诊病历内容外，还需记录患者的生命体征（体温、脉搏、呼吸、血压）。病危/病重、抢救患者，需书写病危/病重患者护理记录单和抢救记录。

（五）多学科门诊病历记录书写

多学科门诊病历记录除按门诊初诊或复诊病历书写外，需增加主持及参加人员科别、姓名和职称。主要记录目前诊断、诊疗方案等诊疗意见或讨论结论。

二、住院病历书写

住院病历是为住院患者书写的病历，内容包括病案首页、入院记录、病程记录、护理病历、知情同意书、医嘱单和辅助检查报告单。

（一）入院记录书写

入院记录可分为初次入院记录、再次或多次入院记录、24 小时内入出院记录和 24 小时内入院死亡记录，下文仅述初次入院记录及再次或多次入院记录。

1. **初次入院记录**　内容包括一般项目、主诉、现病史、既往史、个人史、家族史、婚育史、月经生育史、体格检查、专科情况、辅助检查、初步诊断和医生签名。

（1）一般项目：包括姓名、性别、年龄、民族、婚姻、职业、出生地、现住址、入院日期、记录日期、提供病史者等。提供病史者为非患者本人时，需记录与患者的关系。

（2）主诉：记录患者的发病部位、主要症状或体征、持续时间。原则上不超过20字，包括标点符号。

（3）现病史：围绕主诉进行描述，书写层次清晰。包括可能的病因和诱因（如饮食、接触史、感染史、药物史、环境温度、日光照射等因素）、皮疹初发情况（如皮疹部位、性质、持续时间、前驱症状等）、皮疹发展变化情况（如皮疹发展速度、顺序及其程度等）、局部及全身症状、发病后的诊治经过及结果、发病以来的一般情况（精神、食欲、睡眠、大小便、体重变化等），如病情波动、反复，则记录其与季节、气候、饮食、环境、职业、精神状况、生理变化的关系等。

（4）既往史：包括患者一般健康状况和疾病史（如糖尿病、高血压、冠心病、哮喘、鼻炎等）、既往的皮肤病（若与此次发病有连续性则应记录在现病史中，而与此次发病无关的皮肤病则记录在既往史中）、传染病史（如结核史等）、手术史、外伤史、输血史、过敏史（如食物、药物、化学物品等），以及预防接种史等。

（5）个人史：包括出生地、疫区接触史；化学性物质、放射性物质、有毒物质等接触史；生活饮食习惯、嗜好（有无烟、酒、药物）、冶游史等。

（6）家族史：家族其他成员有无类似疾病、遗传病、传染病，以及有无近亲结婚等。

（7）婚育史：婚姻及生育状况。

（8）月经生育史：女性患者需记录月经史，包括初潮年龄、行经期、月经周期、末次月经时间或绝经年龄，以及经量、痛经等情况。生育史以"足月分娩数-早产数-流产或人流数-存活数"格式记录。

（9）体格检查：包括体温、脉搏、呼吸、血压、一般情况（神志、发育、营养、体位、回答是否切题、查体是否合作）、全身浅表淋巴结、头部及其器官（头颅、眼、耳、鼻、口唇）、颈部、胸部（胸廓、肺部、心脏、血管）、腹部（肝、脾、肾等）、直肠肛门、外生殖器、脊柱、四肢、神经反射等。

一些皮肤性病可合并系统症状，或存在一些系统性疾病的首发或特异性表现为皮肤损害，因此不能忽略全身系统检查。如淋巴瘤、皮肤软组织感染等需关注全身淋巴或局部淋巴结的检查；如皮肌炎、系统性红斑狼疮等需进行四肢肌力检查；自身免疫性大疱病、结缔组织病需关注肺部体检。

（10）专科情况：包括皮损分布（局限性、泛发性、全身性；单侧、对称；沿血管、神经、皮纹分布等）、部位（伸侧、屈侧、皮脂溢出部位、光暴露部位、间擦部位、皮肤黏膜交界部位等）、性质（原发、继发皮损；单一、多种损害；大小、颜色、数目、形状、表面、边缘、质地等）、排列（线状、环状、群集性、网状、无规律排列等）。除了皮损之外，还应对患者的毛发、指（趾）甲、黏膜、邻近淋巴结等进行检查。记录阳性发现和具有鉴别诊断的阴性体征和症状（参见本章第二节）。

（11）辅助检查：包括患者入院前所做的与本次疾病相关的主要实验室检查和器械检查及其结果，如病理、真菌、寄生虫、变应原、滤过紫外线、皮肤镜、反射式共聚焦显微镜、皮肤超声、性病实验室等检查。

（12）初步诊断：是根据患者入院时的情况，综合分析而做出的诊断。规范书写诊断名称。若难以明确诊断，可在疾病名称后标注"？"或"待查"。初步诊断为多项时，应主次分清、顺序排列，主要疾病在前，次要疾病在后，随之为并发症，最后为伴发疾病。

（13）医生签名：签全名。

2. 再次或多次入院记录 因同一种疾病再次或多次于同一医疗机构住院诊疗时，书写的要求和内容同入院记录。视病史先对本次入院前历次相关住院诊疗经过进行小结，再书写本次入院的情况。如本次因新发疾病而入院，则需按照入院记录的要求内容和格式书写。

（二）病程记录书写

病程记录书写指的是对患者入院后病情和诊疗过程的记录。

1. 首次病程记录 是患者入院后第一次病程记录，需在入院后 8 小时内完成。书写内容包括病例特点、拟诊讨论、诊疗计划及方案等。

（1）病例特点：全面分析、归纳整理患者病史、体格检查、辅助检查结果，突出重点、抓住要点，对患者病情的主要特点作概括性记述。

（2）拟诊讨论：包括诊断、诊断依据和鉴别诊断，并对下一步诊治方案进行分析。

（3）诊疗计划及方案：提出具体的检查和治疗方案，包括检查及评估、治疗、有创操作/手术等。

2. 日常病程记录 是对患者住院期间诊疗过程的经常性、连续性记录。根据患者病情记录临床特点、观察要点、诊疗计划和效果，要全面系统、重点突出，避免记流水账。病危患者根据病情变化记录病程，记录时间具体到分钟。

（1）病情变化情况：包括新的症状和体征、出现的并发症，并分析出现新情况的可能原因；增加新的诊断或修改原有诊断，并提出诊断依据；记录患者一般情况，如饮食、睡眠、大小便、自觉症状、心理状态等情况。

（2）辅助检查结果：记录重要辅助检查结果，并分析其对诊疗的临床意义，以及提出针对检查结果后续采取的相应处理方案。

（3）医生查房、会诊意见：包括记录 3 个不同级别医生查房对患者病情分析和评估、诊疗方案制订和调整；会诊意见和建议及其处理、医嘱更改及其理由等。

（4）诊疗措施和效果：包括各种诊疗操作、输血治疗、危急值处理等具体情况。输血结束后、危急值处置后应书写病程记录。

（5）告知：向患者及其亲属告知重要事项，必要时患者签字。

3. 上级医生查房记录 患者住院期间由 3 个不同级别医生（包括但不限于主任医生/副主任医生、主治医生、住院医生）以查房形式实施患者病情评估。上级医生查房记录是指上级医生查房时对患者病情、补充病史和体征、诊断、鉴别诊断、当前治疗措施疗效的分析及下一步诊疗意见等的记录，包括上级医生首次查房记录和上级医生日常查房记录。上级医生首次查房记录内容包括查房医生姓名、专业技术职务、今日患者病情、补充的病史和体征、诊断依据与鉴别诊断分析讨论、诊疗计划核准和补充等。不能照搬首次病程记录。上级医生查房记录应尽量避免"同意诊断、治疗"之类的无实质内容的记录。

4. 疑难病例讨论结论记录　是指为尽早明确诊断或完善诊疗方案，对诊断或治疗存在疑难问题的病例进行讨论的结论性记录。内容包括讨论日期、主持人和参与人（姓名及专业技术职称）、讨论目的、目前诊断、病史介绍、讨论发言（后续诊疗方案为主要内容）、主持人总结意见、书写医生签名及主持人审核签名等。

5. 阶段小结　是指患者住院时间较长，由经治医生每月所做的病情及诊疗情况的总结。重点记录患者入院后的病情变化、诊治过程和结果、目前病情和治疗措施、长时间住院原因、下一步诊疗方案等。书写内容包括入院日期、小结日期；患者姓名、性别、年龄；主诉、入院情况、入院诊断、诊疗经过、目前情况、目前诊断、诊疗计划、注意事项、医生签名等。

6. 有创诊疗操作记录　是指在临床诊疗活动过程中进行的各种有创诊断、治疗性操作的记录。皮肤性病科常见的有创诊疗操作有皮肤活检、腰椎穿刺术、骨髓穿刺术等。书写内容包括操作名称、操作时间、术前手术暂停安全核对、操作步骤和结果、患者一般情况、操作过程是否顺利及有无不良反应、术后注意事项和患者说明、术后手术核查、操作者签名等。有创诊疗操作记录应当在操作完成后即时书写。

7. 会诊记录　是指患者在住院期间需要其他科室或其他医疗机构协助诊疗时，分别由申请医生和会诊医生书写的记录。

（1）会诊申请及记录：由申请医生书写。内容包括会诊科室、会诊级别（普通平会诊、急会诊等）；患者姓名、性别、年龄；病情摘要及诊疗情况、诊断、会诊目的和理由、申请会诊科室、申请会诊医生签名、时间等。

（2）会诊记录及意见：由会诊医生书写。内容包括会诊意见、会诊医生科室、会诊医生签名、会诊完成时间/书写时间等。

8. 出院记录　是指对患者此次住院期间诊疗情况的总结，需在患者出院离开病房前完成。内容包括患者姓名、性别、年龄；入院日期、出院日期；入院诊断、病理诊断、出院诊断；入院情况（包括主诉、简要病史、主要体征、重要的辅助检查结果等）、住院时诊疗经过（包括重要体检、其他发现、用药情况、手术摘要、其他治疗情况、并发症等）、住院期间主要用药；住院期间主要化验结果、特殊检查结果（注明检查日期等）；出院时情况（症状体征及治愈、好转、未愈、转院、自动出院等转归情况等，以及转院要注明的原因）、出院带药（具体写明药物名称、用法、用量、疗程等）、出院指导（注意事项、随访安排等）。

第四节　诊　断　思　维

临床思维目前尚无统一定义，一般认为是医生将其掌握疾病的一般规律用于判定患者个体的假设、推理的逻辑思维过程，包括疾病诊断的确立过程和治疗方案的决策过程。

一、临床诊断步骤

皮肤性病的诊断步骤与其他临床学科无明显差别，包括全面的病史采集、系统的体格检查，必要时结合实验室检查，并获得资料，形成鉴别诊断，进行综合分析，从而作出正确诊断。病史采集和体格检查详见本章第一节和第二节。

通常首先识别皮损，即原发性损害和继发性损害。随后通过皮损形态性质进行分类，包括斑丘疹性、鳞屑丘疹性、风团/环形红斑性、结节性、水疱/大疱性、脓疱性、多形性皮损、血管炎类、色素障碍性皮肤病类等，如皮损表现为鳞屑丘疹时，需考虑银屑病、副银屑病、玫瑰糠疹、扁平苔藓、二期梅毒疹等，根据不同皮损形态分类的相关皮肤病得出初步诊断。进一步根据皮损特殊排列方式、分布和部位等，进行鉴别诊断，如线状排列的皮损需鉴别淋巴管型孢子丝菌病、线状银屑病、线状苔藓、线状扁平苔藓、线状皮肤型红斑狼疮、线状汗孔角化病、皮脂腺痣、表皮痣等。经过上述临床诊断过程，有些疾病还需要进行必要的实验室检查。最后应用诊断标准作出明确诊断，或运用诊断依据（疾病的重要临床表现与特征）作出诊断。

二、临床鉴别

皮肤性病的临床表现复杂多样，多种疾病也可有相似的临床表现，因此，诊断过程中需要进行有效的鉴别诊断。以患者主要临床表现为线索，对此表现的各种疾病进行分析，通过其他伴随表现、实验室检查进行综合判断，得出最终诊断。

鉴别诊断包括自觉症状和皮肤损害的鉴别。自觉症状包括瘙痒、疼痛、灼热感、感觉障碍、神经精神症状等。如伴感觉障碍的皮肤病鉴别诊断有：感觉过敏需考虑带状疱疹；感觉减退可见于股外侧皮神经炎；感觉异常、感觉分离可见于麻风。皮肤损害的鉴别诊断，包括原发性皮损、继发性皮损的鉴别，以及皮损特点的鉴别诊断（如发生部位、性质、颜色、形态、表面、基底、分布排列、大小、数目、边缘等）。

三、诊断方法

（一）确诊、疑诊、未诊断

依据明确、符合诊断标准的属于确诊；现有诊断依据不足，对某一疾病不能确诊的定义为疑诊；某些疾病通过详细检查仍无法诊断，需要进一步随访、观察，属于未诊断。疑诊者，需记录支持和不支持的诊断依据。未诊断者应加强随访，若后续诊断明确，需在病史上补充记录。

（二）治疗诊断

对于尚未明确诊断病例，进行对症治疗，根据疗效验证诊断正确性。如考虑手癣的患者真菌检查阴性，尚不能明确诊断，给予抗真菌治疗后痊愈，根据此治疗结果来确定手癣的诊断。

（三）随访诊断

一些疾病就诊时症状消失，或没有典型症状，可通过随访而排除或明确诊断。如初起表现为关节痛、关节炎，随访期间出现典型的银屑病皮损，最终诊断为关节病性银屑病。

（四）回顾性诊断

一些疾病经过后续认真梳理临床表现、检查结果，经回顾分析，作出符合逻辑的明确诊断，称为回顾性诊断。

（任　捷　吴文育）

第八章 皮肤性病的治疗

第一节 外用药治疗

一、外用药的选择

外用药治疗确切地讲是经皮给药。经皮给药可以通过透皮吸收，使药物在皮损及周围形成一定浓度，从而获得治疗效果；此外，也可以经由毛细血管吸收进入人体循环系统，从而发挥一定的全身治疗效果。外用药治疗之所以能够成为皮肤科最具特色的治疗方法，是因为多数皮肤病病变局限在皮肤层次内，比较浅表；与口服、注射等给药方式相比，经皮给药能够更有效地将药物聚集在皮肤及皮下浅表组织内，同时进入血液循环的量比较小。所以，经皮给药既可以达到治疗目的，又可以在一定程度上规避系统吸收引起全身不良反应的风险。但要强调的是，外用药治疗并不绝对安全，尤其是对皮肤而言，如果用药不当，同样会发生不良反应。

无论是为了获得最大化的治疗效果，还是规避不良反应，都需要了解影响药物透皮吸收的因素。一般认为，皮肤的功能与结构、药物的理化性质和剂型是最重要的影响因素。如果皮肤出现轻微破损或发生慢性皮炎（苔藓样变）等显著增生的情况时，对外用药的浓度、使用方法等都有所不同。药物本身的特性更是决定了其是否易于被皮肤组织吸收，而且药物的疗效还与皮损病变的状态密切相关。

皮肤病常用的外用药根据剂型可以分为溶液、洗剂、粉剂、酊剂/醑剂、油剂、糊剂、霜剂、乳剂、软膏、硬膏、凝胶、气雾剂等。当皮疹表现为无糜烂的红斑、丘疹等急性损害时，常首选洗剂或粉剂治疗，如炉甘石洗剂；当急性皮疹出现显著糜烂渗出时，选择溶液进行湿敷，如硼酸溶液；当皮疹转为亚急性状态时，可以选择油剂、糊剂或乳剂；对于慢性皮疹，如苔藓样变的慢性皮炎，建议采用外用软膏或硬膏，甚至有时候可以采用封包手段促进药物吸收。在各种剂型中，经皮吸收率从高到低排序为硬膏＞软膏＞乳剂（油包水）＞霜剂（水包油）＞溶液。

外用药根据作用机制的不同，还可以分为糖皮质激素类外用药、抗生素/抗病毒/抗真菌/抗寄生虫类外用药、免疫调节剂、角质剥脱剂、角质促成剂、收敛剂、腐蚀剂、遮光剂、脱色剂等。近几年，具有阻断信号转导通路功效的小分子药物也开始在皮肤科领域得到应用。需要注意的是，某些传统的化学外用药在不同浓度下会有截然相反的药理作用，如10%的水杨酸是角质松解剂，而3%的水杨酸是角质促成剂。还有些药物基于同一药理作用却能治疗多方面的疾病，如咪喹莫特，它可以促进多种白介素类、干扰素γ等细胞因子产生，既可以治疗肿瘤，又可以治疗尖锐湿疣这类传染性皮肤病。

综上所述，选择外用药时首先要明确药物机制，然后根据皮损的特点和状态来决定。有时即使正确选择了外用药品种，如果药物剂型、用量或使用方法不恰当，也会让疗效大打折扣。

二、抗感染类外用药的选择

感染性皮肤病很常见，既涉及细菌、病毒、真菌、寄生虫引起的原发感染，如疖、带状疱疹、足癣、疥疮等，也包括继发感染，如大疱性疾病水疱破溃后继发感染，又或长期服用大量免疫抑制剂后继发尖锐湿疣。此外，某些皮肤病如痤疮，虽然本质上是免疫介导的炎症性疾病，但微生物也在其发展中发挥了重要作用，所以治疗中常需使用抗生素。总之，针对感染性皮肤病，外用药需要针对病因进行选择。

◤（一）抗细菌类药物的选择

最理想的状况是根据细菌培养和药敏试验的结果来选择抗生素类外用药，但通常情况是没有相关结果或来不及做相关检查，这就需要医生清晰了解每一种外用抗生素的抗菌谱。如莫匹罗星主要针对葡萄球菌，暴露部位的皮肤细菌感染多数以葡萄球菌感染为主，鼻腔内也寄生了大量葡萄球菌，这些部位可以选择莫匹罗星治疗；而皮肤皱褶部位或生殖器肛周区域的皮肤感染，由于杆菌等非葡萄球菌致病的可能性较大，故建议选择抗菌谱更广的复方多黏菌素 B 软膏。外用抗生素的使用原则需要强调的是：①为了尽量减少耐药发生，能够系统用药的抗生素不要作为外用药使用；②抗生素的浓度至关重要，如果用低浓度的抗生素药膏涂抹于皮肤病损，通常只能发挥滋润的作用，并且更容易导致耐药发生。

除抗生素类外用药以外，碘酊、过氧化氢溶液、高锰酸钾溶液等也具备抑菌、杀菌作用，常用于创面冲洗和皮肤消毒。需要注意的是，这些化学制剂可能会刺激皮肤、抑制皮肤细胞生长，因此不建议长期使用，尤其是在伤口愈合阶段。

（二）抗病毒类药物的选择

抗病毒的外用药种类并不多，一类是明确抗疱疹病毒的药物，如阿昔洛韦、喷昔洛韦，通常与系统抗病毒药物联用；另一类是免疫调节剂，如重组人干扰素、咪喹莫特，这类药物更多地用于尖锐湿疣等由人乳头瘤病毒引起的感染。

（三）抗真菌类药物的选择

抗真菌外用药主要用于治疗足癣、体癣等浅表真菌感染，最常用的是各种唑类药物，如克霉唑乳膏、酮康唑乳膏、咪康唑乳膏、联苯苄唑乳膏/溶液等。使用抗真菌外用药应注意：①用量和疗程要足够，避免因症状减轻就提前停药或不规律间断用药；②根据皮损状态和位置选择合适的剂型，如指/趾缝中的足癣和甲癣，建议应用溶液剂型的抗真菌药，或溶液剂型与乳膏剂型交替外用，前者是为了避免药膏聚积加重浸渍，后者则是为了使甲缝中有更多的药物渗入；③对于顽固性真菌感染，如甲癣，外用药通常只是作为系统用药的辅助用药。

三、外用糖皮质激素药物

糖皮质激素是治疗多种免疫相关皮肤病的常用药，包括皮炎湿疹、银屑病、白癜风等。糖皮质激素具有抗炎、抗过敏、免疫抑制、抗增生等药理作用。依据其抗炎效果的不同，外用剂型通常分为弱效（醋酸氢化可的松等）、中效（曲安奈德、氟轻松等）、强效（丙酸倍他米松等）和超强效（卤米松、丙酸氯倍他索等）。当然，治疗效果不仅取决于抗炎能力的强弱，还与药物浓度和用药方法密切相关。对于四肢或躯干部位的肥厚性皮损，通常采用强效/超强效激素，必要时加以封包治疗。

外用糖皮质激素可能引起不良反应，包括皮肤萎缩变薄、毛细血管扩张、色素沉着、多毛、感染等。如果长时间大剂量外用糖皮质激素也可能造成系统的不良反应，如外用糖皮质激素治疗类天疱疮时，常需长时间大量外涂中强效激素。这里需要强调，虽然不当外用糖皮质激素可能出现不良反应，但是诊疗中有些患者过度担心激素的不良反应而拒绝使用激素的行为并不可取。遵循以下几点，通常可以安全地外用糖皮质激素：①正确选择不同强度的外用糖皮质激素，较薄的皮损避免使用太强的激素；②头面部尽量不选用含氟的激素，而选择弱、中效非含氟激素；③控制外用激素连续使用的时间，通常不超过 2 周，切忌常年连续外用；④外用糖皮质激素要控制总量，避免涂抹过多，以减少系统吸收和不良反应发生的风险。

四、其他常用外用化学药物

皮肤科外用药不仅历史悠久而且发展迅速，很难一一详细说明，除上述药物以外，这里再介绍几种具有代表性的常用外用药。

（一）维 A 酸类外用药

维 A 酸具有促角质溶解和促进表皮正常角化的作用，同时也有一定的抗炎作用。全反式维 A 酸是第一代维 A 酸，常用于角化增生性皮肤病和痤疮；他扎罗汀和阿达帕林是第三代维 A 酸的代表，前者多用于治疗银屑病，后者因其能精准作用于毛囊和痤疮皮损，是公认的痤疮治疗的一线药物。维 A 酸类药物多数有刺激性，容易造成皮肤干燥，同时由于可能增加光敏感性，故建议晚间睡前用药。

（二）维生素 D_3 衍生物

维生素 D_3 衍生物代表药物有骨化三醇、他卡西醇和卡泊三醇。这类药物可以抑制角质形成细胞的过度增殖并促进其正常分化，常被用于治疗银屑病。继糖皮质激素之后，这类药物成为最常用的寻常性银屑病的治疗药物。从临床试验结果来看，虽然这类药物起效速度慢于激素，但治疗效果显著。临床上常采用糖皮质激素-维生素 D_3 衍生物的序贯治疗或联合治疗，这样不仅起效快，还能减少激素的总用量及后续维持治疗期间的激素用量。使用这类药物最需要注意的是不能用药过量，因为有过量使用致使血钙增高的研究报道。

（三）免疫调节剂

免疫相关皮肤病是种类最多且最常见的一类皮肤病，因此，免疫调节剂外用药的研发和应用发展迅速。常用药物包括他克莫司、吡美莫司、咪喹莫特等。他克莫司与吡美莫司的上市，为皮炎湿疹的治疗提供了除糖皮质激素外用药外的新选择。他克莫司的适应证是传统治疗无效或不宜使用传统疗法的中、重度特应性皮炎，目前也用于治疗白癜风；他克莫司刺激性稍强，故而要区分儿童用药浓度（0.03%）和成人用药浓度（0.1%）。吡美莫司的适应证是无免疫受损的 2 岁及以上轻、中度特应性皮炎。咪喹莫特在前文已经有所介绍，由于具有抗病毒和抗肿瘤的作用，常用于尖锐湿疣和皮肤癌的治疗。

五、外用小分子药物

小分子药物是指化学合成的，分子量小于 1000Da 的有机化合物。狭义的小分子药物专指具有靶向阻断信号转导功能的药物。这类小分子药物类似于生物制剂，具有靶向抑制功效，但抑制的不是单个蛋白，而是整条信号转导通路。得益于其分子量较小的特性，小分子药物有潜力被开发成可透皮吸收的外用制剂，这为皮肤科用药开辟了新的领域。无论是系统用药还是外用药，小分子药物迄今都是前沿热点，发展势头强劲。克立硼罗（磷酸二酯酶 4 抑制剂）作为已经上市的小分子外用药，可以促进抗炎介质 IL-10 生成，并抑制白三烯、基质金属蛋白酶的产生，减少树突状细胞的浸润，从而减轻表皮增厚和关节破坏，最终发挥治疗特应性皮炎的作用。鲁索替尼是一种外用 Janus 激酶（Janus kinase，JAK）制剂，适用于治疗 12 岁及以上的轻、中度特应性皮炎患者，以及 12 岁及以上的白癜风患者。未来会有越来越多的小分子外用药被开发出来造福患者。

第二节 系统药物治疗

一、传统药物治疗

皮肤病可由免疫炎症、感染、肿瘤、代谢等多种发病机制引起，故而用药也非常庞杂。本节仅选取较为常用或极具皮肤科特色的药物进行介绍。

（一）抗组胺药

组胺是变态反应过程中最常见的致病炎症介质，与瘙痒密切相关，故而常被用于治疗荨麻疹等瘙痒性皮肤病。根据拮抗受体的差异，抗组胺药可以分为 H_1 受体拮抗剂和 H_2 受体拮抗剂。H_1 受体拮抗剂品种最多，第一代包括马来酸氯苯那敏（扑尔敏）、苯海拉明、去氯羟嗪、酮替芬等药物，第二代常用药有氯雷他定、西替利嗪、咪唑斯汀、依巴斯汀等。第一代 H_1 受体拮抗剂的特点：易于透过血脑屏障，进而产生中枢抑制作用，服用后有显著嗜睡反应；易产生阿托品样抗胆碱反应，所以青光眼、前列腺炎患者慎用甚至禁用；有时会出现胃肠道刺激症状。第二代 H_1 受体拮抗剂能够更精准地拮抗 H_1 受体，穿透血脑屏障的能力显著减弱，所以嗜睡和抗胆碱反应明显轻于第一代药物，通常每天仅需服用 1 次。部分第二代 H_1 受体拮抗剂有明确的联合用药禁忌，如咪唑斯汀禁与唑类抗真菌药和大环内酯类抗生素合用。H_2 受体拮抗剂主要包括西咪替丁、雷尼替丁、法莫替丁等药物，常与 H_1 受体拮抗剂联合应用。

抗组胺药的应用有两个值得商榷的地方：①变态反应和瘙痒机制复杂，涉及的炎症介质不仅是组胺一种，故而单纯应用抗组胺药治疗变态反应或瘙痒性皮肤病不一定能够完全控制症状，必要时需要选用或联合其他药物治疗。②临床研究和国外指南共识均明确指出，增加抗组胺药剂量能够提高疗效，然而，迄今我国相关药物说明书中除了依巴斯汀允许每日 2 片治疗以外，其他第二代 H_1 受体拮抗剂仅允许每日 1 片用药。因此，如果考虑加大剂量治疗，医生必须谨慎小心，并且确保获得患者的充分知情同意。

（二）糖皮质激素

糖皮质激素对于皮肤病治疗具有里程碑式意义。正是由于糖皮质激素的应用，天疱疮、重症药疹、系统性红斑狼疮等一系列免疫性重症皮肤病的致死率显著降低。然而，激素也是一柄双刃剑，其副作用不可小觑，如感染、血糖和血压异常、骨质疏松、脂肪分布异常等，让很多医生和患者心存畏惧之心。所以说，糖皮质激素的应用是一门"艺术"，需要医生用心学习和钻研，也需要患者的充分信任和用药耐心。目前在一些疾病的治疗上，虽然已有新药物能够在一定程度上替代糖皮质激素，但就我国国情而言，糖皮质激素仍然是我国皮肤科系统用药中非常重要的组成部分。

糖皮质激素的用药方法非常多。当每日口服激素剂量≤6片时，建议早8时顿服，这样对下丘脑-垂体-肾上腺轴的抑制最轻。在减量过程中需要减半片时，可以采取第一天服原药量（如3片），第二天减1片（如2片）的方法（相当于每日用量是2.5片），这种方法比直接切分药品更好。冲击疗法的经典方案是每日使用甲泼尼龙0.5~1.0g，于3~10h静脉输注完毕，连用3天。无论是采用这种经典方案，还是0.25g/d的半量冲击治疗，都需要严密监测激素相关不良反应，尤其是水电解质紊乱、心率变化、血压波动、消化道出血等副作用。糖皮质激素还常用于局部封闭，用药频率需要依据说明书，如缓释剂就需要延长注射时间。特别提出激素局部封闭可以造成脂肪和皮肤萎缩，因此，在用药量和注射层次上要特别小心。

由于不同种类糖皮质激素的生理、药理效应存在细微差别，当一种糖皮质激素的治疗效果不理想时，除了增加剂量外，还可以考虑更换种类，不同种类的糖皮质激素可以通过等效剂量进行核算（表8-1）。

表8-1　常用糖皮质激素系统用药的效能

药物名称	规格	用法	等效剂量（mg）
氢化可的松	100mg/安瓿	静脉注射	20
泼尼松	5mg/片	口服	5
泼尼松龙	5mg/片	口服	5
甲泼尼松	4mg/片	口服	4
	40mg/安瓿	静脉	
地塞米松	0.75mg/片	口服	0.75
	2mg/安瓿	静脉、肌内注射	
	5mg/安瓿	静脉、肌内注射	
倍他米松	0.5mg/片	口服	0.6

（三）抗真菌药物

常用的抗真菌药有丙烯胺类、唑类、抗真菌抗生素类、棘白菌素等。

1. 特比萘芬　是丙烯胺类药物的代表，属于广谱抗真菌药，不仅适用于治疗足癣等浅表真菌感染，也可用于孢子丝菌病、暗色真菌感染的治疗。

2. 伊曲康唑　是三唑类广谱抗真菌药，广泛应用于浅表和深部真菌感染，既有口服制剂，也有静脉剂型。口服冲击疗法（服用1周，停3周，连用3~4个周期）是伊曲康唑的特色疗法。氟康唑是另一种既可以口服也可以静脉给药的三唑类抗真菌药，对系统性念珠菌感染疗效显著，是念珠菌性阴道炎的首选治疗药物。近年来还有伏立康唑等药物面世，对于侵袭性曲霉感染等有较好疗效。对于三唑类抗真菌药，要关注肝功能的变化，必要时减停药。

3. 两性霉素B　是治疗深部真菌感染不可或缺的药物，静脉给药，需要从小剂量逐渐加量直至足量。该药不良反应较多且严重，故需要有经验的医生指导用药。

随着广谱/强效抗生素和免疫抑制剂的广泛应用，真菌感染的患病率显著增加，而且广泛分布在各个临床学科中。皮肤科作为最早开展真菌感染诊治的学科，在开展抗真菌药新药研究和联合治疗研究方面会继续发挥引领作用。

（四）抗病毒药

皮肤病包含许多病毒感染性疾病，其中仅针对单纯疱疹和带状疱疹感染的代表性抗病毒药有阿昔洛韦、喷昔洛韦、伐昔洛韦、泛昔洛韦、溴夫定等。阿昔洛韦是最早的广泛用于治疗单纯疱疹病毒和带状疱疹病毒感染的药物，但有可能对肾功能造成不良影响，且给药频率比较高。伐昔洛韦是阿昔洛韦的前体药物，而泛昔洛韦是喷昔洛韦的前体药物，后两者给药频率均低于阿昔洛韦，生物利用度有所提高。溴夫定通过对病毒DNA合成的选择性抑制而抑制单纯疱疹病毒和带状疱疹病毒复制。研究显示，单纯疱疹病毒感染的细胞吸收溴夫定的浓度是正常细胞的40倍，表现出很好的选择性。在被感染的病毒细胞中，溴夫定经病毒的胸苷激酶催化最终转化为三磷酸衍生物，其中脱氧胸苷三磷酸竞争性抑制病毒DNA的复制，从而达到抗病毒的效果。

（五）免疫抑制剂

甲氨蝶呤（methotrexate，MTX）是抗叶酸类抗肿瘤药物，主要通过抑制 DNA 的生物合成发挥作用。MTX 过去常被用于治疗中、重度寻常性银屑病，对关节病性银屑病也有明确疗效。在天疱疮的治疗中也有用到 MTX，目的是减少激素用量和加快激素减量。MTX 最主要的不良反应是胃肠道反应、骨髓抑制，以及药物性肝炎。长期服用 MTX 需要定期检查血象和肝功能，并排查肝硬化。

硫唑嘌呤（azathioprine，AZA）可以通过拮抗嘌呤来抑制 DNA、RNA 及蛋白质的合成，进而抑制淋巴细胞增殖，从而产生免疫抑制作用。回顾文献，AZA 在治疗自身免疫性大疱病方面具有丰富的循证医学证据，然而部分患者在用药后产生的严重骨髓抑制让医生在选择该药治疗时产生犹豫。目前研究已证实，巯基嘌呤甲基转移酶和 NUDT15 基因多态性等基因异常与 AZA 的不良反应风险有关。随着分子诊断技术的日益普及，通过基因检测来判断用药风险也日益成熟，为 AZA 这类药物的安全使用保驾护航。

环磷酰胺（cyclophosphamide，CTX）是氮芥类衍生物，可用于治疗多种自身免疫病，如自身免疫性大疱病、系统性红斑狼疮等。CTX 最常见的副作用包括骨髓抑制、出血性膀胱炎、胃肠道反应、口腔炎、脱发等。

环孢素 A 是一种强效细胞免疫抑制药，可用于治疗自身免疫性大疱病、结缔组织病、重症银屑病和特应性皮炎等免疫性皮肤重症。其疗效明确，主要副作用包括高血压、感染、牙龈增生、肝肾毒性等。由于目前临床上可以监测环孢素 A 的血药浓度，故而相对保证了最小副作用下的最大疗效。

二、生物制剂与小分子药物治疗

（一）生物制剂

生物制剂本质上是一些生物大分子，如蛋白质、疫苗等，由有生命的活性系统产生。生物制剂主要针对疾病发病机制中的一些重要环节、关键靶点进行设计，能够对致病的关键细胞因子、免疫细胞实现"定点靶向、快速阻断"。

细胞因子可介导多种生物学过程，并受到机体的严格调节，其调节失控可引发一系列疾病，如自身免疫病和肿瘤。第一代生物制剂以肿瘤坏死因子 α（tumor necrosis factor，TNF-α）为代表。TNF-α 是急性炎症反应期释放的比较上游的细胞因子，阻止其释放对多种疾病有治疗效果。抗 TNF-α 单抗代表药物有依那西普、英夫利昔单抗、阿达木单抗等。随着对免疫通路更深入的研究，逐渐发现了更下游的关键靶点，如 Th2 细胞介导通路的关键细胞因子有 IL-4、IL-5、IL-9、IL-13、IL-25、IL-33，主要发挥了抵御蠕虫和毒液的作用。然而，上述过程一旦失衡可以引发特应性皮炎、哮喘等疾病，这些疾病统称为 2 型炎症性疾病。Th17 细胞介导的通路包含 IL-1β、IL-22、IL-23、IL-17 等关键细胞因子，平时可抵御细胞外微生物的侵袭，一旦过激反应，可能导致银屑病、炎症性肠病的发生，相关疾病统称为 3 型炎症性疾病。明确了这些免疫通路及其介导疾病的差异后，相应药物也孕育而生。目前，公认的第二代生物制剂就是针对这些介导疾病发生的白介素进行阻断的药物，代表性药物有抗 IL-17A、抗 IL-17RA、抗 IL-23p40、抗 IL-23p19、抗 IL-4Rα 亚基单抗等。这些药物不仅纷纷上市，而且安全性显著提高。正是由于生物制剂的普及，欧美多个国家的银屑病诊治指南/共识把银屑病面积和严重程度指数（PASI）90/100 作为治疗目标，这在以前是难以实现的。除了上述治疗银屑病和特应性皮炎的生物制剂以外，治疗慢性自发性荨麻疹的抗 IgE 奥马珠单抗、治疗自身免疫性大疱病的抗 CD20 利妥昔单抗也已经在临床普遍使用。在皮肤肿瘤治疗领域，以抗 PD-1 单抗和抗 PD-L1 单抗为代表的生物制剂更是影响力巨大。

目前生物制剂不仅品种越来越多，而且工艺也不断改进，从鼠源化单克隆抗体，到人鼠嵌合单克隆抗体，再到人源化和全人源化单克隆抗体，生物制剂的疗效越来越好，安全性越来越高，耐药问题尚未随之显著增加。

（二）小分子药物

近年来继生物制剂之后，小分子药物成为又一个热点。如上文所述，小分子药物是指化学合成的，分子量小于 1000Da 的有机化合物，在功能上可以阻断某个致病相关的信号转导通路。目前，最成熟的小分子药物是围绕 JAK 抑制剂开发的。JAK 家族的 4 个成员（JAK1、JAK2、JAK3 和 TYK2）以配对方式介导 60 余种细胞因子的信号功能。JAK1 可与其他 3 种 JAK 配对，参与炎症、免疫应答和免疫防御；JAK2 形成的同源二聚体参与多种造血功能和生长发育；JAK3 仅与 JAK1

配对，参与炎症、免疫应答和淋巴细胞成熟及分化；TYK2 与 JAK1、JAK2 配对，参与炎症、抗病毒和免疫应答。目前，已经上市的与皮肤病密切相关的 JAK 抑制剂，代表性药物有托法替布（拮抗 JAK1/3）、巴瑞替尼（拮抗 JAK1/2）、阿布昔替尼（拮抗 JAK1）、乌帕替尼（拮抗 JAK1）。由于 JAK1 与特应性皮炎的发生发展密切相关，故而阿布昔替尼和乌帕替尼在治疗中重度特应性皮炎方面获得了非常好的疗效。

第三节 物 理 治 疗

物理治疗是指利用声、光、电、冷、热等物理手段治疗皮肤病的方法。

一、光 疗

经典光疗是指紫外线光疗。紫外线光疗利用的是中波紫外线（UVB，波长 280～320nm）和长波紫外线（UVA，波长 320～400nm）。UVB 常用于治疗银屑病、玫瑰糠疹等。研究发现，波长 311nm 的 UVB 治疗效应最高且副作用最小，所以专门研发出这个波段的紫外线灯管，称为窄波紫外线，目前临床应用广泛。另外，308nm 准分子激光也被广泛用于白癜风的治疗。UVA 可以穿透至真皮层，对于皮肤 T 细胞淋巴瘤有一定的治疗意义。行紫外线光疗时剂量要逐渐增加，而且必须注意保护眼睛等敏感部位。

在临床诊疗中，还会用到波长为 760～1500nm 的红外线光疗，其利用了红外线的热效应，有改善局部血液循环、促进炎症消退的作用。

光动力治疗是近年来在皮肤病治疗中进展较为迅速的方法。在皮损部位涂抹光敏剂前体，如 δ-氨基酮戊酸，当该物质代谢转化为光敏剂卟啉后，再给予红光或蓝光照射，由于皮损（尖锐湿疣或皮肤浅表肿瘤）单位时间内代谢出的光敏物质更多，所以被光照射后会产生更多的单线态氧等能够破坏组织的氧化物质，于是实现了精准的局部治疗。近年来，通过静脉注射海姆泊芬，光动力治疗鲜红斑痣也取得了很好的疗效。值得一提的是，目前我国市场上仅有的两种光动力治疗药物，均是我国自主研发的 1.1 类新药。

从本质上讲，美容激光和射频治疗也属于光动力治疗范畴，具体内容将会在第九章"皮肤美容"中详细介绍。

二、冷 冻 治 疗

冷冻治疗是利用 -196℃ 的液氮进行局部治疗，其主要适应证是各种病毒疣、脂溢性角化症这类角化增生性浅表肿物，以及浅表皮肤肿瘤或癌前病变等。在进行冷冻治疗时既可以用棉签蘸取液氮按压皮损形成冰晶，也可以利用专门的喷淋器将液氮喷淋在皮损之上。整个过程需要冻融数次。需要说明的是，冷冻治疗不仅通过局部冻伤使皮损组织坏死，还可以激活局部免疫反应进一步杀伤病损组织。

三、电 外 科 治 疗

电外科是指一种利用电流形成的热效应和电火花效应破坏病损组织或凝固血管的医疗技术。

电凝分为双极电凝和单极电凝。前者具有双极的镊子，夹住皮损或血管后镊子双极之间导电，从而使血液和血管凝固；单极电凝则需要在患者身上贴敷电极片，利用患者躯体作为导体，在尖细的电凝头上发挥出电凝效应。

在调整电流强度和输出方式后，无论是双极镊还是单极刀头，都可以开展电灼治疗。电灼术的高频输出刀头与人体的皮肤和组织接近到一定距离时会产生电火花，其温度可高达 100～3000℃，这种高温能将皮肤赘生物气化或炭化。

电解术在治疗汗管瘤等皮肤良性增生物方面效果显著。通常利用 6V、1.5mA 的直流电，将电解针插入皮损内，从里向外破坏组织。

第四节 皮肤外科治疗

一、皮肤外科的历史沿革

皮肤外科是皮肤科的固有亚学科。历史上最早的皮肤科医生是从外科医生群体中独立出来的，故而从一开始皮肤科医生就使用手术刀来诊治皮肤病。直至 20 世纪 40 年代，日本、德国一些皮肤科医生还在诊治皮肤病的同时进行着今天泌尿外科领域的手术。20 世纪初叶，由于梅毒、麻风等传染性皮肤病肆虐，皮肤科医生一度以抗感染治疗为主，但随着抗生素的诞生和普及，感染性皮肤病得到了有效控制，皮肤科医生又转身投注于皮肤恶性肿瘤的诊治，使得皮肤外科有了第二次飞跃发展。20 世纪 70 年代，不仅多国相继成立了皮肤外科协会，而且 *Dermatologic Surgery* 等皮肤外科专属权威学术杂志得以创刊。*Dermatologic Surgery* 创办的开篇文章就是各种成型修复技术的回顾，其中很多成型技术是由皮肤科医生创立或改良的。

随着社会经济的发展，皮肤科医生意识到患者不仅要求切净皮肤恶性肿瘤，而且迫切希望恢复功能和外观，于是促进了皮肤外科发展皮肤美容技术。半个多世纪以来，皮肤科医生确立了毛发移植技术和皮肤磨削术，开创了肉毒毒素注射除皱技术，同时也是最早把激光引入治疗和美容领域的医生。皮肤肿瘤治疗和皮肤美容治疗可以说是皮肤外科的立身之本和上层建筑，两者对于皮肤外科的快速发展具有重要作用。

二、皮肤活检

皮肤活检是最基础的皮肤手术技术，也是每一位皮肤科住院医生必须掌握的手术技术。皮肤活检的目的是获取组织样本进行病理诊断，故而活检除了常规消毒和麻醉之外，对活检部位的确认和组织大小深浅的把握非常关键。活检时必须获取最新鲜的皮损：对于不断扩大的皮损，最好选取边缘区域的皮损；对于溃疡，最好取溃疡壁组织，避免取中央坏死或结痂的组织；当作脱发性疾病诊断时，应保证获取两块组织标本，因为不仅要常规纵向切片，还要在不同深度做横向切片。若遇皮肤 T 细胞淋巴瘤病例，活检更是要求多点取材。活检后应进行常规缝合和创面包扎。

从具体技术来讲，活检可以分为切取活检、环钻切取活检及刮除活检。切取活检适用于较深的病损，如皮肌炎、深部肿物等；环钻切取活检适用于绝大多数病损的取材，注意环钻时一定要沿一个方向旋转，取出标本时避免用镊子用力钳夹，以防止夹伤组织；刮除活检创伤小，通常不用缝合，但只适用于浅表病损且在无法判断肿物深度的情况下使用。

三、皮肤肿物切除的基本步骤

皮肤肿物切除前一般用碘伏或安尔碘消毒 3 遍，消毒时应沿一个方向旋转擦拭，并且施加适当力度；铺巾时中央孔洞不能超出消毒范围，而且要尽量遮盖鼻孔等腔口部位；麻药可以选择稀释后的利多卡因溶液，如果是成人甲外科手术，建议选用罗哌卡因（效果持续 10h 以上）行指/趾根部神经阻滞麻醉。切除组织时，既可以按照 1∶3 做梭形切口（便于缝出一条直线），也可以沿皮损边缘切除，在缝合出现"犬耳"后再做成形修复。只有在确认无出血后才能启动切口缝合。切口缝合尽量采用双层缝合，内缝合采用可吸收缝合线。拆线遵循一般外科原则。

四、皮肤成形修复的常用方法

皮肤外科手术不仅要求切净肿物，还要缝合得漂亮。除精湛的缝合技术外，成形修复设计也同样重要。成形修复秉持的原则是越简单越好，切忌为做皮瓣而做皮瓣。常用皮瓣分为任意皮瓣和轴型皮瓣。任意皮瓣是指利用皮瓣蒂中的毛细血管网供血成活的皮瓣，任意皮瓣根据皮瓣蒂走向又可以分为推进皮瓣、旋转皮瓣、易位皮瓣等。轴型皮瓣则是在皮瓣中有一根粗大的知名动静脉，由于供血充足，使得该皮瓣可以做得比较窄，而且有较大的旋转度。最常用的轴型皮瓣是前额正中轴型皮瓣。

此外，游离皮片移植也是常用的成形修复方法。皮片移植分为刃厚皮片移植和全厚皮片移植。刃厚皮片是在真皮乳头层离断，非常薄，更容易成活，但外观效果不如全厚皮片。全厚皮片的不足主要是面积受限于供区大小，不能满足大面积缺损的修复需要，全厚皮片移植完成后还需要打包堆加压包扎。

五、皮肤肿瘤的处置原则

皮肤恶性肿瘤的治疗是皮肤外科的重要领域。治疗的第一步一定是明确病理性质，尽可能判断肿瘤侵袭范围。明确肿瘤性质需要依靠活检病理诊断。皮肤恶性肿瘤可以分为两大类，第一类是以基底细胞癌为代表的单一灶性、连续性、侵袭性生长的肿瘤，这类肿瘤很少发生转移，即便再大再深的肿瘤也有边界，对于这类肿瘤，莫斯（Mohs）显微描记手术被认为是治疗的金标准。Mohs 显微描记手术采用蝶形切除结合冰冻切片的方式保证了肿瘤底面和侧壁被完整检测，确保能够找到任意方向的残余肿瘤，通过在残余肿瘤方向再次扩大切除，周而复始直至肿瘤切净，这个过程可以保证在肿瘤彻底切净的前提下尽可能减少缺损。皮肤恶性肿瘤多发生在头面部等光照暴露部位，如果手术缺损能小一点，对于后续的成形修复有很大的意义。第二类是以恶性黑素瘤为代表的易转移恶性肿瘤。对于这类肿瘤，一方面要判断原发灶侵袭厚度，另一方面要判断全身转移情况。国内外多部指南共识指出，皮肤恶性黑素瘤的扩切范围应根据肿瘤侵袭的深度来决定。由于黑素瘤属于肉眼边界与病理边界可能差异较大的肿瘤，所以手术时不仅要求扩大切除的范围广，而且最好实施慢 Mohs 显微描记手术，以确保肿瘤切净。所谓慢 Mohs 手术，是指用普通 HE 染色和免疫组织化学替代常规的冰冻切片。这种改良不仅能够提升发现残余肿瘤的灵敏度和特异度，同时也可以避免冰冻切片造成的表皮基底层假空泡样变性而混淆具有异型性的黑素细胞。对于黑素瘤这类肿瘤，必须明确 TNM 分期。淋巴结的情况可以通过超声以及前哨淋巴结活检进行判断，远位脏器的转移情况通常借助正电子发射计算机体层显像仪（PET/CT）等影像学手段来评估。近年来，黑素瘤的药物治疗进展迅速，故而对于Ⅲ期以上黑素瘤，手术联合药物治疗成为主流。

对于上述两类肿瘤，如果没有把握切净，要尽量避免采用皮瓣成形术来修复手术缺损，因为皮瓣会改变手术原发缺损的位置和形状，一旦复发，很难判断原发肿瘤的具体位置，这种情况下建议实施皮片移植术修复缺损。

（李　航）

第九章　皮肤美容

美容皮肤科学（cosmetic dermatology）是以皮肤科学为基础、医学美学为指导，运用美容医学诊疗与检测技术，研究人体皮肤的结构与功能，并通过各种美容手段来改善、维护、修复和重塑皮肤的健康与美丽，尊重规律与科学，实现规范治疗、科学变美与精准预防一体化的学科。皮肤医学美容技术及皮肤保健与美容是美容皮肤科学的重要内容之一。

第一节　皮肤美容技术

一、无创皮肤检测

使用无创伤检测技术对皮肤生理参数及综合功能进行检测，得到科学和客观的量化结果。主要包括面部皮肤图像分析、皮肤镜、反射式共聚焦显微镜（reflectance confocal microscope，RCM）及皮肤生理功能检测等。

（一）面部皮肤图像分析

通过标准白光、365nm紫外线，以及交叉极化光摄取颜面部皮肤超高像素影像资料，使用专业软件来评估和分析皮肤的健康状况，从而获得关于皮肤斑点、皱纹、纹理、毛孔、紫外线色斑、棕色斑、红色区及紫质等相关资料。主要用于面部损容性皮肤病病情严重程度的分析及疗效评估。

（二）皮肤生理功能检测

利用各种不同的皮肤生理指标测量仪检测皮肤生理功能，包括角质层含水量、皮脂含量、经皮水分丢失（transepidermal water loss，TEWL）、皮肤表面pH、皮肤弹性、皮肤微循环等，被广泛用于皮肤分型、皮肤屏障功能评估及化妆品功效性评价等。

二、光电技术

光电技术是利用激光、强脉冲光、射频等电磁波辐射能量针对靶组织局限性作用而达到治疗效果的一种技术，具有无创或微创、恢复期短、安全有效的特点。

（一）激光

1. 概念　激光（laser）属于电磁波的一种。按照产生激光介质的性质可分为气体激光（CO_2激光）、液体激光（染料激光）、固体激光（红宝石激光、翠绿宝石激光、Nd:YAG激光）。按照激光发射模式可分为连续激光（氩激光）、准脉冲激光（铜蒸气激光）和脉冲激光。根据脉冲宽度可分为长脉冲激光（其脉冲宽度为毫秒级）和短脉冲激光（脉冲宽度为纳秒级或皮秒级）。根据激光对表皮的损伤程度分为剥脱性激光和非剥脱性激光。激光的波长越长，穿透越深，如波长为532nm的激光可穿透到真皮乳头层，波长为1064nm的激光可到达真皮深层。不同的靶基所吸收的波长不同，如血管的主要靶基是氧合血红蛋白，其吸收峰值为418nm、542nm和577nm，为了兼顾组织的选择性吸收和激光的穿透性，将治疗血管性疾病的激光波长设定为585～595nm。

2. 作用原理　毫秒和微秒激光主要基于选择性光热作用。组织中特定的色基选择性吸收激光能量后，温度升高，并向周围邻近组织发生热传导；当选择性激光的照射时间短于或等于热弛豫时间时，可造成靶目标的选择性损伤，但对正常组织损伤小。而皮秒激光主要基于光机械作用，当皮秒激光作用于靶基色素颗粒时，瞬间产生的高能量机械波，使完整的色素颗粒迅速崩解为更小的颗粒，可被机体代谢（图9-1～图9-3）。

3. 临床应用

（1）色素性皮肤病：如太田痣、蒙古斑、伊藤痣、文刺、雀斑、脂溢性角化病、老年性黑子、颧部褐青色痣、雀斑样痣、咖啡斑、白癜风等。

（2）血管性皮肤病：包括血管性肿瘤和血管畸形在内的先天性皮肤血管性疾病、获得性血管改变，以及其他伴有血管改变的皮肤病，如血管瘤、鲜红斑痣、血管角皮瘤、毛细血管扩张、蜘蛛痣、老年性血管瘤等。

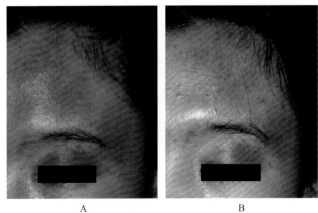

图 9-1　Q 开关激光治疗太田痣

A. 治疗前；B. 治疗后

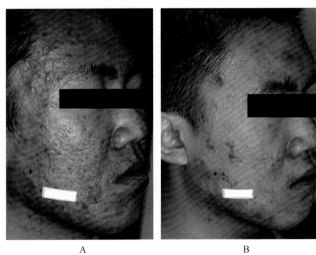

图 9-2　点阵激光治疗痤疮瘢痕

A. 治疗前；B. 治疗后

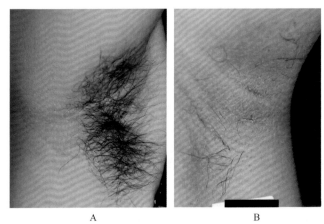

图 9-3　激光脱毛治疗

A. 治疗前；B. 治疗后

（3）脱毛、皮肤光老化、瘢痕、汗管瘤、表皮痣等。

（4）炎症性皮肤病，如痤疮、玫瑰痤疮。

（二）强脉冲光

1. 概念　强脉冲光（intensive pulsed light，IPL）是一种由高能氙气闪光灯在数万伏高压作用下释放的多色谱脉冲光源，其波长范围为 400～1200nm。为了达到更精准治疗的目的，可使用滤光镜去除其标定波长以下的光，来满足不同的治疗需求。如 420nm 滤光片包含蓝光光谱，具有抑制卟啉的作用；560～590nm 均能被血红蛋白和黑素吸收，用于浅表色素及血管性疾病；640nm 滤光片主要包含红光和红外光谱，具有消炎、嫩肤作用。

　　2. 作用原理　是基于选择性光热作用理论。表皮色素性皮损、血管内血红蛋白及水均可吸收毫秒级脉宽的强脉冲光，并转化为热能，可以刺激表皮细胞加速分化，黑素小体也随角质形成细胞上移并脱落，使血管内皮细胞发生热凝固而使血管封闭，并促进成纤维细胞合成及分泌胶原纤维，从而达到祛除色素、封闭血管、嫩肤等效果。此外，低能量、长脉宽的强光也具有一定的光生物调节作用（photobiomodulation，PBM）（图 9-4）。

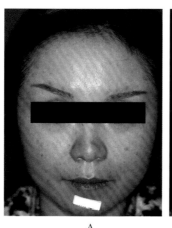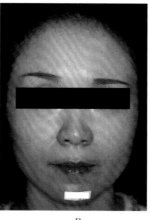

　　　A　　　　　　　　　　　B
图 9-4　强脉冲光治疗
A. 治疗前；B. 治疗后

　　3. 临床应用　皮肤光老化、雀斑、日光性黑子、浅表性脂溢性角化病、浅表毛细血管扩张、婴幼儿血管瘤、毛细血管扩张的瘢痕、多毛症等疾病的治疗。

（三）射频

　　1. 概念　射频（radio frequency，RF）又称射频电流，是介于声频与红外线频谱之间的一种高频交流变化电磁波的简称，频率范围在 300kHz～300GHz。根据电极的数目与分布可分为单极、双极、多极和点阵射频。

　　2. 作用原理　主要是通过感应电作用、电解作用，以及热效应等对组织产生生物效应。热能作用于真皮组织可使胶原收缩并刺激新胶原形成，促进真皮的重建和增厚。热能作用于脂肪层，破坏脂肪组织，达到减脂塑形的目的（图 9-5）。

　　3. 临床应用　紧肤除皱、瘢痕修复、痤疮治疗、减脂塑形等方面。

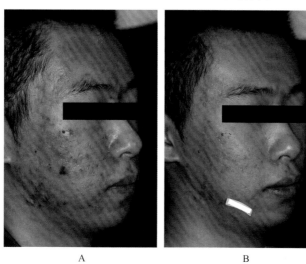

　　　A　　　　　　　　　　　B
图 9-5　黄金微针射频治疗瘢痕
A. 治疗前；B. 治疗后

（四）LED光调治疗

1. 概念　发光二极管（light emitting diode，LED）可产生包括多种窄谱低能量非相干可见光，发挥有益的光生物调节作用，简称光调作用。

2. 作用原理　光调作用是指利用低功率强度光来引发对机体非热损伤的光物理和光化学反应，调节细胞活性，改善皮肤表面菌群。

3. 临床应用　蓝光有杀灭痤疮丙酸杆菌及抗炎作用，多用于痤疮治疗；黄光多用于黄褐斑治疗；红光可用于雄激素性脱发的治疗；红外光具有促进皮肤修复的功能等。多波段光联合应用也成为一种趋势，各种光的组合应用在痤疮、激光术后修复、皮肤年轻化等方面。

（五）光动力疗法

1. 概念　光动力疗法（photodynamic therapy，PDT）是一种联合利用光敏剂、光和氧分子，通过光动力效应选择性治疗疾病的方法。近年来，氨基酮戊酸光动力疗法（ALA-PDT）在我国皮肤科应用广泛且发展迅速。

2. 作用原理　利用光激活靶细胞中外源性或内源性的光敏物质（如原卟啉），吸收光能并传给周边氧分子，形成单线态氧或其他氧自由基，从而诱导组织细胞或菌体死亡。

3. 临床应用　除了用于皮肤基底细胞癌、鲍温病、日光角化病、皮脂腺增生症、痤疮、扁平疣等皮肤病，近年来PDT在鲜红斑痣治疗中也取得了良好效果。此外，PDT与IPL、点阵激光等联合使用，可增强后者对光老化和炎症性皮肤病（如痤疮、玫瑰痤疮等）治疗的效果（图9-6）。

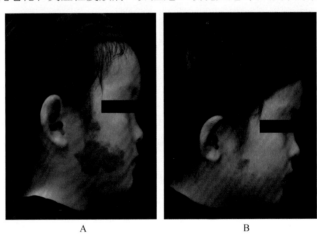

图9-6　光动力治疗鲜红斑痣
A. 治疗前；B. 治疗后

三、超　声

聚焦超声技术（focused ultrasound surgery，FUS）是利用特殊探头将低能量超声波聚焦在皮肤特定区域，使皮下靶组织升温发生凝固性坏死而不影响周围正常组织。目前，临床中使用的FUS分为高强度聚焦超声（high-intensity focused ultrasound，HIFU）和微聚焦超声（micro-focused ultrasound，MFU），前者常用于消融治疗，后者主要用于皮肤美容治疗，可实现1.5~4.5mm聚焦深度，从而促进胶原蛋白收缩及再生，达到局部溶脂塑形与紧致皮肤的效果。

四、等离子体

等离子体是气体在加热或强电场作用下发生电离而产生的气体云，因其带有相等数量的正负电荷而被称为等离子体。大气压冷等离子体技术因具备常温、安全和高效等特点而被广泛应用，其中的活性物质（尤其是活性氮氧化物）通过抑制病原体生长、减轻炎症反应、促进细胞增殖和组织再生等，达到治疗感染性皮肤病、炎症性皮肤病和促进伤口愈合等目的。此外，大气压冷等离子体对萎缩性瘢痕、疣状表皮痣、膨胀纹或妊娠纹及皮肤肿瘤的治疗也显示出一定效果。

五、化学剥脱术

化学剥脱术（chemical peeling）又称化学换肤术，通过化学物质作用于皮肤表层引起皮肤不同水平的可控损伤，从而诱导皮肤表层和真皮结构重建，起到治疗作用。依据化学剥脱剂作用的深度，可分为浅层、中层和深层化学剥脱术。常用的化学剥脱剂包括α羟酸、β羟酸、复合酸。目前，化学剥脱术主要应用于痤疮、瘢痕、光老化、色素性疾病、表皮增生性疾病等（图9-7）。

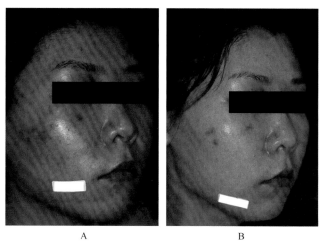

图9-7　果酸治疗痤疮

A.治疗前；B.治疗后

六、注射美容

注射美容（aesthetic injection）是一种通过注射手段美化面部轮廓、改善皮肤质地、达到面部美化及年轻化的方法。

（一）肉毒毒素注射

肉毒毒素（botulinum neurotoxin）是一种神经毒素，其机制为阻断神经终末突触释放乙酰胆碱，使肌肉麻痹松弛，从而减少动态皱纹。其注射主要用于消除额部、眉间、眼角、颈部等部位的皱纹，效果一般可维持3～6个月。在肥大肌肉处注射肉毒毒素，产生肌肉的失用性萎缩，可达到缩小肌肉体积、改善轮廓的作用。通过阻断自主神经系统副交感部分节后纤维释放乙酰胆碱而影响汗腺的分泌作用，还可用于治疗多汗症。

（二）填充美容

填充美容（soft tissue augmentation）通过局部注射透明质酸、胶原蛋白、聚左旋乳酸、自体脂肪等填充剂，达到填补软组织缺陷、消除皱纹、隆鼻、修饰唇部等美容目的。填充剂按其在体内降解的难易快慢分为非永久性填充剂（透明质酸、胶原蛋白等）和永久性填充剂（硅胶、硅酮等）。

（三）浓缩血小板制品

浓缩血小板制品是一种经自体全血离心后提取的富含血小板的浓缩物，包括富血小板血浆（platelet rich plasma，PRP）和富血小板纤维蛋白（platelet rich fibrin，PRF）等，血小板活化后释放多种细胞因子/生长因子，促进细胞增殖、血管新生、胶原蛋白合成等，主要用于面部年轻化及脱发治疗。

七、透皮给药技术

人体皮肤表面的自然孔径较小，一般药物分子难以穿透皮肤达到深层，促渗透技术能提高药品和护肤品的经皮渗透，从而达到提高疗效的目的。

（一）电子注射（水光疗法）

利用循环负压吸起皮肤，通过空心微针将营养物质及药物精准注入皮肤特定层次，有效补充透明质酸、多种维生素等营养物质，刺激胶原蛋白生成，使皮肤变得水润光泽，有效延缓皮肤衰老，改善肤质。适用于皮肤老化和亚健康状态、损容性皮肤病（如黄褐斑、脱发、皮肤萎缩纹、颈纹等）。

（二）微针

利用微细针状器械微创损伤皮肤，刺激胶原增生、真皮组织重建，并在很短时间内在皮肤上制造大量微细管道，促进色素颗粒的代谢及药物或护肤品有效渗入，从而起到淡化皱纹和色斑、治疗瘢痕及脱发等作用。

（三）超声导入

超声波穿透力强，能深入皮下，产生微细的按摩作用，从而改善局部血液和淋巴的循环，增强细胞的通透性，提高组织的新陈代谢和再生能力。此外，利用超声波的空化作用，使皮肤孔道数量增多、孔径变大，能促进活性成分快速渗透至皮肤深层。

第二节　皮肤美容应用

一、健康皮肤特点及影响因素

（一）健康皮肤特点

健康皮肤肤色均匀红润，皮肤含水量充足，水油分泌平衡；肤质细腻有光泽，皮肤光滑有弹性；面部皱纹程度与年龄相当，对外界刺激（包括日光）不敏感；无皮肤病。

（二）影响皮肤健康的因素

影响皮肤健康的因素包括遗传、光辐射、吸烟、气候、化妆品、睡眠、生活习惯、精神因素、身体状况、皮肤病等，均可影响皮肤健康状态。

二、皮肤的类型

不同种族和个体的皮肤存在很大差异，无创性皮肤检测可以帮助判断皮肤类型，对于日常皮肤护理有一定的指导意义。

（一）皮肤的经典类型

根据皮肤含水量、皮脂分泌状况、皮肤 pH，以及皮肤对外界刺激反应性的不同，可将皮肤分为 5 种类型，即中性皮肤、干性皮肤、油性皮肤、混合性皮肤、敏感性皮肤。

1. 中性皮肤（neutral skin，N）　也称普通型皮肤。角质层含水量正常（10%～20%），$4.5 \leqslant pH \leqslant 6.5$；皮脂分泌适中，皮肤不干燥、不油腻；皮肤光滑细腻、有弹性；对外界刺激适应性强。

2. 干性皮肤（dry skin，D）　角质层含水量低于 10%，$pH > 6.5$；皮脂分泌少，皮肤干燥，皮纹细，毛孔细小，洗浴后皮肤有明显紧绷感，易出现脱屑、细小皱纹、色素沉着；对外界刺激敏感。

3. 油性皮肤（oily skin，O）　角质层含水量为 20% 左右或降低，$pH < 4.5$；皮脂分泌旺盛，皮肤表面油腻、有光泽，弹性好，毛孔一般较粗大，易患痤疮、脂溢性皮炎等皮肤病；对外界刺激一般不敏感。

4. 混合性皮肤（mixed skin）　是干性、中性或油性混合存在的一种皮肤类型。多表现为面中央部位（即前额、鼻部、鼻唇沟及下颌部）呈油性，而面颊、颞部表现为中性或干性皮肤。

5. 敏感性皮肤（sensitive skin）　皮肤遇外界刺激（冷、热、乙醇及药物等）后，自觉皮肤灼热、刺痛、紧绷及瘙痒，甚至出现红斑、丘疹、毛细血管扩张。敏感性皮肤对外界刺激反应性强，对普通化妆品耐受性差。

（二）皮肤的光生物学类型

日光反应性皮肤分型（sun-reactive skin typing），又称皮肤光型（skin phototype），是根据皮肤对日光照射的反应特点以及反应程度来分型。目前，最常使用的是菲茨帕特里克（Fitzpatrick）日光反应性皮肤分型系统（表 9-1）。

表 9-1　Fitzpatrick 日光反应性皮肤分型

皮肤光型	日晒红斑	日晒黑化	未曝光区肤色
I	极易发生	从不发生	白色
II	容易发生	轻微晒黑	白色
III	有时发生	有些晒黑	白色
IV	很少发生	中度晒黑	浅棕色
V	罕见发生	呈深棕色	棕色
VI	从不发生	呈黑色	黑色

三、皮肤的保健与美容

加强皮肤保健对于保持皮肤健康、延缓衰老、预防皮肤病发生非常重要。

（一）养成良好的生活习惯

健康饮食、戒烟、避免酗酒、加强体育锻炼、心情舒畅、睡眠充足、控制压力，有助于保持皮肤年轻健康。

（二）加强皮肤护理

加强皮肤护理主要包括清洁、保湿、防晒。针对不同类型的皮肤，需要进行不同的护理及美容。

1. 中性皮肤 是最理想的皮肤，可选择使用化妆品的范围比较大，以保湿为基础，注意防晒及抗老化，避免使用含碱性物质的清洁剂。

2. 干性皮肤及相关皮肤病 干性皮肤缺乏油脂，干燥，易并发湿疹、银屑病、特应性皮炎等皮肤病及产生皮肤老化、色素沉着，需要保湿、滋润。皮肤洗浴不宜过勤，水温不宜过高。如果皮肤有明显干纹、脱屑，洗浴后应及时擦干皮肤，涂抹保湿霜。

3. 油性皮肤及皮脂溢出性疾病 油性皮肤皮脂分泌多、水油不平衡、毛孔粗大，易出现痤疮等皮肤病，需要控油保湿。面部油性皮肤可选择中性、缓和的弱碱性且具有保湿作用的清洁剂，温水早晚洁面。如果油脂较多，可以适当增加洁面次数，但不建议每日超过 3 次；深部清洁可选用磨砂膏或去角质膏，3～4 周一次。在油性皮肤护理的基础上，如伴有痤疮等皮脂溢出性疾病时，选用具有控油保湿功效的清痘类护肤品，还可采用化学剥脱、强脉冲光等皮肤医学美容技术联合药物治疗。

4. 混合性皮肤 兼具干性与油性皮肤的特点，其干性区与油性区皮肤护理分别按照干性皮肤及油性皮肤护理，即分区护理。

5. 敏感性皮肤 由于对外界多种因素特别是含有香料、色素的化妆品极易产生过敏反应，最好选择功效性护肤品。敏感性皮肤角质层较薄，表皮通透，屏障易受损，常不能保持足够的水分，因此，日常护理中更应注意保湿和皮肤屏障修复。选用温和的、弱酸性、不含皂基的洁肤产品清洁，或直接用清水洁面，水温不可过热过冷，一般在 30℃ 左右，洁面后注意保湿。注意物理防护紫外线，并可外涂低敏防晒霜。此外，当表皮屏障修复后，还可采用强脉冲光等方法治疗敏感性皮肤。

根据 Fitzpatrick 日光反应性皮肤分型，中国人皮肤多数是 Ⅲ～Ⅳ 型，易晒黑、晒伤，出现光老化。因此，在日常皮肤护理中需注意防晒，避免紫外线致皮肤损伤。尽量避免阳光光照射，外出时可通过穿戴紧密编织的长衣、长裤和宽边遮阳帽，以及打遮阳伞等方法进行物理遮挡，也可适当使用防晒霜。

在做好皮肤基础护理的基础上，如伴有色素沉着，可局部增加使用祛斑类的功效性护肤品来淡化色斑；如伴有皮肤老化，可局部增加使用具有抗老化、抗光损伤的护肤品；皱纹过深时，还可行皮肤年轻化相关治疗，如化学剥脱、IPL、肉毒毒素注射、透明质酸填充等。

（蒋　献）

第十章 皮肤性病的预防和康复

第一节 皮肤性病的预防

皮肤性病具有发病率高、易复发的特点，影响患者的生活质量，严重者可危及生命。因此，预防皮肤性病的发生和复发是非常重要的，不同皮肤性病需采取不同的预防措施。

一、感染性皮肤病

感染性皮肤病的预防需注重个人卫生，改善卫生环境，避免接触病原体，接种疫苗也是有效的预防手段之一。

（一）病毒性皮肤病

疫苗接种是预防病毒性皮肤病最重要的手段，疫苗接种对于预防麻疹、水痘，以及风疹等可以取得良好的效果。有效隔离患者、减少各种途径的接触也是预防的重要手段。预防外伤、加强劳动保护、维持皮肤屏障的完整性，对预防经皮肤接触感染的病毒性皮肤病，如人乳头瘤病毒（human papilloma virus，HPV）感染同样重要。

（二）细菌性皮肤病

革兰氏阳性球菌所致的皮肤化脓性疾病，常发生于皮肤受损的人群，除了注意皮肤卫生及消毒外，还应注意避免搔抓导致表皮破损，同时对各类瘙痒性皮肤病应及时治疗。脓皮病患者应进行适当隔离，加强体育锻炼，增强体质。麻风传染源主要是未经治疗的麻风患者，其中以多菌型患者的皮肤及黏膜为最重要的传染源，主要传播途径是多菌型患者的鼻黏膜，如皮损出现破溃，也可排出大量活菌，最重要的预防措施是及时识别患者并进行适当隔离。流行性斑疹伤寒又称虱传斑疹伤寒或典型斑疹伤寒，是携带普氏立克次体的体虱经搔抓伤口、呼吸道及结膜传染给人类，由于本病可造成流行，需对患者予以隔离，同时进行灭虱处理。雅司、品他病为接触传播，预防应避免与患者接触，防止昆虫叮咬。莱姆病主要传播媒介是硬蜱，在媒介活动旺季（4~5月和8~9月）进入疫区或接触自然疫源时，应加强防蜱虫叮咬措施及使用杀蜱剂，尽量避免与带病或可疑带病动物接触。鼠咬热是因啮齿类动物咬伤引起的急性传染病，主要预防措施为灭鼠、避免鼠类咬伤及食品污染、妥善储存奶制品，若被鼠咬伤，及时用硝酸银烧灼伤口或可阻止小螺菌导致的鼠咬热。韦尔病（Weil's disease）、胫前热是由钩端螺旋体导致的系统性传染病。人接触了感染病原体的犬或鼠的尿液或组织，以及污染的土壤、水源后致病。故首要预防手段为灭鼠，避免水源污染，在流行区田间劳作可扎裤腿、涂抹防护膏，若自觉被感染可即刻注射足量青霉素。

（三）真菌性皮肤病

皮肤真菌感染的传播途径主要为直接接触，依据致病菌种类及患者体质不同可存在不同临床表现，预防的关键在于注意个人、家庭及集体卫生。其预防包括注意个人卫生，避免使用公用拖鞋、浴巾等用具；对病畜进行防治；对可能接触患者的相关工作人员进行培训，尽早识别患者；对确诊患者的衣物及用具进行清洗、灭菌，避免传染给他人。手足癣、体癣、股癣、须癣、叠瓦癣，以及甲真菌病应对患者原有的癣病进行积极治疗，同时尽可能避免接触确诊或可疑患者或患畜。条件致病菌常在全身或局部抵抗力降低时致病，应除去一切相关诱因，如广谱抗生素、糖皮质激素、免疫抑制剂、长期浸渍等。

二、变态反应性皮肤病

变态反应性皮肤病往往具有遗传易感性，因此，了解家族史十分必要，应通过详细询问帮助患者进行回顾，尽可能细致了解患者家族是否存在特应性体质情况。在变态反应性皮肤病的诊疗过程中寻找变应原非常重要，脱离相应变应原才能避免疾病再次发作。仔细寻找可能的变应原，并避免接触是最为重要的。需对患者的工作环境、生活习惯、饮食、嗜好、思想情绪等做深入了解，全面检查全身情况以了解评估是否有慢性病灶及内脏器官疾病。对药物过敏者，除需避免使用同类型药物外，还要避免使用化学结构相似的药物。

三、职业性皮肤病

职业性皮肤病是在职业活动中接触各类生产性有害因素引起的皮肤及其附属器疾病。职业性皮肤病的发病原因比较复杂，通常是多种因素共同作用的结果，在具体病例中存在某种因素起主要作用。最常见的致病因素可归类为化学性、物理性和生物性。职业性皮肤病防胜于治，如改善工作环境，如良好的通风、排水等；加强生产设备的管理、清洁和维修，杜绝有毒、有害物质跑、冒、滴、漏。避免皮肤及黏膜直接暴露于可能致病的物质，如提供防护口罩、帽子、隔离防护服等。同时需提高对致病物的认识，做好安全防护，加强就业前体检，避免过敏体质或慢性皮肤病患者入职有明确致病物质的岗位，并进行定期皮肤科检查，做好相关记录，对出现皮肤病的患者及时进行治疗，必要时调换岗位。

四、瘙痒性皮肤病

瘙痒可以是多种皮肤病或系统性疾病的症状之一，如炎症性、变态反应性、感染性、肿瘤性、代谢性等疾病，需仔细鉴别。瘙痒也可以独立发生，如老年性、季节性（冬季）瘙痒等，为皮肤缺乏脂质所致，补充含有脂质的润肤剂即可。无论何种原因引起的瘙痒均应避免搔抓，特别是刺激、烫洗皮肤。寻找导致瘙痒的病因最为重要。

五、物理性皮肤病

人类皮肤几乎完全暴露于外界环境中，长期接触外界刺激。物理性皮肤病是指由温度、光线、放射线或机械刺激等物理因素导致的皮肤疾病。总体预防原则为避免导致疾病发生的物理因素。痱、疖等需要保持室内散热、通风，避免室内高温及潮湿，减少出汗，衣物宜宽大、易于吸汗，以保持皮肤清洁干燥；低温环境导致的皮肤疾病，如冻疮、冻伤、浸渍足、打猎反应、寒冷性多形红斑等可加强体育锻炼，促进血液循环，提高机体对于寒冷环境的适应能力，需注意防冻保暖、避免潮湿，保持局部干燥，避免穿着过紧鞋袜。鸡眼和胼胝需穿着宽松舒适的鞋子，减少摩擦。光线性皮肤病是指皮肤受光线照射后引起的急、慢性损伤。不论是急性还是慢性光线性皮肤病，均需避免强日晒，如夏季，每天早 10 时至下午 4 时外出时，注意防护、避免暴晒、常规应用遮光剂；多形性日光疹患者应适当参加室外锻炼，逐步建立皮肤对日晒的耐受能力。外源性光感性皮炎、植物日光性皮炎、泥螺-日光性皮炎还应避免接触可疑致病的光感物质及可能交叉过敏的物质。

六、皮肤肿瘤

皮肤肿瘤是人体最常见的肿瘤之一，对人的健康及生命造成严重影响。应以预防为主，防治结合。保持健康的生活方式和良好的免疫系统有助于预防皮肤肿瘤，包括均衡饮食、适度锻炼、定期体检，以及戒烟和限制酒精摄入等。过度的紫外线照射是患皮肤癌的主要原因之一，应避免暴露于强烈的紫外线及人工紫外线。当阳光最为强烈时（通常在上午 10 时至下午 4 时之间），尽量避免户外活动；外出时给予适当的防晒措施，如戴遮阳帽、太阳镜、穿长袖衣物和涂抹防晒霜等，并寻找阴凉处，避免长时间暴露在阳光下。避免经常晒伤，特别是在童年和青少年时期，晒伤史会增加患皮肤癌的风险。人工紫外线照射，如日光浴、室内晒黑、日晒机等，也是增加患皮肤癌风险的因素。应避免接触可能致癌的化学物质，如有接触，应及时脱离相应环境，彻底清洗，尽可能避免残留。此外，应该定期检查皮肤，特别是容易暴露在阳光下的部位；检查异常皮损、痣或疑似肿瘤的变化，如大小、形态、颜色、出血、痒痛等。对皮肤的癌前或可疑病变，应早期治疗。

七、性　病

性病是指通过性接触而发生传播的一组传染病。其传播与流行符合传染病的普遍规律。性病的传染源是有症状的性病患者和无症状感染者。现症患者的生殖器或皮肤有活动性病变，存在着大量病原体，其传染性很强，但其性行为可能受限。无症状感染者往往缺乏对自身状况的认知，更容易将病原体传播给他人。性病的传播途径主要为性接触、母婴和血行传播。性行为方式包括阴道性交、肛交、口交，不同方式、不同病原体的传播概率有所区别。母婴传播包括经胎盘、产道，以及经母乳传播。梅毒螺旋体、艾滋病病毒等可通过胎盘屏障感染胎儿，引起先天性感染；淋球菌、生殖道沙眼衣原体等可通过产道传播给新生儿，为后天感染。输入受病原体污染的血制品、共用针具等可导致包括人类免疫缺陷病毒（human immunodeficiency virus，HIV）在内的血源传播。非性接触传播可分为直接传播、间接传播。健康者破损皮肤直接接触患者病变部位、分泌物可造成性病的传播，间接接触患者的衣被、用具等可能造成疥疮、阴虱的传播。人群对性病普遍易感，感染后免疫力不持久，可反复感染。

性病的预防首先是一级预防，加强防治宣传教育，提倡洁身自爱，固定性伴侣，减少性伴侣。可在高危人群中进行筛查，追踪传染源及接触者；对于患者使用过的衣物、床单等进行清洗、消毒；个人防护100%使用安全套等。确诊患者在潜伏期及窗口期内的性伴侣均应进行临床检查及实验室检查，治疗期间禁止性生活。如3个月内接触过传染性梅毒的性伴侣，应进行临床检查及血清学检查。若无法及时进行检查，应按一期梅毒进行预防性治疗；如果能定期复查，则应每月进行一次检查以尽早确诊。早期梅毒患者建议治疗期间禁止性生活。

艾滋病的预防在一级预防基础上还包括通过提高血液制品的安全性、提倡无偿献血和通过戒毒、禁毒以控制血源传播；通过终止妊娠、提倡人工喂养、合理使用药物减少母婴传播；对于高风险人群，可以考虑给予预防性药物治疗，如艾滋病高危人群预防性使用抗反转录病毒药物，以降低感染的风险。

第二节　皮肤性病的康复

皮肤性病患者由于疾病的特殊性可能导致生理、心理功能障碍，病程持续时间较长会对患者的日常生活、社会参与能力等造成不同程度的影响。皮肤性病的康复除了药物治疗、物理治疗之外，还需对患者的生活环境、生活习惯、心理因素进行充分的评估、了解，给予充分的信息以及支持。皮肤性病的康复包括以下内容。

一、生活环境与生活习惯

寒冷、高温、雾霾、动物、植物等生活环境对皮肤病均有影响，可通过改变环境或采取相应的措施促进皮肤病的康复。相对于生活环境，培养良好的生活习惯更容易做到，如充足睡眠、适当锻炼、乐观心态、避免烟酒、穿纯棉内衣等。光线性皮肤病除避免日光照射外，还需避免食用光敏食物；皮脂分泌过多的皮肤病，要少食高脂与高糖食物；生活中注意某些与疾病相关的特定食物，避免食用，不要盲目"忌口"；与干燥相关的皮肤病要养成沐浴后使用保湿、润肤或皮肤屏障修复剂的习惯。保持皮肤清洁卫生，对预防皮肤病的发生具有一定意义。皮肤皱褶部位（如腋下、肛周、会阴部、趾/指间，以及女性乳房下和婴幼儿颈部等）最好经常用温水洗涤或沐浴，尤其在夏季出汗过多或皮肤上尘埃、污垢附着过多时，更应注意局部的清洁卫生。头发可以保护头皮免受外界刺激，并可助于外表美观，因此，要定期清洗头发，以保持其清洁卫生。多头皮屑者，宜用温水及中性肥皂清洗；头发干燥者，洗发次数不宜过多，可用多脂皂清洗，并待晾干后涂布一些植物油或润发剂。

二、心理因素

皮肤覆盖于体表，皮肤上的疾病容易影响外观。因皮肤病而产生自卑心理的患者应给予心理疏导，增强患者的自信心，并应取得家庭和社会的心理支持。皮肤病患者可能引发的心理问题大致有如下几方面的情况：对所患疾病由于缺乏相关知识而引发的恐惧心理；由于所患疾病对美观的影响而产生的自卑心理；由于患性病而产生的自责心理。心理因素对患者的康复十分重要。不仅要解决患者的疾病，还需对其心理进行疏导，良好的心理有助于患者康复。

多数患者缺乏有关皮肤病的知识，也有部分皮肤病的症状较为特殊，或民间的传说，或媒体的误导，致使某些患者患病后产生恐惧心理。通过向患者解释疾病相关的发病机制、病程和预后，一般都能消除患者的恐惧心理。

精神因素往往是皮肤病发病的诱发或加重原因。众多皮肤病与精神创伤、情绪急躁、思想紧张、神经衰弱等密切相关，如斑秃、神经性皮炎、多汗症等。因此，日常生活中要保持情绪稳定与精神乐观，以增强神经系统的功能，预防诱发或加重某些皮肤病。发生皮肤病后，应帮助患者正确对待疾病，树立战胜疾病的信心，使之能与医生密切配合，促使皮肤病早日康复。

三、性病的康复

性病主要通过以下几个方面来维持和恢复患者的健康。

（一）早期诊断和治疗

及早发现并进行治疗是性病康复的基本步骤。如果出现性病的症状，如生殖器疼痛、不正常的分泌物、赘生物等，应及时就医并进行相关检查。早期识别相应临床症状、进行相应病原学检查，以及尽早确诊并及时治疗，有助于患者的康复。

性病的康复主要靠正规治疗，根据不同的性病类型和病情，给予相应的抗生素、抗病毒药物等进行治疗。引导患者严格遵照医生的指导正确使用药物，完成疗程，达到彻底治愈，是康复的重要环节。

（二）避免性接触

在治疗期间，患者要避免性接触，以防止传播病原体给他人或复发感染。有性伴侣的患者需要告知对方，以便对方进行检查和治疗。

（三）定期复查和避免复发

在治疗完成后，还需要进行定期复查，确保没有病原体残留或复发。医生会根据情况确定复查的时间，一般为治疗结束后的数周或数月。性病的康复并不一定代表患者完全摆脱了病菌，因此，患者需要采取必要的预防措施，以避免复发或再次感染。如使用安全套、保持良好的个人卫生，避免与有性传播疾病的人发生性接触等。

（四）社会心理支持

性病患者易产生性病恐惧症，加之社会因素，增加了患者的病痛和精神负担，对患者要做到不歧视、不冷漠，适宜教导相关疾病诊疗知识，以减轻其精神负担，并为患者保密。也可鼓励患者参与性健康教育活动，与其他性病患者分享经验和心得，交流和学习如何更好地管理和预防性病。

总之，性病的康复需要正确的诊断和治疗，患者需要积极配合医生的治疗方案，并进行必要的生活方式和行为改变。如果出现性病的症状，应及早就医，不要自行用药或拖延治疗。

（蒋　献）

第十一章　病毒性皮肤病

病毒性皮肤病是指由病毒感染所致的皮肤黏膜病变。病毒是一类体积微小、结构简单、专性细胞内寄生的微生物，主要由核酸和衣壳蛋白组成，部分病毒还有包膜和刺突结构。核酸分为脱氧核糖核酸（DNA）和核糖核酸（RNA），借此可将病毒分为 DNA 病毒和 RNA 病毒两大类。常见的引起皮肤感染的 DNA 病毒有单纯疱疹病毒（herpes simplex virus，HSV）、水痘-带状疱疹病毒（varicella-zoster virus，VZV）、人乳头瘤病毒（HPV）、传染性软疣病毒（molluscum contagiosum virus，MCV）、EB 病毒、天花病毒等；RNA 病毒则有麻疹病毒、风疹病毒、人类免疫缺陷病毒（HIV）、柯萨奇病毒等。

引起皮肤损害的病毒感染途径多样，既可通过皮肤直接侵入，如人乳头瘤病毒、单纯疱疹病毒等；又可由全身血行播散而来，如麻疹病毒、风疹病毒等；还可通过局部扩散的方式感染皮肤，如复发性单纯疱疹和带状疱疹的复活病毒沿着周围神经侵犯皮肤。病毒感染引起的皮损特点各异，如 HSV 感染引起的水疱、HPV 感染引起的新生物（即疣）、麻疹病毒感染引起的皮疹等。此外，有些病毒性皮肤病除引起皮损以外，还可引起全身多系统的表现。病毒性皮肤病的种类繁多，临床表现复杂，疾病的预防和治疗各异，深入了解和掌握病毒性皮肤病的相关知识，对其诊疗具有重要意义。

第一节　单纯疱疹

图 11-1　单纯疱疹

单纯疱疹是由 HSV 感染所致，临床以皮肤、黏膜出现的簇集性水疱及继发的糜烂、溃疡为特征，具有自限性，但易复发，是最常见的感染性皮肤病之一（图 11-1）。

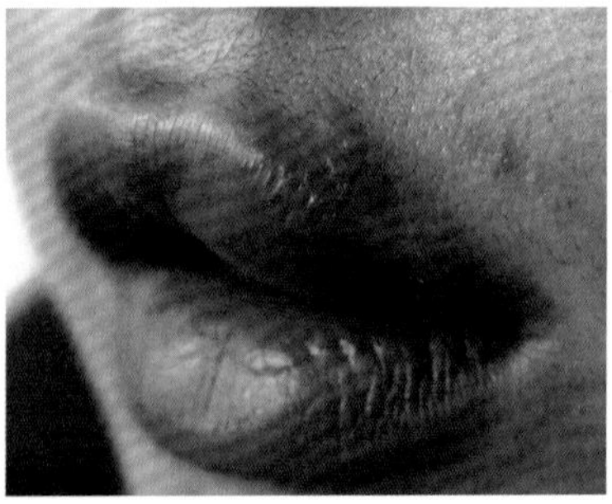

【病因】　HSV 是双链 DNA 病毒，立体对称的蛋白质衣壳将核酸包裹，其外围再包以由类脂质组成的囊膜，形成直径为 120～150nm 的病毒体。根据病毒蛋白抗原性质的不同，HSV 可分为 1 型（HSV-1）和 2 型（HSV-2）。原发性 HSV-1 感染多见于 5 岁以内的幼儿，通过直接接触或飞沫传播，主要侵犯头面部的皮肤黏膜；原发性 HSV-2 感染则主要发生于成人，通过性接触传播，引起生殖器部位皮肤、黏膜的损害。病毒侵入皮肤、黏膜引起局部的初发感染后，可长期潜伏在支配皮损区域的感觉神经节内，当机体受到某些诱发因素（如发热、受凉、暴晒、劳累等）使得免疫力低下时，体内处于潜伏状态的病毒则可再次被激活，并沿神经纤维迁移至周围的皮肤、黏膜组织，在上皮细胞中复制、增殖产生新的病毒，引起复发性感染。

【临床表现】　HSV 原发感染的潜伏期为 2～12 天，平均 6 天。大多数原发感染缺乏临床症状，当患者出现第一次临床表现时往往是复发，所以临床多主张将单纯疱疹病毒性皮肤病分为初发性和复发性两种情况。初发性感染即指第一次发作，复发性感染即指单纯疱疹在同一个部位或区域反复发作。复发率在口唇部位为 30%～50%，在生殖器可达到 95%。与初发性感染相比，复发性感染的特点是皮损范围相对较小、症状较轻、病程稍短。

1. 皮肤黏膜型 HSV 感染

（1）口腔疱疹：是临床最常见的类型，绝大多数由 HSV-1 感染所致，原发感染可无明显表现或表现为疱疹性龈口炎。疱疹性龈口炎（herpetic gingivostomatitis）是原发性单纯疱疹最常见的一种类型，多发于 1～5 岁的幼儿，潜伏期为 5 天左右。最初在舌、腭、咽部及颊黏膜等处发生群集性水疱；随后水疱破溃形成表浅溃疡，上覆淡黄色假膜，牙龈红肿、易出血，疼痛明显；可伴有发热、不适、流涎、进食疼痛、局部淋巴结肿大且有压痛。具有自限性，发热在 3～5 天后消退，溃疡逐渐愈合，病程为 1～2 周。

复发性口腔疱疹初起局部皮肤、黏膜出现灼热、瘙痒及潮红等表现，多无全身症状；1～2 小时后局部出现密集成群或数群针头大小的水疱，破溃后糜烂、渗液，逐渐干燥结痂愈合，病程为1～2周。皮损好发于皮肤黏膜交界处，如口角、唇缘；也可于口腔内复发，常固定于牙龈或硬腭黏膜等部位。复发性口腔疱疹常发生于感冒或发热后，故也被称为感冒疮（cold sore）或发热性水疱（fever blister）。此外，精神紧张、过度劳累、紫外线辐射也可引起口腔疱疹复发。

生殖器疱疹（genital herpes）属于性传播疾病，详见第三十章第六节。

（2）接种性单纯疱疹（inoculation herpes simplex）：多为擦伤处或正常皮肤直接接触单纯疱疹病毒所致感染，潜伏期为5～7天。初起在接种处形成硬性丘疹，随后出现大疱或不规则的散在水疱，局部淋巴结肿大，全身症状轻微。若接种于手指，表现为位置较深的疼痛性水疱，称为疱疹性瘰疽（herpetic whitlow）。深在性的水疱可融合成蜂窝样外观或转变成大疱，易被误诊为甲沟炎或化脓性感染。

（3）疱疹性角膜结膜炎（herpetic keratoconjunctivitis）：为眼部的原发性HSV感染，通常可引起严重的结膜炎，出现水疱、溃疡及脓性分泌物的溢出。伴有角膜溃疡、眼睑水肿，眼睑周围皮肤可出现水疱、耳前淋巴结肿大、压痛等。严重者可致角膜穿孔而失明。

（4）疱疹性须疮（herpetic sycosis）：为HSV病毒感染毛囊所致。临床表现为数个糜烂性毛囊丘疹，可累及整个胡须区的广泛性损害，可以是急性发作，也可以是亚急性或慢性发作，易误诊，有自限性，病程为2～3周。通过皮肤病理活检确诊。

2. 系统性 HSV 感染

（1）新生儿疱疹（neonatal herpes）：70%患者为HSV-2感染引起，多是患有生殖器疱疹的孕妇经产道分娩时所致使新生儿感染，一般在出生后5～7天发病。表现为皮肤、口腔黏膜和结膜感染及局部出现水疱、糜烂，以及高热、黄疸、肝脾肿大、喂养困难等；严重者引起中枢神经系统感染和播散性感染，出现脑炎、肝炎、肺炎、凝血障碍等，病情凶险可致死亡。

（2）播散性单纯疱疹（disseminated herpes simplex）：多发生于免疫功能低下的患者，如营养不良、淋巴瘤、特应性皮炎、使用免疫抑制剂者。表现为严重的口腔疱疹或生殖器疱疹，伴有高热，甚至惊厥。皮肤黏膜出现全身散在或广泛性水疱，也可无严重的皮肤黏膜损害，但由于单纯疱疹病毒在全身播散引起病毒血症而造成多个内脏的受累，出现肝炎、脑炎、胃肠炎、肾上腺功能障碍等。出现疱疹性脑炎时应当及时处理，以免危及生命。疱疹性湿疹（eczema herpeticum）是一种特殊类型的播散性单纯疱疹，又名卡波西水痘样疹（Kaposi varicelliform eruption），是指在原发性皮肤病（多为特应性皮炎）基础上发生的广泛性病毒感染，好发于5岁以内的儿童，表现为原发性皮肤病皮损处或周围突然发生簇集性水疱，很快发展为脓疱，中央有脐凹，周围有红晕，有时出现血疱，病情严重者可泛发全身，并伴有发热等全身症状。

【诊断及鉴别诊断】

1. 诊断 根据皮肤黏膜交界处出现成群的水疱、易反复发作等特点常可作出诊断。实验室检查方法众多，可辅助临床诊断。常用的实验室检查方法如下。

（1）Tzanck涂片：在水疱底部取材做涂片，可见到多核巨细胞和核内包涵体。

（2）病毒培养：于皮损处取材做病毒培养可作出诊断，该方法对于原发感染的敏感性较高。

（3）抗原检测：ELISA或免疫荧光试验可检测皮损处HSV抗原。

（4）血清抗体检测：血清HSV-IgM抗体检测对于原发性单纯疱疹感染有辅助诊断价值，IgG型抗体通常用于流行病学调查。

（5）PCR检测：利用PCR可检测到皮损中的HSV-DNA，敏感度和特异度较高，有助于明确诊断。

2. 鉴别诊断 本病应与带状疱疹、脓疱疮、手足口病等进行鉴别。

【治疗】

1. 系统治疗

（1）原发性单纯疱疹：阿昔洛韦成人口服每次200mg，每日5次；或阿昔洛韦成人口服每次400mg，每日3次；或伐昔洛韦成人口服每次500mg，每日2次；或泛昔洛韦成人口服每次250mg，每日3次。一般口服7～10天。

（2）复发性单纯疱疹：应在出现前驱症状或症状出现24小时内开始治疗。选用药物同原发性单纯疱疹。对于发作频繁者，需长期服用药物进行持续抑制，口服阿昔洛韦400mg，每日2次，疗程为4～6个月。

（3）系统性 HSV 感染：阿昔洛韦对于新生儿疱疹、疱疹性湿疹亦有效，早期及时使用可降低单纯疱疹性脑炎的发生率和死亡率，改善预后。

2. 外用药物治疗　局部治疗应以抗病毒、收敛、干燥和预防感染的药物为主，可选用 3% 阿昔洛韦软膏、1% 喷昔洛韦乳膏；继发感染时，可使用莫匹罗星软膏；对疱疹性龈口炎应保持口腔清洁，可使用口腔含漱液；外用咪喹莫特、雷西莫特可降低生殖器单纯疱疹复发率。

第二节　水痘与带状疱疹

水痘（varicella）和带状疱疹（herpes zoster）都是由水痘-带状疱疹病毒（VZV）引起；水痘通常为原发感染的表现，而带状疱疹则是由潜伏于神经细胞中的 VZV 再度活化引起。

【病因】　VZV 属于人类疱疹病毒 α 科，命名为人类疱疹病毒 3 型，为一种 DNA 病毒，呈砖形，有立体对称的衣壳，只有一种血清型。该病毒在体外抵抗力弱，不易在干燥的结痂中存活。VZV 可经飞沫和（或）直接接触传播，初次感染后产生病毒血症，播散至表皮引起细胞空泡变性形成水痘。水痘痊愈后，可获得持久的免疫力。然而，残余的病毒可沿脊髓后根或三叉神经节的神经纤维上行，潜伏于脊髓后根神经节或脑神经感觉神经节内，当各种因素（如劳累、创伤、恶性肿瘤、使用免疫抑制剂等）导致机体抵抗力低下时，潜伏的病毒可再次激活，大量复制，引起受累神经发生炎症、坏死，产生神经痛。此外，再度激活的病毒还可沿感觉神经纤维下行至所支配的皮肤，于皮肤内复制，产生水疱，形成节段性分布的带状疱疹。

【临床表现】

1. 水痘　冬春季多发，好发于儿童，潜伏期为 9～23 天，平均为 14 天，发疹前可出现低热、乏力、头痛等前驱期症状。发生前驱期症状 1～2 天后出现皮损，皮损多先出现于躯干及头面部，后逐渐向四肢发展，呈向心性分布。起初为针尖大小的红色斑疹和丘疹，又迅速转变成绿豆大小的水疱，中央有脐凹，周围有红晕。数小时后疱液逐渐变浑浊形成脓疱，2～4 天后水疱干燥结痂，1～2 周后脱落愈合，一般不遗留痕迹。病程中皮疹分批出现，故同一部位可同时出现丘疹、水疱、结痂等不同时期的皮损，伴明显痒感（图 11-2）。全身症状表现为发热、头痛。严重者可出现肺炎、脑炎、血小板减少性紫癜等并发症。

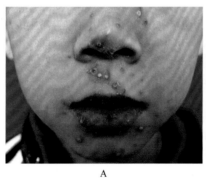
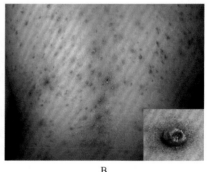

A　　　　　　　　　　　　　　　　B

图 11-2　水痘

A. 儿童水痘；B. 成人水痘（框内为脐凹状水疱）

2. 带状疱疹　好发于成人，首发症状常为局部皮肤自觉灼热感或神经痛，触之有明显痛觉，伴乏力、发热、食欲缺乏等全身症状。皮损初起为不规则红斑，继而出现粟粒至黄豆大小的丘疹，呈簇状分布而不融合，随之转变为水疱，疱壁紧张，内容物透明澄清，外周绕以红晕。皮损多沿某一周围神经呈带状排列，分布在身体的一侧，一般不超过正中线。好发部位为肋间神经、颈神经、三叉神经及腰骶神经支配区域（图 11-3）。病程多为 2～3 周，老年人为 3～4 周，水疱干燥结痂脱落后留有暂时性淡红斑和色素沉着。带状疱疹的皮损表现多样，根据皮损特点可分为顿挫型带状疱疹（即仅出现红斑、丘疹，不发生典型水疱）、大疱型带状疱疹、坏疽型带状疱疹等。

神经痛是本病的特征之一，又称为带状疱疹相关性疼痛（zoster-associated pain，ZAP），可发生于前驱期或伴随皮疹出现。按照发生的时间可分为：①前驱痛，是指带状疱疹皮疹出现前的疼痛；②急性期 ZAP，即出现皮疹后 30 天内的疼痛；③亚急性期 ZAP，即出现皮疹后 30～90 天的疼痛；④慢性期 ZAP，即带状疱疹后神经痛（postherpetic neuralgia，PHN），为皮疹愈合后持续超过

1个月以上的疼痛。此类神经痛是带状疱疹最常见而难以控制的并发症之一。疼痛程度与皮损严重程度无一定的关系，通常老年或体弱患者疼痛较为剧烈。疼痛部位可见于单侧胸部、三叉神经或颈神经。疼痛性质多样，可为烧灼样、刀割样、针刺样或撕裂样。30%～50% 患者的疼痛持续超过1年，部分病程可达10年或更长。多数患者伴有睡眠或情感障碍，严重影响工作和日常生活。

3. 带状疱疹的特殊表现

（1）三叉神经带状疱疹（trigeminal nerve zoster）：是指病毒侵犯三叉神经眼支、上颌支、下颌支。眼带状疱疹（herpes zoster ophthalmicus）多见于老年患者，疼痛剧烈。额部、眼睑及鼻部可出现相应皮损。累及角膜后水疱可迅速破溃形成溃疡性角膜炎，以后可因瘢痕形成而失明；严重者还可累及眼球各部，造成全眼炎。上颌支带状疱疹皮损出现在上颌黏膜、悬雍垂、扁桃体等。下颌支带状疱疹皮损则出现在舌前部、口底部和颊黏膜等。三叉神经带状疱疹首发症状可表现为牙痛。

（2）耳带状疱疹：是病毒侵犯面神经和听神经所致，表现为外耳道和鼓膜疱疹。膝状神经节受累影响面神经运动和感觉神经纤维时，出现面瘫、耳痛和外耳道疱疹三联征，称为拉姆齐·亨特（Ramsay Hunt）综合征。

（3）中枢神经系统带状疱疹：是指带状疱疹病毒从脊髓神经前、后根向上侵犯到中枢神经系统，或发生变态反应所致。可发生病毒性脑炎或脊髓炎。

（4）内脏带状疱疹（visceral zoster）：病毒通过脊髓后根神经节侵及交感神经及副交感神经的内脏神经纤维，引起急性胃肠炎、膀胱炎，当侵犯腹膜、胸膜时，可在这些部位出现刺激性症状或产生积液。

（5）泛发性带状疱疹：是指同时累及2个及以上神经节，以及对侧或同侧多个皮节产生皮损。

（6）播散性带状疱疹（disseminated herpes zoster）：主要见于机体抵抗力极度低下者，由于病毒在血液中播散，致使患者出现除受累皮节外全身皮肤广泛性水痘样疹，伴发热等全身中毒症状，病情凶险，致死率高。

4. 带状疱疹的并发症 除 PHN 外，带状疱疹的其他并发症包括眼带状疱疹引起的急性视网膜坏死综合征；耳带状疱疹可并发味觉改变、听力障碍和眩晕；胸10、胸11运动神经根受累时，可出现腹壁疝；肛周、外阴部位受到侵犯时，可引起排便、排尿困难。神经系统并发症包括无菌性脑膜炎、脑白质病、周围运动神经病、吉兰-巴雷综合征等。

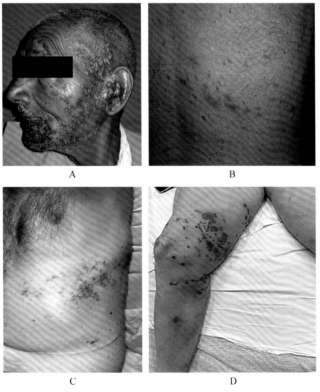

图 11-3　不同部位带状疱疹
A. 头面部带状疱疹；B. 胸部带状疱疹；C. 腰腹部带状疱疹；D. 下肢带状疱疹

【诊断及鉴别诊断】 水痘和带状疱疹根据典型临床表现即可作出诊断；对于不典型病例可进行病原学分析，收集疱液或血清，通过 PCR 检测疱液中病毒 DNA 及 ELISA 测定血清中病毒特异性抗体等方法辅助诊断。

水痘需要与丘疹性荨麻疹、痒疹进行鉴别。

带状疱疹前驱期由于仅有疼痛而未出现相应皮损表现，应与心绞痛、肋间神经痛、胸膜炎、胆囊炎、阑尾炎、尿路结石、偏头痛、青光眼等进行鉴别。皮损特征不典型时，需与其他皮肤病相鉴别，如单纯疱疹、接触性皮炎、丹毒、脓疱疮等。

【治疗与预防】

1. 治疗

（1）水痘：患者需采取隔离措施直至皮损全面结痂；患者的衣被、用具等可采用紫外线照射、通风、暴晒和煮沸等措施进行消毒。对于易感人群，可通过接种水痘疫苗预防感染与流行。

水痘多具有自限性，治疗措施主要为抗病毒、对症治疗和预防感染。对于水痘严重者，应早期使用阿昔洛韦以减轻病情、缩短病程、防止水痘扩散。对症治疗包括退热、止痒等。有继发感染者可选用新霉素软膏、莫匹罗星软膏。

（2）带状疱疹：治疗原则为抗病毒、镇痛、消炎、防止并发症等。

1）抗病毒治疗：早期有效的抗病毒治疗是治疗带状疱疹的关键，应在发疹后的 72h 内使用，以迅速达到并维持抗病毒药有效浓度，从而取得最佳的治疗效果。对于伴中、重度疼痛或严重皮疹、有新水疱出现、泛发性皮疹及合并带状疱疹眼炎、耳炎等特殊类型带状疱疹患者，以及免疫功能不全的患者，即使皮疹出现已超过 72h，仍应进行系统抗病毒治疗。常用的抗病毒药有阿昔洛韦、伐昔洛韦、泛昔洛韦，或溴夫定、膦甲酸钠等。值得注意的是，对于肾功能不全或持续下降者，需谨慎使用抗病毒药，初始给药前应检测血肌酐水平并根据肌酐值调整剂量、种类及给药间隔。

2）镇痛：带状疱疹引起的不同程度疼痛可选用不同类型的镇静镇痛药。轻、中度疼痛可选用非甾体抗炎药，如对乙酰氨基酚、双氯芬酸钠；中、重度疼痛选用治疗神经病理性疼痛的药物，如钙通道阻滞剂（加巴喷丁、普瑞巴林）、三环类抗抑郁药（如阿米替林），或选择阿片类药物，如吗啡或羟考酮等；严重疼痛或药物治疗无效的患者，可尝试神经阻滞、脉冲射频治疗、神经电刺激等微创介入治疗。对于 PNH 的治疗，应做到尽早、足量、足疗程及联合治疗的原则，以达到有效控制疼痛、提高患者生活质量的目的。

3）糖皮质激素：目前，关于是否系统使用糖皮质激素治疗带状疱疹，国内外观点尚不一致。既往观点认为，带状疱疹急性发作早期应用糖皮质激素并逐渐减量，可达到抑制炎症过程、缩短急性疼痛持续时间和皮损愈合时间的作用。然而，目前最新的欧洲及德国指南均未推荐系统应用糖皮质激素治疗。

对于带状疱疹引起的拉姆齐·亨特（Ramsay Hunt）综合征和中枢神经系统并发症而言，系统使用糖皮质激素疗效肯定。此外，年龄大于 50 岁，出现大面积皮疹及中重度疼痛、累及头颈部的带状疱疹、疱疹性脑膜炎及内脏播散性带状疱疹患者，在发病早期（出现皮损 1 周内）可系统使用糖皮质激素。推荐泼尼松初始量为 30～40mg/d 口服，病情控制后逐渐减量，疗程为 1～2 周。高血压、糖尿病、消化性溃疡及骨质疏松患者谨慎使用。禁用于免疫抑制或有禁忌证的患者。

4）局部治疗：①外用药物治疗，以抗病毒、干燥、消炎、防止继发感染为主。疱疹未破时，外用炉甘石洗剂、阿昔洛韦乳膏等；疱疹破溃后，可酌情使用抗菌药，如 3% 硼酸溶液湿敷、新霉素软膏或莫匹罗星软膏外擦。对于眼带状疱疹可用眼科抗病毒制剂等，禁用糖皮质激素外用制剂。②物理治疗，如 UVB、UVA、红外线等局部照射，可促进水疱干涸结痂，缓解疼痛。

2. 预防 带状疱疹患者应采取隔离措施，接种带状疱疹疫苗是预防带状疱疹的有效措施。目前，带状疱疹疫苗主要有灭活疫苗、减毒活疫苗和重组疫苗。带状疱疹灭活疫苗主要适用于免疫功能低下的人群，目前国内外尚无一款疫苗获批。已在全球上市的带状疱疹疫苗主要包括减毒活疫苗（ZVL，Zostavax®）和重组亚单位疫苗（RZV，Shingrix®）两种。ZVL 经皮下或肌内注射后通过激发 VZV 特异性 T 细胞免疫而防止病毒再激活和复制。RZV 是由 VZV 包膜糖蛋白 E 和 AS01B 佐剂制备的新型亚单位疫苗。其中，包膜糖蛋白 E 可作为抗原激活体内 VZV 特异性抗体和 T 细胞免疫应答。AS01B 可快速而短暂地激活注射部位相应组织的先天性免疫应答，从而使活化的抗原提呈细胞增加，促进包膜糖蛋白 E 特异性 CD4$^+$T 细胞活化和抗体的产生。研究表明，与 ZVL 相比，RZV 对老年人的保护效力更好。RZV 已于 2020 年 6 月在我国上市，推荐用于 50 岁以上免疫功能正常的人群接种。近年来，我国在带状疱疹疫苗的研制工作中也取得了一定的成就。2023 年 1 月，首款国产减毒活疫苗已被批准上市，该疫苗将适合接种人群扩龄至 40 岁以上。

第三节　疣

疣（wart，verruca）是人乳头瘤病毒（HPV）感染引起的反应性、良性、传染性上皮肿瘤，根据其临床表现和部位可分为寻常疣、扁平疣、跖疣、尖锐湿疣等。但近年研究表明，高危型 HPV 感染后有一部分会导致恶性肿瘤，常见的有宫颈癌、阴茎癌、口腔癌和肛门癌等。

【病因】 HPV 属小 DNA 病毒，直径为 50～55nm，呈正二十面体，无包膜。目前已发现 HPV 有 200 余种基因型，其中约 150 种已被克隆，其基因组长度约为 8kb，包括 6 个早期调控区域（E1、E2、E4、E5、E6、E7）和 2 个晚期区域（L1、L2）。其中，E1 和 E2 与病毒 DNA 复制和转录调控有关，E5、E6、E7 在诱导肿瘤发生和持续进展中发挥重要功能，L1、L2 主要编码病毒自身衣壳蛋白。

HPV 可通过直接或间接接触传染，生殖器和肛周 HPV 感染通常是性接触所致，外伤、皮肤破损也是 HPV 感染的重要因素。HPV 感染与机体的免疫功能密切相关。其中细胞免疫在清除感染 HPV 细胞中发挥重要作用。生殖器 HPV 感染所致的尖锐湿疣极易复发，其复发与 HPV 免疫逃逸机制有关。人群普遍易感，女性多于男性，青壮年感染占多数。

【临床表现】

1. 寻常疣（verruca vulgaris，common wart） 又称"瘊子"，好发于手指、手背等处，多为手外伤所致，手在水中长期浸泡也是常见的诱发因素（图 11-4A）。由于自身接种的关系，寻常疣也可发生于身体的任何部位，常为 HPV-1、HPV-2、HPV-4、HPV-27 或 HPV-57 感染所致。皮损初起为针尖大小的丘疹，其后渐渐增大至蚕豆大小或更大，呈圆形或多角形；突出皮面，呈灰色、淡黄色或黄褐色；质硬，表面粗糙，呈乳头瘤样增殖。青少年居多，一般无自觉症状，偶有压痛，寻常疣有一定的自限性，部分皮损可自行消退。

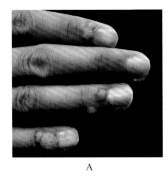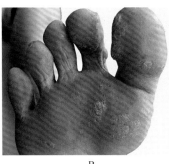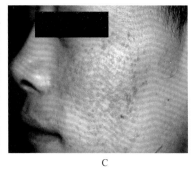

A　　　　　　　　　　B　　　　　　　　　　C

图 11-4　几种常见疣

A. 寻常疣；B. 跖疣；C. 扁平疣

寻常疣在临床上的特殊类型：①丝状疣（filiform wart），好发于眼睑、颈、面部和腋下等处。疣体细长呈丝状突起，伴有顶端角化；呈肤色或棕灰色。发生于眼睑者可伴发结膜炎或角膜炎。②指状疣（digitate wart），常发生于头皮，也可发生于趾间、面部。疣体呈簇状，常有参差不齐的多个指状突起，其尖端为角质样物质，患者常无自觉症状。

除此之外，发生于甲周者称为甲周疣，发生于甲床者称为甲下疣。

2. 跖疣（verruca plantaris，plantar wart） 是发生于足底的寻常疣。一般与 HPV-1、HPV-2、HPV-4 感染有关，常发生于足跟、跖骨头或趾间受压处（图 11-4B）。常因外伤、摩擦诱发，足部多汗可促其发生。疣体初发为一细小发亮的丘疹，后逐渐增大，表面角化，粗糙不平，形成增厚的角质环，呈现灰褐、灰黄或污灰色；为圆形，境界清楚，中央微凹，压痛明显。有时多个疣聚集在一起或相互融合形成一角质斑块，称为镶嵌疣（mosaic wart）。将表面角质削去后，可见多个角质软芯。

3. 扁平疣（verruca plana，flat wart） 好发于青少年，多由 HPV-3 或 HPV-10 引起，面部、手背、颈、胸及前臂为好发部位（图 11-4C）。典型皮损为米粒至黄豆大小的扁平隆起的丘疹，表面光滑，质硬，正常肤色或淡褐色，形状多为圆形或类圆形，数目较多，搔抓后丘疹会呈现线状、串珠状排列，称为同形反应或 Koebner 现象；皮损长期不退也可融合成斑片，一般无自觉症状，偶有轻微瘙痒。病程为慢性，有时可自行消退，亦可持续多年不愈，愈后不留瘢痕。

4. 尖锐湿疣（condyloma acuminatum） 又称性病疣（venereal wart），详见第三十章第五节。

【组织病理】 病毒疣特征性的组织病理改变为颗粒层和颗粒层下棘细胞的空泡样变性，变性细胞内可见嗜酸性包涵体（角质蛋白）和嗜碱性包涵体（病毒颗粒）。常伴有角化过度或乳头瘤样增生。

【诊断及鉴别诊断】 根据病史和临床表现即可做出诊断，必要时可行病理检查或 HPV DNA 检测。

跖疣需与鸡眼、胼胝进行鉴别。鸡眼好发于足缘或足趾受压处，常由挤压引起，呈圆锥形角质栓，外围透明黄色环，压痛和侧压痛明显；胼胝因长期摩擦、压迫所致，为蜡黄色角质斑片，中央略增厚，皮纹清楚，边缘不清，无或轻微压痛。

扁平疣需与汗管瘤进行鉴别。汗管瘤为好发于双下眼睑处的肤色或淡黄色半球形丘疹，表面蜡样光泽、质中、密集不融合。组织病理学特征性表现为真皮浅层基底样细胞形成的囊腔样结构，一端呈导管状，另一端为实体条索状，形如逗号或蝌蚪状。

【治疗】 本病可以从 3 个方面进行治疗，即破坏疣体、调节局部皮肤生长、刺激免疫反应。物理治疗和药物治疗是较好的治疗手段，若皮损经久不愈或数目太多可使用系统药物治疗。

1. 局部治疗

（1）物理治疗：可用冷冻、电灼、微波和激光等方法治疗，若皮损数目较多可分批进行治疗。

（2）外用药物：不适合采用物理治疗的患者可考虑局部使用药物治疗。常见药物如下。

1）5% 氟尿嘧啶软膏：须注意面部慎用，可能导致皮肤局部疼痛、水肿或皮肤过敏等。

2）0.05%～0.1% 维 A 酸：可用于扁平疣的治疗。

3）3% 酞丁胺软膏或 3% 酞丁胺二甲基亚砜溶液：可治疗寻常疣、跖疣、扁平疣。

4）5% 咪喹莫特霜：对寻常疣、扁平疣、尖锐湿疣均有一定治疗效果。

5）0.05% 博来霉素：皮损内注射可对寻常疣、跖疣起效。

（3）光动力治疗：局部使用光敏剂 5-氨基乙酰丙酸，经光照射后引起局部细胞死亡，可治疗部分寻常疣、尖锐湿疣。

（4）手术治疗：可用于寻常疣和尖锐湿疣。

2. 系统治疗

（1）中药治疗：如平肝活血方、治疣汤和马齿苋合剂等。

（2）免疫调节剂：可考虑使用免疫调节剂，但目前市面上的调节剂均对机体有较大不良反应，如干扰素、转移因子和左旋咪唑等。

第四节 传染性软疣

传染性软疣（molluscum contagiosum）是由传染性软疣病毒（MCV）感染引起的传染性皮肤病。特征为皮肤上发生的具有蜡样光泽的丘疹或结节，顶端凹陷，可挤压出乳酪状软疣小体（molluscum body）。

案例 11-1

患者，男性，34 岁。会阴部灰白色丘疹 3 月余就诊。患者 3 个月前偶然发现腹部出现散发小丘疹，无明显症状，未经特殊处理，近来增多。患者 7 个月前曾有不洁性生活史。

皮肤科情况：会阴部见数十个珍珠色、半球形小丘疹，表面蜡样光泽，散在分布，中央可见脐凹。

问题：①该患者的诊断是什么？诊断依据又是什么？②如何进一步明确诊断？如何治疗？

【病因】 传染性软疣病毒属于痘病毒科软疣病毒属，为双链 DNA 病毒，直径为 350nm，呈砖形。可分为 4 型及若干亚型，引起皮损的是 MCV-1 型和 MCV-2 型，以 MCV-1 型最为常见。感染途径主要是经皮肤直接接触感染，尤其是皮肤潮湿情况下更易感染。MCV 可通过浴室、游泳池、运动设备或毛巾等传播，也可通过自体接种或性接触传染。

在该病进程中，MCV 可编码免疫逃逸相关蛋白基因，使之逃避免疫系统的监控，因此，免疫功能缺陷的患者较易发生，如局部使用糖皮质激素常为该病的诱因之一，而白血病、艾滋病等患者也易感染传染性软疣。

【临床表现】 本病多见于儿童及青年，潜伏期常为 1 周到半年。初起皮损为光亮、珍珠白色半圆形丘疹，其后逐渐增大至 5~10mm 的丘疹，表面呈蜡状光泽，中央微凹或呈脐凹状，可挤出白色乳酪样物质，称为软疣小体（图 11-5）。有时皮损在进展过程受到外伤或刺激后可以结痂甚至化脓，使皮损不典型而误诊。皮损数目不等，数个至数十个，陆续出现，互不融合，一般无自觉不适。成人皮损常见于生殖器、臀部、下腹部或耻骨部等皮肤皱褶处；儿童好发于手臂、四肢或躯干等处；适应性免疫缺陷患者全身均可出现皮损，较难治愈。部分皮损可自行消退，且不留瘢痕。

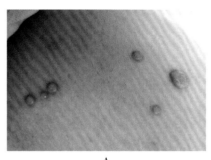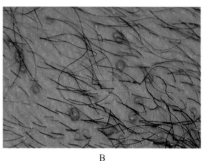

图 11-5 传染性软疣
A. 儿童躯干部；B. 成人耻骨部

【组织病理】 本病的病变主要发生于表皮，表皮高度增生进入真皮形成假包膜，假包膜被分为多个梨形小叶。基底细胞大致正常，从棘细胞起逐渐变性。早期感染细胞会出现嗜酸性卵圆形小体，后期这些小体会充斥整个细胞，形成嗜碱性包涵体，又名软疣小体。在病变中央，细胞可脱落形成"火山口样"改变。软疣小体经复方碘溶液染色呈棕褐色，经稀释后可被亮晶蓝溶液染成青色。在电子显微镜下，可发现细胞质内的砖形痘病毒颗粒。

【诊断及鉴别诊断】 根据皮损特点、发病部位及年龄等特征即可大体确诊，组织病理检查可明确诊断，电子显微镜观察病毒形态可快速诊断，皮损 PCR 分子生物学检测可确定 MCV DNA。

成人传染性软疣需与角化棘皮瘤、基底细胞癌、化脓性肉芽肿等进行鉴别；儿童需与幼年性黄色肉芽肿、斯皮茨（Spitz）痣等进行鉴别；艾滋病患者需与皮肤隐球菌感染相鉴别。

案例 11-1 分析
　　该患者的诊断为传染性软疣。诊断依据：①成年男性患者，且 7 个月前有不洁性生活史；②皮损发生在生殖器部位；③3 个月前出现丘疹，近来皮损数量增多，呈半圆形、光亮珍珠白色丘疹，中央有脐凹。

【治疗】 MCV 具有极高的传染性，故患者不应去公共泳池、澡堂等场所，也不应与他人共用私人物品以及参加接触性较多的活动，直至痊愈。

1. 物理治疗 疣体夹除术是对较大皮损最有效的治疗方法。此外还可进行冷冻、电灼、激光等物理治疗。

2. 化学治疗 是指通过局部刺激产生炎症反应从而消除疣体，常用药物包括液态苯酚或 10%~20% 石炭酸、水杨酸联合聚维酮碘溶液或 3% 酞丁胺软膏等。

3. 抗病毒治疗 西多福韦有较好的疗效，可局部外用 1%~3% 的软膏、霜剂；对皮疹广泛、常规治疗无效或免疫功能不全、免疫抑制患者也可静脉滴注。

4. 其他治疗药物 如 0.1% 维 A 酸霜、5% 氢氧化钾溶液、硝酸银溶液，以及局部使用免疫调节剂等。

案例 11-1 分析
　　结合患者的皮损特点和既往史，初步诊断患者为传染性软疣，可通过组织病理学活检明确诊断。此外，还可利用 PCR 技术检测皮损处 MCV DNA 以帮助诊断。
　　对此类疾病的治疗方案众多，物理治疗方法包括疣体夹除术、激光、电灼、冷冻等；化学治疗方法可使用 10%~20% 石炭酸、水杨酸联合聚维酮碘溶液或 3% 酞丁胺软膏等；抗病毒治疗方法为局部涂抹 1%～3% 西多福韦软膏；其他方法还包括局部涂抹 0.1% 维 A 酸霜、5% 氢氧化钾溶液、硝酸银溶液，以及局部使用免疫调节剂等。后续防治需对患者进行宣教，对患者物品进行消杀，对其家人进行相关检查。

第五节 手足口病

手足口病（hand-foot-mouth disease）是一种主要发生于婴幼儿的轻型病毒性传染病，以口腔和手足出现水疱为特征。

【病因】 手足口病的致病微生物为肠道病毒，通常由柯萨奇病毒 A16 型引起，其他可能致病的病毒种类包括肠道病毒 71 型和其他柯萨奇病毒（如 A5、A9、A10、B3、B5）。这些病毒属于小 RNA 病毒科，病毒存在于直肠、鼻咽及手足破裂的水疱液中，主要通过粪-口途径传播，亦可通过飞沫经呼吸道传播。

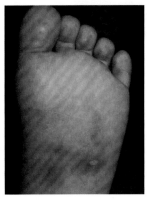

图 11-6 手足口病

【临床表现】 该病多发于 5 岁以下儿童，多发生在人群聚集的幼儿园、小学等处。该病潜伏期为 4～7 天，多发生在夏、秋季；发疹前可有不同程度的低热、咳嗽、头痛、食欲缺乏等前驱症状；1～3 天后手、足、口、臀等处出现红色斑疹，皮损迅速进展为 1～4mm 的水疱，疱壁较薄，疱液清亮，疱壁很快破溃形成溃疡，周围绕以红晕（图 11-6）。皮损最容易使口腔受累，表现为硬腭、牙龈、舌和颊黏膜等处疼痛性小水疱。皮损常同时发生于手、足、口，但也有不全表现。病程约为 1 周，很少复发。少数患者病情进展迅速，病毒因累及神经系统、呼吸系统和循环系统而产生相应症状。

【诊断及鉴别诊断】 根据患者的流行病学和特征性临床表现（如口腔、掌跖、指/趾散在性小水疱）可确诊。若临床症状不典型，必要时可通过血清抗体检查或病毒分离以辅助诊断。该病需与多形红斑、口蹄病、疱疹性咽峡炎、水痘或单纯疱疹等进行鉴别。

【治疗与预防】 及时发现并隔离患者，控制疾病流行，隔离期通常为 7～10 天。污染物品需进行消毒，防止病毒传播。可接种肠道病毒 71 型（EV71）灭活疫苗，预防由 EV71 病毒感染导致的重症手足口病。本病以支持和对症治疗为主，注意休息，避免交叉感染，也可以口含口腔溃疡涂膜剂或利多卡因以减轻溃疡带来的疼痛，手足等部位涂抹炉甘石洗剂以减轻症状，谨防重症。

（李　军）

第十二章　真菌性皮肤病

真菌（fungus）属于真核细胞型生物，可产生孢子，不含叶绿素，以寄生或腐生方式吸取营养，可进行有性和（或）无性繁殖。据估算，自然界实际存在的真菌物种约有 160 万种，迄今已发现约 20 万种，可引起人类感染的真菌约有 400 种，其中常见者不足 100 种。

病原真菌按照菌落形态，可分为两大类。①霉菌（mold）：菌落一般呈毛状，为多细胞真菌，有菌丝（hypha）和孢子（spore），又称为丝状真菌（filamentous fungus）。②酵母（yeast）：菌落呈乳酪样，为单细胞真菌，根据能否形成假菌丝又分为酵母菌和类酵母菌（yeast-like fungus）。此外，还有一类真菌在体外腐生或 25℃ 培养时呈霉菌相，而在组织中或 37℃ 培养时则呈酵母菌相，此类真菌称为双相真菌（dimorphic fungus）。

真菌性皮肤病是指由真菌感染引起的皮肤病，按照感染皮肤的部位可分为浅部真菌病（superficial mycosis）、皮下组织真菌病（subcutaneous mycosis）、系统性真菌病（systemic mycosis）。系统性真菌病多见于免疫功能严重受损的患者，临床表现为皮肤、内脏等多个器官发生病变。

1. 浅部真菌病　是指局限于表皮、黏膜、毛发和甲板的真菌感染，主要包括头癣、体癣、股癣、甲癣、手足癣等皮肤癣菌病，以及花斑糠疹（花斑癣）、马拉色菌毛囊炎、浅表念珠菌病等。浅部真菌病是全球最常见的真菌病，通常不会对患者的生命造成威胁，但可能会影响患者的生活质量。皮肤癣菌病（dermatophytosis）的主要致病菌为皮肤癣菌（Dermatophytes）和念珠菌（Candida）。皮肤癣菌属于节皮菌科（Arthrodermataceae），可利用角蛋白作为营养，主要侵犯任何动物的皮肤、毛发、指/趾甲等角化组织。目前已报道的皮肤癣菌有 50 余种，其中对人类有致病作用的有 20 余种。基于最新的综合分类方法（形态学、生物学、系统发生），皮肤癣菌被划分为 9 个属，其中致病菌主要归属于毛癣菌属（Trichophyton）、表皮癣菌属（Epidemophyton）、奈尼兹皮菌属（Nannizzia）、小孢子菌属（Microsporum）、节皮菌属（Arthroderma）等。根据来源和寄生宿主的不同，皮肤癣菌分为 3 类：①亲人性（anthropophilic）皮肤癣菌，主要侵犯人类，如红色毛癣菌（T. rubrum）、许兰毛癣菌（T. schoenleini）、铁锈色小孢子菌（M. ferrugineum）；②亲动物性（zoophilic）皮肤癣菌，主要侵犯动物，也可引起人类感染，如犬小孢子菌（M. canis）、疣状毛癣菌（T. verrucosum）等；③亲土性（geophilic）皮肤癣菌，为土壤腐生菌，偶尔可引起人类感染，如石膏样小孢子菌（M. gypseum；新分类法名称为 N. gypsea）。

2. 皮下组织真菌病　是由环境中被真菌污染的物体，如木屑、稻草、土壤等，或因携带病原菌的动物抓伤、咬伤导致创伤性接种，引起真皮和皮下组织感染。这类疾病一般进展缓慢，无法自愈，主要包括着色芽生菌病（chromoblastomycosis）、孢子丝菌病（sporotrichosis）、足菌肿（mycetoma）等。

3. 系统性真菌病　可分为原发性真菌感染和机会性真菌感染。原发性真菌感染引起的疾病包括组织胞浆菌病（histoplasmosis）、皮炎芽生菌病（blastomycosis）等，这类疾病都是由双相真菌感染引起并呈地区性分布，到这些地区旅行的游客可能被感染。该类疾病的主要感染途径是通过吸入孢子，引起肺部感染。大多数感染可以自愈，并产生很强的特异性免疫，而免疫功能受损者可能会传播到皮肤。机会性真菌感染主要累及原发性或继发性免疫缺陷的患者，常见疾病如曲霉病（aspergillosis）、毛霉病（mucormycosis）等。随着器官移植、恶性肿瘤、HIV 感染、免疫抑制剂的使用等造成免疫功能受损患者人群逐渐增多，机会性真菌感染也不断增加，且预后较差。机会性真菌感染的原发病灶常位于中枢神经系统、肺、血液、鼻等部位，并可通过血液传播至皮肤产生病变。

真菌培养和直接镜检是真菌感染诊断最常用的方法。常见的培养基包括沙氏葡萄糖琼脂（SDA）和马铃薯葡萄糖琼脂（PDA）等。真菌镜检的主要方法：①氢氧化钾（KOH）湿片法。常用 10% KOH 溶解皮肤标本中的细胞组织和角质层，并可使标本中的孢子或菌丝在显微镜下呈现浅色的折光。②真菌荧光染色法。卡尔科弗卢尔荧光增白剂（Calcofluor white stain）是一种广泛应用于真菌学研究和诊断的荧光染料。这种染料能够特异性地与真菌细胞壁中的 β-1,3-葡聚糖结合，而不与宿主组织的成分结合，因此，在荧光显微镜下能够清晰地观察到发出亮蓝色荧光的真菌结构。在荧光显微镜下，可见菌丝呈亮蓝的线状或分支状，菌丝分隔清晰；酵母细胞或孢子呈亮蓝色的圆形或椭圆形。

临床中常用的抗真菌药物根据其作用机制和化学结构，可以分为：①多烯类，如两性霉素B（amphotericin B）；②三唑类，如伊曲康唑（itraconazole）、伏立康唑（voriconazole）和泊沙康唑（posaconazole）等；③咪唑类，如咪康唑（miconazole）、克霉唑（clotrimazole）和益康唑（econazole）等；④丙烯胺类，如特比萘芬（terbinafine）和布替萘芬（butenafine）；⑤棘白菌素类，如卡泊芬净（caspofungin）、米卡芬净（micafungin）和安尼芬净（anidulafungin）；⑥嘧啶类似物，如氟胞嘧啶（flucytosine）；⑦其他，如灰黄霉素（griseofulvin）。

在临床治疗真菌性皮肤病时，由于不同真菌对药物的敏感性存在显著差异，因此，选择合适的抗真菌药至关重要。治疗方案应当综合考虑致病菌种、患者的临床表现及感染部位。对于浅表真菌感染，常用的治疗方法是局部应用抗真菌药膏，如联苯苄唑、咪康唑、克霉唑或酮康唑等。这些药物可以直接作用于感染部位，减少副作用并提高疗效。对于皮下真菌感染，可能需要口服抗真菌药进行治疗，如伊曲康唑、伏立康唑等。这些药物能够渗透到深层组织，有效抑制真菌的生长和繁殖。而对于系统性真菌感染，由于病情更为严重，通常需要通过静脉注射给予强效抗真菌药物，如伊曲康唑、卡泊芬净、泊沙康唑等，以确保药物能够迅速分布到全身各个部位，控制感染。

总之，治疗真菌感染时，医生应根据患者的具体情况和真菌的药敏试验结果，选择最合适的药物和给药方式，以达到最佳的治疗效果。

第一节 头　癣

头癣（tinea capitis）是一种头发、头皮及毛囊的皮肤癣菌感染。

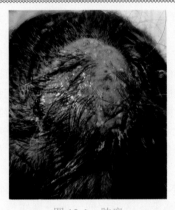
图 12-1　脓癣

案例 12-1

患儿，女性，6 岁。斑状脱发伴破溃流脓、疼痛 10d，发热 4d 就诊。10d 前患儿与猫、兔接触后顶部头皮出现红丘疹、脓疱，皮损逐渐扩大融合成斑块，伴破溃流脓、头发脱落。4d 前出现发热，体温最高可达 38.4℃，服用布洛芬后体温可降至正常。

皮肤科情况：头皮顶部见一 6cm×4cm 红斑块，界限清楚，其上破溃，见黄白色脓性及血性分泌物，周围散在脓痂，可见断发，触诊质软，有波动感（图 12-1）。

问题：①为明确诊断，需完善哪些检查？②应如何治疗本病？

【病因】　头癣的致病菌通常为小孢子菌属和毛癣菌属。黄癣由许兰毛癣菌（*T. schoenleini*）引起；白癣主要致病菌是犬小孢子菌（*M.canis*）和石膏样小孢子菌（*M. gypseum*）；黑点癣致病菌多为毛癣菌属中的断发毛癣菌（*T. tonsurans*）和紫色毛癣菌（*T. violaceum*）；脓癣通常由亲动物性皮肤癣菌引起，如犬小孢子菌、须毛癣菌（*T. mentagrophytes*），偶尔也会由亲土性或亲人性皮肤癣菌引起。

头癣通过接触患病的人、动物及其污染物传染，如患者脱落的病发，接触的枕套、梳子、衣帽等，传染性孢子可在污染物中存活数月。无症状带菌者在头癣传播中起重要作用。

皮肤癣菌有溶解角质的能力，能消化角蛋白，故只在毛发角化部位生活生长。当皮肤癣菌定植于头皮后，其繁殖与皮肤环境密切相关，如皮脂腺中不饱和脂肪酸有抗真菌作用，儿童的皮脂腺发育不成熟，故头癣多见于儿童。皮肤癣菌在毛囊周围的角质层建立感染，在表皮角质层内发芽，逐渐伸长、分支、分隔，在毛囊口聚集、繁殖大量菌丝。随着毛发的生长，可把真菌带出毛囊，致毛发脆性增加，容易断裂。

【临床表现】　主要累及儿童，成人少见。根据致病菌和临床表现的不同，一般可将头癣分为 4 种类型，即黄癣、白癣、黑点癣及脓癣。主要表现为脱发、脱屑和不同程度的炎症反应。

1. 黄癣（favus）　多在儿童期发病。初为毛根部红斑、脱屑，继而发出一小脓疱，干后即变成黄色痂，随病情发展黄痂变厚、边缘翘起，中心凹陷有一头发穿过，犹如碟状，即黄癣痂。去痂后其下见潮红糜烂面或浅溃疡，黄癣痂可逐渐扩大，相邻损害可融合成大片状，严重时可覆盖整个头皮，如不及时治疗，可致毛囊破坏，形成萎缩性瘢痕，最终导致永久性秃发。病发常呈干、枯、弯曲状，变脆易折断，发际处常不受累。患者一般无明显自觉症状或伴不同程度的瘙痒，少数患者无典型黄癣痂。黄癣痂较厚处常伴发细菌感染，有特殊臭味，自觉剧烈瘙痒。

2. 白癣（tinea alba） 儿童多见。初为群集红色小丘疹，逐渐扩大形成圆形或椭圆形斑，表面覆有灰白色鳞屑，边界清楚，无明显炎症，其上头发变为灰暗（图 12-2）。周围可以出现卫星样小鳞屑斑片，可再融合成片，斑片内病发多在距头皮 2～4mm 处折断，残根部有灰白色菌鞘包绕。患者一般无明显自觉症状，偶有轻度瘙痒，青春期后可自愈，愈后不留瘢痕。

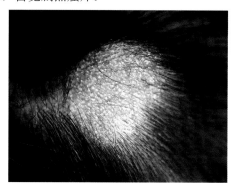

图 12-2 白癣

3. 黑点癣（black dot ringworm） 儿童和成人均可发病。初为炎症很轻的灰白色鳞屑性斑点，常散在分布，逐渐扩大至豌豆大小。头发在头皮水平处折断，遗留的残发呈黑点状。皮损炎症轻微，伴有轻度瘙痒，但一些患者可能会发展成毛囊脓疱、疖肿样结节。病变进展缓慢，可延续多年不愈，愈后可遗留点状瘢痕和局灶性秃发。

4. 脓癣（kerion） 主要由亲动物性皮肤癣菌引起，是机体对真菌抗原的IV型变态反应所致。初为群集的毛囊性炎性丘疹和脓疱，之后融合形成界限清楚的红肿痈状隆起，质地柔软，有波动感，表面可见蜂窝状小孔，挤压时可排出少量浆液或半透明脓液，有程度不同的疼痛和压痛，并伴有耳后、枕后淋巴结肿大。病发松动易拔出，愈后常有瘢痕形成，而在局部留有永久性秃发。

> **案例 12-1 分析**
>
> 临床特征：6 岁儿童；10 天前顶部头皮出现红丘疹、脓疱，逐渐扩大融合成红斑块，伴破溃流脓、头发脱落，发热 4 天；起疹前有猫、兔接触史。体格检查顶部头皮可见界限清楚的红斑块，其上破溃，伴黄白色脓性及血性分泌物，可见断发，触诊质软，有波动感。

【实验室检查】

1. 真菌直接镜检

（1）黄癣：病发内见关节孢子、链状菌丝及菌丝退化后残留的气泡，黄癣痂内可见孢子和鹿角状菌丝。

（2）白癣：病发外镶嵌或成堆的圆形、卵圆形的小孢子。

（3）黑点癣：常在病发内有链状排列的关节孢子。

（4）脓癣：病发可见发内或发外孢子及菌丝。

2. 滤过紫外线灯（伍德灯）检查 灯下黄癣病发呈暗绿色荧光，白癣病发呈亮绿色荧光，黑点癣病发无明显荧光。

3. 真菌培养 取病发或头皮鳞屑接种于含抗生素的沙氏葡萄糖琼脂上，25～28℃培养 2～4 周，可见真菌生长。

【诊断及鉴别诊断】 根据临床表现、真菌直接镜检及伍德灯检查等可作出头癣诊断。临床上有时需与头皮脂溢性皮炎、银屑病、红斑狼疮、头皮脓肿、头皮糠疹、斑秃等相鉴别。

> **案例 12-1 分析**
>
> 为明确诊断，考虑完善病发真菌直接镜检＋免疫荧光镜检、血常规、超敏 C 反应蛋白等检验检查。
>
> 检查结果：①病发真菌直接镜检＋免疫荧光镜检示病发外有密集菌丝及小孢子包绕（图 12-3）；②血常规示白细胞（WBC）11.04×10^9/L、中性粒细胞计数 8.40×10^9/L；③超敏 C 反应蛋白为 41.50mg/L。
>
> 诊断：脓癣。

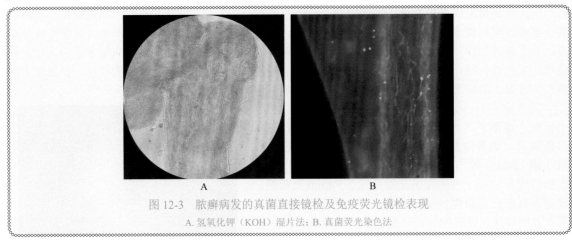

图 12-3　脓癣病发的真菌直接镜检及免疫荧光镜检表现
A. 氢氧化钾（KOH）湿片法；B. 真菌荧光染色法

【预防与治疗】

1.预防　头癣是一种可以通过接触传染的疾病，做好预防工作至关重要。为切断传染途径并防止疾病继续蔓延，应采取一系列措施，最终达到消灭头癣的目的。

（1）早期诊断和治疗。

（2）彻底消毒和隔离患者及其贴身衣物等。

（3）及时治疗患病家畜和宠物。

（4）对托儿所、学校、理发店等加强卫生宣传和管理。

在进行上述工作的同时，保持个人和环境卫生、均衡饮食、加强锻炼、提高自身免疫力，也是非常重要的。

2.治疗　一般采用综合治疗方案，即服药、搽药、洗头、剪发、消毒。

（1）服药：①伊曲康唑：儿童 3～5mg/(kg·d)，成人 100～200mg/d；口服，每日 1 次，疗程为 4～6 周。②特比萘芬：体重＜20kg 者 62.5mg/d，20～40kg 者 125mg/d，＞40kg 者 250mg/d；口服，每日 1 次，疗程为 4～6 周。③氟康唑：儿童 5mg/(kg·d)，成人 50mg/d；口服，每日 1 次，疗程为 4～6 周。④灰黄霉素：儿童 15～20mg/(kg·d)，成人 600～800mg/d，分 2～3 次口服，连续 3～4 周。若病发镜检仍有真菌，需延长疗程或换用其他抗真菌药；用药超过 1 个月，注意监测肝肾功能及血常规等。

（2）搽药：可外用咪唑类（如酮康唑、克霉唑等）和丙烯胺类（如特比萘芬等）药物，以及咪唑类和丙烯胺类复合制剂。每日 2 次，连续 1～2 个月。

（3）洗头：每日用 2% 酮康唑洗剂、硫化硒洗剂等洗头。

（4）剪发：尽可能剪除全部病发，每周 1 次，连续 8 周。

（5）消毒：患者使用过的毛巾、帽子、枕套、梳子等生活用品及理发用具应煮沸消毒。

脓癣临床症状较重，除口服抗真菌药外，可短期应用小剂量糖皮质激素，合并细菌感染时应口服抗生素。

案例 12-1 分析

对此患者的治疗方案：特比萘芬 125mg，每日 1 次口服，连续 4 周；1% 联苯苄唑凝胶，每日 2 次外用，连续 4 周；根据体重小剂量静脉滴注地塞米松 1 周；口服抗生素 1 周；每周剪除病发 1 次，连续 8 周；生活用品煮沸消毒。

第二节　体癣和股癣

体癣（tinea corporis）是指除头皮、掌跖、毛发、甲板以外部位的皮肤癣菌感染；股癣（tinea cruris）专指发生于腹股沟、会阴、肛周和臀部的皮肤癣菌感染。二者均为光滑皮肤的皮肤癣菌感染，只是发生部位不同而已。

案例 12-2

患者，男性，34 岁。双侧阴囊、腹股沟鳞屑性红斑伴瘙痒 6 周。6 周前患者无明显诱因阴囊处出现红斑、脱屑，逐渐扩大至腹股沟、股部，中央消退而边缘处呈环状损害，自觉瘙痒，自行外用"皮炎平"治疗无效，皮损中央出现新的红斑、丘疹。

皮肤科情况：双侧阴囊、腹股沟及股部可见大面积红斑片，边界清楚，边缘隆起，可见丘疹，伴有白色鳞屑（图 12-4）。

问题：①为明确诊断，需完善哪些实验室检查？②如何治疗？

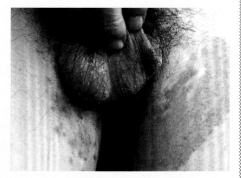

图 12-4　股癣

【病因】　所有的致病性皮肤癣菌均可引起光滑皮肤感染。常见病原菌为红色毛癣菌、须毛癣菌、絮状表皮癣菌、犬小孢子菌等，通过直接或间接接触传染，手足癣和甲癣的自身接种也是重要传染途径。多发于夏、秋季，温暖潮湿气候、糖尿病、长期应用糖皮质激素或免疫抑制剂等为其重要的促发因素。有活性的关节孢子或菌丝沉积于易感个体皮肤表面，随后侵犯角质层并呈离心性扩散，1～3 周后出现明显的炎症反应。典型的环状损害出现中央愈合而边缘扩展，愈合区域也可发生再感染。

【临床表现】

1. 体癣　好发于暴露部位。初发针头至绿豆大小的红色丘疹或丘疱疹，继之形成鳞屑性红色斑片，逐渐扩展成边界清楚的环状或多环状损害，中央趋于消退伴脱屑或色素沉着，边缘略隆起，可见散在的丘疹和丘疱疹（图 12-5）。皮损单发或多发，可融合成片。一般在夏、秋季症状加重，冬季减轻。自觉瘙痒，长期搔抓可引起皮肤肥厚浸润而呈苔藓样变，愈后遗留暂时性色素沉着。

2. 股癣　青少年男性多见。好发于腹股沟部，可单侧或双侧受累，可融合成片，可累及肛周、会阴和臀部，阴囊受累少见。股部内侧靠近阴囊处首先出现红斑、丘疹或丘疱疹，逐渐扩大而形成边界清楚的半月形损害，边缘隆起，有丘疹、丘疱疹和脱屑，偶见脓疱，中央有愈合倾向；腹股沟皱褶处常为红褐色斑片，鳞屑较少（图 12-4）。皮损夏重冬轻，伴有不同程度的瘙痒，搔抓后可引起渗液、结痂，病程持久者发生苔藓样变。

3. 难辨认癣　滥用糖皮质激素制剂可使皮损边缘模糊，鳞屑减少，中央失去自愈趋势，又称难辨认癣（tinea incognito）。常见于腹股沟、面部和手背，容易误诊，但在皮损的一些部位仍可发现癣的特征（图 12-6）。

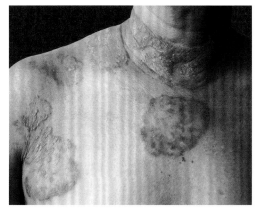

图 12-5　体癣

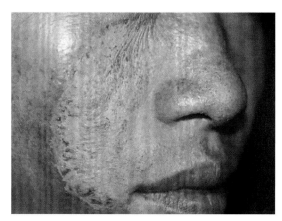

图 12-6　难辨认癣

【诊断及鉴别诊断】　根据夏季发作、皮损向四周呈环形或多环形扩散、边界清楚、自觉瘙痒，以及真菌镜检结果阳性，一般诊断不难。需与银屑病、玫瑰糠疹、慢性湿疹、神经性皮炎等相鉴别。

案例 12-2 分析

　　临床特征：青年男性；6 周前阴囊出现红斑、脱屑，逐渐扩大至腹股沟、股部，体格检查发现双侧阴囊、腹股沟及股部可见大面积红斑片，边界清楚，边缘隆起，可见丘疹及丘疱疹，伴有白色鳞屑。

　　为明确诊断，考虑行真菌镜检，镜下可见菌丝（图 12-7）。

　　诊断：股癣。

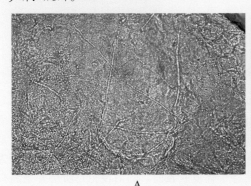 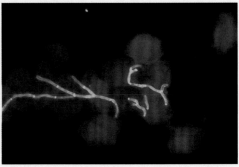

A

B

图 12-7　镜检照片

A. KOH 镜下照片；B. 免疫荧光染色后镜下照片

【治疗】

　　1. 一般治疗　注意个人卫生，避免直接接触癣病患者和动物，公共物品应定期清洗、消毒，积极治疗手足癣和甲癣。

　　2. 局部治疗　体癣和股癣的治疗首选外用抗真菌药，一般为每日 1～2 次，疗程为 2～4 周，外用药以咪唑类和丙烯胺类药物最常用。

　　3. 全身治疗　适用于皮损广泛或外用药疗效不佳者，特比萘芬 250mg/d，疗程为 1～2 周，或伊曲康唑 200～400mg/d，疗程为 1～2 周；如果患者合并有足癣和（或）甲真菌病，建议一并治疗。

案例 12-2 分析

　　对此患者的治疗方案：伊曲康唑（斯皮仁诺）200mg，每日 1 次，连续 2 周；外用联苯苄唑乳膏，每日 2 次，连续 4 周。

第三节　手癣和足癣

　　手癣（tinea manum）是发生在掌、指间皮肤的皮肤癣菌感染。足癣（tinea pedis）是指发生于足底、足跟、趾和趾间的皮肤癣菌感染。由于掌（跖）、指（趾）部位汗腺丰富、汗液容易蓄积等原因，皮损形态多变，且容易合并细菌感染、自身敏感反应等，因此，手足癣的治疗与其他部位的皮肤癣菌感染又略有不同。

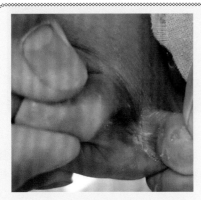

案例 12-3

　　患者，男性，45 岁。左足趾间皮肤改变伴瘙痒 2 年。半年前左足趾间皮肤发白、脱屑，夏重冬轻。

　　皮肤科查体：左足第 4、5 趾间皮肤浸渍发白、糜烂、脱屑（图 12-8）。

　　问题：①该患者如何诊断？②该患者如何治疗？

图 12-8　足癣

【病因】　手足癣是最常见的浅部真菌病，尤其在热带和亚热带地区，足癣的发生率较高。该病多见于成人，全世界均有流行，两性均有患病。有报道，我国南方足癣的患病率可高达50%～60%。病原菌主要为红色毛癣菌、须毛癣菌、絮状表皮癣菌、犬小孢子菌等，其他病原菌还有双间柱顶孢、透明柱顶孢和念珠菌。

该病主要通过接触传染，穿着封闭性鞋子造成的湿润环境是最重要的因素，尤其在趾缝部位出汗后汗液浸渍角质层，易使真菌侵入。另外，机体的免疫状态也与手足癣的感染息息相关，如糖尿病、免疫抑制状态的患者往往更易感染，且病情更重。细菌菌丛增多在慢性足癣急性发作中起重要作用，但是否参与足癣的发生尚不明确。

【临床表现】

1.手癣　好发于中青年妇女，多为单侧，临床表现多为单侧手掌和手指的弥漫性角化过度、细屑，皮肤极度干燥，甚至发生皲裂。总的说来，以角化过度为主要皮损特点，但也存在水疱鳞屑型，但总体手癣的炎症表现并不显著。

2.足癣　多见于成年的男性，夏重冬轻，有自发缓解的经过，常常累及单侧，随后双侧。根据足癣的皮损特点，临床分为3型，通常以某一型表现为主，也可同时存在（图12-9）。

（1）水疱鳞屑型：常见于趾间、足底、足侧缘，表现为反复发生的针头至绿豆大小的深在性水疱，散在或成群分布，疱液清亮，伴有明显瘙痒，数天后水疱干涸，出现领圈状脱屑或片状脱屑，瘙痒随之也略缓解。

（2）浸渍糜烂型：常见于趾间，趾间皮肤浸渍发白、表面松软、易于剥脱是其特点，可伴有糜烂面或裂隙，有少量渗液，伴发细菌过度繁殖甚至感染时可闻到明显的臭味。此型也是最易伴发下肢丹毒的足癣类型。

（3）角化过度型：位于足跟、足底及其侧缘的鳞屑性红斑，表面干燥、增厚、粗糙，冬季易发生皲裂，皲裂时伴有疼痛。

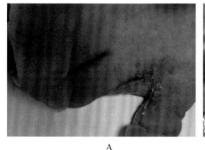 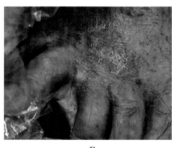 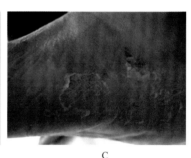

A　　　　　　　　　　　　B　　　　　　　　　　　　C

图12-9　足癣

A.水疱鳞屑型；B.浸渍糜烂型；C.角化过度型

案例12-3分析

　　临床特征：左足趾间皮肤改变伴瘙痒2年，夏重冬轻。查体：左足第4、5趾间皮肤浸渍发白、糜烂、脱屑。诊断考虑足癣（浸渍糜烂型）。考虑完善真菌涂片镜检。

【诊断及鉴别诊断】

1.诊断　根据临床表现，结合真菌镜检可确定诊断；真菌培养能够鉴别菌种。

2.鉴别诊断

（1）汗疱疹：好发于春末夏初，可每年定期反复发作，皮疹表现为手掌和手指侧缘、指间对称分布的坚实性小水疱，水疱逐渐干涸、脱皮、自愈。皮疹偶尔累及足底和足趾，真菌涂片阴性。

（2）慢性湿疹：外源性或内源性因素导致的一类慢性炎症性皮肤病，通常累及双侧手（足），皮损多形性，可为红斑、丘疹、水疱、鳞屑、角化过度，真菌镜检阴性。

（3）掌跖脓疱病：目前被认为是脓疱性银屑病的局限型，对称发生于双侧手掌和足底红斑，伴成批出现的小脓疱，脓疱干涸后结痂脱屑，又会出现新的脓疱，经久不愈。真菌镜检阴性。

（4）疥疮：是由疥螨引起的传染性皮肤病，疥螨寄生在人体表皮内，通过接触传播，临床表现为指缝、腕部、肘部、腹股沟、脐周等人体皮肤薄嫩处发生针尖大小的丘疹、丘疱疹，散在分布。皮损剧烈瘙痒且经久不愈，往往可查见皮肤的抓痕、血痂、色素沉着等继发改变，部分男性可伴发阴囊的疥疮结节。皮肤镜检查可发现"三角翼"征，刮取皮疹直接镜检常可发现虫体或虫卵。

案例 12-3 分析

为明确诊断可行的实验室检查，包括真菌涂片镜检、真菌培养和皮肤活检。

真菌镜检结果：查见菌丝。

诊断：足癣（浸渍糜烂型）。

诊断依据：典型临床表现加真菌镜检结果阳性即可诊断。

【治疗】

1. 一般治疗　注意个人、家庭及集体卫生，勿共用浴巾、鞋袜、洗脚盆等，经常保持足部卫生、干燥。

2. 局部治疗　局部抗真菌制剂，适用于局限性的、系统用药禁忌的手足癣。

（1）水疱鳞屑型：可用复方间苯二酚（雷琐辛）搽剂或 10% 冰醋酸液外涂，疱液干涸后外用抗真菌霜剂。

（2）浸渍糜烂型：渗出明显时，用 3% 硼酸溶液或 1∶8000 高锰酸钾溶液湿敷，渗出减少时外用枯矾粉或咪康唑粉，干燥后改用抗真菌霜剂。

（3）角化过度型：选用角质剥脱剂或抗真菌软膏、霜剂，并用塑料薄膜封包，抗真菌制剂的疗程应持续 1～2 个月。

3. 全身治疗　适用于皮损广泛、病程持久、反复发作或外用药疗效不佳的手足癣患者。常用药物包括伊曲康唑 200mg/d，连续 1～2 周；氟康唑 50mg/d 或 150mg/d，连续 2～3 周；特比萘芬 250mg/d，连续 1～2 周。

案例 12-3 分析

该患者治疗方案：①一般治疗。避免长时间热水泡足，穿透气鞋袜，趾间保持透气干燥。② 3% 硼酸溶液湿敷趾间，干燥后外用上述抗真菌药膏 1～2 个月。

第四节　甲真菌病

甲真菌病（onychomycosis）是指各种真菌侵犯甲板和（或）甲床引起的指/趾甲的病变。其中，由皮肤癣菌引起的甲真菌病称为甲癣（tinea unguium）。

案例 12-4

患者，男性，45 岁。右足第 1 趾甲增厚、变形 1 年。1 年前始于右足蹈趾甲侧缘变黄，甲下积屑，患者无自觉症状，范围逐渐扩大，近半年右足第 2 趾甲也出现类似改变。自行外用"达克宁"等无明显疗效。

既往史：足癣病史多年。

皮肤科情况：右足第 1 趾侧缘甲板增厚，呈黄褐色，甲下积屑，局部甲板变空、翘起，与甲床分离，表面粗糙无光泽；第 2 趾甲板增厚变黄，表面鳞屑、粗糙无光泽（图 12-10）。

问题：①为明确诊断，首先考虑做哪些检查？②如何治疗？

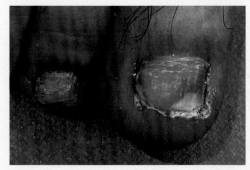

图 12-10　甲真菌病

【病因】　导致甲真菌病的致病菌种类多样，包括念珠菌、皮肤癣菌及其他丝状真菌。皮肤癣菌占感染的 65% 以上，红色毛癣菌、须毛癣菌、絮状表皮癣菌较为常见；其他丝状真菌包括短帚霉、镰刀菌、曲霉、枝顶孢霉等；而念珠菌属中白念珠菌最为常见。

甲真菌病多由手足癣直接感染或外伤所致，真菌常从甲远端或甲侧缘感染甲板，也可由甲近端或甲板表面直接侵犯。

【临床表现】　本病主要见于成人，患病率随年龄逐渐增高，部分患者常伴有糖尿病、恶性肿瘤、自身免疫病等系统疾病，且趾甲病变多于指甲病变。多数患者伴有手足癣，无自觉症状；部分患者因趾甲增厚破坏可引起甲周皮肤疼痛，偶可继发甲沟炎。病程缓慢，可迁延终身。根据甲板受累部位和程度可分为以下 4 种类型。

1. 白色浅表型甲癣（superficial white onychomycosis，SWO） 少见，由真菌直接侵犯浅表甲板引起。表现为甲板浅层点状、不规则白色斑点，易刮除，甲板表面脱屑、粗糙、凹凸不平（图 12-11A）。

2. 远端侧位甲下型甲癣（distal and lateral subungual onychomycosis，DLSO） 最常见，多由手足癣直接感染所致。真菌由甲板远端甲下透明带侵入引起。初起为甲床角化过度，随着感染的加重，远端甲板增厚变黄，甲下积屑，甲板与甲床剥离（图 12-11B）。

3. 近端甲下型甲癣（proximal subungual onychomycosis，PSO） 罕见，多见于免疫功能异常者。真菌由近端甲皱襞侵犯甲板及甲床。表现为近端甲板变白、变黄、甲板粗糙、肥厚，可呈营养不良甲外观，可逐渐向远端扩大累及远端甲板（图 12-11C）。

4. 全甲毁损型甲癣（total dystrophic onychomycosis，TDO） 是以上 3 种类型的最终表现，最为严重。整个甲板增厚或萎缩、颜色改变，甲板部分或全部脱落，遗留粗糙角化堆积物（图 12-11D）。

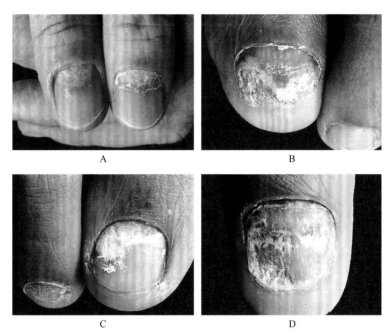

图 12-11　甲真菌病的临床表现

A. 白色浅表型甲癣；B. 远端侧位甲下型甲癣；C. 近端甲下型甲癣；D. 全甲毁损型甲癣

> **案例 12-4 分析**
>
> 　　临床特征：中年男性患者；1 年前右足姆趾甲增厚、变黄，无自觉症状，范围逐渐扩大，累及右足第 2 趾甲也出现类似改变；足癣病史多年。体格检查发现右足第 1 趾甲板侧缘增厚、变黄，甲下积屑，局部与甲床分离；第 2 趾甲板增厚、变黄，表面鳞屑、粗糙无光泽。

【诊断及鉴别诊断】 根据病史、典型临床表现、真菌镜检、皮肤镜检查即可明确诊断。需与其他原因所致的甲剥离、甲营养不良，以及其他原因（如银屑病、扁平苔藓等）所致甲改变相鉴别。

> **案例 12-4 分析**
>
> 　　为明确诊断，考虑的检查包括真菌镜检、皮肤镜检查。
>
> 　　检查结果：甲下积屑真菌镜检显示透明关节菌丝（图 12-12）；皮肤镜检查显示正常甲板与病变部位交界处可见锯齿状边缘，且锯齿尖峰朝向甲近端。
>
> 　　诊断：甲真菌病。

【治疗】 甲真菌病治疗困难，需根据病原菌、临床表现、损害面积进行个体化的综合治疗。

1. 系统治疗

（1）伊曲康唑：各种病原菌及临床类型的甲真菌病均可口服该药物治疗。可用以下两种方法治疗。

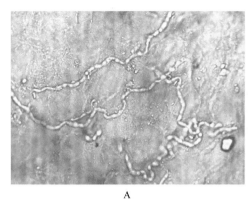 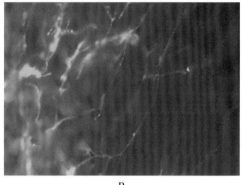

图 12-12　真菌镜检结果

A. KOH 直接镜检；B. 真菌荧光镜检

1）间歇冲击疗法：伊曲康唑每次 200mg，每日 2 次，每次餐后即服或与饭同服；口服 7 天，停药 21 天为一疗程。其中，指甲真菌病需要 2～3 个疗程，趾甲真菌病需要 3～5 个疗程。此疗法在临床中广泛应用，临床疗效较好，安全性高。

2）连续疗法：每次 200mg，每日 1 次，连续 2～4 个月。

（2）特比萘芬：对皮肤癣菌有很强的杀菌作用，故尤其适用于皮肤癣菌所致的甲癣患者，在临床中广泛应用，疗效较好，安全性好。每次 250mg，每日 1 次。其中，指甲真菌病疗程为 6～9 周，趾甲真菌病疗程为 9～12 周。

（3）氟康唑：因氟康唑广泛应用于念珠菌病，故适用于念珠菌感染引起的甲真菌病。每次 150mg，每周 1 次顿服。其中，指甲真菌病需要 3～6 个月，趾甲真菌病需要 6～9 个月。

以上抗真菌药均需要在肝功能正常的情况下使用，并且在服药期间要检测肝功能，也需注意药物间的相互作用问题。

2. 局部治疗　对于白色浅表型和病甲面积较小的可选择单用外用药物治疗，外用药物与系统抗真菌药联合治疗可以提高系统治疗的临床疗效。

（1）可用 40% 尿素软膏封包病甲，使病甲软化剥离后再外用抗真菌制剂。

（2）5% 阿莫罗芬搽剂或 8% 环吡酮胺搽剂外涂病甲，可在病甲表面形成利于药物穿透的药膜。

3. 去除病甲　手术拔甲因非常痛苦且损伤较大，目前较少采用。

4. 激光治疗　常用激光为 1064nm Nd:YAG 激光；其次为 CO_2 激光、Q 开关 Nd:YAG 激光、半导体激光等。其治疗甲真菌病的主要机制可能与以下相关，即激光的光热分解效应、活性氧的释放、增加促炎因子产生、促进外用药物吸收等。临床中可单独应用激光治疗轻型甲真菌病，也可与系统治疗或局部治疗联合进行，以获得更满意的临床疗效。

案例 12-4 分析

对此患者的治疗方案：伊曲康唑间歇冲击疗法。口服每次 200mg，每日 2 次，餐时或餐后立即口服；口服 7d，停药 21d 为一疗程，共需治疗 5 个疗程。

第五节　花斑糠疹

花斑糠疹（tinea versicolor, pityriasis versicolor）又称花斑癣、汗斑，是由马拉色菌引起的慢性皮肤角质层真菌感染，以躯干上部出现鳞屑性色素沉着和（或）减退斑为特征。

案例 12-5

患者，男性，26 岁。枕后、颈背部皮肤色素减退斑伴脱屑 3 个月。3 个月前无明显诱因于颈项部出现大量色素减退斑，有少许脱屑，逐渐扩大并累及枕后头皮及肩背部，无自觉症状。

皮肤科情况：枕后、颈背部皮肤可见大量圆形或不规则形色素减退斑，部分融合，边界清楚，大小不等，表面有少许糠秕状鳞屑（图 12-13）。

问题：①为明确诊断，首要考虑做哪些检查？②如何治疗？

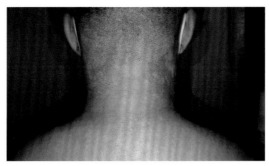

图 12-13　花斑癣

【病因】　马拉色菌（*Malassezia*）为双相性嗜脂酵母，是人类皮肤上的常驻菌群。目前发现糠秕马拉色菌（*M. furfur*）、合轴马拉色菌（*M. sympodialis*）、球形马拉色菌（*M. globosa*）、限制马拉色菌（*M. restricta*）、斯洛菲马拉色菌（*M. slooffiae*）、钝形马拉色菌（*M. obtusa*）、皮肤马拉色菌（*M. dermatis*）和厚皮马拉色菌（*M. pachydermatis*）等参与构成人体皮肤的微生态。厚皮马拉色菌为非专性嗜脂酵母，多见于动物皮肤。这些马拉色菌主要定植于头皮、躯干上部和屈侧部位。目前，一致认为花斑癣的主要病原菌是球形马拉色菌，而正常皮肤上最常见的是合轴马拉色菌。

本病的发生可能与环境因素和个体的易感性有关。热带地区的发病率可高达 40% 以上，夏季多见。营养不良或患有细胞外糖原贮积症者易患本病，健康状况不良、慢性感染、出汗过度甚或妊娠等均可诱发本病。马拉色菌细胞壁脂质成分可抑制 T 细胞功能，菌丝相抗原可使花斑癣患者的淋巴细胞转化率明显增高。色素减退是由马拉色菌产生的二羧酸（dicarboxylic acid）所致，后者可竞争性抑制酪氨酸酶，对功能亢进的黑素细胞可能也有直接毒性作用，但对培养的正常黑素细胞无影响。色素沉着的机制不明，可能与角质层增厚和黑素小体增大有关。

【临床表现】　中青年男性多见。皮损好发于胸、背、颈、上臂和腹部，腋窝、腹股沟、外生殖器、面部和头皮也可受累。初为细小斑点，逐渐扩大为黄豆至蚕豆大小的圆形或类圆形斑疹，边界清楚，上覆少许糠秕状鳞屑，表面有光泽，呈淡红色、淡黄色、褐色、灰色或白色，可融合成片；新皮损色泽较深，旧皮损色泽发白，新旧皮损同时存在，黑白间杂呈花斑状。常无自觉症状，偶有轻度瘙痒。病程为慢性，冬轻夏重，容易复发。

案例 12-5 分析

临床特征：青年男性；3 个月前无明显诱因于颈项部出现大量色素减退斑，有少许脱屑，逐渐扩大并累及枕后头皮及肩背部，无自觉症状；体格检查发现枕后、颈背部皮肤可见大量圆形或不规则形色素减退斑，部分融合，边界清楚，大小不等，表面有少许糠秕状鳞屑。

【实验室检查】

1. 真菌检查

（1）鳞屑真菌直接镜检/真菌免疫荧光镜检：可见成堆的圆形或卵圆形厚壁孢子和短粗的腊肠形菌丝。

（2）真菌培养：鳞屑接种在含橄榄油或植物油的培养基中，37℃培养，3 天后有奶油色酵母样菌落生长。

2. 伍德灯检查　皮损和刮取的鳞屑有淡黄色荧光。

【诊断及鉴别诊断】　根据皮损特点和真菌检查即可作出诊断，需与单纯糠疹、白癜风、玫瑰糠疹等相鉴别。

案例 12-5 分析

为明确诊断，考虑的检查包括：①鳞屑真菌直接镜检/真菌免疫荧光镜检；②伍德灯检查。

检查结果：①鳞屑真菌直接镜检/真菌免疫荧光镜检可见短粗菌丝和圆形厚壁孢子（图 12-14）；②伍德灯检查皮损呈淡黄色荧光。

诊断：花斑糠疹。

【治疗】　患者应勤洗澡、勤换衣物，内衣应煮沸消毒。治疗以局部治疗为主，皮损广泛者可加用内服药物。

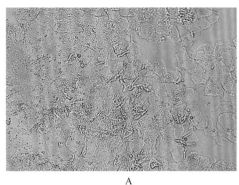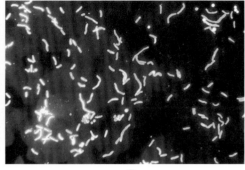

图 12-14　真菌镜检
A. 鳞屑真菌直接镜检；B. 真菌免疫荧光镜检

1. 局部治疗

（1）2.5% 二硫化硒洗剂：就寝前外用，次晨洗去，隔日 1 次，连续 2 周。

（2）2% 酮康唑洗剂：涂遍全身，用力摩擦以产生泡沫，5min 后淋浴，每晚 1 次，连续 2 周。

（3）其他：如 20% 硫代硫酸钠、2% 克霉唑霜、1% 特比萘芬霜、1% 联苯苄唑霜等，连续应用 2~3 周。色素减退需要数月才能缓慢恢复，紫外线光疗可缩短恢复时间。

2. 全身治疗　适用于皮损范围较大或外用药物疗效不佳者，以及口服灰黄霉素和特比萘芬无效者。

（1）伊曲康唑 200mg，每日 1 次，连续 5~10 天。

（2）氟康唑 150mg，每周 1 次顿服，连续 4 次。

（3）酮康唑 200mg，每日 1 次，连续 7~10 天。

> **案例 12-5 分析**
>
> 　　对此患者的治疗方案：2% 酮康唑洗剂，每晚 1 次，连续 2 周；1% 联苯苄唑霜，每日 2 次，连续 2 周。

第六节　马拉色菌毛囊炎

马拉色菌毛囊炎，是由嗜脂性马拉色菌所致的毛囊和皮肤浅表角质层的炎性损害，典型临床表现为胸背部毛囊性红色丘疹、脓疱。

【病因与发病机制】　马拉色菌为人体正常寄生菌，在 75%~98% 健康人的皮肤菌群中可观察到马拉色菌，主要寄生在油脂分泌旺盛的角质层和毛囊中。马拉色菌毛囊炎的致病菌多为球形马拉色菌。皮脂腺开口于毛囊，其分泌的脂质有利于嗜脂性马拉色菌在毛囊的微环境中生长，当机体皮脂腺分泌旺盛时，马拉色菌可以在毛囊内过度生长、繁殖，脂肪分解酶使毛囊部位的甘油三酯分解为游离脂肪酸，导致毛囊及毛囊周围产生炎症反应。系统应用广谱抗生素、糖皮质激素及局部护理不当为其致病的主要诱发因素。

【临床表现】　本病好发于中青年，以男性多见。主要好发部位为胸背部，也可见于肩、颈、上肢、面部和头皮。典型损害表现为半球形毛囊性丘疹和小脓疱，皮损直径为 2~4mm，周围伴有红晕，散在或密集分布，皮损孤立不融合。皮损常成批出现，数目不等，但大小和炎症程度较为一致，可伴有瘙痒、刺痛、灼热等自觉症状。部分患者可伴有脂溢性皮炎和花斑癣。

> **案例 12-6**
>
>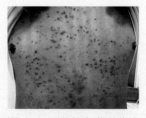
>
> 　　患者，男性，20 岁。胸背部红色丘疹 4 个月。4 个月前患者胸部、背部出现米粒大红色丘疹及少量脓疱，曾自行间断外用"百多邦"等药物，皮疹无明显好转，其后应用"皮炎平"，皮疹逐渐增多加重。患者平素多汗。
>
> 　　皮肤科查体：胸部、背部密集分布毛囊性半球形红色丘疹，多数丘疹中央可见脓疱，丘疹直径为 2~4mm，周围红晕，疹间皮肤正常（图 12-15）。

图 12-15　马拉色菌毛囊炎

问题：①根据患者皮疹表现，需要考虑哪些疾病？②为明确诊断，需进行哪些辅助检查？③本病需如何治疗？

【实验室检查】

1.真菌检查 直接镜检包括荧光染色法和 KOH 湿片法，显微镜观察可见卵圆形或圆形孢子，偶见菌丝。

2.伍德灯检查 皮损在伍德灯下可见淡黄色荧光。

【诊断及鉴别诊断】 本病诊断主要通过典型临床表现——胸背部成批出现的毛囊性丘疹、脓疱，以及真菌直接镜检阳性。鉴别诊断方面，本病需与细菌性毛囊炎、痤疮等疾病相鉴别。

案例 12-6 分析

临床特征：患者为青年男性，以胸背部密集分布的毛囊性丘疹、脓疱为主要临床表现，皮损位于脂溢部位，结合患者临床表现，考虑马拉色菌毛囊炎、细菌性毛囊炎、痤疮。患者平时出汗较多，曾外用抗细菌及糖皮质激素类药物治疗无好转，考虑马拉色菌毛囊炎的可能性大。

为明确诊断，可考虑的检查包括：①皮损处刮片行真菌镜检，可见卵圆形及圆形的孢子；②伍德灯检查，皮损呈淡黄色荧光（图 12-16）。

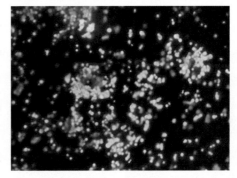

图 12-16 荧光染色法镜下结果

【预防与治疗】 去除诱发因素，局部外用和口服抗真菌药均为马拉色菌毛囊炎的有效治疗手段。

1.局部治疗 因本病位置较深，应选择渗透性好的外用抗真菌药，如萘替芬、酮康唑乳膏，疗程至少 4 周。亦可辅以 2% 酮康唑洗剂或 2.5% 二硫化硒洗剂。

2.系统治疗 对于皮损泛发、炎症较重，且外用药物效果不好者，可联合口服抗真菌药，如伊曲康唑 200～400mg/d，连续服用 14～21 天。

本病易复发，可在疾病痊愈后每月服用一次伊曲康唑，并经常外用酮康唑或二硫化硒洗剂，以预防复发。

案例 12-6 分析

结合患者临床表现及辅助检查结果，诊断为马拉色菌毛囊炎，治疗方案包括：①去除诱发因素，减少出汗。②使用 2.5% 二硫化硒洗剂洗澡，每晚 1 次；外用酮康唑乳膏，每日 2 次；疗程至少 4 周。③皮损完全消退后，经常外用酮康唑或二硫化硒洗剂，以预防复发。

第七节 念珠菌病

念珠菌病（candidiasis）是由各种念珠菌引起的感染性疾病，可累及人体皮肤、黏膜及内脏器官，系统受累少见。

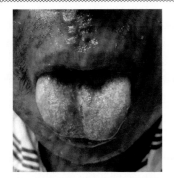

图 12-17 舌部弥漫凝乳状白色假膜

案例 12-7

患者，男性，52 岁。舌部出现白膜 5 天。既往史：糖尿病 3 年，口服降血糖药后控制尚可；10 年前患"胸腺瘤"及"重症肌无力"，行相关手术治疗，持续口服糖皮质激素（甲泼尼龙片）10 年、免疫抑制剂（吗替麦考酚酯、他克莫司）半年。

皮肤科情况：可见舌部弥漫凝乳状白色假膜（图 12-17）。

问题：①此患者需要作何检查以明确诊断？②如何治疗？

【病因与发病机制】 念珠菌病多由白念珠菌（*C. albicans*）、光滑念珠菌（*C. glabrata*）、近平滑念珠菌（*C. parapsilosis*）、克柔念珠菌（*C. krusei*）、热带念珠菌（*C. tropicalis*）等菌种引起，其中70%～80% 是由白念珠菌所致。念珠菌存在于自然界及正常人的皮肤、口腔、肠道、阴道等部位。促发念珠菌感染的因素包括高龄、糖尿病、免疫功能低下，以及长期使用糖皮质激素、免疫抑制剂及抗生素等，也可由医源性污染所致。念珠菌首先与宿主细胞黏附，由酵母态转变为具有侵袭能力的致病性菌丝态，随后产生蛋白酶，溶解上皮组织并向深部侵犯，从而致病。

【临床表现】

1. 皮肤念珠菌病

（1）念珠菌性擦烂（candidal intertrigo）：易发生于腹股沟、腋窝、肛周、乳房下等皮肤皱褶部位，典型皮损为境界清楚的湿润红斑，外周可出现丘疹、水疱或脓疱，破裂后可形成糜烂、鳞屑（图 12-18），多发生于第 3、4 指（趾）间。从事水中作业者及家庭主妇可发生指（趾）间浸渍、糜烂，自觉瘙痒。肛周念珠菌病表现为红斑、浸渍及渗出，伴严重的瘙痒和灼热感。

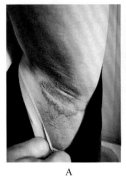 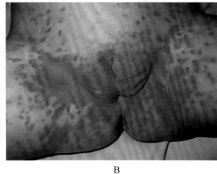 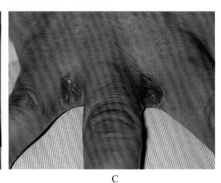

A B C

图 12-18　念珠菌性擦烂
A. 腋窝；B 腹股沟、外阴；C. 指间

（2）念珠菌性甲沟炎（candidal paronychia）：常见于双手长期浸水的工作者（如家庭妇女、厨师、渔民）。表现为甲沟红肿、软，微疼痛，甲小皮退缩或消失，挤压时偶有白色脓液溢出，可引起甲剥离、甲板横沟和侧缘变色。

（3）念珠菌性甲真菌病（candidal onychomycosis）：表现为甲板增厚、浑浊，呈白色或褐色，表面有横沟、凹凸不平，常有甲剥离和甲沟炎。

（4）先天性念珠菌病（congenital candidiasis）：罕见，出生时即有或出生后 24h 内发病，为宫内或分娩时感染所致，超过 50% 的患病新生儿的母亲患有念珠菌性外阴阴道炎。皮损表现为红色斑丘疹，很快进展为水疱、脓疱，破裂后可形成糜烂面，之后干燥、脱屑。常首发于面部及胸部，迅速扩展至全身，以躯干上部及跖部受累为主。一般可自行消退，约 20% 病例发生暂时性呼吸窘迫或败血症表现，多见于早产儿和低出生体重儿。

（5）慢性黏膜皮肤念珠菌病（chronic mucocutaneous candidiasis, CMC）：罕见，是一种有先天免疫异常或内分泌异常，出现持续性或复发性白念珠菌所引起的黏膜、皮肤和甲板的感染。常发生于婴儿期或儿童早期，大多 3 岁内发病。临床分为 4 型，即常染色体隐性遗传型、常染色体显性遗传型、伴内分泌疾病型、特发型（没有可以辨认的遗传因素和内分泌疾病）。

2. 黏膜念珠菌病

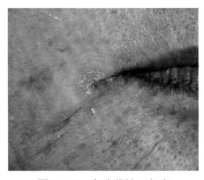

图 12-19　念珠菌性口角炎

（1）口腔念珠菌病（oral candidiasis）：①鹅口疮（thrush），又称急性假膜性念珠菌病（acute pseudomembranous candidiasis），好发于新生儿、老年人及免疫功能低下者。表现为颊黏膜、舌、腭等部位出现凝乳状灰白色假膜，擦去可显露红色糜烂面，严重时可致黏膜溃疡、坏死。②念珠菌性口角炎（candidal cheilitis），多发生于习惯性舔唇者或口角皮肤松垂的老人，表现为口角浸渍、糜烂、皲裂（图 12-19）。③正中菱形舌炎（median rhomboid glossitis），表现为舌背面人字沟前方有菱形的乳头萎缩区，杏仁大小，表面光滑，大小不会发生变化。

（2）念珠菌性外阴阴道炎（candidal vulvovaginitis）：育龄期妇女常见，易感因素包括糖尿病、糖皮质激素和抗生素应用、宫内节育器、紧身裤、免疫抑制。表现为阴唇、阴道黏膜红肿，表面有灰白色假膜，伴黄白色豆腐渣样分泌物，带有腥臭味（图12-20）。严重时可发生脓疱或溃疡，可波及会阴、肛周、腹股沟，伴有剧烈瘙痒或灼痛。每年发作4次以上者称为复发性外阴阴道念珠菌病（recurrent vulvovaginal candidiasis），见于约5%的妇女。

（3）念珠菌性阴茎头包皮炎（candidal balanoposthitis）：多发生于糖尿病、包皮过长者或受性伴侣念珠菌阴道炎传染者。阴茎头及冠状沟可表现为弥漫性潮红，有针尖至粟粒大红色丘疹、脓疱，破裂后形成糜烂面，部分患者可有乳白色膜状物（图12-21），常伴有轻微瘙痒、疼痛和刺激感。

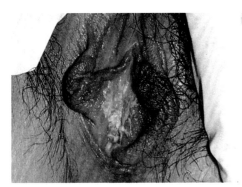
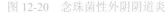
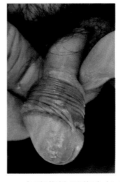

图 12-20　念珠菌性外阴阴道炎　　　　图 12-21　念珠菌性阴茎头包皮炎

3. 系统性念珠菌病　较少见，多发生于免疫功能受损者。念珠菌常可引起严重的播散性疾病，包括支气管、肺部、消化系统、泌尿系统念珠菌感染，以及心内膜炎、脑膜炎及败血症等，多病情危重，可引起死亡。

案例 12-7 分析
　　临床特征：中年男性，舌部出现白膜5天。既往有糖尿病，长期口服糖皮质激素及免疫抑制剂。查体见舌部弥漫凝乳状白色假膜。

【诊断及鉴别诊断】　本病的诊断主要依据临床表现及真菌学检查。念珠菌是人体的正常菌群，在皮肤、黏膜及消化道排泄物等标本中可以检测出少量孢子，但当镜检或培养出大量出芽孢子、假菌丝或菌丝，同时结合临床表现，可以明确念珠菌病诊断。当累及血液、深部组织时，通过标本培养阳性、病理活检等检查，可确诊为深部念珠菌病。

口腔念珠菌病需与黏膜白斑、扁平苔藓等疾病相鉴别。阴道念珠菌病需与阴道滴虫病相鉴别。念珠菌性擦烂需与湿疹、手癣等相鉴别。系统感染需与结核、肿瘤及其他真菌、细菌感染相鉴别。

案例 12-7 分析
　　为明确诊断，考虑行真菌镜检。皮损处刮片行真菌镜检，结果见大量孢子、菌丝和假菌丝（图12-22、图12-23）。

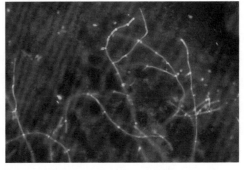

图 12-22　氢氧化钾（KOH）湿片法　　　　图 12-23　真菌荧光染色法

【治疗】　去除一切诱发因素，如积极治疗糖尿病、肿瘤等基础疾病，合理应用抗生素、糖皮质激素及免疫抑制剂，同时积极行抗念珠菌治疗。

1. 口腔念珠菌病 1%～4% 碳酸氢钠溶液或制霉菌素（10 万 U/ml）溶液含漱，每日多次，连续 2 周。严重者可给予氟康唑 200～400mg/d 或伊曲康唑 200mg/d，口服 2～4 周。

2. 念珠菌性外阴阴道炎 每晚用 3% 碳酸氢钠溶液冲洗后放入制霉菌素或咪康唑栓剂，连续 2 周；也可顿服氟康唑 150mg；伊曲康唑 200mg，每日 2 次（1 日疗法），或 200mg，每日 1 次，连续 3 日（3 日疗法）。

3. 念珠菌性阴茎头包皮炎 一般采用局部抗真菌治疗，如 1% 咪康唑乳膏或 1% 克霉唑乳膏，连续 2 周；或氟康唑 150mg 顿服。

4. 念珠菌性擦烂 可外用抗真菌药膏，连续 2 周。

5. 念珠菌性甲沟炎及甲真菌病 念珠菌性甲沟炎可局部外用抗真菌药膏，顽固性病例需切开引流和口服抗真菌药。甲真菌病可外用 5% 阿莫罗芬甲搽剂；亦可口服氟康唑或伊曲康唑，疗程为 3～4 个月。

6. 先天性念珠菌病 多预后良好，常可数周后自愈，局部外用抗真菌药可促进皮损痊愈。

7. 慢性黏膜皮肤念珠菌病 口服氟康唑、伊曲康唑或酮康唑，皮损消退后停药，不主张维持治疗，以免产生耐药性。同时，还需纠正免疫缺陷及治疗基础疾病。

8. 系统性念珠菌病 酌情选用氟康唑、伊曲康唑、两性霉素 B 或氟胞嘧啶（5-氟胞嘧啶），注意监测不良反应。

案例 12-7 分析

对此患者的治疗方案：制霉菌素（10 万 U/ml）溶液含漱，每日多次，连续至少 2 周。

第八节 着色芽生菌病

着色芽生菌病（chromoblastomycosis）是由暗色真菌引起的皮肤及皮下组织的慢性感染性疾病。

案例 12-8

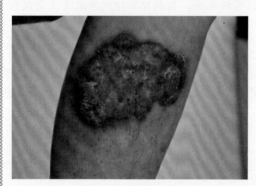
图 12-24 着色芽生菌病

患者，男性，51 岁，农民。左小腿内侧肿块 1 年。1 年前左小腿擦伤后出现红色丘疹，无明显痒痛，皮疹逐渐增多、扩大，融合成斑块，边界清楚，外用多种药膏（具体成分不详）未见疗效。1 年前曾有广东地区旅居史。

皮肤科情况：左小腿内侧可见一掌大暗红褐色疣状斑块，边界清楚，表面可见少许痂屑，部分区域可见瘢痕（图 12-24）。

问题：①为明确诊断，首先考虑做哪些检查？②结合该病的临床表现及发病原因需要和哪些疾病相鉴别？③如何治疗？

【病因】 引起着色芽生菌病的病原菌为土壤腐生菌，主要为裴氏着色霉（*F. pedrosoi*）、卡氏枝孢瓶霉（*Cladophialophora carrionii*）、紧密着色霉（*F. compacta*）、疣状瓶霉（*Phialophora verrucosa*）等。常腐生于朽木、杂草和土壤中，通过皮肤微小创伤种植侵入真皮或皮下组织，进一步增殖引起病变。本病散发于全世界，以热带和亚热带地区为多。

【临床表现】 皮损好发于身体暴露部位，最常见于小腿、足部和前臂，多为单侧发生，常有外伤史。本病为慢性病程，潜伏期多为 2 个月，也有长达 1 年者。患者局部及全身症状轻微。皮疹初起为丘疹或结节，逐渐发展融合成疣状或乳头瘤样斑块，可有溃疡及褐色痂；有的皮损可呈环状，中央覆有鳞屑，边界清楚，周围常伴有浸润性的暗红色或紫色斑片。陈旧损害可自愈，留下萎缩性或肥厚性瘢痕，继发肢体挛缩，由于其病程较长，在瘢痕的基础上还可能继发鳞状细胞癌的发生。损害可经鳞屑自身接种，播散至四周形成新的结节；严重的可沿淋巴管扩散，或累及整个肢体，并可引起淋巴回流受阻而形成象皮肿和畸形，导致丧失劳动能力。因病程较长，在不同发展阶段可能出现不同的临床表现，容易误诊。

【诊断及鉴别诊断】 诊断依据皮损特点,并结合直接真菌镜检和组织病理检查,发现单个或成群的棕褐色厚壁孢子即硬壳小体(图12-25,箭头所指)可以诊断。真菌培养可初步明确致病菌种,也可以利用 PCR 技术在组织中检测及鉴定菌种。

本病需要与其他伴有鳞屑的肉芽肿性疾病及肿瘤相鉴别,如暗色丝孢霉病、芽生菌病、足菌肿、疣状皮肤结核、皮下组织结核、三期梅毒、利什曼病、皮肤鳞状细胞癌等。

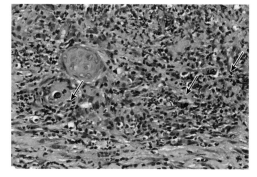

图 12-25 着色芽生菌病组织病理学改变

> **案例 12-8 分析**
>
> 为明确诊断,考虑的检查包括真菌镜检、组织病理检查、组织真菌培养。
>
> 检查结果:真菌镜检或组织病理检查可见硬壳小体,组织真菌培养可见暗色真菌生长。
>
> 结合该病的临床表现及发病原因需要与暗色丝孢霉病、孢子丝菌病、疣状皮肤结核、芽生菌病、利什曼病、足菌肿相鉴别。

【治疗与预防】 避免外伤是预防着色芽生菌病的关键。早发现、早诊断、早治疗可以将着色芽生菌病的危害降到最低。治疗方法主要有外科手术、物理治疗及系统药物治疗。

1. **外科手术** 主要是局部切除,适用于早期孤立性的损害,也可以与口服抗真菌药联合治疗。

2. **物理治疗** 在大多数情况下,物理方法作为辅助治疗方法与抗真菌药联合使用,包括冷冻治疗、热疗法、激光疗法和光动力疗法。

3. **系统药物治疗**

(1)伊曲康唑:目前是治疗着色芽生菌病的首选药物。对致病性暗色真菌有较强的抑制作用,特别是对卡氏枝孢霉感染效果更佳。成人推荐口服 200~400mg/d,疗程为 8~10 个月。

(2)特比萘芬:成人推荐 200~250mg/d,疗程视皮损变化而定,至少 6 个月。对于病情顽固的患者,可以考虑伊曲康唑和特比萘芬联合应用。

(3)其他药物:氟康唑、两性霉素 B、泊沙康唑、碘化钾也可用于治疗着色芽生菌病。

> **案例 12-8 分析**
>
> 对此患者,治疗方法可以选择口服伊曲康唑 200mg/d,持续 6 个月,每个月监测肝功能。

第九节 孢子丝菌病

孢子丝菌病(sporotrichosis)是由双相真菌申克孢子丝菌复合体导致的皮肤、黏膜、皮下组织、邻近淋巴系统甚至深部脏器的真菌感染性疾病。

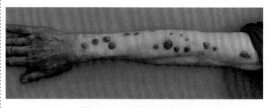

图 12-26 孢子丝菌病

> **案例 12-9**
>
> 患者,男性,60 岁,农民。因右上肢结节 6 个月就诊。6 个月前患者处理玉米时不慎刺伤右手,后于右上肢逐渐出现多发结节,无明显自觉症状。曾口服和外用抗生素治疗,效果不明显。
>
> 皮肤科查体:右上肢皮肤豆大红色结节,串珠样排列,部分表面破溃结痂(图 12-26)。

问题:①为明确诊断,还需要行哪些检查?②应如何治疗本病?

【病因】 申克孢子丝菌复合体主要包括申克孢子丝菌(*S. schenckii*)、球形孢子丝菌(*S. globosa*)、巴西孢子丝菌(*S. brasiliensis*)、苍白孢子丝菌(*S. pallida*)、墨西哥孢子丝菌(*S. mexicana*)和卢艾里孢子丝菌(*S. luriei*),广泛分布于全球温带和亚热带地区,我国东北地区患病率最高,主要流行株为球形孢子丝菌,平时作为腐生菌以菌丝相存在于土壤和植物中,如玉米秸秆、芦苇、腐木等。因外伤等原因进入人体致病,偶有吸入孢子而导致感染。目前,没有明确的人与人之间传染的证据。在正常人群中感染往往局限于皮肤、皮下组织或邻近淋巴系统，但在免疫抑制者中可以经血行播散感染，甚至累及深部脏器。宿主的免疫状态决定了感染的类型。

【临床表现】 好发于男性青壮年农民、矿工等，近年来女性和儿童亦不少见，潜伏期一般为8～30天。本病主要分为皮肤型和皮肤外型，前者又分为固定型、淋巴管型和皮肤播散型。

1. 淋巴管型 多见。好发于四肢和面部，常有外伤史。初疹为外伤后小的红色无痛性丘疹或结节，逐渐增大，呈紫红色，中央可破溃形成溃疡，表面排出脓液或附着脓痂。此后数周或数月常沿淋巴管走行出现新的结节，表面亦可出现溃疡。这些继发损害呈典型的串珠样分布，但很少超过腋窝或腹股沟。位于面部者也可为放射状或（半）环状分布。结节间可有淋巴管炎，但罕见邻近淋巴结肿痛。病程可迁延数月至数年。

2. 固定型 好发于面部、四肢远端暴露部位，损害局限。皮损表现多样，初起为炎性小丘疹或结节，可演变为溃疡、斑块、肉芽肿样、疣状、痤疮样损害或出现卫星灶等，需与多种皮肤病相鉴别。

3. 皮肤播散型 少见，患者多为免疫低下者，皮损可累及全身或多个解剖部位。有时可伴有发热、乏力等症状。

4. 皮肤外型 罕见，同样好发于免疫缺陷者，由血行播散或吸入引起，包括骨/关节孢子丝菌病、肺孢子丝菌病、眼孢子丝菌病和孢子丝菌脑膜炎等。

> **案例 12-9 分析**
> 临床特征：男性农民，发病前有玉米接触史和右手外伤史；病程较长。皮肤科检查：皮损具有串珠样排列特征。抗生素治疗无效。

【实验室检查和组织病理】

1. 真菌学检查

（1）直接镜检：取脓液、组织液行革兰氏染色后镜检，可见卵圆形或梭形小体，但敏感度和特异度均低。

（2）真菌培养：为检验金标准，标本接种于沙氏葡萄糖琼脂中，室温下培养可获得典型菌落，进一步小培养观察菌丝和分生孢子特征可鉴别菌种；接种于脑心浸液培养基，于37℃下培养，可见酵母相生长。

2. 病理组织活检 典型表现为混合性肉芽肿样损害，可观察到典型的"三区结构"，即中央为中性粒细胞性脓肿，围绕着组织细胞或多核巨细胞，最外层可见淋巴细胞和浆细胞为主的浸润。PAS染色有助于提高真菌成分的检出率，常见阳性染色的圆形、卵圆形或雪茄样厚壁孢子，偶见孢子周围有嗜酸性放射冠，即有特征意义的星状体（asteroid body）。

【诊断与鉴别诊断】 基于典型临床表现、真菌学检查和病理检查作出诊断。应与细菌性疾病（皮肤结核或非典型分枝杆菌感染）、其他深部真菌感染（如暗色真菌感染等）、皮肤利什曼病、皮肤肿瘤等相鉴别。

> **案例 12-9 分析**
> 为明确诊断，该患者行皮肤病理活检和真菌培养检查。检查结果：真菌培养见黑褐色菌落生长，表面有皱褶；小培养见分生孢子柄与主菌丝成直角，有梅花样分生孢子。组织病理为感染性肉芽肿，可见三区结构；PAS染色可见孢子和星状体。

【治疗】 皮肤型孢子丝菌病患者首选伊曲康唑口服治疗，成人200～400mg/d，儿童5mg/(kg·d)，疗程3～6个月；或口服10%碘化钾溶液10ml，每日3次，疗程同伊曲康唑。亦可选择特比萘芬、氟康唑等。病情严重者考虑两性霉素B治疗。疗程中应注意病情随访和药物不良反应监测。无法耐受药物治疗的患者，还可考虑局部温热疗法。

> **案例 12-9 分析**
> 诊断：孢子丝菌病（淋巴管型）。
> 治疗：伊曲康唑胶囊100mg，口服，每日2次，每月监测肝功能。患者用药3个月后皮损完全消退。

（李珊山）

第十三章　细菌性皮肤病

人体皮肤表面有大量菌群，作为皮肤微生态的重要组成部分。正常皮肤菌群主要包括需氧球菌、需氧和厌氧的棒状杆菌、革兰氏阴性菌等。它们作为皮肤的生物屏障，通过与病原微生物的生态学竞争，以及水解皮肤脂质产生脂肪酸，以保护皮肤免受感染。当这种平衡被破坏时，就可能引发各感染性皮肤病。

细菌性皮肤病可分为球菌性和杆菌性两类，前者主要由葡萄球菌或链球菌感染所致，多发生在正常皮肤上，又称原发感染（如脓疱疮、疖、痈等）；后者则分为特异性感染（如皮肤结核和麻风）和非特异性感染（革兰氏阴性杆菌，如变形杆菌、假单胞菌和大肠埃希菌等引起），其中非特异性感染常发生在原有皮肤病变的基础上，又称继发感染。

第一节　脓　疱　疮

【概述】　脓疱疮（impetigo）是一种常见的皮肤浅表细菌感染，主要由金黄色葡萄球菌（*Staphylococcus aureus*）和乙型溶血性链球菌（*Hemolytic streptococcus*）引起，占所有细菌性皮肤感染的50%~60%。脓疱疮有两种类型，包括非大疱性脓疱疮（70%）和大疱性脓疱疮（30%）。非大疱性脓疱疮由金黄色葡萄球菌和乙型溶血性链球菌引起，而大疱性脓疱疮由金黄色葡萄球菌引起。该病通常急性发作，最常发生在2~5岁的儿童，发病率随着年龄的增长而下降；具有高度的传染性，主要通过自身接种传播。此外，糖尿病和其他潜在的全身性疾病增加了本身的易感性。

【病因及发病机制】　该病多由金黄色葡萄球菌、乙型溶血性链球菌，或者两种细菌的混合感染引发。通常发生在温暖潮湿的条件下，危险因素包括卫生条件差、拥挤、贫困和溃烂。搔抓、高温、多汗，以及皮肤浸渍等是常见的诱发因素。

非大疱性脓疱疮可进一步分为原发性或继发性。原发性非大疱性脓疱疮通过直接感染先前健康、完整的皮肤而发生。继发性非大疱性脓疱疮更常见，发生在轻微的皮肤创伤中，如由昆虫叮咬、擦伤、疱疹、湿疹或溃疡引起。

金黄色葡萄球菌噬菌体Ⅱ生成的表皮剥脱毒素对桥粒芯糖蛋白1产生作用，导致局部表皮颗粒层细胞松解，表现为大疱性脓疱疮（impetigo bullosa）。通过血液传播，可能引起毒血症及全身泛发性表皮松解坏死，称为葡萄球菌烫伤样皮肤综合征（staphylococcal scalded skin syndrome，SSSS）。对于抵抗力低下的患者，可能并发菌血症、败血症，或引起骨髓炎、关节炎、肺炎等。在一些乙型链球菌感染患者中，还可能诱发肾炎或风湿热。

【临床表现】

1. 寻常型脓疱疮（impetigo vulgaris）　又称接触传染性脓疱疮（impetigo contagiosa），是最常见的类型。多发于面部、头皮、四肢等易暴露的区域。初始阶段表现为黄豆粒大小的红斑，迅速发展为脓疱，周围伴有明显的红晕，疱壁较薄，破溃后形成厚痂，呈蜜黄色（图13-1A）。病情消退后通常不留下瘢痕，但如果抓挠或感染加重，可导致色素沉着或萎缩。

2. 深脓疱疮（ecthyma）　又称臁疮，是一种较严重的类型，常见于营养不良的儿童或老年人。该疾病表现为脓疱累及深层组织，形成边缘陡直的碟状溃疡，表面覆盖坏死组织和蛎壳状黑色厚痂，伴有明显的疼痛。病程通常为2~4周或更长。

3. 非大疱性脓疱疮　常见于新生儿，常发生在面部，特别是鼻孔，或创伤后的四肢，通常始于单个红斑性丘疹，逐渐演变成水疱和脓疱；疱壁先紧张后松弛，疱液先清澈后浑浊，疱内的脓液常沉积于疱底部，呈半月状积脓（图13-1B），尼科利斯基征阴性，疱周通常无红晕，疱壁破溃后形成糜烂薄痂。皮损偶伴有瘙痒和灼热，但通常不痛，内容物干燥后可留下经典的蜂蜜色结痂。严重情况下，可能演变为葡萄球菌烫伤样皮肤综合征。无论是由乙型溶血性链球菌还是金黄色葡萄球菌引起的非大疱性脓疱疮都具有相同的临床表现。

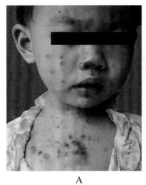
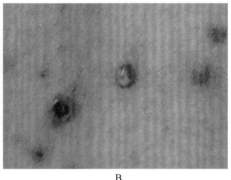

图 13-1　脓疱疮

A. 寻常型脓疱疮口鼻部损害；B. 非大疱性脓疱疮半月状积脓

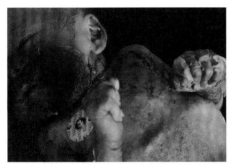

图 13-2　葡萄球菌烫伤样皮肤综合征

4. 葡萄球菌烫伤样皮肤综合征　主要影响 6 岁以内的婴幼儿。起病前，患者通常伴有乏力、发热、烦躁和皮肤触痛等前驱症状。红斑首先出现在口及眼睑周围、腋下及腹股沟等部位，然后迅速蔓延至全身。起病 1～2 天，红斑处的表皮出现起皱，稍用力摩擦则可导致表皮剥脱，呈现烫伤样外观，尼科利斯基征阳性。红斑区域可能形成松弛性大疱，皮肤大面积剥脱后留下潮红的糜烂面（图 13-2）。口周可能出现放射状裂纹，但口腔黏膜通常未受损害。患者常伴有明显的疼痛和触痛。轻度患者通常在 1～2 周痊愈，而重度患者可能因并发败血症、肺炎而危及生命。

5. 大疱性脓疱疮　最常见于新生儿和年龄较大的婴儿，主要特征是迅速形成水疱，最后发展为松弛的水疱。水疱很容易破裂，留下残留的薄薄的棕色外壳和经典的鳞片。皮损通常发现在躯干、四肢的正常皮肤区域和潮湿的三角间区域，如腋窝、颈褶或尿布区域。大疱性脓疱疮完全由产毒性金黄色葡萄球菌引起，代表的是葡萄球菌烫伤样皮肤综合征的一种局限性形式。

【实验室检查】

1. 脓液涂片和培养　从脓疱或脓痂中采集脓液，在显微镜下观察或在培养基上培养的方法，可以确定感染的细菌种类和数量，以及对不同抗生素的敏感性。

2. 血液检查　静脉采血可以检测血液中的白细胞总数、分类及其他指标，如 C 反应蛋白、红细胞沉降率等，可以反映感染的程度和机体的炎症反应。

【诊断及鉴别诊断】　脓疱疮的诊断主要依据临床表现，有时需要做皮损的细菌培养来确定病原菌的种类和药敏情况。脓疱疮应与丘疹性荨麻疹、水痘、皮肤癣菌病及单纯疱疹鉴别诊断。

【预防和治疗】　患者应避免与其他人密切接触，被污染的衣物和物品应及时清洗或消毒。

外用治疗的原则是杀菌、消炎、干燥，适用于病变较少的患者。局部应用的抗生素软膏，有莫匹罗星和夫西地酸等。

系统治疗根据美国传染病学会建议，如果患者存在多个病变，或在涉及多人的疫情中进行系统治疗，以减少传播。抗生素通常首选青霉素，对青霉素过敏者，可选择用红霉素。对于葡萄球菌烫伤样皮肤综合征的患者，针对葡萄球菌的抗生素治疗是主要手段，由于金黄色葡萄球菌对药物敏感，建议使用双氯西林和头孢氨苄治疗。同时，需关注水电解质平衡，必要时进行血浆输注或人免疫球蛋白治疗。

第二节　毛囊炎、疖和痈

【概述】　毛囊炎（folliculitis）、疖（furuncle）和痈（carbuncle）是由细菌感染引起的炎症性皮肤病，主要影响毛囊及其周围组织。它们的区别主要在于感染的深度和范围。

【病因及发病机制】　这类炎症性皮肤病多由金黄色葡萄球菌感染引起。毛囊炎可由细菌、真菌、病毒或寄生虫引起，也可由药物、物理损伤或其他原因导致。高温多汗、搔抓、不良卫生习惯、全身性慢性病，以及免疫抑制状态等也是常见的诱发因素。

【临床表现】

1. 毛囊炎　系单个毛囊的浅表或深部感染。毛囊炎可能发生在任何有毛发的部位，最常见于面部、头皮、胸部、背部、腋下和大腿。症状表现多见毛囊红肿，形成丘疹，可出现脓疱（图13-3），可伴有瘙痒、灼热感，或者疼痛。当发生在头皮且治愈后导致脱发和瘢痕者，称为秃发性毛囊炎（folliculitis decalvans）；当发生于胡须部称为须疮（sycosis）；在颈项部发生、呈乳头状增生或形成瘢痕硬结时，称为瘢痕疙瘩性毛囊炎（folliculitis keloidalis）。毛囊炎可能是浅表性的，也可能是深部的，取决于感染的深度和范围。

2. 疖　为毛囊及其周围深在性急性化脓性炎症。主要发生于头面部、颈部和臀部等毛囊皮脂腺丰富的部位。通常是单发，皮损初始阶段为炎症性丘疹，逐渐增大形成红色结节，中央发生坏死形成脓栓，结节顶端形成脓点，破溃后，可见脓血和坏死组织排出（图13-4）。若数目较多且反复发生、难以愈合，则称为疖病（furunculosis），此类患者常有免疫力低下、长期饮酒、中性粒细胞功能障碍等。一般无明显全身症状，但若发生于血流丰富的部位，全身抵抗力减弱时，可引起不适，如畏寒、发热、头痛和厌食等毒血症症状。

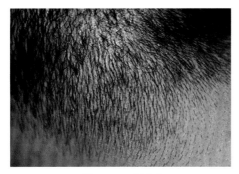

图 13-3　毛囊炎

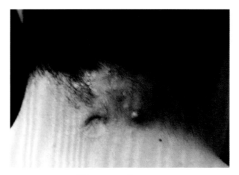

图 13-4　疖

3. 痈　是累及多个相邻毛囊的毛囊炎及毛囊周围炎，可深入皮下组织。主要发生于皮肤较厚的位置，如颈部、背部、臀部和大腿等。皮损初期呈现红、肿、热、痛的肿块，迅速向四周及皮肤深部蔓延，约1周后，肿块中心软化，随后坏死，脓液从多个毛囊口溢出，呈现蜂窝状外观（图13-5）。常伴有发热、畏寒、头痛、食欲缺乏等全身症状，严重者可继发毒血症、败血症导致死亡。

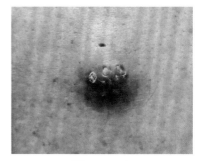

图 13-5　痈

【实验室检查】

1. 外周血白细胞总数及中性粒细胞计数　可以反映感染的程度和机体的炎症反应。一般来说，感染越重，白细胞总数和中性粒细胞计数越高。

2. 脓液培养及药敏试验　可从脓液中分离出致病菌的种类和数量，以及对不同抗生素的敏感性，从而指导合理的抗菌治疗。

3. 皮肤活检　是一种切取皮肤组织进行显微镜检查的方法，可以帮助诊断和鉴别一些难以确定的皮肤病，如真菌感染、结核性皮肤病、皮肤肿瘤等。

【诊断及鉴别诊断】　毛囊炎、疖、痈的诊断是基于临床表现，毛囊炎通常不需要微生物学检测，疖和痈有时取脓液进行培养和药敏试验。3种疾病之间的鉴别主要依据病变的深度、范围、严重程度，以及是否有全身症状来进行的。一般来说，毛囊炎最轻微，痈最严重，疖处在中间。鉴别诊断包括皮脂腺囊肿、皮肤脓疱疮、丹毒和痤疮。

【治疗】

1. 外用药物治疗　主要是使用抗菌药物或消毒剂，如莫匹罗星软膏、夫西地酸乳膏、新霉素软膏、碘酊等，也可使用热敷、红外线、紫外线、超短波等物理治疗。已有脓肿者或痈应及时切开引流。

2. 系统治疗　主要使用口服或静脉注射的抗菌药物，如β-内酰胺类（青霉素类、头孢菌素等）、四环素类、大环内酯类或喹诺酮类等，根据细菌培养和药敏试验的结果选择合适的药物。系统治疗主要适用于以下情况：局部治疗无效；疖位于鼻周、外耳道或其他引流困难的部位；严重多发或范围较广的皮损；合并系统免疫抑制等。

预防需要保持皮肤清洁，避免皮肤损伤，治疗基础疾病（如糖尿病、肥胖、营养不良、免疫缺陷等），增强机体抵抗力。对于复发性毛囊炎、疖的患者，在好发部位局部应用氯己定或莫匹罗星以减少细菌定植；应用乙醇或次氯酸钠等消毒剂对细菌污染物（如玩具、键盘等）消毒，切断传播途径。

第三节　丹毒和蜂窝织炎

【概述】　丹毒（erysipelas）和蜂窝织炎（cellulitis）是一组常见的累及真皮深部和皮下组织，多由乙型溶血性链球菌感染引起。

【病因及发病机制】　蜂窝织炎与丹毒常由乙型溶血性链球菌（A 组、B 组、C 组、G 组和 F 组）感染，最常见的是 A 组链球菌或化脓性链球菌。金黄色葡萄球菌感染虽不常见，但仍需注意，少数可由流感嗜血杆菌、厌氧菌或腐败性细菌引起，常继发于外伤、溃疡等，也可由细菌直接通过皮肤微小创伤而侵入。对于免疫功能低下的患者，潜在病原体范围广泛，必要时需感染病科会诊。

【临床表现】　蜂窝织炎和丹毒均表现为皮肤发红、水肿和皮温升高。均好发于足背、小腿、面部、婴儿腹部等处，多为单侧性发病。常继发于外伤、溃疡，以及其他局限型化脓性感染等直接扩散而来，或由淋巴管道或血源性感染所致。

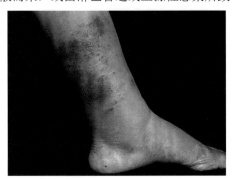

图 13-6　蜂窝织炎

蜂窝织炎累及较深层的真皮和皮下脂肪，常见于中老年人。皮损初起为弥漫性浸润性红肿，边界欠清，有显著的凹陷性水肿，局部皮温升高，伴疼痛及明显压痛（图 13-6）；严重者可出现水疱、血疱和坏死，乃至筋膜炎、肌炎等，出现发热等全身症状。蜂窝织炎的其他形式包括眶内蜂窝织炎、腹壁蜂窝织炎、颊部蜂窝织炎及肛周蜂窝织炎。蜂窝织炎的并发症包括菌血症、心内膜炎、化脓性关节炎或骨髓炎、转移性感染、脓毒症和中毒性休克综合征。

丹毒累及真皮浅层和浅淋巴管，为非化脓性病变，发生于年幼儿童和老年人。通常具有急性发作的症状和全身性表现，包括发热、寒战、严重不适及头痛；之后数分钟至数小时会出现水肿性红斑，边界清楚，消退后可出现色素沉着及脱屑。丹毒的并发症不常见，通常发生在具有潜在疾病的患者当中。丹毒的临床类型包括水疱型、大疱型和脓疱型、坏疽型、游走型和复发型丹毒。下肢丹毒反复发作可引起皮肤淋巴管受阻致淋巴回流不畅，使受累组织肥厚，日久形成象皮肿。

【实验室检查】

1.血常规检查　白细胞总数及中性粒细胞数目升高，红细胞沉降率增加和 C 反应蛋白水平升高。

2.标本培养　血培养、创面及破损处分泌物及皮损（疱液）培养，以及皮肤活检、环钻取材标本培养有助于诊断和治疗。

3.组织病理学检查　真皮弥漫性水肿和中性粒细胞浸润，常见淋巴管扩张，严重时可能出现灶性化脓性坏死和表、真皮分离。

【诊断及鉴别诊断】　本病根据病史及典型的皮损特点（水肿性红斑、蜂窝织炎境界不清、丹毒境界清楚，伴局部皮温升高及疼痛）即可诊断。对于范围广、进展快、合并系统症状者，需进行血培养。需要与接触性皮炎、血管性水肿、淤积性皮炎相鉴别。

【治疗】　本病的治疗原则为抗感染，以全身治疗为主，辅以局部治疗。应早期给予足量、高效的抗生素以减缓全身症状、控制炎症蔓延并预防复发。对于重度脓毒症或免疫功能受损的患者，快速给予经验性广谱抗生素，抗生素覆盖不足会增加死亡率。

对于无重度脓毒症且免疫功能正常的患者，首选青霉素，2～3 天体温恢复正常后，应持续用药至少 2 周，以防复发；青霉素过敏者，可选用红霉素或喹诺酮类药物。局部治疗可用 25%～50%硫酸镁或 0.5%呋喃西林溶液湿敷，并外用抗生素类药膏（如莫匹罗星软膏、夫西地酸乳膏等）。同时，可配合物理治疗，如紫外线、红外线照射等，必要时切开引流。

第四节　麻　风

分枝杆菌（*Mycobacterium*）是一类形态上细长、略弯曲，有分枝生长趋势的杆菌。因能抵抗强脱色剂而呈红色，又称为抗酸杆菌（acid-fast bacilli）。感染皮肤的分枝杆菌可分为麻风分枝杆菌、结核分枝杆菌和非结核分枝杆菌 3 类。

案例 13-1

　　患者，男性，45 岁，农民。双侧眉毛脱落 8 年，全身皮肤结节 6 年。8 年前出现双侧眉毛脱落。6 年前腕部出现一米粒大小结节，某医院病理诊断为皮肤纤维瘤；另一家医院诊断不明，系统口服泼尼松无效，结节渐增多。

　　皮肤科情况：双侧眉睫毛脱落，双侧眼睑闭合不全、下睑外翻（图 13-7E）；全身散在分布大小不等暗红色丘疹、结节；双侧手足见散在陈旧性溃疡面。

　　问题：①为明确诊断，首要考虑做哪些检查？②如何治疗？

【定义和流行病学】　麻风（leprosy）又称汉森病（Hansen's disease），是由麻风分枝杆菌感染易感个体后引起的一种慢性传染病，主要侵犯皮肤和外周神经，晚期可致畸致残。

历史上麻风曾在全球流行。在开始推广联合化疗方案后，从 1985～2011 年，全球登记的病例数从 540 万下降到 219 075 例；患病率从 21.1/100 000 下降到 0.37/100 000。目前，我国每年仍有 400 例左右的新发病例，主要分布在云南省、贵州省、四川省、广东省及广西壮族自治区，其他省/自治区也有新发病例报道。

【病因及发病机制】　麻风是由麻风分枝杆菌感染引起，未经治疗的麻风患者是其主要传染源，在犰狳、红松鼠和黑猩猩中也发现其感染和繁殖。其传播方式尚不完全清楚，可能通过呼吸道或破损的皮肤传播。通常，大多数人接触传染源后不会患病，患病危险因素包括免疫状态和遗传易感性。在暴露人群中，麻风发病者不足 1%，反映出人群对麻风易感性不同。我国学者进行全基因组关联分析，已经发现多个基因（NOD2、FLG、LRRK2、SLC7A2、HLA-DRB1、MBL2、IL18R1、TYK2 及 SOCS1 等）与麻风的易感性相关，麻风的遗传基因可解释疾病发病风险的 38.5%。

【临床表现】

1. 5 级分类法　1962 年，Ridley 和 Jopling 根据麻风的临床表现、细菌、病理和免疫学提出了对病例进行 5 级分类。按照宿主特异性细胞免疫力由强到弱，依次为结核样型麻风（tuberculoid leprosy，TT）、偏结核样型界线类麻风（borderline tuberculoid leprosy，BT）、中间界线类麻风（midborderline leprosy，BB）、偏瘤型界线类麻风（borderline lepromatous leprosy，BL）和瘤型麻风（lepromatous leprosy，LL）；未定类麻风（I）为各型麻风的早期变化（图 13-7）。细胞免疫力增强时，BL 可向结核样型转化（BL → BB → BT），反之 BT 可向瘤型转化（BT → BB → BL）。

（1）结核样型麻风：本型患者免疫力较强，常发生于面、肩、臀、四肢等。表现为红色或暗红色斑块，呈圆形或不规则形，边缘清，表面干燥无毛；局部感觉障碍明显，表现为麻木、温、痛及触觉障碍等。主要累及外周神经，以尺神经、腓总神经、耳大神经多见；不累及黏膜、眼和内脏，无眉毛脱落。少数患者皮损可自愈。皮肤涂片查菌呈阴性，麻风菌素试验强阳性。

（2）偏结核样型界线类麻风：本型与 TT 相似，为斑疹或斑块，皮损数目较多，分布较广泛，以躯干、四肢、面部为多，呈红色或黄褐色，表面光滑；典型皮损中央有明显的"空白区"，周围常有小的卫星状损害。周围神经损害多发，皮损感觉障碍明显。皮肤查菌常为阳性，麻风菌素试验阳性。皮肤组织活检有助于诊断。

（3）中间界线类麻风：较少见。皮损数目较 BT 多，形态多样，皮损多色。可见有特征性的倒碟状、靶状或卫星状损害。面部典型皮损可呈展翅的蝙蝠状，称为双型面孔或蝙蝠状面容。皮损处感觉轻、中度减退，周围神经损害变异较大。皮肤查菌阳性，麻风菌素试验阴性。此型麻风最不稳定，可向结核样型或瘤型麻风转化。

（4）偏瘤型界线类麻风：皮损数目较多，形态较小，边界不清；皮损可有斑疹、斑块、丘疹、结节和弥漫性浸润等，分布广泛，多发但不对称；有的损害较大，中央有"打洞区"，内缘清楚，外界浸润模糊；周围神经可广泛受累，眉毛、睫毛、头发可脱落，常不对称，感觉、运动神经功能

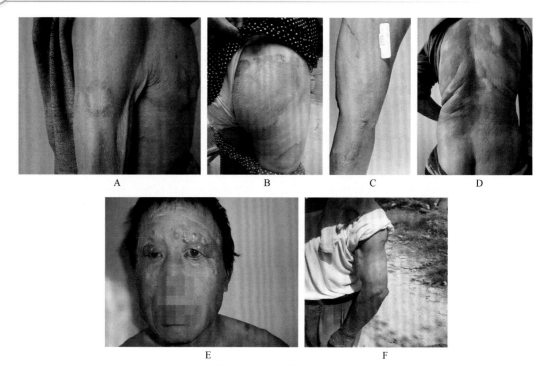

图 13-7　麻风临床表现

A. 结核样型麻风（TT）；B. 偏结核样型界线类麻风（BT）；C. 中间界线类麻风（BB）；D. 偏瘤型界线类麻风（BL）；E. 瘤型麻风（LL）；F. 未定类麻风（I）

明显受损。早期可累及黏膜，晚期常累及淋巴结、睾丸、眼及内脏，出现"狮面""鞍鼻"等。皮损查菌呈强阳性，麻风菌素试验阴性。感觉障碍和浅神经粗大。

（5）瘤型麻风：本型患者对麻风分枝杆菌缺乏免疫力，累及皮肤数目多，受累组织器官范围较广，皮损处可查见大量抗酸杆菌，麻风菌素试验阴性，分 3 期。早期皮损为淡红或浅色斑，边缘模糊，表面光亮，无感觉障碍和闭汗；浅感觉正常或稍迟钝，有时仅有蚁行感和微痒等感觉异常。浅表淋巴结轻度肿大，无内脏受累、无畸形。中期皮损浸润明显，形成斑块，可见少数结节，范围更广，面部浸润及结膜充血，呈醉酒样面孔，眉睫常有脱落。淋巴结及内脏器官（肝、脾、睾丸）轻或中度肿大。晚期斑块融合，并向深部浸润，出现结节，遍及全身；面部结节或斑块可融合形成"狮面"，伴明显浅感觉障碍和闭汗。周围神经受累导致面瘫、手足运动障碍和畸形、骨质疏松和足底溃疡等。眼、淋巴结及肝、脾内脏器官受累程度加深。睾丸受累可有继发性睾丸萎缩，导致不育、阳痿、乳房胀大等。

（6）未定类麻风：临床皮损为边界清楚的浅色或淡红色斑，表面可有轻度浅感觉障碍。皮损数目少且不对称者，有自愈倾向。皮损小而多、分布广泛者，往往演变为其他类型麻风。受累神经可出现肿大，运动障碍和畸形不明显。毛发、黏膜、淋巴结、睾丸和内脏一般不受累。皮肤组织液涂片抗酸杆菌检查多为阴性，少数阳性者菌量少。组织病理检查见非特异性炎症表现，抗酸染色通常阴性。真皮神经内见神经膜细胞增生或抗酸染色阳性，有诊断意义。

2. 联合化疗分类法　为便于麻风联合化疗的现场应用，世界卫生组织提出将麻风病例分为少菌型（PB）和多菌型（MB）。

（1）少菌型：患者同时符合下列 3 项：①所有部位皮肤组织液涂片抗酸杆菌检查均为阴性；②皮损数目≤5 块；③受累神经数目≤1 条。一般对应 5 级分类中的 TT、BT 和 I。

（2）多菌型：患者符合下列 3 项中的任何一项或多项：①任一部位皮肤组织液涂片抗酸杆菌检查为阳性；②皮损数目≥6 块；③受累神经数目≥2 条。一般对应 5 级分类中的 BB、BL 和 LL。

分类有疑问时，须将患者归类为多菌型。

3. 麻风反应　是在麻风慢性过程中，因免疫状态改变导致。麻风分枝杆菌导致的Ⅳ型变态反应（Ⅰ型麻风反应），主要发生在免疫状态不稳定的界线类（BT、BB、BL）麻风患者；或免疫复合物反应（Ⅱ型麻风反应），主要见于 LL 或 BL 患者。临床表现为病程中症状突然活跃，即原有皮损或神经炎加重，出现新皮损和神经损害，伴有畏寒、发热、全身不适等系统症状。麻风反应可发生在治疗前、治疗中及愈后，是导致患者畸残、毁形的主要原因。常见诱因包括药物、神经精神因素、预防接种、过度劳累、营养不良和外伤等。

案例 13-1 分析

临床特征：中年男性；双侧眉毛脱落 8 年，全身皮肤结节 6 年；皮肤科检查见眉毛脱落、眼睑闭合不全、全身散在分布大小不等暗红色结节，双侧手足见散在陈旧性溃疡面；曾系统口服泼尼松等药物治疗无效。

【实验室检查】

1. 麻风分枝杆菌检查 取皮肤组织液涂片进行抗酸染色，TT 多为阴性，LL 多呈阳性。

2. 麻风菌素试验 TT 多呈阳性，LL 多呈阴性。可判定机体对麻风分枝杆菌细胞免疫反应的强弱，作为判断麻风型别的参考指标。

3. 组织病理检查 TT 主要表现为真皮小血管及神经周围有上皮样细胞浸润，抗酸染色常为阴性；LL 表现为真皮内泡沫细胞肉芽肿，抗酸染色显示泡沫细胞内有大量麻风分枝杆菌。

4. 分子生物学检查 采用 PCR 技术检测麻风分枝杆菌特异性 DNA 片段（SODA 或 85B），可用于麻风的早期诊断。

5. 酚糖脂-1 抗原或抗体检测 检测患者血清中酚糖脂-1（phenolic glycolipid-1，PGL-1）抗体或多菌型患者尿中 PGL-1 抗原，用于多菌型麻风的诊断、病情及复发的监测，也可以作为观察疗效的指标。

【诊断及鉴别诊断】

1. 诊断依据 ①皮损伴有感觉障碍及闭汗，或有麻木区；②外周神经粗大伴相应功能障碍；③皮肤组织液涂片或组织切片抗酸染色阳性；④组织病理特征性改变；⑤ PCR 检测到麻风分枝杆菌特异性 DNA 片段。符合上述前 4 条中的 2 条或 2 条以上，或符合第 5 条者即可确定诊断。

2. 鉴别诊断 麻风诊断需要与环状肉芽肿、真菌感染、结缔组织病、皮肤结核、梅毒、结节病、皮肤淋巴瘤等相鉴别。

案例 13-1 分析

患者双侧眉毛脱落，同时有皮肤损害和神经损害，为明确诊断，考虑的检查包括皮损组织液涂片抗酸染色及组织病理检查。

检查结果：皮损组织液涂片抗酸染色阳性；组织病理检查表现为真皮内泡沫细胞肉芽肿，抗酸染色显示泡沫细胞内有大量麻风分枝杆菌。

诊断：瘤型麻风。

【治疗】 麻风治疗应严格遵循足量、足疗程用药的原则。世界卫生组织推荐联合化疗方案治疗麻风，联合化疗可以在很短的时间内消除麻风病的传染性。

少菌型麻风治疗方案：氨苯砜 100mg，每日 1 次，自服；利福平 600mg，体重低于 35kg 者 450mg，每月 1 次，监服；疗程为 6 个月。多菌型麻风治疗方案：氨苯砜 100mg，每日 1 次，自服；利福平 600mg，每月 1 次，监服；氯法齐明 50mg，每日 1 次（或 300mg，每月 1 次），自服；总疗程 24 个月。对于只有皮损少菌型麻风，使用利福平 600mg、氧氟沙星 400mg 和米诺环素 100mg 3 种药物，仅服用 1 次。

监测随访：完成治疗的患者，每年做一次临床及细菌学监测，多菌型至少随访 5 年，少菌型应随访 2 年；皮肤涂片查菌转阴后，每 3 个月查菌 1 次，连续 2 次均为阴性者，判定为临床治愈。

麻风反应的治疗：首选糖皮质激素，初期可选用泼尼松 3~60mg/d，分 2~3 口服，随着病情缓解逐渐减量。也可应用沙利度胺、雷公藤、硫唑嘌呤、环孢素、肿瘤坏死因子拮抗剂等。

案例 13-1 分析

对此患者，应用多菌型联合化疗方案进行治疗：利福平 600mg，每月 1 次，监服。氯法齐明 300mg，每月 1 次，自服。氨苯砜 100mg，每日 1 次，自服。

第五节 皮肤结核

【定义及流行病学】 皮肤结核（cutaneous tuberculosis）是由结核分枝杆菌复合群感染皮肤所致的慢性疾病。结核分枝杆菌复合群包括人型结核分枝杆菌、牛型结核分枝杆菌、非洲型分枝杆菌、田鼠分枝杆菌、卡氏分枝杆菌等多种。结核分枝杆菌复合群毒力不强，感染皮肤后仅 5%～10% 发病。

目前缺乏皮肤结核发病率的准确数据。我国 2018 年新发肺结核病例为 82 万。根据报道，肺外结核占结核感染的 8%～24%，皮肤结核感染占肺外病例的 1.5%～3.0%。

【病因及发病机制】

1. 病因

（1）内因：宿主因素在结核分枝杆菌感染过程中起重要作用，但由于该菌菌株的多样性及种群异质性，目前针对肺结核的易感性研究仅发现了 ASAP1 等少数易感基因，且未得到广泛认可。皮肤结核的易感性研究尚缺乏。

（2）外因：人型结核分枝杆菌是皮肤结核的主要致病菌，牛型结核分枝杆菌、减毒的牛型分枝杆菌（卡介苗）、非洲型分枝杆菌、田鼠分枝杆菌、卡氏分枝杆菌偶尔也可以引起皮肤结核。

2. 发病机制 目前认为，感染菌株毒力、宿主对分枝杆菌抗原的致敏状态（如既往感染或未曾接触）和宿主细胞免疫功能，共同决定了宿主在感染结核分枝杆菌后是否发病。吸入的分枝杆菌感染肺泡巨噬细胞和树突状细胞，入侵吞噬体，通过表达应激适应性基因，可以在吞噬体环境中生存。

细菌入侵体内后，固有免疫和适应性免疫均在分枝杆菌感染中发挥作用。肺泡巨噬细胞和树突状细胞上的 Toll 样受体识别分枝杆菌，活化的树突状细胞释放的细胞因子和趋化因子募集其他炎症细胞，促进分枝杆菌杀伤。杀伤过程最终可形成肉芽肿，伴有干酪样坏死是其特征性表现。

【临床表现】

1. 分类 由于感染结核分枝杆菌的数量、毒力、传播途径的不同及机体抵抗力的差异，临床表现较为复杂，通常分为 4 类。

（1）外源性接种所致：如疣状皮肤结核。

（2）内源性扩散或自身接种所致：如瘰疬性皮肤结核、腔口皮肤结核等。

（3）血行播散至皮肤：如寻常性狼疮、急性粟粒性皮肤结核等。

（4）结核疹：如硬红斑、丘疹坏死性结核疹、瘰疬性苔藓等。

2. 主要临床类型及其表现

（1）寻常性狼疮（lupus vulgaris）：最常见。好发于面部，其次是颈、臀和四肢。皮损初起为粟粒大小的鲜红或红褐色质软结节，表面薄嫩，探针稍用力即可刺入，易贯通（探针贯通现象）；玻片压诊呈棕黄色，如苹果酱颜色（苹果酱现象）；可融合成大片红褐色浸润性损害，表面高低不平，可覆鳞屑。结节自行吸收或破溃后形成萎缩性瘢痕，在瘢痕上又可出现新皮损，与陈旧皮损并存（图 13-8A）。迁延数年或数十年不愈。

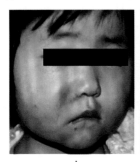
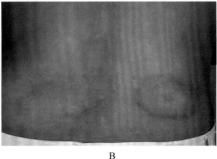
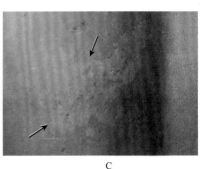

A   B   C

图 13-8 皮肤结核的临床表现

A. 寻常性狼疮；B. 疣状皮肤结核；C. 结核疹（箭头所示）

（2）疣状皮肤结核（tuberculosis verrucosa cutis）：多累及手背，其次为足、臀、小腿等暴露部位。初起为黄豆大小的紫红色质硬丘疹，单侧分布，逐渐扩大形成斑块，表面增厚、粗糙不平呈疣状增生。皮损中央逐渐结痂脱落，留有萎缩性网状瘢痕，边缘的痂或鳞屑逐渐向外扩展形成环状或弧形边缘，外周绕以暗红色晕。中央网状瘢痕、疣状边缘和四周红晕成为"三廓征"（图 13-8B）。病程可达数年至数十年。

（3）结核疹（tuberculid）：由内源性结核分枝杆菌（或抗原）导致的皮肤免疫反应，常发生于具有较强细胞免疫的个体，包括丘疹坏死性结核疹和硬红斑等（图 13-8C）。

【实验室检查】

1. 组织病理检查　早期常为非特异性改变。典型的组织病理改变为上皮样细胞和多核巨细胞组成的结核性肉芽肿，中心可有干酪样坏死。急性期可以看到中性粒细胞浸润。

2. 结核菌素纯蛋白衍生物（PPD）试验　阳性说明过去曾感染过结核分枝杆菌或接种过卡介苗，强阳性反应说明体内可能存在活动性结核病灶。

3. 胸部 X 射线检查　可发现活动性或陈旧性结核病灶征象，对皮肤结核诊断有重要提示意义。

4. 细菌学检查　直接涂片或组织切片行抗酸染色，光镜下可发现结核分枝杆菌。

5. PCR 检测　PCR 等分子生物学方法，直接针对感染原的基因序列，在结核的诊断中准确度高、敏感度高、耗时短，是协助皮肤结核诊断的有力工具。

6. 药敏试验　传统的耐药检测方法包括比例法、临界药物浓度法、抗性比例法，原理是通过检测结核分枝杆菌在已知浓度药物培养基中的生长能力，来检测细菌抗药能力。随着 DNA 测序技术发展，耐药基因也开始应用于临床检测中。

【诊断及鉴别诊断】　根据皮肤结核的临床特点，结合组织病理检查一般不难诊断。既往或目前有结核病史、实验室检测试验阳性、皮肤活检病理呈结核性肉芽肿及抗结核治疗有效皆可帮助诊断。寻常性狼疮有时需与盘状红斑狼疮、结节病、玫瑰痤疮、三期梅毒、麻风及深部真菌病等进行鉴别，疣状皮肤结核应与疣状扁平苔藓、疣状表皮痣、肥厚性扁平苔藓、寻常性疣及着色芽生菌病等进行鉴别。

【治疗和预防】　积极治疗患者其他部位的结核病灶，同时对易感人群接种卡介苗是预防皮肤结核的关键。皮肤结核的治疗和系统性结核类似，应以"早期、足量、规则、联合及全程应用抗结核药"为原则，通常采用 2～3 种药物联合治疗，疗程一般不少于 6 个月。WHO 推荐的标准结核治疗方案包括 8 周的强化治疗联合 16 周的维持治疗，强化治疗包括乙胺丁醇、异烟肼、利福平、吡嗪酰胺四联药物治疗，维持治疗为异烟肼和利福平二联药物治疗。

常用药物成人剂量为：①异烟肼 5mg/(kg·d)，或 300mg，每日 1 次顿服；②乙胺丁醇 15mg/(kg·d)，或 750mg，每日 1 次顿服；③硫酸链霉素 1.0g/d，分 2 次肌内注射，或 750mg/d，1 次肌内注射，用前做皮试，用药后应注意听神经损害；④利福平 450～600mg/d，每日 1 次顿服。我国结核菌分枝杆菌株耐药性低，经过上述药物治疗后，绝大部分患者都有满意的治疗效果。

接种卡介苗是预防皮肤结核的重要方法，出生后尽快接种疫苗可以显著预防感染结核。此外，避免和结核患者密切接触，保持良好的通风环境，以及定期体检可以预防皮肤结核的发生。

（刘　红）

第十四章 动物性皮肤病

动物界中至少有7个门可引起人类皮肤病，包括原生动物门（Protozoa）、腔肠动物门（Coelenterata）、扁形动物门（Platyhelminthes）、线虫动物门（Nematoda）、环节动物门（Annelida）、节肢动物门（Arthropoda）和脊索动物门（Chordata），其中以节肢动物门最常见。可引起皮肤损害和系统性疾病者包括蛛形纲（Arachnida）、多足纲（Myriapoda）、昆虫纲（Insecta）和甲壳纲（Crustacea）等。

第一节 疥 疮

疥疮（scabies）是由人型疥螨（*Sarcoptes scabiei* var. *hominis*）寄生于人体表皮引起的一种接触性传染性皮肤病，易在集体宿舍、家庭、养老机构中流行（图14-1）。

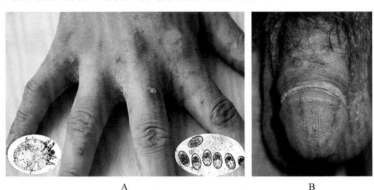

A   B

图 14-1 疥疮

A. 手指和指缝皮损（左下框内为疥螨，右下框内为虫卵）；B. 疥疮结节

案例 14-1

患者，男性，20岁，学生。因指间、手腕、腹部、会阴皮疹伴瘙痒10天就诊。10天前患者手部开始出现红色皮疹，伴皮肤瘙痒，夜间为甚。此后手腕、腹部、外生殖器、大腿相继出现类似皮疹，外用"皮炎平"和"达克宁"乳膏无效。其同学有类似病史。

皮肤科情况：手指、指缝、双腕屈侧、腋窝、腹部、腹股沟、股内侧见散在米粒至黄豆大小的红色丘疹、丘疱疹、水疱、脓疱；阴茎头、包皮、阴囊分布10余个黄豆大小的红色结节。

问题：①为明确诊断，首要考虑做哪些检查？②如何治疗？

【病因】 疥螨又称疥虫，属于蛛形纲，分为动物疥螨和人型疥螨两类。人型疥螨呈扁平的椭圆形，乳白色，腹侧有足4对，离体后可存活2~3天。雌螨约为0.4mm×0.3mm，雄螨约为0.2mm×0.15mm。交配发生在雌螨皮肤角质层挖掘的小隧道内，雄螨常在交配后不久死亡。受精的雌螨扩大隧道并开始产卵，后方遗留卵和螨粪沉积。每只雌螨可存活4~6周，产卵40~50个。卵在3~4天后孵化出6足幼虫，后者穿过隧道顶部而逃出，随后挖掘短隧道并在其中转化为若虫，再经两次蜕皮后变为成虫，整个生活周期为10~14天。疥螨常在特定的部位挖掘隧道，并可避开毛囊皮脂腺密集的区域。隧道并不局限于角质层，可向表皮深部扩展。

疥螨主要通过直接接触传染，如同睡、握手等，也可由污染的被褥、衣服等间接传染。发病机制主要与疥螨在挖掘隧道时对皮肤造成的机械性刺激和表皮损伤有关，也涉及疥螨的排泄物和代谢产物的毒性作用，以及死亡虫体引起的变态反应。

由于宿主的相对特异性，动物疥螨很少传染人，但反复接触可引起类似疥疮的感染。犬、猫、马、牛、猪、骆驼和羊均可发生疥疮，其中犬型疥螨（*Sarcoptes scabiei* var. *canis*）、猫耳螨（*Notoedres cati*）传染人较多见。

【临床表现】　冬季多见，常在感染后 3～4 周发病。病程为慢性，可持续数周至数月。

1. 成人疥疮（scabies in adult）　疥螨常侵犯皮肤薄嫩部位，如指缝、腕部、肘窝、腋窝、乳房下、脐周、腰部、下腹部、股内侧、外生殖器等处，很少累及头、面、掌跖等处。皮损为丘疹、丘疱疹、水疱、结节及隧道，伴发感染者可形成脓疱。丘疹呈淡红色，数目不定，可疏散分布或密集成群；丘疱疹和水疱如粟粒至绿豆大小，无明显红晕；结节好发于阴囊、阴茎等处，色泽暗红，直径为 3～6mm；线状隧道长 3～12mm，弯曲，略隆起，淡灰色或正常肤色，末端有水疱，雌螨即藏在此处。自觉剧烈瘙痒，尤以夜间为甚。经久不愈者可发生湿疹样变和继发性感染。

2. 婴幼儿疥疮（scabies in infant）　皮损范围广泛，分布常不典型，可累及头皮、颈和掌跖。手足常见水疱、脓疱，躯干和四肢可有多发性结痂性结节，常有广泛的湿疹样变（图 14-2）。

3. 挪威疥疮（Norwegian scabies）　又称结痂性疥疮（crusted scabies），为感染最严重、具有高度传染性的特殊类型，多见于体质虚弱、智力不全、严重的系统性疾病和免疫功能受损者。头皮、面颈和躯干出现红斑、鳞屑，手足有较大疣状结痂，掌跖不规则增厚和皲裂、甲板增厚、变色，甲下积聚大量的角质碎屑。皮损偶可为全身性，出现红皮病样改变和疣状斑块。鳞屑内含有大量疥虫，易发生继发感染，常无明显瘙痒。

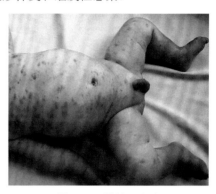

图 14-2　婴幼儿疥疮

4. 动物疥疮（animal scabies）　皮损的范围和分布与接触方式有关，犬、猫接触者一般在胸、腹、大腿和前臂；常为瘙痒性小风团或丘疹，可伴有表皮剥脱，无隧道。病程为自限性，停止与动物接触后消失。

案例 14-1 分析

　　临床特征：为男性患者；10 天前手部开始出现瘙痒性红色皮疹，逐渐累及手腕、腹部、外生殖器、大腿；其同学有类似病史。体格检查发现手指、指缝、腕屈侧、腋窝、腹部、腹股沟、股内侧有散在的红色丘疹、丘疱疹、水疱、脓疱；阴茎头、包皮、阴囊有红色结节。

【诊断及鉴别诊断】　根据接触史、皮损特点、好发部位、家中或集体常有相似患者等特征，一般不难诊断。辅助检查包括皮肤刮片镜检发现疥螨、虫卵，可明确诊断；隧道染色试验可检测皮肤是否有疥螨挖的隧道；皮肤镜检查可发现匍行性隧道，远端可见圆形疥虫，顶端呈三角形翼状结构。本病需与单纯性痒疹、湿疹、特应性皮炎、虫咬皮炎、虱病鉴别。

案例 14-1 分析

　　为明确诊断，考虑的检查包括指缝皮损处刮片镜检、皮损处隧道染色试验、皮肤镜检查。

　　检查结果：指缝皮损刮片镜检显示疥螨和虫卵；隧道染色试验显示皮损处深色波浪线状疥螨隧道；皮肤镜检查可见指缝皮损处白色隧道，隧道一端呈棕色小三角形结构（隧道结构）。

　　诊断：疥疮。

【治疗与预防】　集体宿舍或家庭中一旦发现疥疮病例应立即隔离、治疗。所有的接触者和 2 个月内的性伴侣也应进行评估和流行病学治疗。患者的衣服、床上用品应煮沸消毒或日光暴晒。

1. 局部治疗　局部治疗为主要治疗方法。由于多数药物无法杀灭虫卵，因此建议首次治疗后 7～14 天进行第二次治疗。外用药物可能造成刺激性接触性皮炎和药物透皮吸收中毒，不可过量使用。

（1）5%～10% 硫黄软膏（儿童用 5%）：是最为传统和常用的外用药物，可用于妊娠期。洗澡后将硫黄软膏搽遍全身（从颈部到头），每日 1～2 次，连续 3 天；搽药期间不洗澡、不更衣，治疗结束后洗澡、更衣、更换床上用品等。

（2）1% 丙体六六六（林丹）霜剂：又称疥灵霜、疥得治等，有较强的杀螨作用。洗澡后 30min 全身搽药，8～12h 后用温水洗去。该药容易被皮肤吸收，对婴儿和儿童有神经毒性，成人用量不超过 30g，2 岁以下儿童、孕妇及哺乳期禁用。

（3）25% 苯甲酸苄酯乳剂：每日搽药 1～2 次，连用 2～3 天。

（4）10% 克罗米通乳膏：每晚搽药 1 次，连用 3～5 天。

（5）5% 三氯苯醚菊酯：又称扑灭司林（permethrin），为合成的除虫菊酯，可有效杀螨，毒性极低，被批准用于妊娠期、哺乳期和 2 月龄以上婴幼儿，但目前在国内尚未上市。全身搽药，8～12 小时后洗去，1 周后重复。

（6）疥疮结节治疗：糖皮质激素外用或皮损内注射、液氮冷冻或手术切除。

2. 全身治疗 瘙痒明显可口服抗组胺药。伊维菌素（ivermectin）的结构类似于大环内酯类抗生素，但无抗菌活性，主要用于治疗丝虫病；对疥疮有效，特别适用于挪威疥疮和大规模人群的治疗。成人和体重＞15kg 的儿童，每次 0.2mg/kg，单次口服；严重者后续可重复给药。

> **案例 14-1 分析**
>
> 　　对此患者的治疗方案：硫黄软膏全身搽药（头面部除外），每日 1～2 次，连续 3 天；疥疮结节外用糠酸莫米松乳膏，每日 1 次。

第二节　毛虫皮炎

毛虫皮炎（caterpillar dermatitis）是毛虫的毒毛刺伤皮肤引起的急性炎症反应。

【病因】　毛虫属于昆虫纲，种类繁多，常见的有桑毛虫（寄生于桑树和果树）、松毛虫（寄生于松树）、茶毛虫（寄生于茶树和桑树）、刺毛虫（栖息于树林、草地）等。毛虫广泛分布，以桑毛虫（*Porthesia xanthocampa* Dyer）为例，在我国各地均有分布。每只毛虫体表的毒毛可达 200 万～300 万根，中央为空心管道，内含淡黄色毒液（主要成分为酯酶、激肽和其他多肽），刺毛虫毒液含有斑蝥素。毒毛容易脱落，随风飘扬，接触后可刺入皮肤并释放毒液，引起刺激性皮炎。

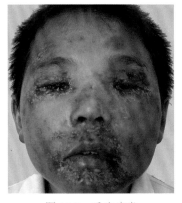

图 14-3　毛虫皮炎

【临床表现】　毛虫皮炎好发于夏秋季，野外活动、树荫下纳凉者多见，气候干燥、大风天气可引起流行。皮损多见于暴露部位，如面、颈、肩、上背、上胸和四肢屈侧。常在接触部位发生剧烈瘙痒，随后出现绿豆至黄豆大的水肿性红斑、斑丘疹、丘疱疹或风团，中央常有针尖大小的深红或黑色小点；皮损数目不等，常成批发生。自觉剧烈瘙痒，夜间为甚。偶有轻微的全身症状，毒毛刺入眼内可引起结膜炎、角膜炎（图 14-3），病程常在 1 周左右。

【诊断】　根据发病季节、流行地区、皮损形态和分布特点不难诊断，用透明胶带反复粘取皮损并在显微镜下观察可见到毒毛。

【治疗】　接触毒毛后立即更换衣服，用透明胶带或医用胶布反复粘除皮损处的毒毛。局部外用炉甘石洗剂或糖皮质激素乳膏，预防继发感染；瘙痒明显者可口服抗组胺药。

第三节　隐翅虫皮炎

隐翅虫皮炎（paederus dermatitis）是人体皮肤接触毒隐翅虫毒液而引起的急性皮炎，我国南方多见（图 14-4）。

【病因】　毒隐翅虫是一种小型甲虫，属昆虫纲。隐翅虫状若蚂蚁，体长 0.5～1.0cm，整个身体由黑黄二色相间组成，分为 5 节。头部黑色，有 1 对丝状触角，爬行时不停地挥动；前胸腹基部呈橘红色，胸部背面有翅 2 对，鞘翅很短，腹部全裸，乍看仿佛没有翅膀，故名隐翅虫。

毒隐翅虫体内含有强酸性（pH 1～2）毒液，主要成分为隐翅虫毒素（pederin）、拟隐翅虫毒素（pseudo-pederin）和毒隐翅虫酮（pederone）。毒液一般不释出，只有当虫体被压破或击碎时，皮肤接触毒液才引起病变。也有人认为毒隐翅虫爬行于皮肤上，直接分泌体内毒素引起

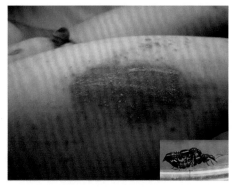

图 14-4　隐翅虫皮炎（框内为毒隐翅虫）

皮炎。接触毒液的方式有两种：一种是直接与破碎虫体接触；另一种是间接接触毒液。毒隐翅虫滋生在潮湿的地方，如湖边、水沟、池塘、杂草丛、稻田等，以小型昆虫、植物花粉、腐烂的有机质为食；夜间出来活动，具有明显的向光性（特别是对荧光）和向高性，爬行速度很快，飞进室内后便在天花板、墙壁、家具、衣物、人体上四处爬行，进入室内的毒隐翅虫能耐饥数日。

【临床表现】　本病在夏秋季多发，尤其雨后闷热天气。皮损多于早上起床后发现，发病部位以面颈、胸背及四肢暴露部位为主。表现为条状、片状或簇状水肿性红斑，上有密集的丘疹、水疱和脓疱；部分脓疱融合成片，可出现糜烂、结痂和表皮坏死；眼睑或外阴受累时可肿胀明显。线状皮损犹如竹签或指甲刮伤一样，形态多异而不规则。自觉瘙痒或灼痛，严重者可出现发热、头晕、头痛、恶心、呕吐、局部淋巴结肿大等全身症状。病程约 1 周，愈后遗留暂时性色素沉着。

【诊断】　根据发病季节和典型皮损一般可作出诊断，需与接触性皮炎、急性湿疹鉴别。

【治疗与预防】

1. 治疗　接触昆虫后，应立即使用肥皂水或 5% 碳酸氢钠冲洗，以中和毒素。皮损处使用炉甘石、樟脑、表面麻醉剂（利多卡因等），可舒缓刺痛和灼伤感。外用糖皮质激素治疗有效，外用抗生素可防治继发的细菌感染。必要时口服抗组胺药和糖皮质激素。发生角膜炎时应积极请眼科会诊，避免角膜灼伤引起的视力受损。可用 5% 碳酸氢钠或 1:（5000～8000）高锰酸钾溶液湿敷，红斑处外用炉甘石洗剂或糖皮质激素制剂。口服抗组胺药，严重者口服糖皮质激素。脓疱处注意预防继发感染，必要时予以抗感染治疗。

2. 预防

（1）打扫室内外卫生，防止蚊虫滋生，关好纱门、纱窗。

（2）夜晚关灯睡觉，睡觉前检查床上是否有隐翅虫，以免压死释放毒液。

（3）采取各种驱虫措施，如点灭蚊器、搽花露水等。

（4）对停留在皮肤上的隐翅虫，应将其吹走或轻轻拨去，然后用清水洗净接触的皮肤。

第四节　虱　病

虱病（pediculosis）是由寄生于人体的虱（lice，pediculus）反复叮咬所致，受累部位出现剧烈瘙痒、表皮剥脱。

【病因】　虱属于昆虫纲，寄生于人类的有人虱（*Pediculus humanus*）和阴虱（*Phthirus pubis*），其中人虱又分为头虱（*P. humanus capitis*）和体虱（*P. humanus corporis*）两个变种。虱通过刺吸式口器刺入皮肤吸取血液，其唾液（含有抗凝素、溶血素）进入皮内引起刺激反应。头虱和体虱通过直接接触或污染物（衣服、毛巾、床上用品和梳子等）传播，移动性强；阴虱通过性生活、身体接触或污染物传播，一般不移动至其他部位。虱生活周期约为 40 天，离开人体 10 天以上即可因饥饿而亡。成虱每日产卵 7～10 枚，卵孵化约需 8 天，若虫在 10 天左右成熟。

【临床表现】

1. 头虱病（pediculosis capitis）　头虱寄生于头部，多见于卫生不良的妇女和儿童。头皮瘙痒是主要症状，搔抓可引起表皮剥脱、继发感染；重者出现渗液、血痂，可使头发粘连成束，并散发腥臭味，长期可致脱发或瘢痕形成。毛干底部有成虱和卵。虱卵呈卵圆形，大小为 0.3～0.8mm，呈白色或灰色，牢固附着于毛干，颞、枕部最多见，伍德灯检查发出荧光。

2. 体虱病（pediculosis corporis）　体虱和虱卵隐藏在内衣衣缝或被褥的皱褶里，皮肤上很难发现体虱。叮咬处有红斑、丘疹或风团，瘙痒剧烈，常有线状抓痕、血痂，长期可发生苔藓样变、色素沉着、继发感染。

3. 阴虱病（phthiriasis pubis）　阴虱主要寄居于阴毛处，偶可累及腋毛、眉毛、睫毛、胡须、乳晕毛发和头发。阴虱叮咬会引起剧烈瘙痒，夜晚尤甚，搔抓后出现抓痕、血痂或发生毛囊炎，偶见散在的蓝青色瘀斑，内裤可有点状血迹。阴虱位于毛发底部，虱卵紧贴毛干（图 14-5）。

【诊断及鉴别诊断】　凡在头发、内衣、阴毛发现成虱或虱卵即可确诊，需与疥疮、湿疹和皮肤瘙痒相鉴别。由于阴虱病主要通过性接触传播，故应排除可能伴发的其他性病。

【治疗与预防】　所有污染物（如床上用品、毛巾、衣服）应清洗、干燥，以杀灭虱与虱卵；开水烫煮可杀灭虫体和虫卵。

1. 头虱病　消灭头虱的简单方法是剃除头发，再用硫黄皂洗头。不愿剃发者用 50% 百部酊、25% 苯甲酸苄酯乳剂、10% 克罗米通、5% 三氯苯醚菊酯或 1% 林丹搽遍头皮及头发，每日 2 次，第 3 天用大量热肥皂水洗头，用密篦子将虱及虱卵篦尽。

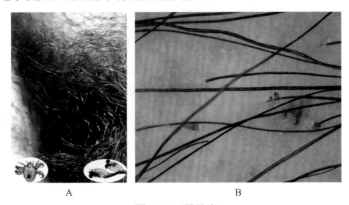

图 14-5　阴虱病

A. 左下框内为成虱，右下框内为虱卵；B. 皮肤镜下的成虱和虱卵

2. 体虱病　一般不需要治疗患者，只需处理衣物。除了加热、密封措施之外，亦可应用三氯苯醚菊酯处理。

3. 阴虱病　剃除阴毛，外用 50% 百部酊、10% 克罗米通、1% 林丹、25% 苯甲酸苄酯乳剂或 10% 硫黄软膏，连续 3 天。性伴侣应同时治疗。

第五节　虫咬皮炎

虫咬皮炎（insect bite dermatitis）可由昆虫叮咬皮肤引起。其特点是皮损处可出现风团样丘疹及水疱等，可见针尖大小叮咬痕，常自觉瘙痒。

【病因】　虫咬皮炎多为昆虫叮咬皮肤引起的一种过敏反应，常见的昆虫包括蚊、螨、蠓、跳蚤、蜂、蜱、臭虫等。昆虫主要通过叮咬人体皮肤吸吮血液，并将其唾液或毒汁注入人体，进而引起皮肤局部或全身反应，损伤的皮肤易继发细菌等感染。疾病的不同皮肤反应和严重程度与昆虫的种类、数量和患者敏感性有关。

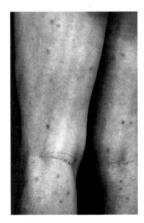

图 14-6　虫咬皮炎

【临床表现】　本病常见于婴幼儿及儿童，也可见于成人，以春、夏、秋季多见。好发于皮肤暴露处，四肢及腰臀部最为常见（图 14-6）。皮损常为水肿性风团样丘疹，中央可有一瘀点或小水疱，外周时见苍白圈围绕，通常瘙痒明显。偶形成张力性大疱，半球形。常为多发，数目不定，互不融合，成批出现，可新旧皮损同时存在。风团、水疱可短期内消退，留有丘疹，后遗留色素沉着。病程通常在 1 周左右。搔抓后可结痂或出现继发感染，病程可因此延长。

其中，蜂蜇伤后可能出现肿胀性红斑、风团、血管性水肿等，严重者可有恶心、呕吐、畏寒、发热等全身症状，甚至有过敏性休克等情况。蜱叮咬后可能伴有发热、畏寒、头痛、肌痛、腹痛、恶心、呕吐等症状。

【诊断及鉴别诊断】　根据皮损特征、分布部位和可能的昆虫暴露史，可作出诊断，必要时可结合皮肤镜下叮咬痕迹或靶样损害表现。应与水痘、荨麻疹等相鉴别。

【治疗与预防】　保持个人和环境卫生，做好职业防护，避免与宠物、家禽接触；预防蚊虫叮咬，可使用杀虫剂对环境消毒。

治疗措施以抗过敏治疗和对症治疗为主。症状较轻者可局部外用糖皮质激素霜剂、炉甘石洗剂等，口服抗组胺药；若过敏反应严重、皮损范围广泛者，可短期系统使用糖皮质激素；若出现继发感染，可外用或口服抗生素治疗。

（董励耘）

第十五章 皮炎与湿疹

第一节 接触性皮炎

接触性皮炎（contact dermatitis）是由于皮肤或黏膜接触某些外源性物质后，在接触部位甚至以外部位发生的炎症反应。根据发病机制分为两类：①刺激性接触性皮炎（irritant contact dermatitis，ICD），是刺激物（stimulant）通过非免疫性机制引起的皮肤炎症反应，任何人接触后均可发病，可在刺激之后立即发生或在较长时间接触后发生，停止接触后皮损很快消退；②变应性接触性皮炎（allergic contact dermatitis，ACD），是指敏感个体再次接触变应原（allergen）后发生的皮肤炎症反应，有一定的潜伏期，易反复发作，停止接触后皮损消退缓慢（表 15-1）。

表 15-1　刺激性与变应性接触性皮炎的鉴别要点

鉴别要点	刺激性接触性皮炎	变应性接触性皮炎
危险人群	任何人	遗传易感者
发病机制	非免疫性，表皮的理化刺激	Ⅳ型变态反应
致敏与发病	无须致敏，初次或反复接触后发病	致敏期 4～25 天，致敏后再接触 12～48 小时发病
物质性质与浓度	刺激物（腐蚀剂、有机溶媒、肥皂等）浓度常较高	变应原（小分子半抗原）浓度可能极低
发病部位	接触部位	接触部位，可扩散至周围或远隔部位
皮损特点	同变应性接触性皮炎，易发生大疱、坏死、溃疡或皮肤干燥、皲裂、脱屑	急性、亚急性或慢性湿疹，如红斑、水肿、水疱、脱屑、苔藓样变
斑贴试验	阴性	阳性
转归	停止接触后皮损可消退	停止接触后皮损常在 1～2 周消退

【病因】　可引起接触性皮炎的物质很多，大致可分为以下 3 大类。

1. 动物性　如皮革、毛类、羽绒制品、昆虫毒毛及分泌物等。

2. 植物性　如油漆、荨麻、无花果、银杏、芒果等。

3. 化学性　包括：①金属制品，如镍盐、铬盐、汞剂等；②化工原料，如柏油、汽油、机油、染料、对苯胺、甲醛、橡胶、塑料等；③日常生活用品，如肥皂、洗衣粉、洗涤剂、光亮剂、化纤制品等；④化妆品，如香脂、染发剂、唇膏、剃须膏、油彩等；⑤农药，如敌敌畏、乐果、六六六等；⑥外用药，如汞溴红（红汞）、清凉油、正红花油、磺胺制剂、抗生素软膏、橡皮膏等；⑦光敏物，如焦油类、无花果、香料、氯丙嗪等，接触这些物质并在日光或紫外线照射后可出现光毒性或光变应性接触性皮炎。

【临床表现】

1. 刺激性接触性皮炎

（1）急性刺激性接触性皮炎（acute irritant contact dermatitis）：除化学烧伤外，常为单次长时间接触刺激物或腐蚀剂所致，连续性短期接触也可引起。病情的严重程度不等，轻者仅有暂时性红斑，重者出现皮肤红肿、水疱、大疱，甚至坏死、溃疡。皮损一般局限于接触部位，伴有灼痛或刺痛。停止接触后，轻者在数天内愈合，重者需要数周。

（2）累积性刺激性接触性皮炎（cumulative irritant contact dermatitis）：又称慢性刺激性皮炎（chronic irritant dermatitis），为长期反复性皮肤刺激或损伤所致。致病因素包括化学刺激物和许多有害的物理因素，如摩擦、微创伤、泥土、水和温度。一旦角质层屏障被破坏，一些在正常情况下无害的物质可使 ICD 继续存在。许多弱刺激因素本身并不足以引起 ICD，但这些因素的累积作用却可导致累积性 ICD。本病好发于暴露部位或薄嫩皮肤，如手背、指尖、指缝、面部等。初为局限性轻微红斑、干燥或皲裂，可逐渐扩散，伴有瘙痒或疼痛，停止接触后需较长时间才能缓慢恢复。与 ACD 相比，本病的皮疹形态单一、稳定、扩散范围较小。

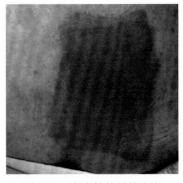

图 15-1　变应性接触性皮炎

2. 变应性接触性皮炎　临床表现取决于接触程度、敏感性、变应原和接触部位。急性 ACD 常突然发病，表现为接触部位发生境界清楚的水肿性红斑、丘疹、丘疱疹，严重时有水疱、大疱，破溃后形成糜烂。自觉瘙痒或灼痛，少数出现畏寒、发热、头痛等全身症状。病程为自限性，去除病因后皮损常在 1～2 周消退。如果持续或反复接触变应原，则 ACD 变为慢性，此时表现为皮肤干燥、脱屑、增厚，晚期发生苔藓样变和皲裂。ACD 在发病初期一般只累及接触部位，但在疾病发展时可通过无意接触或自身敏感而扩散至远隔部位（图 15-1）。

3. 特殊类型的接触性皮炎

（1）尿布皮炎（diaper dermatitis）：是发生在尿布覆盖部位的 ICD。确切病因不明，明确的观点是：①浸渍和摩擦可破坏表皮屏障，尿液分解产生的氨不是主要的病因；②粪便中蛋白酶和脂肪酶在表皮屏障受损后可刺激皮肤，特别是 pH 较高时；③粪便中尿素酶可分解尿液而提高 pH，牛奶喂养婴儿肠道内产尿素酶细菌增多；④皮肤浸渍是粪便中念珠菌引起感染的前提，念珠菌感染是尿布皮炎的并发症。

多在出生后 3～12 周开始发病。皮损主要累及尿布覆盖区域的突起部位，如臀、外生殖器、下腹、耻骨区和大腿上部，而腹股沟皱褶深部常不受累。初发损害为水肿性红斑，表面有光泽、边界清楚、对称分布，及时处理后可迅速消退；继续发展时出现丘疹、丘疱疹、水疱，破裂后形成糜烂、渗出，甚至表浅的溃疡，可伴发细菌或念珠菌感染。

（2）油漆皮炎（paint dermatitis）：油漆可引起 ICD 和 ACD，以前者为主。漆酚是油漆的主要成分，也是引起 ACD 的变应原，特别是其挥发性成分。常在直接或间接接触后 1～2 小时至 10 余天发病。皮损多见于暴露部位，如面部、颈部、手和前臂，可因搔抓而累及其他部位。急性起病，患处先有瘙痒或灼热感，随后发生大片水肿性红斑、丘疹、水疱或大疱，部分病例出现泛发性红色风团样损害。一般在 1～2 周自行消退。初次发作时病情多较重，常有发热、头痛、食欲缺乏等全身症状，再次发作时病情一般较轻，但少数病例的病情越发越重，甚至闻到油漆味或见到油漆就可引起发病。

（3）化妆品皮炎（cosmetic dermatitis）：化妆品、护肤品、遮光剂引起的接触性皮炎极为常见，多为 ICD，少数为 ACD。大多数病例仅有轻微或暂时性红斑，少数出现皮肤红斑、水肿、干燥、脱屑，眼睑常受累（图 15-2）。

【诊断及鉴别诊断】　接触性皮炎的临床特点：①常有较明确的刺激物或致敏物接触史；②皮损范围常局限于接触部位，边界清楚；③皮损形态较单一，急性期皮损为红斑、丘疹、水疱，慢性期为皮肤干燥、脱屑、苔藓样变、皲裂；④去除接触物并做适当处理后皮损可很快消退，再次接触可复发；⑤斑贴试验可用于确定 ACD 的变应原。需与急性湿疹（表 15-2）、神经性皮炎相鉴别。

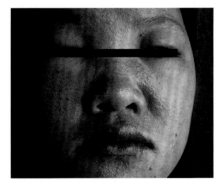

图 15-2　化妆品皮炎

表 15-2　急性接触性皮炎与急性湿疹的鉴别要点

鉴别要点	急性接触性皮炎	急性湿疹
病因	多属外因，有接触史	复杂，多属内因，不易查清
好发部位	主要在接触部位	任何部位
皮损特点	形态单一，可有大疱及坏死，炎症较重	多形性，对称分布，无大疱及坏死，炎症较轻
皮损边界	清楚	不清楚
自觉症状	瘙痒、灼热或疼痛	瘙痒剧烈，一般无疼痛
病程	较短，祛除病因后迅速消退，不接触不复发	较长，易复发
斑贴试验	多为阳性	常为阴性

【治疗】 本病的治疗需积极寻找病因，避免接触刺激物或变应原。接触刺激性强的化学物质后，立即用大量清水冲洗，强酸损伤可用苏打水、肥皂水等弱碱性液体中和，而强碱损伤可用硼酸、醋酸等溶液冲洗。

1. 局部治疗 外用药以消炎、止痒、预防感染为主，按外用药治疗原则进行。急性期皮损仅有红斑、丘疹、水疱时，外用炉甘石洗剂；渗液多时，用3%硼酸溶液或生理盐水湿敷；有继发感染者，则用1∶8000高锰酸钾溶液或1∶1000依沙吖啶溶液湿敷。亚急性期有少量渗液时，外涂氧化锌油或糖皮质激素霜。慢性期有浸润、增厚时，可联用维A酸乳膏和糖皮质激素霜、钙调磷酸酶抑制剂、磷酸二酯酶4抑制剂等。皮损有皲裂时，选用肝素钠软膏或润肤霜，伴有感染者加用抗生素软膏。

2. 系统治疗 一般可用抗组胺药，有感染者加用抗生素，病情较重或皮损广泛者可短期应用糖皮质激素。对于慢性皮炎患者，如果上述治疗无效，可选择长波紫外线光化学疗法（PUVA）、中波紫外线（UVB）治疗或系统应用免疫抑制剂，如甲氨蝶呤、环孢素或吗替麦考酚酯治疗，用药期间需注意监测药物不良反应。

第二节　特应性皮炎

特应性皮炎（atopic dermatitis，AD）曾被称为遗传过敏性皮炎或异位性皮炎，是一种慢性复发性、炎症性皮肤病。临床上以皮肤干燥、剧烈瘙痒和湿疹样皮损为特点，多合并有其他特应性疾病（如哮喘、变应性鼻炎）的个人史或家族史。AD患病率在近30年中逐渐上升，发达国家儿童AD患病率高达10%～20%，成人为1%～3%。2014年，采用临床医生诊断标准，我国12个城市1～7岁儿童AD患病率达到12.94%，1～12个月婴儿AD患病率达30.48%。

案例 15-1

幼儿，女性，4岁，16kg。全身皮疹反复发作伴瘙痒4年，加重1周。出生后2个月时曾患"婴儿湿疹"，1岁后自行缓解。近1年多开始发生四肢瘙痒性皮疹，时轻时重，反复发作。1周前皮疹加重，面部、四肢出现红斑、丘疹、脱屑，伴剧烈瘙痒。有"支气管哮喘"史，其父有"变应性鼻炎"史。

皮肤科情况：全身皮肤较干燥，面部、四肢伸侧有对称分布的红斑、丘疹、脱屑、轻度苔藓样变、皲裂、点状糜烂、结痂（图15-3）。

问题：①为明确诊断，首要考虑做哪些检查？②如何治疗？

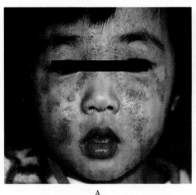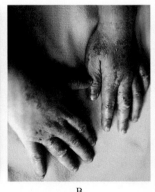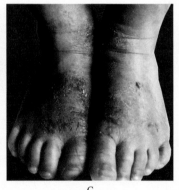

图15-3　特应性皮炎（儿童期）
A.面部；B.手；C.足

【病因】 AD的发病与遗传和环境等因素密切相关，免疫异常、皮肤屏障功能障碍、皮肤菌群紊乱等是本病发病的重要因素。这几种因素相互作用，导致了AD的发生、发展。

1. 遗传因素 父母亲等家族成员有过敏史是本病的最强风险因素，遗传因素主要影响皮肤屏障功能与免疫平衡，其中编码聚丝蛋白（filaggrin，FLG）的基因突变是特应性皮炎发病的重要危险因素，会导致皮肤屏障功能减弱或破坏。

2. 环境因素 主要包括气候变化、生活方式改变、不正确的洗浴、感染原和变应原刺激等。现代生活方式（过于卫生、西式饮食等）及环境暴露（环境污染、被动吸烟等）等可能通过表观遗传修饰引起免疫系统与皮肤屏障异常,参与 AD 的发病。流行病学调查结果提示,儿童期居住环境和卫生条件的改善使儿童接触病原微生物的机会减少,导致机体免疫系统产生 Th1 型免疫应答减弱,Th2 型免疫应答相对增强。此外,心理因素(如精神紧张、焦虑、抑郁等)也在 AD 的发病中发挥一定作用。

3. 免疫异常　Th2 型炎症是 AD 的基本特征,IL-4 和 IL-13 是介导 AD 发病的重要细胞因子,主要由 Th2 细胞、嗜碱性粒细胞和 2 型固有淋巴样细胞等产生。在 AD 的慢性期,皮损中还可见 Th1、Th17 和 Th22 细胞的混合炎症浸润。AD 皮肤屏障功能障碍使外界环境物质(如微生物和变应原)易于侵入表皮而启动 Th2 型炎症,朗格汉斯细胞和皮肤树突状细胞通过对变应原的提呈参与了这一过程。Th2 型炎症因子可以抑制角质形成细胞屏障相关蛋白的表达,进一步破坏皮肤屏障功能,还可以激活下游的 Janus 激酶途径。炎症因子还可通过激活 B 细胞和浆细胞的方式促进炎症、瘙痒和抗原特异性 IgE 生成。反复搔抓是导致皮肤炎症加重和持续的重要原因,搔抓促使角质形成细胞产生炎症介质,也会导致自身抗原释放,产生针对自身抗原的 IgE。

4. 皮肤屏障功能障碍　AD 患者皮损区及非皮损区分布有多种分化蛋白,包括 FLG、兜甲蛋白(loricrin)、内披蛋白(involucrin),以及密封蛋白(claudin)、谷氨酰胺转移酶等,它们的表达受到抑制,导致皮肤屏障功能障碍,表现为经表皮水分丢失增加、pH 升高、皮肤渗透性增加和储水能

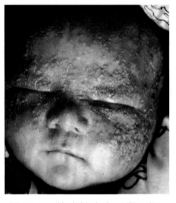

图 15-4　特应性皮炎(婴儿期)

力降低等,反复搔抓、Th2 型炎症、皮肤菌群紊乱会进一步破坏皮肤屏障功能。

5. 皮肤菌群紊乱　AD 皮损和外观正常皮肤常伴有以金黄色葡萄球菌定植增加和菌群多样性下降为主要表现的皮肤菌群紊乱,以及所导致的代谢等功能异常,促进了皮肤炎症的进展。

【临床表现】　本病通常初发于婴儿期,1 岁前发病者约占全部患者的 50%,该病呈慢性经过,临床表现多种多样,最基本的特征是皮肤干燥、慢性湿疹样皮损和明显瘙痒。根据在不同年龄段的表现,将 AD 分为婴儿期、儿童期、青少年与成人期和老年期 4 个阶段。

1. 婴儿期　皮损多分布于两颊、额部和头皮,皮疹以急性湿疹表现为主,后逐渐蔓延至四肢伸侧(图 15-4)。

2. 儿童期　多由婴儿期演变而来,也可不经过婴儿期而发生,多发生于面部、颈部、肘窝、腘窝和小腿伸侧,以亚急性和慢性皮损为主要表现,皮疹往往干燥、肥厚,有明显苔藓样变(图 15-3)。

3. 青少年与成人期　皮损与儿童期类似,也以亚急性和慢性皮炎为主,主要发生在肘窝、腘窝、颈前等部位,也可发生于躯干、四肢、面部、手部,大部分呈干燥、肥厚性皮炎损害,部分患者也可表现为痒疹样(图 15-5)。

4. 老年期　皮损分布以头面部、四肢伸侧和背部多见。皮疹形态多样,可表现为红斑、丘疹或苔藓样变,痒疹的发生率高于其他年龄 AD。老年期 AD 的皮损和瘙痒有更严重的趋势,更容易发展为红皮病。

部分患者可同时有其他过敏性疾病,如变应性哮喘、变应性鼻结膜炎等。这些皮肤以外过敏性疾病的发病率随着年龄的增长而增长。

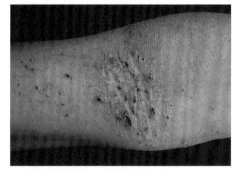

图 15-5　特应性皮炎(成人期)

由于长期慢性炎症反应,慢性病程患者合并发生精神神经系统疾病、炎症性肠病、类风湿关节炎、心血管疾病和淋巴瘤的风险明显增高。

案例 15-1 分析

　　临床特征:①女性幼儿;②以剧烈瘙痒及反复发作的湿疹样皮损为主要临床表现;③患儿有"支气管哮喘"病史,其父有"变应性鼻炎"病史;④皮肤科查体发现全身皮肤较干燥、面部、四肢伸侧有对称分布的红斑、丘疹、点状糜烂、结痂及脱屑、轻度苔藓样变、皲裂。

【诊断及鉴别诊断】

1. 诊断　AD 是一种异质性疾病,表现多种多样,诊断需要一定标准。目前,国外常用的诊断

标准包括哈尼芬·拉吉卡（Hanifin-Rajka）标准和威廉姆斯（Williams）标准。我国学者康克非、张建中和姚志荣等也提出了诊断标准。Williams 标准在过去数年中应用较广（表 15-3），敏感度为 80%～85%，特异度高达 96%，适用于大规模调查和个案研究。

表 15-3 特应性皮炎诊断标准

诊断标准	具体内容
主要标准	皮肤瘙痒
次要标准	屈侧受累史，包括肘窝、腘窝、踝前、颈部（10 岁以下儿童包括颊部皮疹）
	哮喘或过敏性鼻炎史（或在 4 岁以下儿童的一级亲属中有特应性疾病史）
	近年来全身皮肤干燥史
	有屈侧湿疹（4 岁以下儿童面颊部/前额和四肢伸侧湿疹）
	2 岁前发病（适用于＞4 岁患者）
确定诊断	主要标准 +3 条或 3 条以上次要标准

AD 严重程度的评价方法较多，常用的有 AD 评分、湿疹面积和严重程度指数评分（EASI 评分）、研究者整体评分法（IGA）、瘙痒程度视觉模拟评分法（VAS）等。

根据 AD 评分，将病情分为轻度（0～24 分）、中度（25～50 分）、重度（＞50 分）。疾病严重程度评估可作为制订治疗方案的依据。

2. AD 的鉴别诊断

（1）疥疮：发生在皮肤薄嫩之处，瘙痒剧烈，同住人常同时患病，皮疹表现为小丘疹或丘疱疹，诊断依赖于疥疮患者接触史及疥螨检查。

（2）银屑病：儿童常见的滴状银屑病多有上呼吸道感染前驱史，伴或不伴有瘙痒；慢性斑块状银屑病需要与亚急性/慢性期 AD 皮损相鉴别，可以通过询问特应性家族史、瘙痒程度，必要时通过病理进行鉴别。

（3）高 IgE 综合征：为常染色体显性遗传病，反复的鼻窦、肺和皮肤感染及湿疹样皮损。

此外，还需要与蕈样肉芽肿、大疱性类天疱疮、药疹等相鉴别。

> **案例 15-1 分析**
>
> 　　为明确诊断，考虑的检查包括：①血常规、免疫球蛋白 IgE 检查；②皮损处刮片镜检。
>
> 　　检查结果：①血细胞（WBC）12.73×10⁹/L，嗜酸性粒细胞（EOS）0.95×10⁹/L，嗜酸性粒细胞百分比（EOS%）0.075；血清总 IgE 1210U/ml；②皮损处刮片镜检显示疥螨阴性。
>
> 　　诊断：特应性皮炎（重度）。
>
> 　　诊断依据：Williams 标准特应性皮炎评分（SCORAD）＞50 分。

【治疗】 治疗目的是缓解或消除临床症状，消除诱发和（或）加重因素，减少和预防复发，减少或减轻合并症，提高患者的生活质量。

1. 疾病管理与患者教育 由于本病是慢性复发性疾病，需要长期治疗，应向患者和家属说明本病的性质、临床特点和注意事项。

2. 基础治疗

（1）洗浴：建议洗浴温度在 32～37℃，洗浴时间为 5～10min。推荐使用低敏无刺激的洁肤用品，频度以每日或隔日 1 次为宜。

（2）恢复和保持皮肤屏障功能：外用保湿润肤剂是 AD 的基础治疗。

（3）改善环境：避免各种机械、化学物质刺激，如搔抓、摩擦、毛织物、酸性物质、漂白剂等刺激；避免饮酒和辛辣食物；避免过度干燥和高温等刺激，宜居温度为 18～22℃；控制环境中致敏物，如尘螨、动物皮屑、花粉等。

（4）食物干预：如果食物和皮疹间的因果关系明确，建议避食 4～6 周，观察皮疹改善情况。除非明确食物和发疹之间的因果关系，否则不推荐盲目避食。

（5）避免接触过敏原：变态反应性接触性皮炎在 AD 患者中占 6%～60%，常见的接触致敏物为镍、新霉素、香料、甲醛、防腐剂、羊毛脂和橡胶等。

3. 外用药物治疗

（1）外用糖皮质激素：是 AD 的一线疗法。根据患者的年龄、皮损性质、部位及病情程度选择不同剂型和强度的糖皮质激素制剂。中、重度或易复发 AD 患者皮损控制后，应过渡到长期"主动维持治疗"，即在易复发的原有皮损区每周 2 次外用糖皮质激素或外用钙调磷酸酶抑制剂（topical calcineurin inhibitor，TCI），配合全身外用保湿润肤剂，能有效减少复发。

（2）外用 TCI：是治疗 AD 的重要抗炎药物，推荐用于面部、颈部、皱褶部位，以及乳房、肛门外生殖器部位控制炎症与瘙痒症状或用于主动维持治疗以减少复发。

（3）外用磷酸二酯酶 4（PDE-4）抑制剂：已获批治疗 3 月龄及以上轻度至中度 AD。

（4）其他外用药：氧化锌油（糊）剂对 AD 也有效；0.9% 氯化钠溶液及其他湿敷药物对于 AD 急性期的渗出有较好疗效。

4. 系统治疗

（1）口服抗组胺药：用于 AD 瘙痒的辅助治疗，特别是对于伴有荨麻疹、变应性鼻炎等过敏合并症的患者，推荐使用第二代非镇静抗组胺药治疗，必要时可以加倍剂量治疗；对于瘙痒明显或伴有睡眠障碍患者，可尝试选用第一代或第二代抗组胺药，不推荐长期使用第一代抗组胺药，特别是儿童。

（2）免疫抑制剂：适用于重度 AD 且常规疗法不易控制的患者，使用时间多需 6 个月以上。环孢素应用最多，适用于成人及 16 岁以上青少年中、重度 AD 患者，起始剂量为 3～5mg/(kg·d)，分 2 次口服，控制病情后渐减量至最小剂量维持，疗程建议不超过 2 年，用药期间应监测血压和肾功能。甲氨蝶呤每周 10～15mg。硫唑嘌呤每日 50～100mg，可先从小剂量开始，用药前需进行巯基嘌呤甲基转移酶（TPMT）基因分型检测，其间严密监测血象。

（3）系统应用糖皮质激素：对病情严重、其他药物难以控制的急性发作期患者，可短期应用，推荐剂量为 0.5mg/(kg·d)（以甲泼尼龙计），病情好转后及时减停；对于较顽固病例，可先用糖皮质激素治疗，之后逐渐过渡到免疫抑制剂或紫外线疗法。应避免长期应用，以防止或减少不良反应的发生。

（4）生物制剂：度普利尤单抗是白介素 4（IL-4）/13 受体 α 链的全人源单克隆抗体，可阻断 IL-4 和 IL-13 的生物学作用，在我国获批用于治疗 6 月龄以上中、重度 AD。常见不良反应为结膜炎。

（5）Janus 激酶（JAK）抑制剂：可通过阻断 JAK-STAT 信号通路发挥抗炎作用，目前在我国获批用于治疗中、重度 AD 的有乌帕替尼和阿布昔替尼。

5. 紫外线疗法 适用于中、重度成人 AD 患者慢性期、苔藓化皮损，控制瘙痒症状及维持治疗。优先选择窄谱中波紫外线（NB-UVB）和中大剂量长波紫外线 1（UVA1）治疗。12 岁以下儿童应避免使用全身紫外线疗法，日光暴露加重症状的 AD 患者不建议紫外线治疗。

6. 抗微生物治疗 AD 皮损存在金黄色葡萄球菌定植增加，外用糖皮质激素、TCI 及 0.005% 漂白粉浴可减少其定植率，只有在有明显感染征象时系统或外用抗生素治疗，疗程一般为 1～2 周；AD 患者容易发生严重病毒性皮肤感染，发生疱疹性湿疹时应积极给予系统抗病毒治疗，如阿昔洛韦等。

7. AD 的阶梯治疗

（1）基础治疗：健康教育，使用保湿润肤剂，寻找并避免或回避诱发因素。

（2）轻度患者：根据皮损及部位选用外用糖皮质激素/TCI 对症治疗，必要时口服抗组胺药治疗合并过敏症（荨麻疹、变应性鼻炎）或止痒；对症抗感染治疗。

（3）中度患者：根据皮损及部位选用外用糖皮质激素/TCI 控制症状；外用糖皮质激素/TCI 主动维持治疗，NB-UVB 或 UVA1 治疗。

（4）重度患者：住院治疗，系统用免疫抑制剂，如环孢素、甲氨蝶呤、硫唑嘌呤、吗替麦考酚酯；短期用糖皮质激素（控制急性严重顽固性皮损）、生物制剂、JAK 抑制剂、UVA1 或 NB-UVB 治疗。

> **案例 15-1 分析**
>
> 　　对此患者和治疗方案：①度普利尤单抗 300mg，每 4 周给药 1 次；②氯雷他定 5mg，每日 1 次；③外用润肤剂，四肢伸侧用糠酸莫米松乳膏，面部用 1% 吡美莫司乳膏。

第三节 淤积性皮炎

淤积性皮炎（stasis dermatitis）又称静脉曲张性湿疹（varicose eczema），是静脉高压所致的局限性湿疹样病变，常伴有下肢静脉曲张。

【病因】 静脉高压是发生本病的前提，受累组织的灌流量增加而不是淤积。腓肠肌泵中高流动静脉压使皮肤、皮下组织局部毛细血管床扩张、内皮细胞间隙增大，导致纤维蛋白原漏出至组织液中，并在毛细血管周围形成纤维蛋白鞘，阻碍氧和营养物质的弥散，影响皮肤的生理活动。另外，静脉高压时小静脉内白细胞隔离增多，且白细胞与内皮细胞接触和黏附增加，这可能与病变皮肤血管内皮表达细胞间黏附分子-1（ICAM-1）、血管细胞黏附分子-1（VCAM-1）上调有关；白细胞激活后释放蛋白酶和自由基，引起组织损伤。

【临床表现】 好发于中老年女性，多累及小腿下部和踝部，亦可累及足背及跖内缘，常伴有表浅静脉扩张或曲张。急性起病者多由深静脉血栓形成引起，下肢迅速发生肿胀、潮红、发热、表浅静脉扩张和湿疹样病变。发病隐匿者早期出现小腿下部轻度肿胀，晨起减轻或消退，胫前和踝部出现红斑、脱屑、暗褐色色素沉着；继发湿疹时出现水疱、糜烂、渗液和结痂等急性损害，或干燥、脱屑、肥厚、皲裂、苔藓样变等慢性损害，久之发生皮肤和皮下组织纤维化，内踝附近常因外伤或感染发生慢性溃疡（图 15-6）。

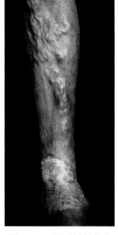

图 15-6 淤积性皮炎

【诊断及鉴别诊断】 根据发病年龄、典型皮损和下肢静脉曲张，本病易于诊断。需与进行性色素性紫癜性皮病相鉴别，后者的皮损为棕褐色斑片，周围有辣椒粉样斑点，不形成溃疡，可自行缓解。

【治疗和预防】 避免久站和重体力劳动，休息时抬高患肢；患肢可用弹性绷带包扎或穿弹力袜，以促进静脉回流。局部治疗同一般湿疹，但不能长期使用强效糖皮质激素，以免引起皮肤萎缩和溃疡。全身治疗一般应用抗组胺药，严重者短期口服泼尼松，继发感染或溃疡者应用抗生素，复方丹参、芦丁、维生素 E、硫酸锌等可作为辅助治疗药物。上述治疗无效或反复发作者，应行曲张静脉根治术。

第四节 湿 疹

湿疹（eczema）是病因尚不明确的一组炎症性皮肤病的总称，可能由多种内部和（或）外部因素引起。临床特点是出现多形性皮疹，具有渗出和融合倾向，伴有剧烈瘙痒，易反复发作；组织病理特点是表皮海绵形成，伴有不同程度的棘层肥厚和真皮浅层淋巴细胞浸润。

【病因】 本病病因复杂，常为多种内、外因素相互作用所致。发病机制不明，可能与IV型变态反应有关；触发因素、角质形成细胞和 T 细胞的相互作用可能在大多数类型的湿疹中起主要作用。

1. 内部因素 包括特应性体质、遗传因素、神经精神因素（如精神紧张、忧虑、焦虑等）、内分泌与代谢障碍、胃肠功能紊乱、慢性感染（如肠道寄生虫病、慢性胆囊炎、扁桃体炎等）等。

2. 外部因素 生活环境（如日光、紫外线、寒冷、炎热等）、食物（如鱼、虾、蟹等）、吸入物（如花粉、尘螨等）、动物皮毛、各种化学物质（如化妆品、肥皂、人造纤维等）可诱发或加重本病。

【临床表现】 按病程和皮损特点分为急性、亚急性和慢性湿疹。

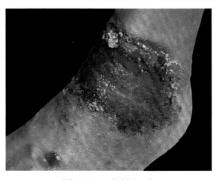

图 15-7 急性湿疹

1. 急性湿疹（acute eczema） 发病一般较迅速，皮疹呈多形性；初为水肿性红斑基础上出现密集的针头至粟粒大小丘疹、丘疱疹或小水疱，搔抓后形成点状糜烂、渗出和结痂，常融合成片并向周围扩张，外围又出现散在的丘疹、水疱，边界不清，病变中心常较重；继发感染时可形成脓疱、渗出脓液或结痂呈污褐色，也可伴发毛囊炎、局部淋巴结肿大。任何部位均可发生，常见于头面、耳、手足、前臂、小腿等外露部位，多对称分布，严重时泛发全身。自觉剧烈瘙痒。饮酒、搔抓、热水烫洗等可使皮损加重，适当处理后可逐渐消退（图 15-7）。

2. 亚急性湿疹（subacute eczema） 常由急性湿疹转变而来，少数开始即为亚急性湿疹（图15-8）。表现为红肿减轻、渗出减少，以丘疹、鳞屑和结痂为主，也有少量丘疱疹、水疱和糜烂。自觉剧烈瘙痒。再次暴露于致敏原、合并感染或处理不当可导致急性发作，久治不愈者发展为慢性湿疹。

3. 慢性湿疹（chronic eczema） 可由急性、亚急性湿疹反复发作转变而来，也可开始就为慢性。表现为局限性皮肤浸润肥厚、色泽暗红、表面粗糙，有抓痕、表皮剥脱、鳞屑、结痂、苔藓样变、色素沉着或减退，边界较清楚，外围可有散在的丘疹、丘疱疹。好发于手、足、小腿、肘窝、腘窝、外阴、肛门等处，多对称发病。自觉明显瘙痒，常呈阵发性，遇热或夜晚加重。病情时轻时重，经久不愈，易复发（图15-9）。

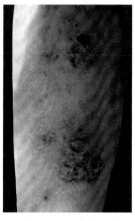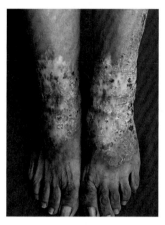

图15-8 亚急性湿疹　　　　图15-9 慢性湿疹

4. 特殊部位和类型湿疹

（1）手湿疹（hand eczema）：发病率约为5.4%，女性多见。一般起病缓慢，好发于指背、手掌，可蔓延至手背和腕部；表现为皮肤红斑、干燥、脱屑，局部可有浸润、肥厚，边界较清楚，冬季常形成皲裂。甲周皮肤肿胀，甲板增厚、有横沟。

（2）乳房湿疹（breast eczema）：多见于哺乳期妇女。单侧或双侧乳头、乳晕及其周围皮肤出现边界清楚的暗红色斑，有糜烂、渗出和结痂，有浸润时发生皲裂。自觉瘙痒或疼痛。停止哺乳后常自行消失，长期不愈者怀疑乳房湿疹样癌。

（3）女阴湿疹（pudendum eczema）：累及大、小阴唇及其周围皮肤，表现为皮肤浸润、肥厚，境界清楚，可见糜烂、抓痕和继发性色素减退。自觉剧烈瘙痒。

（4）阴囊湿疹（scrotal eczema）：多局限于阴囊皮肤，可延及肛周和阴茎根部。一般表现为皮肤干燥、浸润肥厚、皱褶加深，可有薄痂和鳞屑，伴有色素沉着或减退；少数出现皮肤红肿、糜烂、渗出、结痂等急性或亚急性湿疹病变（图15-10A）。自觉剧烈瘙痒，常多年不愈。

（5）肛门湿疹（anal eczema）：常局限于肛门及其周围皮肤，表现为皮肤潮红、湿润、糜烂，边界清楚，自觉剧烈瘙痒；久治不愈者出现皮肤浸润肥厚，可发生皲裂和疼痛（图15-10B）。

（6）脐窝湿疹（umbilical eczema）：脐窝出现水肿性鲜红或暗红色斑，有糜烂、渗出和结痂，边界清楚，常有臭味，周围皮肤很少受累（图15-10C）。

（7）耳部湿疹（ear eczema）：多对称发生于耳后皱襞处，表现为红斑、渗液、结痂，常伴有皲裂，与眼镜架摩擦有关。外耳道湿疹主要与中耳炎有关，出现脓性分泌物和脓痂。

（8）钱币状湿疹（nummular eczema）：又称盘状湿疹（discoid eczema），中老年人多见。初为红斑基底上密集的小丘疹和丘疱疹，很快发生融合，形成直径1～5cm的硬币状损害，周围有散在的丘疹和水疱。急性期皮损呈深红色，有明显的渗出和结痂；随着病情发展，皮损渗出减少，出现皮肤增厚、脱屑，常有中央消退、边缘扩张，形成环状损害（图15-10D）。在10d至数月后，常在身体对侧发生继发性损害，原有的静止性损害又出现活动。皮损好发于手足背、四肢伸侧、肩、臀部，数目不等。自觉剧烈瘙痒。病程慢性，易复发。

（9）乏脂性湿疹（asteatotic eczema）：又称裂纹性湿疹（eczema craquele）、冬季湿疹（winter eczema），老年人多见，好发于冬季。小腿前外侧出现皮肤干燥、色泽淡红、皮纹加深、糠秕样鳞屑和碎瓷样裂纹（图15-10E），手背、指腹也可发生皮肤干燥、皲裂。病变可持续数月，搔抓、摩擦或接触性刺激可引起湿疹样病变；夏季缓解，冬季复发。

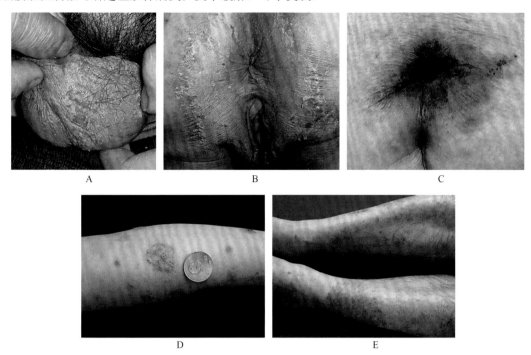

图 15-10 特殊部位和类型湿疹

A.阴囊湿疹；B.肛门湿疹；C.脐窝湿疹；D.钱币状湿疹；E.乏脂性湿疹

【组织病理】

1.急性湿疹 表皮海绵形成、水疱形成，可有单个核细胞侵入，真皮浅层血管周围有以淋巴细胞为主的浸润。

2.亚急性湿疹 表皮海绵形成减少，伴有轻度棘层肥厚和灶性角化不全，真皮浅层血管周围有淋巴细胞浸润。

3.慢性湿疹 表皮角化过度、角化不全、棘层增厚、表皮突延长，真皮浅层血管周围有轻度淋巴细胞浸润。

【诊断与鉴别诊断】 根据皮疹多形性、易渗出、对称分布、瘙痒剧烈、易复发等特点不难诊断。急性湿疹应与急性接触性皮炎相鉴别（表 15-2），慢性湿疹应与神经性皮炎相鉴别（表 15-4），手足湿疹需与手足癣相鉴别（表 15-5）。

表 15-4 慢性湿疹与神经性皮炎的鉴别要点

鉴别要点	慢性湿疹	神经性皮炎
病因	各种内外因素	神经精神因素为主
病史	多由急性、亚急性湿疹转变而来，急性期先有皮损后有瘙痒	先有瘙痒，搔抓后出现皮损
好发部位	任何部位	颈项、肘、膝、腰骶部
皮损特点	皮肤浸润肥厚、色泽暗红、表面粗糙，有鳞屑、结痂、苔藓样变、色素沉着	多角形扁平丘疹密集成片，苔藓样变斑块，边缘有扁平丘疹
渗出	急性发作时有渗出	干燥，无渗出

表 15-5 手足湿疹与手足癣的鉴别要点

鉴别要点	手足湿疹	手足癣
好发部位	手、足背	掌、趾缝
皮疹性质	多形性，易渗出，边界不清	深在水疱，无红晕，领圈状脱屑，边界清楚
分布	多对称	常单发

鉴别要点	手足湿疹	手足癣
甲病变	少见	常伴甲板增厚、色泽改变、质脆
真菌检查	阴性	阳性

【治疗】 尽量寻找并去除可能的致病因素，避免各种外界刺激，如热水烫洗、过度搔抓等，加强润肤保湿。

1. 系统治疗 可酌情选用抗组胺药。合并感染时选用有效抗生素。对于皮损广泛、常规疗法控制不佳者应用免疫抑制剂，如环孢素、甲氨蝶呤、硫唑嘌呤等。原则上尽量不系统应用糖皮质激素，对病情严重、其他药物难以控制的急性发作期患者可短期应用。

2. 局部治疗 应遵循外用药物的使用原则，根据皮损情况选用适当剂型和药物。

（1）急性湿疹：有较多渗出时可用 3% 硼酸溶液、0.1% 依沙吖啶溶液、生理盐水湿敷；渗出不多者可用氧化锌油。

（2）亚急性湿疹：可选用油剂、霜剂、糊剂，如氧化锌油、糖皮质激素霜剂、氧化锌糊等。合并感染者，可选用含抗菌药的外用制剂。

（3）慢性湿疹：可选用软膏、硬膏、涂膜剂。根据皮损的部位和性质选择合适强度的外用糖皮质激素、钙调磷酸酶抑制剂；角化型皮损可外用维 A 酸类药物。顽固性局限性皮损可用浅层 X 射线放射，或用糖皮质激素做皮损内注射。

（孙　青）

第十六章 荨 麻 疹

第一节 概 述

荨麻疹（urticaria）又称"风疹块"，是由于皮肤、黏膜小血管扩张及通透性增加而发生的局限性、暂时性水肿反应，风团和瘙痒是荨麻疹的主要临床表现。根据风团和（或）血管性水肿的持续时间，荨麻疹可分为急性和慢性两种类型，急性荨麻疹是风团和（或）血管性水肿反复发作时间 ≤6 周，慢性荨麻疹则是风团和（或）血管性水肿反复发作时间>6 周。根据诱因的不同，荨麻疹可分为自发性荨麻疹和诱导性荨麻疹两大类；其中，根据诱因是否与物理因素有关，诱导性荨麻疹分为物理性和非物理性荨麻疹两类。

案例 16-1

患者，男性，45 岁。全身皮疹 30min，伴瘙痒。起病前 30min 因犬抓伤接种狂犬病疫苗。接种后 30min 出现全身红斑、风团，伴瘙痒，无胸闷、气促、呼吸困难，遂转诊于医院急诊。

专科查体：生命体征平稳，面部、躯干、四肢见广泛分布的红斑、风团，形态、大小不一，部分压之褪色（图 16-1）。

实验室检查：血常规、尿常规、肝肾功能、电解质未见异常。

问题：①需要与哪些疾病相鉴别？②如何治疗？

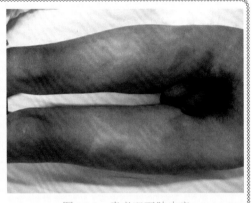

图 16-1 患者双下肢皮疹

【病因及发病机制】

1. 病因 荨麻疹病因复杂。与急性荨麻疹相比，慢性荨麻疹的病因通常更难以明确。

（1）外源性因素：包括物理因素（冷、热、日光、摩擦及压力等）、食物（动物蛋白、植物蛋白、酒、饮料，以及食物添加剂等）、呼吸道吸入物及皮肤接触物（植物花粉、尘螨、动物皮毛等）、药物（青霉素类抗生素、磺胺类抗生素、血清制剂、各种疫苗等，以及吗啡、可待因、阿司匹林等）、植入物（人工关节、吻合器、心脏瓣膜、骨科用钢板或钢钉及节育器等）。

（2）内源性因素：包括慢性感染（细菌、真菌、病毒、幽门螺杆菌、寄生虫等感染）、某些系统性疾病（系统性红斑狼疮、自身免疫性甲状腺炎、恶性肿瘤、溃疡性结肠炎等）、劳累或精神紧张、自身免疫反应等。

2. 发病机制 肥大细胞的活化和脱颗粒是荨麻疹发病过程的关键环节，各种内、外源性因素通过免疫和非免疫机制诱导、活化肥大细胞，肥大细胞进而脱颗粒，释放组胺、TNF-α、IL（包括 IL-2、IL-3、IL-5 和 IL-13）及白三烯（包括 C4、D4 和 E4）等炎症因子，引起血管扩张、血管通透性增加、平滑肌收缩及腺体分泌增加，出现风团，可伴瘙痒、心悸、恶心、呕吐、腹痛和腹泻等症状，严重者可出现喉头水肿、血压降低等过敏性休克症状。在肥大细胞活化、脱颗粒的过程中，也有嗜碱性粒细胞、嗜酸性粒细胞、B 细胞和 T 细胞的参与。

肥大细胞等炎症细胞活化、脱颗粒的机制可分为免疫性、非免疫性机制和其他机制 3 种。

（1）免疫性机制：包括 Ⅰ 型变态反应、Ⅱ 型变态反应、Ⅲ 型变态反应和Ⅳ型变态反应，其中，IgE 介导的 Ⅰ 型变态反应是诱发荨麻疹的主要免疫机制。

（2）非免疫性机制：物理因素（冷、热、水、日光、震动、运动等）、分子（某些食物、吗啡、可待因、阿司匹林、各种动物毒素等）、补体、神经递质等，可直接作用于肥大细胞膜表面的受体导致肥大细胞活化。

（3）其他机制：如凝血功能的异常、维生素 D_3 缺乏等，但具体机制仍需进一步研究。

【临床表现】　荨麻疹的主要临床表现为风团及瘙痒，可伴或不伴有血管性水肿。急性自发性荨麻疹、慢性自发性荨麻疹、诱导性荨麻疹的风团、瘙痒、诱发因素、持续时间及伴随症状存在差异。

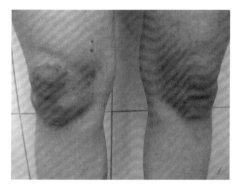

图 16-2　双膝关节伸侧红斑、风团

1. 急性自发性荨麻疹　急性起病，病程≤6周。表现为大小、数目不一的红色或苍白色风团，呈圆形、椭圆形或不规则形，孤立或散在分布，可扩大融合成片；部分皮损表面凹凸不平，呈橘皮样外观（图 16-2）。风团持续数分钟至数小时后消失，消失后不留痕迹。风团一般不超过24h，但新风团可不断发生，此起彼伏。病情严重者可累及呼吸道、消化道，出现恶心、呕吐、腹痛、腹泻等，严重者发生心悸、烦躁、呼吸困难、窒息，甚至血压降低等过敏性休克症状。

2. 慢性自发性荨麻疹　自发性风团和（或）血管性水肿反复发作＞6周。风团反复发生，长达数个月或数年之久，40%～50%的患者可伴发血管性水肿。

3. 诱导性荨麻疹

（1）皮肤划痕症：又称人工荨麻疹，是最常见的诱导性荨麻疹类型。表现为钝器划过皮肤、搔抓或皮肤受压数分钟后，沿皮肤受压部位出现条状隆起，伴或不伴瘙痒，15～30min 后可自行消退（图 16-3）。可分为单纯性皮肤划痕症和症状性皮肤划痕症，前者可见于少量正常人。另外，还有一些少见类型，如胆碱能性、迟发性、冷诱发/运动诱发和家族性皮肤划痕症。

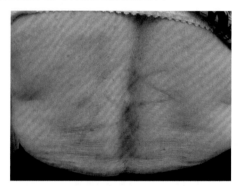

图 16-3　背部皮肤划痕症

（2）冷接触性荨麻疹：分为两种类型，分别是家族性和获得性冷接触性荨麻疹。家族性冷接触性荨麻疹为常染色体显性遗传，较罕见，在婴幼儿开始发病，可持续终身，一般无系统症状，如过敏性休克，以及呼吸道、消化道及心血管反应；获得性冷接触性荨麻疹相对常见，表现为接触冷空气、冷水、冰冷物体、冷食物和饮料后，暴露或接触部位出现风团（图 16-4），病情严重者可出现系统症状，如呼吸道、消化道及心血管反应，甚至喉头水肿、过敏性休克。本病可能与感染、蜂蜇伤、食物或药物不耐受有关，也可能为某些系统疾病的临床表现之一，如血液系统疾病、淋巴系统疾病或肿瘤等。

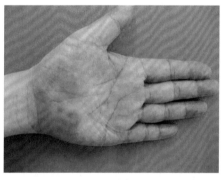
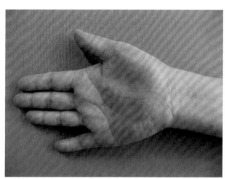

图 16-4　双手掌、腕关节屈侧红斑、风团

（3）日光性荨麻疹：回顾性调查研究发现，0.5% 慢性荨麻疹患者为日光性荨麻疹。女性多见，日光照射后数分钟在暴露部位出现红斑和风团，1～2h 可自行消退，病情严重程度与接触的阳光强度有关，常曝光区皮肤的敏感性低于非曝光区。穿着薄衣物、透过玻璃时，身体非曝光区仅出现瘙痒和烧灼性红斑。

（4）压迫性荨麻疹：受压后 0.5～24h 局部出现红肿，持续数小时至数天消失。穿紧身衣、长时间坐在坚硬的地面上、长时间行走和站立、负重或受压，均可诱发本病，常见于承重和持久压迫部位。

（5）热性荨麻疹：又称局限性热性荨麻疹，以 20～45 岁年轻女性多见，热刺激数分钟后接触部位出现风团和瘙痒性红斑，严重时可出现喘息、头痛、恶心、呕吐和心动过速等。热性荨麻疹的发病与肥大细胞释放组胺（即速发型反应）有关，部分属于延迟性家族性局限性热性荨麻疹。

（6）胆碱能性荨麻疹：多见于 20～30 岁的年轻女性患者，因运动、受热、情绪紧张、进食热饮或乙醇饮料等诱发。初期表现为瘙痒、刺痛或烧灼感，进而躯干、颈部出现直径为 1～3mm 的圆形丘疹性风团，风团周围伴有红晕，渐波及面部及四肢。

> **案例 16-1 临床特征**
> 中年男性患者，急性起病，起病前有狂犬病疫苗接种史；生命体征平稳，体格检查发现躯干、四肢见广泛分布的红斑、风团，瘙痒明显。

【诊断与鉴别诊断】 根据迅速发生及消退的风团、伴有瘙痒和（或）血管性水肿、消退后不留痕迹等临床特点，可诊断荨麻疹。

荨麻疹病因的确定较为困难，尤其是慢性荨麻疹。应对患者进行详细病史采集，包括发病情况、皮损持续时间、物理刺激后表现、伴发症状，以及生活史及生活环境的变化等；仔细进行查体，包括皮损的特点和分布，以及口腔、甲状腺、胃肠道和其他内脏情况。根据病史、临床表现等选择性进行实验室检查，如对于风团持续时间超过 48h、抗组胺类药物无效者可考虑活检；各种物理性荨麻疹和非物理性荨麻疹的诊断还需依赖各项特异性诊断试验（如冰块试验等）。

本病应与丘疹性荨麻疹、荨麻疹性血管炎等进行鉴别；出现腹痛时，应与急腹症相鉴别；伴发热时，应考虑合并感染。

> **案例 16-1 诊断**
> 诊断依据：①中年男性患者；②急性起病，病程≤6 周；③起病前曾接种狂犬病疫苗，有典型皮损（红斑、风团）；④实验室检查无异常。
> 诊断：急性荨麻疹。

【治疗】 荨麻疹的治疗原则为积极寻找和去除可疑病因，避免各种诱发因素，同时给予抗过敏和对症支持治疗。

1. 系统药物治疗

（1）急性自发性荨麻疹：首选第二代非镇静 H_1 受体拮抗剂，必要时可加量或联合 H_1 受体拮抗剂、维生素 C、钙剂等。如果症状严重或使用 H_1 受体拮抗剂无法控制病情，可考虑短期使用糖皮质激素治疗，一般推荐剂量为泼尼松 0.5～1.0mg/(kg·d)，或相当剂量的地塞米松静脉或肌内注射。伴腹痛时，可给予解痉药物（如溴丙胺太林、山莨菪碱、阿托品等）；合并感染时，需要联合使用抗感染治疗。

对于急性荨麻疹患者，出现过敏性休克、喉头水肿及呼吸困难时，应根据症状立即使用肾上腺素或糖皮质激素等进行救治。① 0.1% 肾上腺素皮下注射或肌内注射，必要时可重复使用，心脏病或高血压患者慎用；②糖皮质激素肌内注射或静脉注射，可选用地塞米松、氢化可的松或甲泼尼龙等；③发生严重支气管痉挛时，可给予氨茶碱静脉注射或滴注；④喉头水肿时，可根据患者梗阻情况行气管插管或气管切开；⑤心搏、呼吸骤停时，应进行心肺复苏术，同时请相关专科会诊协助处理。

（2）慢性自发性荨麻疹：应以有效控制风团和瘙痒发作为目标，可采取非药物治疗和药物治疗两种途径。药物治疗推荐使用标准剂量的第二代非镇静 H_1 受体拮抗剂作为慢性自发性荨麻疹的一线治疗。根据患者的病情和疗效，可酌情联合使用其他第二代非镇静 H_1 受体拮抗剂或第一代 H_1 受体拮抗剂、H_2 受体拮抗剂、白三烯受体拮抗剂、羟氯喹、雷公藤多苷等。若对上述治疗应答不佳，可选奥马珠单抗和环孢素作为三线和四线治疗。

（3）诱导性荨麻疹：基本治疗原则同慢性自发性荨麻疹，应避免诱因，用药上首选第二代非镇静 H_1 受体拮抗剂，效果不佳时酌情增加剂量。部分对常规抗组胺药反应较差或治疗无效的患者，可根据诱发因素的不同选择一些特殊治疗药物或方法，如酮替芬、多塞平、氨苯砜、柳氮磺吡啶、奥马珠单抗，以及 UVA1、窄谱 UVB、UVA 或 UVB 的脱敏治疗、冷脱敏治疗等。

2. 外用药物治疗 荨麻疹的外用药物以对症止痒为目的，可选择白色洗剂、炉甘石洗剂、苯海拉明霜等。

案例 16-1 治疗

　　针对该患者的治疗方案：①苯海拉明注射液 20mg，深部肌内注射，st；②依巴斯汀缓释片，每次 10mg，口服，每晚 1 次；③醋酸泼尼松片，每次 30mg，口服，早餐后顿服 1 次，连用 3d；④白色洗剂，必要时适量外用患处。

第二节　血管性水肿

　　血管性水肿（angioedema）是一种发生于皮下疏松组织或黏膜的局限性水肿，分为获得性血管性水肿和遗传性血管性水肿两种。

【病因和发病机制】

　　1. 遗传性血管性水肿　为常染色体显性遗传病，由于 C1 酯酶抑制因子（C1 esterase inhibitor，C1INH）、遗传性凝血因子Ⅻ（FⅫ）、血管生成素-1（ANGPT1）、纤溶酶原（PLG）基因突变，导致相应的蛋白质水平降低、功能缺乏或无活性，进而 C1 异常活化并从 C2 中分解出激肽，可使血管通透性升高，最终导致水肿的发生。部分患者发病机制至今不明。

　　2. 获得性血管性水肿　常发生于有过敏体质的个体，诱因包括轻微的创伤、寒冷刺激、摄入某些食物、服用某些药物（如含有雌激素或与之相关的药物、血管紧张素转化酶抑制剂和血管紧张素Ⅱ受体阻滞剂等）、妊娠等。

【临床表现】

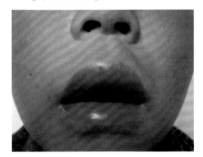

图 16-5　上唇血管性水肿

　　1. 获得性血管性水肿　皮损好发于眼睑、口唇、耳垂、外阴等组织较疏松的部位，或口腔黏膜部位及舌、喉。表现为急性局限性肿胀，边界不清，呈肤色或淡红色，表面光亮，触之有弹性感（图 16-5）。血管性水肿多为单发，偶见多发。一般持续数小时至数天，消退后不留痕迹，但也可反复发作。伴发喉头水肿可造成呼吸困难，甚至窒息死亡。

　　2. 遗传性血管性水肿　通常在 30 岁前起病，青春期加重，水肿多呈急性发作，常累及皮肤、上呼吸道或胃肠道的黏膜组织，反复发作，难以预测。发生喉头水肿时可导致呼吸困难或窒息，致死率高，是遗传性血管性水肿的主要死因之一。累及消化道黏膜时，可表现为剧烈腹痛，伴恶心、呕吐，易被误诊为急腹症。

　　【诊断及鉴别诊断】　根据典型临床表现一般不难诊断血管性水肿。若有血管性水肿家族史、反复发作的皮肤和黏膜水肿，且抗组胺药、糖皮质激素和肾上腺素均无效，应考虑遗传性血管性水肿，需要进一步做 C1 酯酶抑制因子及补体检查、相关基因（HAE-FⅫ、ANGPTI、PLG）的检测，以进一步明确诊断。

　　需要与虫咬症、过敏所致的水肿相鉴别。

【预防和治疗】

　　1. 获得性血管性水肿　治疗原则同荨麻疹。

　　2. 遗传性血管性水肿　治疗比较困难，通常对糖皮质激素治疗无效。急性期治疗目的在于缓解症状。主要治疗药物包括血源性 C1INH（pd-C1INH）和重组人 C1INH（rh C1INH）；缓激肽受体拮抗剂和血浆激肽释放酶抑制剂，也可应用新鲜冰冻血浆，以及给予对症支持治疗。

　　对于所有明确诊断的患者，均推荐进行长期预防，包括弱雄性激素达那唑和抗纤溶制剂、C1 酯酶抑制剂等。

（汪　宇）

第十七章　重症药疹

药疹（drug eruption）为药物进入人体后引起的皮肤及黏膜炎症性皮损，可累及多个系统。其中，因史-约综合征（Stevens-Johnson syndrome，SJS）、中毒性表皮坏死松解症（TEN）、急性泛发性发疹性脓疱病（AGEP）、药疹伴嗜酸性粒细胞增多和系统症状综合征（DRESS）有一定死亡率，故归类为严重皮肤药物不良反应（severe cutaneous adverse drug reaction，SCAR）。

第一节　史-约综合征和中毒性表皮坏死松解症

【概述】　SJS 和 TEN 是急性的严重皮肤不良反应，以皮肤、黏膜水疱及泛发性表皮松解为特征，可伴发各种感染、高热、脓毒症、胃肠道出血和多器官功能障碍综合征等，有较高的死亡风险，几乎都与药物有关。流行病学调查发现，SJS/TEN 发病率低，病死率高。据统计，自然人群中SJS 和 TEN 年发病率分别为每百万人口 1.2～6.0 例和 0.4～1.2 例，死亡率为 5%～15%；药物相关性 SJS/TEN 被认为是最严重的药物变态反应类型，死亡率高达 50%。SJS/TEN 可发生于任何年龄组，化学药物被认为是主要诱因（约占 80%）；感染也是 SJS/TEN 的公认风险，尤其在儿童和青年人中多见；其他罕见因素包括免疫。

案例 17-1

　　患者，男性，43 岁。因口腔溃疡、躯干及四肢红斑及水疱伴发热 2 天入院。专科查体示双唇散在表皮剥脱，面部、躯干及四肢散在类圆形淡红斑、丘疹、水疱。辅助检查示血常规中白细胞及中性粒细胞明显升高，肝肾功能未见异常；皮肤组织病理示符合 SJS。之后皮疹逐渐增多，入院第 3 天皮疹泛发，专科查体示双唇散在表皮剥脱，结膜及外生殖器黏膜未受累；躯干多发、面部及四肢散在类圆形暗红斑，部分融合成片，手掌及手指屈侧多发类圆形淡红斑（图 17-1）。辅助检查示肝功能异常、D-二聚体升高，支原体、单纯疱疹病毒、乙肝及丙肝病毒阴性。追问病史，就诊 2 周前开始口服卡马西平、对乙酰氨基酚。

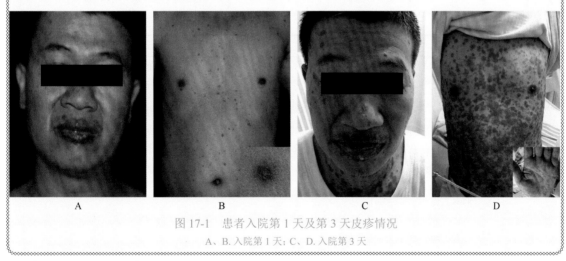

图 17-1　患者入院第 1 天及第 3 天皮疹情况

A、B. 入院第 1 天；C、D. 入院第 3 天

【病因及发病机制】

1. 病因

（1）药物：高危药物为别嘌呤醇、芳香族类抗癫痫药（卡马西平、苯妥英、苯巴比妥、拉莫三嗪等）、抗生素（磺胺类为主）、非甾体抗炎药，免疫抑制剂也可诱发。

（2）易感基因：SJS/TEN 有遗传易感性，目前发现多组 HLA 单倍型、药物、人种之间有特殊关联，如 HLA-B*58:01 阳性的汉族人群中易出现别嘌呤醇诱导的 SJS/TEN/DRESS，HLA-B*15:02 阳性的汉族人群中易有抗癫痫药诱发的 SJS/TEN，一些代谢酶的遗传变异也可影响（表 17-1）。

（3）非药物诱因：支原体、病毒感染。

表 17-1　重症药疹常见汉族人群相关基因

种类	药物	药疹类型	基因
抗癫痫药	卡马西平	SJS/TEN	HLA-B*15:02
			HLA-B*15:11
		DRESS	HLA-A*31:01
	奥卡西平	SJS/TEN	HLA-B*15:02
	拉莫三嗪	SJS/TEN	HLA-B*15:02
	苯妥英	SJS/TEN/DRESS	HLA-B*15:02
			HLA-B*13:01
			HLA-B*51:01
			CYP2C9*3
抗生素	复方磺胺甲噁唑	SJS/TEN/DRESS	HLA-B*13:01
抗麻风药	氨苯砜	DHS	HLA-B*13:01
抗青光眼药	醋甲唑胺	SJS/TEN	HLA-B*59:01
降尿酸药	别嘌呤醇	SJS/TEN/DRESS	HLA-B*58:01

　　2. 发病机制　核心为 CD8$^+$ 毒性 T 细胞介导的 IV 型变态反应。细胞表面的 HLA 与作为抗原的药物结合，加工并提呈给 T 细胞，形成 HLA-药物-T 细胞受体复合体，使 T 细胞及巨噬细胞活化并释放出颗粒溶素（granulysin）、穿孔素（perforin）、TNF-α、IFN-γ、IL-15、Fas 配体、膜联蛋白（annexin）A1，导致表皮剥脱。

　　【临床表现】　SJS 和 TEN 为一疾病谱，根据水疱和表皮剥脱面积占体表面积的比例，如果水疱和表皮剥脱面积＜10% 为 SJS、水疱和表皮剥脱面积达 10%～30% 为 SJS/TEN 重叠症、水疱和表皮剥脱面积＞30% 为 TEN。

　　SJS 和 TEN 皮损全身泛发，躯干分布较密集。初始为淡红色至暗紫红色斑片，可呈类靶形损害，之后出现水疱及特征性的羊皮纸样皮肤剥脱。眼、口腔、外生殖器等黏膜累及 1～3 处（表 17-2）。

表 17-2　重症药疹的鉴别要点

鉴别要点	SJS/TEN	DRESS	AGEP
病程	数天到数周	＞15 天，易反复	≤15 天，急性发作，可自发痊愈
临床表现			
皮损分布	泛发	＞体表面积的 50%	皱褶处为主
典型皮损	红斑及类靶形损害、水疱、表皮剥脱	鳞屑性红斑、面部水肿、紫癜或浸润	水肿性红斑上密集非毛囊性小脓疱，可有丘疹或类靶形损害
皮肤剥脱及水疱	SJS 占体表面积＜10% SJS/TEN 占体表面积的 10%～30% TEN 占体表面积＞30%	无	无
黏膜受累	有。可累及眼、口腔、外生殖器黏膜，甚至呼吸道及消化道黏膜	可有	无
组织病理特点	界面皮炎、角化不良、部分或全层表皮坏死	界面皮炎、角化不良、嗜酸性粒细胞浸润。相对非特异性	皮内或角层下脓疱、真皮水肿、血管炎、血管周围嗜酸性粒细胞浸润、角质形成细胞局部坏死
系统受累			
发热	可有	有	有
内脏受累	可能会累及肝、肾、心肺、消化道、胰腺等，严重患者可能会引发败血症	淋巴结肿大，肝、肾、心、肺、消化道、胰、脾、甲状腺、中枢神经系统、肌肉可受累	无

续表

鉴别要点	SJS/TEN	DRESS	AGEP
血常规	红细胞、C反应蛋白等 针对发热患者筛查血液细菌培养及 降钙素原	红细胞、C反应蛋白等 常见嗜酸性粒细胞升高、出现不 典型淋巴细胞	红细胞、C反应蛋白等 常见中性粒细胞升高
生化	肝肾功能	肝炎筛查、支原体或衣原体肺炎 筛查、血培养、ANA等阴性	无

【辅助检查】

1.**评估病情** 包括血常规、肝肾功能、白蛋白、电解质、凝血功能、D-二聚体、血气分析、肿瘤筛查、肺部影像学检查等。

2.**皮肤组织病理** 表现为界面皮炎和角化不良、部分或全层表皮坏死。

3.**寻找可疑药物** 进行嗜碱性细胞活化试验、组胺游离试验、淋巴细胞活化试验、基因检查（表17-1）。

4.**寻找药物以外诱因** 进行支原体、单纯疱疹病毒等筛查。

【诊断及鉴别诊断】 诊断依据典型临床表现，包括泛发的暗紫红色斑片、类靶形损害及表皮剥脱，组织病理中发现细胞坏死也支持该诊断。可用表皮坏死松解的药物因果关系算法（algorithm of drug causality for epidermal necrolysis，ALDEN）评分或Naranjo评分来预测最可能的诱发药物。鉴别诊断包括发疹型药疹、大疱性固定型药疹、寻常型天疱疮。

案例17-1分析

患者入院后皮疹情况对比见图17-2。

诊断：史-约综合征。

诊断依据：①有抗癫痫药及非甾体抗炎药用药史，且用药至发病间隔2周。患者所用对乙酰氨基酚为常用解热镇痛药，既往多次使用均无不适，故考虑卡马西平为疾病诱因。②患者皮疹进展迅速，从少量淡红色类靶形斑片进展为躯干分布为主的多发暗红色斑片。有口腔黏膜受累。

治疗及预后：患者就诊后TEN评分为1分，经住院接受抗肿瘤坏死因子拮抗剂（依那西普）抗炎，以及头孢类抗生素预防感染治疗，2周后病愈出院。

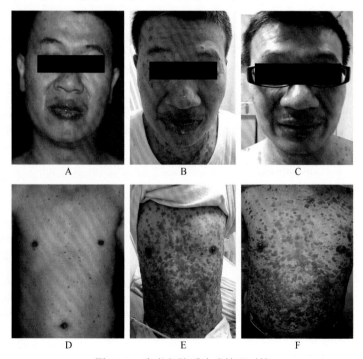

图17-2 患者入院后皮疹情况对比

A、D.入院第1天；B、E.入院第3天；C、F.入院第7天

【治疗及预后】

1. 治疗　见表 17-3。①首先要停用可疑致敏药物。②抗炎治疗：系统性激素、环孢素、抗肿瘤坏死因子抑制剂等。③支持治疗：管理体温、纠正水电解质/酸碱失衡、营养支持、预防及治疗低蛋白血症、管理疼痛、皮肤及黏膜护理，监测及预防深静脉血栓、弥散性血管内凝血（DIC）、感染。④处理并发症：多学科会诊，包括眼科——黏膜粘连、呼吸内科——呼吸道黏膜受累及合并感染。

表 17-3　重症药疹处置原则

项目	SJS/TEN	DRESS	AGEP
识别可疑药物	既往 4～8 周，运用 ALDEN 和 Naranjo 评分	既往 8 周内，运用 Naranjo 评分	既往 2 周内，运用 Naranjo 评分
评估	血常规、肝肾功能、电解质、血气分析、降钙素、感染筛查、DIC 筛查、胸部影像学检查。TEN 评分	血常规、肝肾功能、电解质、甲状腺功能、淀粉酶、肌酸激酶、心肌酶、心电图、噬血细胞综合征筛查、病毒感染筛查	血常规、肝肾功能、电解质
处置	尽快停用最可疑药物，给予抗炎治疗（系统使用糖皮质激素、环孢素、抗肿瘤坏死因子拮抗剂）、支持治疗（伤口照护、阵痛），针对并发症多学科会诊	尽快停用最可疑药物，给予抗炎治疗（系统使用糖皮质激素、环孢素、JAK 抑制剂）、支持治疗（包括内脏保护），针对并发症多学科会诊	尽快停用最可疑药物，给予抗炎治疗（系统使用糖皮质激素、环孢素），支持治疗
随访	避开已知致敏药物，必要时用药前完善相关基因筛查	定期筛查自身免疫病，避开已知致敏药物，必要时用药前完善相关基因筛查	避开已知致敏药物，必要时用药前完善相关基因筛查

2. 预后　一般在接诊 24h 内采用 TEN 评分量表作为严重程度及预后的评估。评估指标包括以下 7 项：①年龄≥40 岁；②合并恶性肿瘤；③剥脱面积≥10%；④心率≥120 次/分；⑤尿素氮＞10mmol/L；⑥血糖＞14mmol/L；⑦血浆碳酸氢根＜20mmol/L。符合一项目积 1 分，分数越高，死亡率越高。此外，出现 DIC 也是预后不良的独立影响因素，需及时治疗。未及时停药并接受治疗则死亡率高，病谱内死亡率从 SJS 的 5%～10% 到 TEN 的 30%～40%，常因肝肾等损伤或皮肤、黏膜继发感染所致。死亡之外的后遗症，包括皮肤色素沉着、皮肤黏膜瘢痕增生、内脏损伤等。

第二节　药疹伴嗜酸性粒细胞增多和系统症状综合征

【概述】　药疹伴嗜酸性粒细胞增多和系统症状综合征（DRESS），又称药物超敏综合征（DIHS），是一种严重皮肤不良反应（SCAR），与人类疱疹病毒 6 型（human herpes virus 6, HHV-6）的再激活有关，其特征是皮疹、发热、淋巴结增大、血液学异常和多脏器受损等。在 20 世纪 30 年代，随着芳香族抗癫痫药物的使用，人们发现了这种疾病。在 1996 年，DRESS 被首次提出。根据药物的不同，DRESS 的发病率估计在 1/10 000～1/1000 之间。该病好发于中年人，诊断的中位年龄为 50（31～64）岁。DRESS 通常在药物暴露后 2～6 周出现麻疹样皮损，若未能及时发现和治疗，本病的死亡率在 10% 左右。

> **案例 17-2**
>
> 　　患者，男性，43 岁。因发热伴全身红疹 4 天入院。
>
> 　　专科查体：患者面部肿胀，面颈部、躯干及四肢多发暗红色斑丘疹，部分融合成片，颈部及躯干较密集，占体表面积的 55%；双唇散在少许糜烂面，颊黏膜散在少量溃疡，结膜及外生殖器黏膜未见异常。触及多处浅表肿大淋巴结。
>
> 　　辅助检查：①血常规示嗜酸性粒细胞 0.06、不典型淋巴细胞 0.09、中幼粒细胞 0.01、晚幼粒细胞 0.01、杆状核中性粒细胞 0.03；C 反应蛋白 68.84mg/L。②肝功能示谷草转氨酶 230U/L、谷丙转氨酶 401U/L、碱性磷酸酶 164U/L。③白蛋白、胆红素及肾功能未见异常。④巨细胞病毒、乙型肝炎及丙型肝炎病毒筛查阴性。⑤皮肤组织病理示液泡界面皮炎，考虑 SJS/TEN 早期或者 DRESS。

追问病史，发病 25 天前因上呼吸道感染口服磺胺甲噁唑至今；5 天前因发热及咳嗽口服奥司他韦至今。患者入院第 2 天皮疹情况见图 17-3。

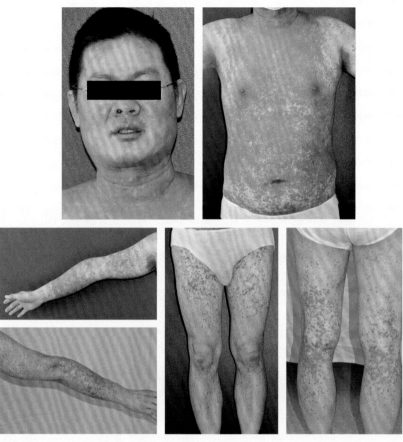

图 17-3 入院第 2 天患者皮疹情况

【病因和发病机制】

1. 病因

（1）药物：高危药物为别嘌呤醇、芳香族类抗癫痫药（卡马西平、苯妥英、苯巴比妥、拉莫三嗪等）、抗生素（磺胺类为主）、抗结核药。

（2）易感基因：DRESS 有遗传易感性，目前发现多组 HLA 单倍型、药物、人种之间有特殊关联，如汉族人群中 HLA-B*58:01 与别嘌呤醇、HLA-B*13:01 与磺胺甲噁唑及氨苯砜，一些代谢酶的遗传变异也可影响。

（3）非药物诱因：病毒感染，如人类疱疹病毒（HHV）、EB 病毒（EBV）、巨细胞病毒（CMV）等，会加重严重程度。

2. 发病机制 核心为 $CD8^+$ 毒性 T 细胞或 $CD4^+$ 辅助性 T 细胞介导的 IV 型变态反应。细胞表面的 HLA 与作为抗原的药物结合，加工并提呈给 T 细胞，形成 HLA-药物-T 细胞受体复合体，使 T 细胞及巨噬细胞活化并释放出胸腺激活调节趋化因子（thymus activation regulated chemokine，TARC）和 C-X-C 基序趋化因子（CXCL）10，以及 IL-4、IL-5、IL-33、IFN-γ 等，导致皮肤及多系统嗜酸性粒细胞增多并出现炎症。

【临床表现】 皮肤表现包括面部肿胀、全身多发浸润性红斑、表面散在鳞屑，皮损分布 >50% 体表面积，黏膜可受累。系统症状包括发热及淋巴结肿大，其他可受累器官包括心、肺、肝、肾、消化道、胰、脾、肌肉、甲状腺、中枢神经系统，受累主要体现在实验室检查结果中。在重症药疹中病程较长，可持续数周甚至数月（表 17-2）。

【辅助检查】

1. 评估病情 包括血常规、肝肾功能、电解质、淀粉酶、肌酸激酶、心肌酶、甲状腺功能、尿常规、心电图、心脏超声、胸腹部影像学检查等。

2. 皮肤组织病理 表现为界面皮炎和角化不全、嗜酸性粒细胞浸润，无特异性。

3. 寻找可疑药物 进行嗜碱性粒细胞活化试验、组胺游离试验、淋巴细胞活化试验、基因检查（表 17-1）。

4. 寻找加重感染因素 如 HHV、CMV、EBV 等感染。

5. 排除其他发热诱因 如感染和自身免疫病，以及肝炎筛查、支原体和衣原体肺炎筛查、血培养、抗核抗体、噬血细胞综合征筛查。

【**诊断及鉴别诊断**】 诊断结合临床表现和辅助检查结果，包括急性泛发皮疹、发热、至少两处淋巴结肿大、至少一个内脏受累；血液学异常包括嗜酸性粒细胞和不典型淋巴细胞增多。具体参考 EuroSCAR（the European Study of Severe Cutaneous Adverse Reactions，欧洲严重皮肤不良反应研究）标准。

本病的鉴别诊断包括皮肤淋巴瘤［塞扎里（Sezary）综合征］、特应性皮炎、成人斯蒂尔（Still）病等。

案例 17-2 分析

诊断：药疹伴嗜酸性粒细胞增多和系统症状综合征、药物性肝损伤（DILI）。

诊断依据：①有磺胺甲噁唑用药史，用药至发病近 1 个月，故考虑该药为疾病诱因。②患者出现发热伴面部肿胀、全身多发暗红色斑丘疹，累及 55% 的体表面积；唇部糜烂，浅表淋巴结肿大；血常规见嗜酸性粒细胞及不典型淋巴细胞增多，肝功能异常。

治疗及预后：住院期间给予甲泼尼龙 40mg（每日 2 次）静脉滴注抗炎、抗组胺药口服止痒、水飞蓟素保肝、莫西沙星预防感染、埃索美拉唑护胃。9 天后症状好转，故激素减量；治疗 2 周后好转出院。住院期间基因检测示 HLA-B*13:01 和 HLA-B*46:01 阳性，结合用药史支持临床判断。

患者入院及治疗后皮疹对比见图 17-4。

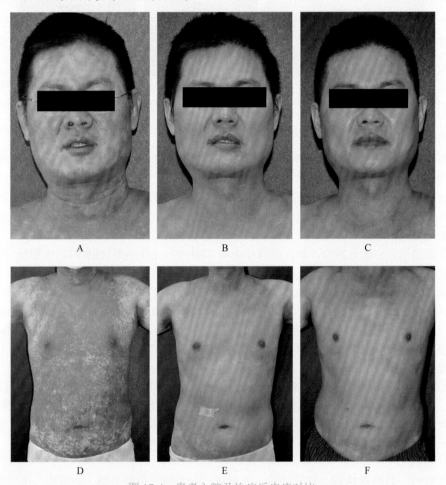

图 17-4 患者入院及治疗后皮疹对比

A、D. 入院第 2 天；B、E. 入院第 14 天（出院）；C、F. 出院第 7 天

【治疗及预后】

1. 治疗　见表 17-3。①首先要停用可疑致敏药物。②抗炎治疗：如系统使用糖皮质激素、环孢素或 JAK 抑制剂。药物减量及停药需缓慢，避免症状反复。③支持治疗：包括管理体温、纠正水电解质/酸碱失衡、营养支持、预防及治疗低蛋白血症、皮肤及黏膜护理。④处理并发症：多学科会诊，包括消化内科——肝脏受累、肾脏内科——肾脏受累等。

2. 预后　该病有一定的死亡率（约 10%）。年龄大、器官多重或重度损害是主要预后不良因素。病程中 CMV 再激活会影响预后，需积极筛查，阳性者及时抗病毒治疗。应长期定期筛查自身免疫病，如白癜风、斑秃、系统性红斑狼疮、类风湿关节炎、甲状腺炎、心肌炎等。

第三节　急性泛发性发疹性脓疱病

【概述】　急性泛发性发疹性脓疱病（AGEP）是一种急性发热性药疹，特征是许多小的非毛囊性无菌性脓疱，基底为大面积水肿性红斑。超过 90% 的病例由药物过敏引起，包括抗生素、抗真菌药、钙通道阻滞剂（CCB）和抗疟药；其他诱因还包括细菌、病毒和寄生虫感染，蜘蛛咬伤、草药、漆油鸡和汞等。大多数 AGEP 病例是良性的，在停用致病物质后可自发消退；17% 的病例伴有全身症状和器官病变。本病发病率在每年每百万人中有 1～5 例。AGEP 可发生于任何年龄段，但女性更为常见。

案例 17-3

　　患者，男性，78 岁。因四肢皮疹 1 天入院。生命体征示体温如常。

　　专科查体：四肢红斑上密集小脓疱，腹部及下肢部散在淡红斑，黏膜未受累。

　　辅助检查：①血常规示白细胞 15.6×10^9/L、中性粒细胞 0.81、淋巴细胞 0.06；C 反应蛋白 76.22mg/L，降钙素原无异常。②肝功能示谷草转氨酶 61U/L、谷丙转氨酶 41U/L。③肾功能及电解质未见异常。④支原体、乙型肝炎及丙型肝炎病毒筛查阴性。⑤皮肤组织病理见多发表皮内脓疱、不规则形棘层肥厚、真皮乳头水肿、真皮上层中性粒细胞浸润，符合 AGEP 特征。

　　追问病史，患者发病 1 天前因术后预防感染口服对氯西林。患者入院第 1 天全身皮疹见图 17-5。

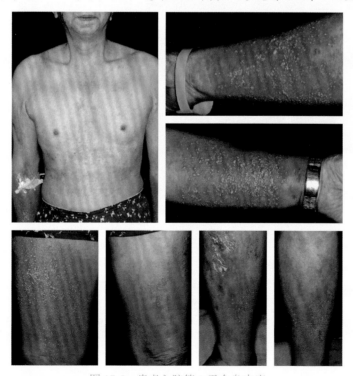

图 17-5　患者入院第 1 天全身皮疹

【病因和发病机制】

1. 病因

（1）药物：高危药物常见抗生素、抗疟药、抗真菌药、抗高血压药、部分中药等。

（2）非药物诱因：如支原体或衣原体、CMV、EBV、新型冠状病毒或疫苗等。

2. 发病机制　核心为 CD4$^+$ 辅助性 T 细胞介导的 IV 型变态反应。细胞表面的 HLA 与作为抗原的药物结合，加工并提呈给 T 细胞，形成 HLA-药物-T 细胞受体复合体，使 T 细胞活化并释放出 CXCL8、IL-36、IL-8、TNF-α、IFN-γ 等，导致皮肤中性粒细胞增多并出现炎症。

【临床表现】　AGEP 为急性起病，出现发热，皮疹迅速扩及全身，伴有瘙痒。典型皮肤表现为红斑上多发无菌性小脓疱（直径≤5mm），从颈部、腋窝、臀下缘等皱褶处迅速扩及躯干及四肢。黏膜不受累，内脏不受累。病程较短，皮疹在 15 天内自行消退，消退初期呈领圈样脱屑（表 17-2）。

【辅助检查】

1. 评估病情　血常规、肝肾功能、电解质。

2. 皮肤组织病理　表现为表皮内或角层下脓疱、真皮乳头水肿、血管炎，以及嗜酸性粒细胞浸润。

3. 寻找可疑药物　进行嗜碱性细胞活化试验、组胺游离试验、淋巴细胞活化试验、斑贴试验（选取皮损曾出现处）。

【诊断及鉴别诊断】　诊断结合临床表现和辅助检查结果，包括红斑上非毛囊性小脓疱，从间擦部位迅速扩及全身，脓疱消退后脱屑，伴发热；血常规示白细胞升高；组织病理示角层下或表皮内脓疱，伴真皮乳头水肿（具体参考 EuroSCAR 标准）。

本病的鉴别诊断包括泛发性脓疱性银屑病、角层下脓疱性皮肤病、皮肤念珠菌病等。

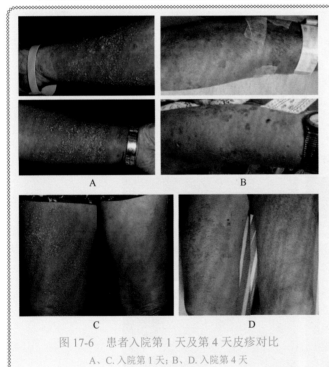

图 17-6　患者入院第 1 天及第 4 天皮疹对比
A、C. 入院第 1 天；B、D. 入院第 4 天

案例 17-3 分析

患者入院第 1 天及第 4 天皮疹对比见图 17-6。

诊断：急性泛发性发疹性脓疱病。

诊断依据：①发病 1 天前有 β-内酰胺类抗生素用药史，考虑该药为疾病诱因。②患者迅速出现发热及红斑基础上密集小脓疱，伴白细胞及中性粒细胞升高，组织病理检查符合该诊断。

治疗及预后：住院后给予甲泼尼龙 60mg 静脉滴注治疗，每日 1 次；5 天后症状明显改善，激素减量为甲泼尼龙 8mg 口服治疗，每日 3 次，并出院。

【治疗及预后】

1. 治疗

（1）首先要停用可疑致敏药物。

（2）抗炎治疗，如系统使用糖皮质激素、环孢素。

（3）支持治疗，包括管理体温、纠正水电解质/酸碱失衡、皮肤护理。

2. 预后　该病病程短，常在 2 周内痊愈。死亡率较低（<5%），主要存在于合并多器官功能损伤或 DIC 的患者。

（钟文宏）

第十八章 物理性皮肤病

皮肤是人体最外层的器官，常暴露于外界环境，很多物理因素（如机械性摩擦、压力、温度、日光、放射线等）可直接或间接引起皮肤或黏膜损害，这类皮肤病统称为物理性皮肤病。本章介绍几种常见物理性皮肤病。

第一节 光线性皮肤病

光线是一种连续的电磁波，依其波长的长短可分为无线电波和微波（＞10^6nm）、红外线（760～10^6nm）、可见光（400～760nm）、紫外线（200～400nm）、真空紫外线（10～200nm）、X射线（0.1～10nm）、γ射线和宇宙线（图18-1），其中对人体产生生物效应的光谱主要为紫外线、可见光和红外线。由日光或其他光线照射所致的皮肤病变统称为光线性皮肤病（photodermatosis）。

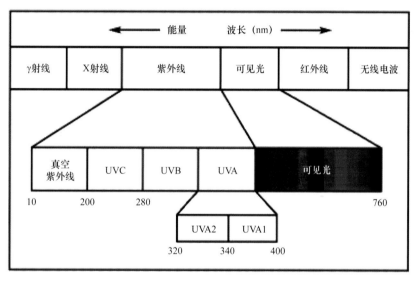

图 18-1 电磁波谱示意图

紫外线（ultraviolet，UV）可分为长波紫外线（紫外线A段，UVA，波长为320～400nm）、中波紫外线（紫外线B段，UVB，波长为280～320nm）和短波紫外线（紫外线C段，UVC，波长为200～280nm）；其中，UVA又分为UVA1（340～400nm）和UVA2（320～340nm）。UVB和UVA是引起光线性皮肤病的主要光谱，UVC因波长短、穿透力弱，几乎被大气臭氧层吸收而不能到达地球表面，能到达地球表面的紫外线为UVA和UVB。

在紫外线和可见光光谱中，波长越长，穿透力越强，而能量越小。入射至皮肤的紫外线，部分被反射和散射，部分被吸收，余者发生穿透；每层组织均重复这些过程，直至紫外线能量完全消散。UVB主要在表皮被吸收，少部分可穿透进入真皮浅层，主要被表皮一些物质（如尿苷酸、DNA、RNA、色氨酸、酪氨酸和黑素）吸收，穿过表皮者由真皮DNA、RNA和弹性纤维、胶原纤维中氨基酸吸收；UVB辐射主要引起日晒伤、晒黑、炎症、迟发性红斑和色素变化，长期效应包括光老化、免疫抑制和致癌作用。UVA可穿透至真皮，主要被真皮胶原束反射至环境中，也可由表皮色基、血红蛋白、胆红素和β胡萝卜素吸收；UVA辐射可引起晒黑、光毒性和光变应性反应，长期辐射可引起结缔组织变性、免疫抑制和增加UVB的致癌作用，很少导致红斑和日晒伤。

在10～14时，UVA和UVB辐射量分别约占全天的70%、80%。雪、砂、涟漪的水面通过反射可分别增加紫外线辐射强度的85%、25%、5%，云层可减少其强度的20%～90%；热、冷、风和可见光对其无明显影响。UVA可穿透窗户玻璃，UVB则被窗户玻璃吸收，雪和冰可反射UVB。

尽管日光对人体有益，如维生素D合成、温暖、杀菌、光疗和生物钟调整等，但当人体接收的辐射量超过一定阈值时，可发生辐射效应，引起皮肤损伤性反应（如日晒伤、晒黑、光老化、皮肤癌等）和异常紫外线辐射反应，后者包括特发性光线性皮肤病（多形性日光疹、光化性痒疹、痘疮样水疱病、日光性荨麻疹、慢性光化性皮炎）和DNA修复缺陷病［着色性干皮病、科凯恩（Cockayne）综合征、布卢姆（Bloom）综合征、毛发低硫营养不良、罗斯蒙德-汤姆森（Rothmund-Thomson）综合征］、外源性或内源性物质的光敏性（卟啉病、光毒性和光变应性反应），以及紫外线辐射加重性疾病（如红斑狼疮、光化性毛囊炎、光化性扁平苔藓等）。

光线作用于机体引起的异常反应包括：①光毒性反应（phototoxic reaction），是一种非免疫反应，任何个体接受超量日光照射后都会发生的反应。可分为急性和慢性，后者多见于长期反复日晒者。②光变态反应（photoallergy），是一种淋巴细胞介导的Ⅳ型变态反应，只发生于少数具有光敏物质的个体。光敏物质吸收光能后发生化学变化成为半抗原，并与体内大分子结合形成完全抗原，刺激机体产生抗体或细胞免疫反应。根据发病时间可分为速发型光变态反应（如日光性荨麻疹）和迟发型光变态反应（如多形性日光疹）。光敏物可分为内源性和外源性。

光毒性反应和光变态反应在临床上不易区分，二者可同时存在或以其中一种为主（表18-1）。

表18-1　光毒性反应和光变态反应的鉴别

鉴别要点	光毒性反应	光变态反应
发病人群	任何个体	少数过敏体质个体
潜伏期	无	有
皮损形态	表现为日晒伤症状	多形性皮损，湿疹样
发病部位	限于日晒部位	不限于日晒部位
病程	发病急，病程短	发病缓，病程长
被动转移试验	阴性	阳性
转归	去除光敏剂及避光后消退快	往往迁延不愈

皮肤日光反应分型系统，即根据晒黑和晒伤能力的个体差异进行分类（表18-2）有利于指导防晒。

表18-2　皮肤类型与日光反应

皮肤型	皮肤基础颜色	日晒伤与晒黑
Ⅰ	白	总是晒伤，从不晒黑
Ⅱ	白	总是晒伤，轻微晒黑
Ⅲ	白	中度晒伤，逐渐晒黑
Ⅳ	浅棕色	轻微晒伤，可晒黑
Ⅴ	棕色	罕见晒伤，晒黑显著
Ⅵ	深棕色和黑色	从不晒伤，晒黑极深

有效的日光防护可明显减轻紫外线诱导的胶原和弹性纤维损伤，减少皮肤癌的发生：①每日使用防晒系数（sun protection factor，SPF）>30的防晒霜，外出前15～30min外涂，每2h或在接触水后重复使用。②避免在日光高峰时期（10:00am～15:00pm）外出。③穿着密织、宽松的深色长袖衣裤，戴上宽边帽。④每日口服抗氧化剂，如维生素C（1000～2000mg/d）、维生素E（50～100mg/d）、维生素A（2.5万U/d）。防晒霜（sunscreen）是可防止紫外线辐射的外用制剂，主要分为两类：①物理性防晒霜，含有反射和散射光线的二氧化钛或氧化锌，对UVA和UVB辐射均有防护作用，无刺激性和致敏作用，特别适合于容易晒伤的部位（如鼻、唇）。②化学性防晒霜，可吸收UVB和（或）UVA，如对氨基苯甲酸（para-amino benzoic acid，PABA）及其酯类、水杨酸酯、肉桂酸盐和二苯甲酮等，新型广谱化学性防晒霜含有以上几种化学物质，提高了防护效果。防晒霜的效果用SPF来评价，大多数情况下推荐使用SPF>30的产品。

一、日光性皮炎

日光性皮炎（solar dermatitis）又称日晒伤（sunburn）或晒斑，是由于强烈日光照射后，皮肤发生的急性光毒性反应，曝光部位发生红斑、水肿、水疱为其特征。

【病因】　引起本病的光谱多在 UVB 范围内，UVA 也起一定的作用。紫外线辐射后角质形成细胞产生前列腺素、脂氧合酶产物和细胞因子，从而引起炎症反应。

【临床表现】　本病春、夏季多见，好发于儿童和妇女。一般在日晒后 4～6h 发病，少数在数分钟内发生，12～24h 达高峰。曝光部位出现边界清楚的水肿性红斑，重者发生水疱、大疱，自觉灼痛或刺痛，皮损广泛者可有发热、头痛、恶心、呕吐、心悸等全身症状。轻者在 2～3 天消退，重者需 1～2 周才能愈合，伴有脱屑和色素沉着。

【组织病理】　表皮海绵形成，角质形成细胞空泡化，并出现特征性晒斑细胞，即角化不良的角质形成细胞，细胞质呈深伊红色，核固缩或不易看清；真皮乳头水肿、血管扩张、中性粒细胞浸润。

【诊断及鉴别诊断】　根据日晒史和典型皮损可作出诊断，需与接触性皮炎相鉴别；后者有接触刺激史，与日晒无关，可发生于任何季节，皮损发生于刺激物接触处。

【治疗与预防】　避免日光暴晒，暴露部位外用防晒霜，如 5% 二氧化钛霜、二苯甲酮等，可根据皮肤类型选择防晒霜的防晒指数。适当外出锻炼，提高对日光的耐受性。治疗以早期局部为主，以消炎、安抚、镇痛为原则。一般外搽炉甘石洗剂和（或）糖皮质激素，严重者可用 3% 硼酸湿敷。有全身症状者可口服抗组胺药、维生素 C、非甾体抗炎药；严重者可系统应用糖皮质激素类药。

二、多形性日光疹

多形性日光疹（polymorphous light eruption，PLE）是一种常见的特发性光线性皮肤病，曝光部位出现多形性皮损，常反复发作。

> **案例 18-1**
>
> 　　患者，男性，45 岁，工人。面、颈和双手皮疹伴瘙痒 1 周。8 天前曾在烈日下植树 2 小时，次日起在面部、颈部、手背出现红斑、丘疹、丘疱疹，伴有剧烈瘙痒，无头痛、发热、关节痛。3 年来每到春末夏初均会发病，家族中无类似病史。
>
> 　　皮肤科情况：面部、颈部、胸前 V 区和手背对称分布的红斑、丘疹、丘疱疹、脱屑，境界清楚。
>
> 　　问题：①为明确诊断，需做哪些检查？②如何治疗？

【病因】　本病病因尚不清楚。目前认为由日光诱发的迟发型光变态反应介导，且致病光谱较宽，包括 UVA、UVB 和可见光。其发生也可能与遗传、内分泌和代谢异常等有关。

【临床表现】　发病与季节有关，一般春、夏季加重，秋、冬季减轻。多见于青年女性，好发于曝光部位（如面部、颈后、胸前 V 区、手背和前臂伸侧），而头发及衣物遮盖部位多不累及（图 18-2）。日晒后 30min 至数天发病，发疹前可有瘙痒或灼痛；少数病例约在曝光后 4h 出现不适、寒战、头痛和恶心等症状，仅持续 1～2h。皮损形态多样，但每个患者的皮损形态常较单一或以一种为主，复发时皮损部位也较恒定；皮损常呈小片状分布而不融合，皮损邻近的曝光区域可不受

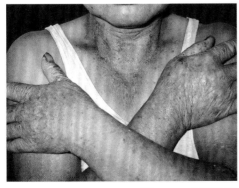
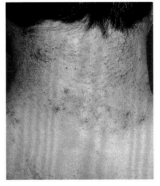

图 18-2　多形性日光疹

累。多形性日光疹形态、临床特点及分布见表 18-3。皮损多在避光后 1 周内逐渐消退，少数延迟至 2 周，愈后不留瘢痕。病程长短不一，常反复发作数月至数十年，多数患者的病情随时间的延长而减轻；病程较长者的季节性可变得不明显，皮损分布范围扩大，且可累及非曝光部位。

表 18-3 多形性日光疹的形态、临床特点及分布

形态	临床特点及分布
丘疹型	最常见，直径为 2～5mm 的红色丘疹散在或密集分布
斑块型	常见，表现为表浅性或荨麻疹样斑块，可融合或发生湿疹样变
丘疱疹型	较少见，好发于女性的上臂、下肢和胸前 V 区，初期常为荨麻疹样斑块，以后发生成群的水疱
湿疹型	男性多见，表现为红斑、丘疹、鳞屑，有时发生水疱
多形红斑型	皮损的形态和分布类似于典型的多形红斑，常累及手背和前臂伸侧
出血型	罕见，可首先出现紫癜，常伴有明显瘙痒

案例 18-1 分析

　　临床特征：① 45 岁中年男性；②面部、颈部和双手皮疹伴瘙痒 1 周，烈日下植树 1 天后发病；③ 3 年来每年春末夏初均会发病；④体格检查显示面部、颈部、胸前 "V" 形区和手背对称分布的红斑、丘疹、丘疱疹、脱屑，境界清楚；⑤伴有瘙痒和烧灼样疼痛。

【诊断及鉴别诊断】 根据户外日晒接触史和临床皮疹特点，一般可作出诊断。需与接触性皮炎、亚急性皮肤型红斑狼疮、日光性荨麻疹、红细胞生成性原卟啉病、湿疹、慢性光化性皮炎、盘状红斑等相鉴别。

案例 18-1 分析

　　为明确诊断，考虑完善皮肤镜和皮肤病理等检查。皮肤镜检查提示红色背景上灶状分布的点状、点球状血管和灶状分布的黄色鳞屑；皮肤病理检查提示表皮海绵形成、角化不全、基底细胞空泡变性；真皮水肿，血管周围有致密的淋巴细胞浸润，偶见中性和嗜酸性粒细胞。

【治疗】 轻症患者外出时应采取避光措施避免暴晒和使用广谱防晒霜即可缓解症状，重症病例或复发频繁者采用下述治疗。

1. 光疗 在好发季节来临前 1 个月选择广谱 UVB、窄波 UVB 或长波紫外线光化学疗法（PUVA）进行预防性治疗，以提高皮肤对光线的耐受力，每周 3 次，连续 3～4 周，部分病例治疗期间可能恶化。

2. 全身治疗 ①抗组胺药：酌情选用如西替利嗪片、氯雷他定片、盐酸奥洛他定片等，避免使用氯苯那敏、异丙嗪等光敏药物。②抗疟药：羟氯喹 400mg/d，1 个月后减量至 200mg/d，疗程共 3 个月。③糖皮质激素：泼尼松 25～30mg/d，直至皮损消退。④免疫抑制剂：仅用于严重病例，硫唑嘌呤 100mg/d，见效后减量维持 6～8 个月；环孢素也有效。⑤其他：维生素 B$_6$、烟酰胺（900～1200mg/d）、对氨基苯甲酸（900mg/d）、沙利度胺（150～300mg/d）、β 胡萝卜素 [3mg/(kg·d)]、雷公藤多苷等。

3. 局部治疗 按皮损类型做相应处理，一般外用糖皮质激素制剂，通常采用超强效或强效制剂，数日使皮损消退，也可外用钙调磷酸酶抑制剂或克立硼罗软膏。

案例 18-1 分析

　　对此患者的治疗方案：避免日光暴晒，外出时应用防晒霜。氯雷他定片 10mg，口服，每日 1 次，连续 5 天；皮损外用糠酸莫米松软膏，每日 2 次，3 天后停用；接着外用 1% 吡美莫司乳膏，每日 2 次，约 1 周恢复。

三、外源性光敏性皮炎

　　外源性光敏性皮炎（exogenous photosensitive dermatitis）是光感物质通过局部或系统用药等途径进入机体后，在一定波长的光线照射下，照射部位出现相应的临床表现。临床上可分为光接触性皮炎和光线性药疹两种，其中又可各分为光毒性和光变态反应性两型。

【病因】　本病的主要病因是某些光感物质直接接触皮肤，或通过口服、注射等途径进入皮肤，由于这些物质含有特殊的吸收光辐射的分子或色基，在接受紫外线日光照射后出现了异常的生物效应（包括光毒性和光变态反应性），导致疾病的发生。其作用机制尚不明确，作用光谱主要是 UVA。

日常接触的光感物质存在多种来源，如临床常见的光感物质有：①化妆品中的香料、防晒霜等；②染料中的依沙吖啶等；③工业品中的沥青、焦油等；④药物，如 8-甲氧基补骨脂素、磺胺类药及其衍生物、口服降血糖药、抗菌药、利尿药、抗精神失常药、抗组胺药、抗心律失常药、抗肿瘤药、安定类药、水杨酸盐类药、避孕药、中草药等；⑤动植物中的成分，如泥螺、苋菜、菠菜等。

【临床表现】

1. 光接触性皮炎（photocontact dermatitis）　是在接触致病的光感物质后，局部皮肤经日光暴晒所引起的炎症反应。临床上可分为以下两种。

（1）光毒性接触性皮炎（phototoxic contact dermatitis）：接触光感物质并受日光或人工光源照射的局部皮肤呈日晒伤样损害，自觉烧灼感和疼痛。

（2）光变态反应性接触性皮炎（photoallergic contact dermatitis）：由光变态反应引起。起初是在接触光感物质并受日光或人工光源照射的局部皮肤上发生延迟型丘疹、湿疹样损害，以后也可在未被照射的部位出现类似的皮疹，呈光变态反应的表现。

2. 光线性药疹（photo drug eruption）　因内用致病的光感药物，同时皮肤遭受日晒后引起的炎症损害。临床上分为以下两种。

（1）光毒性药疹（phototoxic drug eruption）：因患某种疾病应用过某些光感药物，同时皮肤遭受强烈日晒后，体内药品吸收一定波长紫外线，药品成为光能的受体，从而引起光毒性反应。其临床表现有红肿、风团、麻疹样或猩红热样皮疹、水疱、紫癜、扁平苔藓样皮疹、甲黑斑、色素沉着等；严重者可有全身症状，如发热、头晕、恶心、呕吐、乏力等。

（2）光变态反应性药疹（photoallergic drug eruption）：是指患者服用某种光感药物后，在光线作用下通过光化学途径，改变摄入体内的半抗原（药物本身或其代谢产物）结构，与机体内的载体蛋白发生反应，形成完全抗原，刺激机体出现迟发型光变态反应。通常在日晒后 24h，甚至数天后发作，恢复比光毒性药物反应要慢。皮损主要发生于暴露部位，也可累及非暴露部位。表现为湿疹样皮疹、发绀、色素沉着、血管炎、剥脱性皮炎等；严重者可出现头晕、乏力、发热、精神萎靡，甚至过敏性休克等全身症状。即使停用致敏药物有时症状也会持续很长时间。

【诊断及鉴别诊断】　本病的诊断依据：①既往有接触光感物质、应用光感药物的病史；②皮疹局限在曝光部位；③避免接触光感物质或停用可疑光感药物后能够痊愈；④光斑贴试验阳性。

外源性光感性皮炎应与日晒伤、多形性日光疹、湿疹、接触性皮炎和药疹等疾病相鉴别。日晒伤、多形性日光疹等均无光毒性物质接触史。

【治疗与预防】　避免接触可疑致病的光感物质；避免强烈日晒，高度敏感者要避免日光灯照射甚至反射的光线；外出时使用宽谱防光剂。轻者口服抗组胺药、维生素 B、维生素 C，严重者口服泼尼松，每日 30～40mg。局部用药以对症处理为主。急性期无渗液皮损可用炉甘石洗剂外搽，有渗液时可用 3% 硼酸溶液冷湿敷，可配合使用氧化锌油。皮损干燥后及慢性期可用糖皮质激素霜剂。

四、慢性光化性皮炎

慢性光化性皮炎（chronic actinic dermatitis）是一组以慢性光敏感为特征的病谱性疾病。

【病因】　本病的致病光谱包括 UVA、UVB 和可见光。病因至今未明，但临床和组织病理及免疫组化结果均提示本病与Ⅳ型变态反应有关。

【临床表现】　本病好发于室外工作者，男性多见，约占 90%，大多在 50～70 岁，50 岁以下少见。75% 患者伴有接触性和光接触性皮炎，约 15% 患者有湿疹史。皮损好发于面部、颈部、手背、前臂伸侧等暴露部位，严重者可累及非暴露部位，男性斑秃患者头顶部头发稀疏区也是常见部位。皮损呈皮炎湿疹样，急性期表现为暴露部位弥漫性、水肿性红斑，可有散在的丘疱疹及轻度渗出；慢性期为暗红色、苔藓样、扁平肥厚的丘疹或斑块，表面无鳞屑或渗出，搔抓后可呈苔藓样变。严重者可发展成类似淋巴瘤的皮损。部分患者毛发脱落、色素沉着或色素减退，极少数病例可发展为红皮病。

本病发病初期多为春、夏季，但病程较长后，一般无明显季节性。患者常难以提供明确的致敏原。慢性光化性皮炎是一种慢性持久性疾病，反复发作，终年不愈。但随着病程的延长，相当比例的患者光敏性可逐渐消退，预后较好。

【诊断及鉴别诊断】

1. 诊断 ①持久性的皮炎，主要累及曝光区，也可扩展到非曝光区；②患者对 UVB 异常敏感，也常对 UVA 或可见光敏感，光激发试验和光斑贴试验阳性。

2. 鉴别诊断 本病需与湿疹、多形性日光疹、皮肤 T 细胞淋巴瘤等疾病相鉴别。湿疹无明确的光敏史，多形性日光疹呈急性间歇性发作，皮肤 T 细胞淋巴瘤可有 Pautrier 微脓疡，浸润的淋巴细胞以 CD4$^+$T 细胞为主。

【治疗与预防】 患者需要注意避光。通过斑贴试验和光斑贴试验检测致敏原，避免接触致敏原。外出时使用宽谱防晒霜、戴宽檐帽、穿长袖衣。口服大剂量烟酰胺、羟氯喹，辅以抗组胺药和 B 族维生素。急性加剧期可加用小剂量糖皮质激素，严重病例可酌情使用免疫抑制剂。局部治疗一般外用糖皮质激素及钙调磷酸酶抑制剂。

五、光 老 化

皮肤的老化主要包括内源性老化和外源性老化。内源性老化是指随年龄增长皮肤的自然老化过程。外源性老化是指皮肤受环境因素影响而引起的衰老变化，其中以紫外线的影响为主，因而被定义为光老化（photoaging）。

【病因】 紫外线特别是长波紫外线可破坏真皮胶原纤维，使胶原合成功能降低。同时，基质金属蛋白酶（matrix metalloproteinase，MMP）、溶菌酶、胶原酶等酶类均可分解胶原蛋白，导致真皮胶原蛋白减少。

【临床表现】 光暴露部位，如颈项部、面部、前臂和手背等处皮肤粗糙、增厚、弹性减弱、皮沟加深、皮嵴隆起、皱纹增加，出现皮革样外观。皮肤微循环也可能发生变化，如毛细血管扩张或消失、皮肤外观灰暗、无光泽或呈灰黄色。还可出现色素异常斑和色素沉着斑。

光老化的严重程度受皮肤类型、光暴露性质（职业性的或户外活动等）、发型、衣着和个体修复能力等的影响。

【诊断及鉴别诊断】 根据临床特点不难诊断。但应注意皮肤光老化往往和皮肤自然老化叠加在一起。

【治疗与预防】 注意避光。外出时戴宽檐帽、穿长袖衣，外用防晒产品。口服或外用抗氧化剂也是预防皮肤光老化的有效方法。常用的口服抗氧化剂有维生素 C、维生素 E、β 胡萝卜素等，外用抗氧化剂如辅酶 Q$_{10}$ 等。维 A 酸是目前常用的治疗皮肤光老化的药物，其中 0.05% 全反式维 A 酸霜可用于治疗皮肤光老化。

近年来，激光已越来越多地用于皮肤光老化的治疗，并取得了一定效果。光子嫩肤技术、果酸剥脱技术等也可用于光老化皮肤的治疗。

六、放 射 性 皮 炎

放射性皮炎（radiodermatitis）是各种类型电离辐射所致的皮肤黏膜炎症损害。

【病因】 本病多由于短期内接受大剂量放射线，或接受放射治疗累积量过大所致。电离辐射包括 α 射线、β 射线、γ 射线、X 射线、境界线、电子、质子和中子等。电离辐射除可直接损伤组织细胞和引起 DNA 发生可逆或不可逆性损伤改变，引起细胞死亡或 DNA 突变，甚至恶性肿瘤之外，还可使组织内分子电离形成羟基、氧自由基和过氧化物，导致继发性急、慢性损伤。放射性皮炎的发病过程和严重程度与电离辐射类型、照射剂量、组织的放射敏感性有关。

【临床表现】 多见于接受放射治疗的患者，偶见于放射工作者和意外事故受害者。根据临床表现的不同分为急性和慢性放射性皮炎。

1. 急性放射性皮炎 短期内接受大剂量放射线引起，潜伏期短，一般为 1～3 周。早期临床表现类似于热烧伤，常称为放射性烧伤，分为 3 度。①Ⅰ度：辐射后 2～7 天开始出现局限性水肿性红斑，边界清楚，伴有灼痛或瘙痒，10～14 天达高峰，3～4 周逐渐消退，遗留脱屑、色素沉着和暂时性毛发脱落。②Ⅱ度：除局部水肿性红斑外，还可发生水疱、糜烂或表浅溃疡，创面常在 6 周～3 个月愈合，常遗留色素沉着或减退、毛细血管扩张、皮肤萎缩和永久性脱发及瘢痕形成，自觉明显灼热及疼痛。③Ⅲ度：局部红肿严重，病变累及真皮深层、皮下组织、骨或内脏，组织坏死形成顽固性深在溃疡，边缘潜行，基底呈凿缘状，自觉剧痛，愈后留下萎缩性瘢痕、色素沉着或色素脱失、毛细血管扩张、毛发消失等，部分皮损难以治愈，持续多年而形成永久性溃疡并易发生恶变。严重者可出现乏力、头痛、头晕、恶心、呕吐、出血等全身症状，可有白细胞减少及继发感染。

2.**慢性放射性皮炎** 多为长期、反复接受小剂量放射线照射所致，也可为急性放射性皮炎的后遗症。潜伏期为数个月至数十年不等。表现为皮肤干燥、萎缩；毛发稀疏、脱落；汗腺和皮脂腺分泌减少，皮下组织纤维化、增厚，毛细血管扩张、色素沉着或减退（图18-3）；甲出现条纹、变脆、脱落。萎缩的皮肤对紫外线、创伤、温度和电离辐射等非常敏感，易发生慢性溃疡、癌前期角化病和皮肤癌。

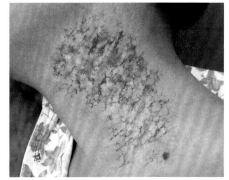

图18-3 慢性放射性皮炎

【诊断及鉴别诊断】 根据放射线照射史和临床特点可作出诊断，有时需与接触性皮炎相鉴别。

【治疗与预防】 放射工作者要严格遵守放射操作规程，加强个人安全防护，定期进行体检；对接受放射治疗的患者应严格掌握放疗适应证和总剂量，保持局部皮肤干燥，仔细观察照射部位放疗后的变化。如果发生放射源泄漏事件，应立即做好防护并脱离辐射源或污染区。①急性放射性皮炎：治疗以对症处理为主，保护受损皮肤，避免局部刺激。Ⅰ度皮损外用炉甘石洗剂或冷湿敷，红肿显著时可用扑粉和振荡剂，渗出或糜烂者用3%硼酸溶液湿敷，无明显渗出者外用糖皮质激素霜；对于长期不愈合的深溃疡，必要时行手术切除。②慢性放射性皮炎：治疗以保护和保湿为主，应避免破损，可外用保护性软膏；出现溃疡可湿敷，并加用理疗以促进愈合，同时防止继发感染；溃疡疑有恶变者应做组织病理检查，对于长期不愈的难治性溃疡或发生的角化过度型皮损，可在感染控制后行手术切除并植皮。

第二节 夏 季 皮 炎

夏季皮炎（dermatitis aestivale）是夏季常见的一种季节性、炎症性皮肤病，由持续高温和闷热引起，尤其在高温、高湿情况下易发。

【临床表现】 夏季皮炎多见于成年女性，特别是在高温环境中工作者。皮损常对称发生于四肢伸侧和躯干部，尤以小腿伸侧多见。初起为红斑，随后出现针头至粟粒大小的丘疹和丘疱疹，密集成片，伴有剧烈瘙痒或灼热感。搔抓后出现线状抓痕、血痂、皮肤增厚、色素沉着，无明显糜烂和渗出（图18-4）。病情与气温和湿度关系密切，气温高、湿度大、持续时间长则病情加重，天气凉爽后病情逐渐消退。

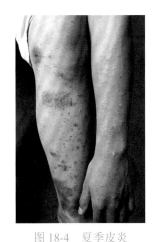

图18-4 夏季皮炎

【诊断及鉴别诊断】 根据发病季节和典型临床表现容易诊断。本病应与痱子、夏季瘙痒症等疾病相鉴别。

【治疗与预防】 加强室内通风、散热降温，穿宽松衣服，保持皮肤清洁干燥。瘙痒显著者可口服抗组胺药、外用糖皮质激素制剂、炉甘石洗剂或清凉止痒剂，如薄荷酒精、铝涂剂等。

第三节 冻 疮

冻疮（chilblain）是持续暴露于冰点以上低温所致的一种末梢部位局限性、淤血性、炎症性皮肤病。

【病因】 组织冰点为-10～-2℃，冰点以下低温引起冻伤（frostbite），而冰点以上低温导致冻疮、浸渍足、肢端发绀等。冻疮是对寒冷环境的异常反应，易感因素有遗传、营养不良、激素变化、系统性疾病（如异常蛋白血症、骨髓发育不良性疾病、厌食症）和妊娠。湿度和风增加了寒冷的传导和对流，在本病的发生中起重要作用。在正常个体，长期中度冷暴露诱导皮肤血管痉挛收缩，导致组织缺氧引起细胞损伤，久之血管麻痹扩张引起静脉淤血，随后发生血管扩张，试图维持血流再灌注，渗透性增加，血浆渗入组织间隙而引发本病。对于冻疮患者，中度冷暴露引起较粗的皮肤小动脉持久性收缩，而较细的表浅血管发生持久性扩张。

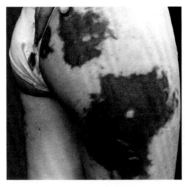

图 18-5 冻疮

【临床表现】 各年龄组均可发病，但以妇女、儿童或末梢血液循环不良者多见。好发于高湿度的初冬、早春季节，寒冷暴露后 12~24h 发病。皮损常见于肢端及暴露部位，如手指、手背、耳郭、鼻尖等处，表现为局限性暗紫红色水肿性结节或斑块，表面紧张而有光泽，压之可褪色，境界不清，边缘呈鲜红色，局部皮温降低；严重者可在表面发生水疱或血疱（图 18-5），破裂后形成糜烂或溃疡，愈后遗留色素沉着或萎缩性瘢痕。自觉皮肤瘙痒、肿胀感、灼热或疼痛，受热后瘙痒加剧。病程一般持续 3 周左右，气候转暖后可自愈，易于复发；严重者可持续整个冬季，甚至在夏季仍未痊愈。

【组织病理】 表皮有角质形成细胞坏死和海绵形成；真皮乳头层明显水肿，血管周围有单个核细胞浸润，增厚的血管壁水肿和空泡形成。

【诊断及鉴别诊断】 根据发病季节和典型皮损易于诊断，需与多形红斑、结缔组织病、结节病等相鉴别。

【预防与治疗】

1. 预防 经常参加体育锻炼，改善血液循环，增强机体的耐寒能力。冬季注意保暖，保持干燥，避免长时间暴露于湿冷环境中。积极治疗潜在性疾病。

2. 治疗

（1）局部治疗：以消炎、消肿、促进循环为原则。未破溃皮损外搽维生素 E 软膏、复方貂油防冻膏、猪油蜂蜜软膏（30% 猪油、70% 蜂蜜）或 5% 樟脑软膏，外用米诺地尔溶液亦有一定的疗效，破溃者外敷 10% 鱼石脂软膏、多磺酸黏多糖乳膏（喜辽妥）或抗生素软膏，也可用氦氖激光、LED 红光等理疗。

（2）全身治疗：口服硝苯地平（10~20mg，每日 3 次）或地尔硫䓬（30~60mg，每日 3 次）、烟酸（50~100mg，每日 3 次）、双嘧达莫对本病有预防和治疗作用，盐酸山莨菪碱和己酮可可碱也有一定疗效。

第四节 胼胝和鸡眼

胼胝（callus）是反复摩擦和（或）压迫所致的局限性角质增生性斑块，而鸡眼（clavus）是伴有疼痛的局限性圆锥状角质增生性损害。

【病因】 胼胝和鸡眼均为长期摩擦和（或）压迫引起的角化过度，具体机制不明。异常的压力分布在较大的区域（>1cm²）时形成胼胝，而同样的压力集中于一点时就会产生鸡眼，角质层板被挤压而形成角质栓。

【临床表现】

1. 胼胝 好发于掌跖易受压迫或摩擦部位，常对称发生；皮损为淡黄色、扁平或略隆起的角质增生性斑块，大小不等、边界不清、质地坚实、中央较厚、边缘较薄，表面光滑、皮纹清晰（图 18-6A）。局部汗液分泌减少，一般无自觉症状，偶有感觉迟钝或压痛。

2. 鸡眼 多见于成年女性，好发于跖前中部和趾侧缘，特别是跖骨头处，手部少见。皮损常为 1~2 个绿豆至蚕豆大小的淡黄或深黄色斑块，境界清楚，扁平或略隆起，表面光滑、略

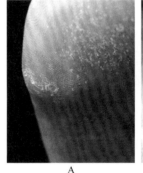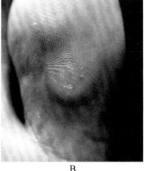

A   B

图 18-6 胼胝（A）和鸡眼（B）

透明（图 18-6B）；削去外层可见有坚硬的圆锥状角质栓，外周有透明的淡黄色环，呈鸡眼状；由于角质栓尖端可达真皮乳头层，刺激神经末梢，故在行走或站立时有明显疼痛。软鸡眼（soft corn）好发于第 4~5 趾间，因汗液浸渍而变软、发白，常有剧烈疼痛，可出现继发感染。

【组织病理】

1. 胼胝 角质层增厚，颗粒层完整，角质层与马尔匹基层的比例常为 1:1，可伴有真皮胶原增加和神经血管束周围纤维化。

2. 鸡眼 在杯状凹陷的表皮中出现角化不全栓，颗粒层消失，马尔匹基层萎缩；真皮有明显纤维化，小汗腺导管和血管扩张，神经纤维增粗，皮下脂肪为瘢痕组织替代。

【诊断及鉴别诊断】 根据好发部位和皮损特点易于诊断，但鸡眼也可发生在胼胝中，需与跖疣相鉴别。跖疣表面正常皮纹消失，常多发，不限于受压或摩擦部位；除去角质层可见棘状疣体，两侧挤压痛明显（表18-4）。

表 18-4 跖疣、胼胝和鸡眼的鉴别要点

鉴别要点	跖疣	胼胝	鸡眼
部位	不限于受压部位	受压或摩擦部位	骨突起处
数目与分布	单发或多发，不对称	多发，对称	1～2 个
颜色	灰黄或灰褐色	黄色	黄色
外形	中央略凹陷	中央厚、边缘薄	扁平或略隆起
表面	粗糙，皮纹中断	光滑，皮纹清晰	光滑，皮纹清晰
境界	清楚	不清	清楚
削去外层后病变	疏松的角质软芯，针头大小的黑点	无圆锥状角质栓	中心圆锥状角质栓，外周淡黄色环，呈鸡眼状
压痛	两侧挤压痛	不明显	垂直压痛

【预防与治疗】

1. 预防 祛除诱因，尽量避免摩擦和挤压。选择大小合适、质地柔软的鞋，矫正足部畸形。

2. 治疗

（1）胼胝：具有一定保护作用，一般无须治疗，去除病因后常可自行消失；必要时可先用热水浸泡，再削去表面部分，外涂角质剥脱剂，如25% 水杨酸火棉胶或 0.1% 维 A 酸软膏。

（2）鸡眼：可选择手术、激光、冷冻或外用 25% 水杨酸火棉胶、10% 硝酸银溶液、鸡眼膏，但应注意保护周围正常皮肤；手术切除效果良好，应注意挖除角质栓和基底白膜。

第五节 手足皲裂

手足皲裂（rhagades manus et pedis）是指由各种原因所致的手足部皮肤干燥和裂隙，可为一种独立的疾病或是一些皮肤病的伴随症状。

【病因】 由于掌跖部位皮肤角质层较厚，且缺乏毛囊和皮脂腺，皮肤容易干燥，在日常工作中经常遭受摩擦、压迫、外伤，以及化学性和生物性刺激，使皮肤变厚、弹性减少。在干燥、寒冷季节，掌跖皮肤变得更为干燥、脆弱，局部活动的牵拉易使皮肤形成皲裂。一些慢性皮肤病（如慢性湿疹、手足癣、掌跖角化病、鱼鳞病等）易伴发手足皲裂。

【临床表现】 手足皲裂多见于寒冷季节，好发于中老年人，尤其是长期在户外工作的体力劳动者。皮损多见于皮肤角质层厚或经常摩擦的部位，如指屈面、手掌、足跟、足跖外侧等，表现为沿皮纹方向发生深浅、长短不一的裂隙（图18-7）。根据皲裂深浅可分为 3 度：Ⅰ 度仅达表皮，无出血和疼痛；Ⅱ 度达真皮浅层，可有轻度疼痛，但无出血；Ⅲ 度达真皮下部和皮下组织，常引起出血和疼痛。

【诊断】 根据好发部位及临床特点，不难诊断。

【治疗与预防】 去除各种诱因，积极治疗原发病，外用具有润肤及保湿作用的霜膏或软膏。角化过度明显的病例，宜先用热水浸泡患处，再用刀片削薄增厚的角质层，外涂 15% 尿素软膏、10% 鱼肝油软膏、10% 硫黄水杨酸软膏或 0.1% 维 A 酸软膏，以及乳酸胺角质修复乳、人表皮生长因子凝胶等。

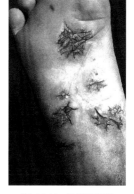

图 18-7 跖部皲裂

第六节 擦 烂

擦烂（intertrigo）又称间擦疹、摩擦红斑，是发生在皮肤皱褶部位的急性表浅性皮炎，可继发细菌或念珠菌感染。

【病因】 温热、潮湿、出汗使皱褶部位的皮肤发生角质层浸渍，活动时皮肤相互摩擦，导致表皮脱落而出现局部糜烂、充血、水肿。

【临床表现】 擦烂好发于湿热季节，多见于婴儿、肥胖成人的皱褶部位，如颈、腋窝、乳房下、腹股沟、臀沟、肛周、指（趾）缝等。皮损开始为鲜红或暗红色水肿性斑片，表面潮湿，境界清楚，局限于相互摩擦的皮肤皱褶部位，如未及时处理，出现丘疹、水疱，表皮浸渍发白、糜烂、渗出，甚至溃疡，易出现继发感染。自觉瘙痒或灼痛。

【诊断及鉴别诊断】 根据皮损部位、形态特点和发病季节，本病易于诊断。需与急性湿疹、接触性皮炎、皮肤念珠菌病、股癣、尿布皮炎等相鉴别。

【治疗与预防】 保持皱褶部位皮肤干燥清洁，衣服宜宽松。早期红斑可外用扑粉、炉甘石洗剂，同时避免使用肥皂、热水擦洗，避免摩擦刺激，禁用软膏；少量渗出时外涂 40% 氧化锌油或糊剂，渗出较多时用 3% 硼酸溶液湿敷。如有念珠菌感染，可酌情加抗真菌药物，如制霉菌素粉剂、咪康唑霜等外用；如有细菌感染，则以抗生素（如庆大霉素等）加入湿敷液中或 40% 氧化锌油中外用。

第七节　痱

痱（miliaria）又称粟疹，由小汗腺导管闭塞导致汗液潴留而形成的皮疹，为夏季或炎热环境下常见的一种表浅性、炎症性皮肤病。

【病因】 在高温闷热环境下，大量的汗液不易蒸发，使角质层浸渍肿胀，导致汗管变窄或阻塞，汗管内汗液滞留、压力增高，汗管破裂，汗液外渗周围组织而致病。此外，皮肤表面细菌大量繁殖产生毒素，也会加重炎症反应。

【临床表现】 依据汗管损伤和汗液溢出部位的不同，可分为白痱、红痱、脓疱性痱、深部痱。

1. 白痱（miliaria alba） 又称晶形粟粒疹，汗液的溢出发生在角质层内或角质层下，故临床表现为针尖大小、清亮、无炎症反应的浅表性水疱，周围无红晕，易破，一般无自觉症状。1～2d 吸收，留有细小脱屑。常见于卧床不起、大量出汗患者，好发于躯干和间擦部位。

2. 红痱（miliaria rubra） 又称红色粟粒疹，最常见，由汗液在棘层汗管处溢出引起。表现为密集排列的针尖大小丘疹、丘疱疹，周围绕以红晕，皮损消退后有轻度脱屑；伴有灼热和刺痒感。多见于幼儿、家庭妇女、高温作业者，好发于腋窝、肘窝、额、颈、躯干、妇女乳房下等处。

3. 脓疱性痱（miliaria pustulosa） 又称脓疱性粟粒疹，多由红痱发展而来。皮损为密集的丘疹，顶端有针尖大小浅在脓疱，细菌培养常为阴性。好发于皮肤皱褶处及小儿头颈部。

4. 深部痱（miliaria profunda） 又称深部粟粒疹，汗液从表皮真皮交界处汗管中破裂溢出，表皮汗管常被反复发作的红痱破坏，使汗液阻塞在真皮内而致病。皮损为密集的、与汗孔一致的非炎性丘疱疹，出汗时皮损增大，不出汗时皮损不明显，全身皮肤出汗减少或无汗，但常有代偿性面部多汗。一般无瘙痒，皮损泛发时可出现头痛、发热、头晕等全身症状。多累及热带地区反复发生红痱者，好发于颈部、躯干等部位。

【诊断及鉴别诊断】 根据发病季节、典型皮损等可以确诊。本病需与夏季皮炎、急性湿疹等进行鉴别。

【预防与治疗】

1. 预防　夏季应通风散热，衣着宽松透气，保持皮肤清洁干燥。

2. 治疗

（1）外用药物治疗：以清凉、收敛、止痒为原则，可外用炉甘石洗剂和痱子粉，脓疱性痱可外用 2% 鱼石脂炉甘石洗剂、黄连扑粉。

（2）系统药物治疗：瘙痒明显者可口服抗组胺药，脓疱性痱感染严重时可口服抗生素；也可服用清热、解毒、利湿的中药（如金银花）。

第八节　热激红斑

热激红斑（erythema caloricum）是指皮肤长期受局部外源性高温作用，导致皮肤产生持久的红斑、网状色素沉着、毛细血管扩张的一种疾病。

【病因】 本病是局部皮肤长期受温热作用（未发生烫伤）而引起的。可能与影响弹性纤维，使其增多、增粗，形成致密的粘连相关。见于经常用热水袋局部热敷、经常进行烤火取暖、长期红外线照射的部位；也见于司炉、炊事员及经常进行高温作业的工人。

【临床表现】　热激红斑皮损好发于接触热源部位，如大腿内侧、小腿伸侧、上胸部、下背部和腹部。开始表现为一过性网状红斑，久之呈边界不清的淡红、暗红或紫红色，最后可变成黑褐色，并出现毛细血管扩张和网状色素沉着。这些变化可以在同一病损处同时存在。少数患者可能发生水疱、角化过度、表皮轻度萎缩等表现。病因祛除后，皮损可缓慢消退。极少数患者可出现上皮不典型增生。

【诊断及鉴别诊断】　根据临床特点，不难诊断。但需与网状青斑等疾病相鉴别。

【治疗与预防】　祛除病因，防止进一步损伤。局部外用温和润肤剂或超氧化物歧化酶霜，色素沉着者外用 5% 氢醌霜、0.1% 维 A 酸霜或软膏。

第九节　压　　疮

压疮（pressure ulcer）又称褥疮（decubitus），是患者身体局部长期受压，影响血液循环，导致皮肤和皮下组织营养缺乏而引起的组织坏死。

【病因】　昏迷、瘫痪等患者长期卧床且体位固定不变，致身体局部长期受压；或是使用石膏、夹板和绷带时，衬垫不当、松紧不适宜，使局部长期受压。

【临床表现】　压疮好发于受压的骨突部位，如骶尾骨、坐骨结节、股骨粗隆、足外踝及足跟等。受压后局部皮肤呈苍白、灰白或青红色，轻度水肿，境界清楚，自觉有麻木或触痛感，祛除压力后可慢慢好转。如病情发展，表皮呈紫黑色，可出现水疱，破溃后形成溃疡；如不及时处理，溃疡可逐渐加深至肌肉、骨或关节；表面可形成坏疽。继发感染可引起败血症。

【诊断】　根据好发部位和典型皮损易于诊断。

【治疗与预防】　压疮是长期卧床者的一个常见并发症，如护理得当，可以避免。应定时翻身，避免相同部位持续受压；经常按摩受压部位。

一旦发生压疮，应避免再次受压，促进局部血液循环，加强创面处理，预防感染。压疮初期时，局部可给予热敷或 50% 乙醇涂擦，也可以用 2% 碘酊涂抹。注意防止皮肤干燥，可适量涂以甘油或液体石蜡。小溃疡可外用 0.5% 硝酸银溶液湿敷、银离子敷料；大溃疡必要时需行外科清创术。辅助性治疗如超声波、紫外线、高压氧、生长因子、角质形成细胞移植等的疗效仍有待进一步研究。

第十节　摩擦性苔藓样疹

摩擦性苔藓样疹（frictional lichnoid eruption）又称儿童丘疹性皮炎或沙土性皮炎，是一种好发于儿童、与摩擦相关的皮肤炎症性疾病。

【病因】　摩擦性苔藓样疹原因不明。可能与儿童在活动中接触和摩擦某些物品有关，如玩弄沙土、玩具或在地毯上爬行等，还可能与日晒、病毒感染等有关。

【临床表现】　摩擦性苔藓样疹多见于 3～12 岁儿童，男孩多见，好发于夏季；常累及手背、前臂、肘、膝等易受摩擦刺激部位，偶见累及腕、足和躯干。皮疹呈单一形态的、直径为 1～3mm 的多角形或圆形苔藓化小丘疹，密集成群但不融合，对称分布，呈正常皮色或淡红色，覆有细微糠秕状鳞屑。一般无自觉症状，也可轻度瘙痒。

【诊断及鉴别诊断】　根据典型临床表现易于诊断。本病应与儿童丘疹性肢端皮炎进行鉴别，后者皮损为较大而扁平的丘疹，呈暗紫红色，伴有淋巴结肿大，与乙型肝炎病毒感染有一定关系。

【治疗与预防】　应避免不良刺激，减少摩擦。外用药物治疗以对症为主，可外用糖皮质激素或口服抗组胺药。

（孟祖东）

第十九章　瘙痒性皮肤病

第一节　瘙　痒　症

瘙痒症（pruritus）是一种仅有皮肤瘙痒而无原发性皮损的皮肤病。

【病因和发病机制】　本病病因较为复杂。全身性瘙痒症的最常见因素是皮肤干燥，其他如神经精神因素（如各种神经功能障碍或器质性病变及情绪紧张、精神创伤、焦虑、恐惧、激动和忧郁等）、系统性疾病（如尿毒症、阻塞性肝胆疾病、甲状腺功能亢进症或减退症、糖尿病、淋巴瘤、白血病、真性红细胞增多症、艾滋病及其他恶性肿瘤、寄生虫等感染性疾病）、妊娠、药物或食物、气候改变（如温度和湿度）、工作和居住环境、生活习惯（如碱性过强的肥皂、清洁品、化妆品）、贴身衣物（如化纤和毛织品）等均可引起全身性瘙痒。

局限性瘙痒症多为局部因素引起，如阴囊瘙痒常与局部多汗、摩擦有关；外阴瘙痒可与白带、阴道感染、宫颈癌、绝经期内分泌失调及自主神经功能紊乱等有关；肛周瘙痒多与痔、肛裂、前列腺炎、蛲虫感染等有关。

【临床表现】　一般无原发性皮损出现，瘙痒为本病特征性表现，可有烧灼、蚁行感等。全身性瘙痒症患者的瘙痒可开始即为全身性，也可最初限于一处，继而扩展至全身，或痒无定处，瘙痒程度不尽相同，常为阵发性且夜间为重；局限性瘙痒症表现为局部阵发性剧痒，好发于外阴、阴囊、肛周、小腿和头皮部位。饮酒、情绪波动、温度变化、衣服摩擦甚至某些暗示等均可引起瘙痒发作或加重。常见搔抓引起的继发性皮损，表现为条状抓痕、表皮剥蚀、血痂、色素沉着或减退，甚至出现湿疹样变和苔藓样变，还可继发各种皮肤感染如毛囊炎及周围组织炎症。

特殊类型的全身性瘙痒症包括：①老年瘙痒症（pruritus senilis），常因皮肤腺体功能减退、皮脂分泌减少、皮肤干燥或过度烫洗等因素诱发，常发生于四肢及躯干。②冬季瘙痒症（pruritus hiemalis），常为寒冷所诱发，多发生于秋末及冬季气温剧烈变化时，由寒冷室外骤入室内或夜间脱衣睡觉时加重，常伴有皮肤干燥。③夏季瘙痒症（pruritus aestivalis），常夏季发生，高温、潮湿时明显，出汗常使瘙痒加剧。④妊娠瘙痒症（pruritus gravidarum），是一种发生于妊娠妇女的瘙痒症。常发生于妊娠末期，也可早期发生。多是由于雌激素增多引起的肝内胆汁淤积。瘙痒为弥漫性，部分患者伴有黄疸。多数患者分娩后瘙痒和黄疸可自行缓解或痊愈。本病可导致早产、胎儿窘迫，甚至死胎。实验室检查可见碱性磷酸酶、血清胆红素升高，但氨基转移酶正常。

【诊断及鉴别诊断】

1. 诊断　根据全身性或局限性瘙痒症仅有继发改变而无原发性皮损，可以明确诊断。

2. 鉴别诊断　全身性瘙痒症需与特应性皮炎、荨麻疹等进行鉴别。局限性瘙痒症需与局部疥疮、虫咬皮炎及真菌、滴虫、蛲虫、虱病等感染，以及接触性皮炎、湿疹等进行鉴别。

【预防和治疗】

1. 预防　需明确患者有无系统性疾病并及时治疗。避免局部刺激，如搔抓、过度洗烫及不当治疗；避免精神紧张及焦虑等；忌食刺激性食物；如有药物性瘙痒，应停用可疑药物。

2. 治疗

（1）外用药物治疗：以保湿、滋润、止痒为主，选择刺激性小的外用制剂。可用止痒剂及润肤剂（如炉甘石洗剂及薄荷、樟脑乙醇制剂或霜剂，以及维生素E霜、硅霜等）、表面麻醉剂（如利多卡因乳膏等）、抗组胺药等，也可外用钙调磷酸酶抑制剂（如他克莫司、吡美莫司）或糖皮质激素短期外用。

（2）系统药物治疗：瘙痒剧烈或外用疗效欠佳者，可用抗组胺药、钙剂、维生素C、镇静安眠药、三环类抗抑郁药（如多塞平或阿米替林），严重者可应用普鲁卡因静脉封闭。抗癫痫药（如加巴喷丁和普瑞巴林）对部分患者有效。沙利度胺可用于治疗炎症性皮肤病，如结节性痒疹、湿疹、老年瘙痒症等。胆汁性瘙痒症、尿毒性瘙痒症主要以治疗原发病为主，止痒可给予阿片受体拮抗剂（如纳洛酮）。5-羟色胺受体拮抗剂（如昂丹司琼）对淤胆性瘙痒症有良好效果。

（3）物理治疗：光疗（UVB 和 UVA）对部分瘙痒症有效，此外淀粉浴、矿泉浴均有一定疗效。

（4）中医中药治疗：根据临床辨证，可用祛风、除湿、清热、活血、养血等方法治疗。

第二节　神经性皮炎

神经性皮炎（neurodermatitis）又称慢性单纯性苔藓（lichen simplex chronicus），是一种常见的以阵发性剧烈瘙痒和皮肤苔藓样变为特征的慢性炎症性皮肤病。

> **案例 19-1**
>
> 患者，男性，45 岁。因颈项部皮疹伴瘙痒 1 年余就诊。患者 1 年前因精神紧张、工作压力大，自觉颈项部瘙痒，反复搔抓后颈项部出现针头大小扁平丘疹，高出皮面，表面有少量脱屑，瘙痒剧烈。患者自行购买"皮炎平"等药物治疗，稍有好转，停药后皮疹再次复发加重，颈项部皮疹逐渐肥厚，呈苔藓样变。
>
> 专科查体：颈项部皮肤干燥，皮肤浸润肥厚，嵴沟明显，可见苔藓样变，表面可见血痂，边缘可见散在扁平丘疹，表面光滑，局部可见抓痕及轻度色素沉着斑。
>
> 问题：该患者的诊断依据及治疗是什么？

【病因和发病机制】　本病发病机制尚不清楚，一般认为与大脑皮质兴奋和抑制功能失调有关。起病常与神经精神因素（如性情急躁、焦虑、紧张、忧郁、劳累、神经衰弱等）、胃肠道功能障碍、内分泌失调、饮食（如饮酒、辛辣食物和鱼虾等）、局部刺激（如硬质衣领、毛织品、化学物质、感染病灶、日晒、汗水浸渍等）有关。病程中形成瘙痒-搔抓-瘙痒的恶性循环是造成本病发展并导致皮肤苔藓样变的主要原因。

【临床表现】　依其受累范围大小，本病可分为局限性和泛发性神经性皮炎两类。

1. 局限性　多见于中青年。好发于颈项、上眼睑、双肘伸侧、股、腰骶部、踝部、外阴、阴囊和肛周等部位，多局限于一处或两侧对称分布。初起患者可仅有瘙痒，在不断搔抓刺激下，出现针头至米粒大小的多角形扁平丘疹，呈淡红、淡褐色或正常肤色，质地较为坚实而有光泽，表面可覆有糠秕状菲薄鳞屑，久之皮损渐融合扩大，形成苔藓样变，中央皮损较大且明显，边缘可见散在的扁平丘疹。

2. 泛发性　好发于成年及老年人。皮损分布广泛，多呈苔藓样变。自觉阵发性瘙痒，夜间明显，病程迁延，易反复发作。常因瘙痒而反复搔抓致皮损及其周围多处抓痕、血痂及色素沉着等，也可因外用药不当而产生接触性皮炎或者继发感染。

【组织病理】　表皮角化过度，可伴灶性角化不全，棘层肥厚，表皮突增宽、下延；乳头层胶原纤维增粗红染，走行与表皮垂直。

【诊断及鉴别诊断】　本病根据典型临床表现易于诊断。需与慢性湿疹、特应性皮炎、扁平苔藓、局限性皮肤淀粉样变、瘙痒症等进行鉴别。

【预防和治疗】　治疗目标是止痒，避免搔抓很重要，可辅以心理治疗，以打断瘙痒-搔抓-瘙痒的恶性循环。

1. 局部治疗　可选用止痒剂、焦油类、糖皮质激素或钙调磷酸酶抑制剂等。苔藓样变明显者，可用糖皮质激素软膏封包治疗；皮损增厚且范围较小者，可给予糖皮质激素皮损内注射。

2. 系统药物治疗　可给予抗组胺药，如不能控制可于晚饭后或睡前加用镇静安眠类药物；严重者可用普鲁卡因静脉封闭。

3. 物理治疗　皮损泛发者可选用光疗（UVB 和 UVA）、药浴、矿泉浴等治疗。

此外，中医中药治疗对该病有一定疗效。

> **案例 19-1 分析**
>
> 诊断依据：①中年男性，发病前工作压力大、精神紧张；②皮疹分布于颈项部；③基本病变为扁平丘疹、苔藓样变；④伴有剧烈瘙痒，呈阵发性。
>
> 诊断：神经性皮炎。
>
> 治疗：口服盐酸左西替利嗪片 5mg，每晚 1 次；外用卤米松乳膏。

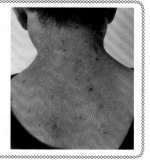

第三节 痒 疹

痒疹（prurigo）是一组以风团样丘疹、结节、剧痒为特征的急性或慢性炎症性皮肤病。

【病因和发病机制】 病因不明，多数学者认为与变态反应有关，也可能与神经精神因素、遗传过敏体质、虫咬、食物或药物过敏、病灶感染、胃肠道功能紊乱、内分泌障碍、贫血及恶性肿瘤等有关。

【临床表现】

1. 急性痒疹

（1）急性单纯性痒疹：即丘疹性荨麻疹（papular urticaria），可能与昆虫叮咬、肠道寄生虫及某些食物有关。多累及儿童及青少年，易于春、秋季节发病。好发于腰、背、腹、臀、小腿等部位。皮损为红色风团样丘疹，直径为1～2cm，呈纺锤形或圆形，中央常有丘疱疹、水疱，多群集但较少融合。自觉瘙痒，反复搔抓可继发感染。红斑和水疱可在短期内消退，丘疹消退较慢，可反复发生。

（2）成人痒疹（prurigo adultorum）：又称暂时性或一过性痒疹，多见于30岁以上女性。皮损常突然发生，表现为圆形或顶部略扁平的坚实丘疹，呈肤色或暗红色，部分顶端可出现水疱，散在或群集分布，好发于躯干及四肢伸侧，以肘、膝部最为显著，也可累及头面部、臀部。瘙痒剧烈，夜间为著。搔抓后可有抓痕、血痂，严重者可继发感染。病程慢性迁延。

2. 慢性痒疹

（1）小儿痒疹（prurigo infantilis）：又称Hebra痒疹或早发性痒疹，好发于儿童的四肢伸侧，对称分布。基本皮损为绿豆大小风团样丘疹，继而转变为肤色或淡红色质硬丘疹，称为痒疹小结节。瘙痒剧烈，搔抓后皮肤常有抓伤、血痂、继发感染，逐渐出现皮肤苔藓样变、湿疹样变。皮损广泛者常伴腹股沟淋巴结肿大。皮损反复发作，时轻时重，病程慢性迁延。

（2）结节性痒疹（prurigo nodularis）：常见于成年女性。好发于四肢，尤以小腿伸侧多见。皮损初起为水肿性红色坚实丘疹，迅速变为黄豆或半球状结节，顶部角化明显呈疣状增生，表面粗糙，转成暗褐色，散在孤立。触之有坚实感。由于剧烈搔抓，发生表皮剥脱、出血及血痂。结节周围的皮肤有色素沉着或增厚，呈苔藓样变。病程为慢性，可长期不愈。

3. 症状性痒疹 常发生于妊娠妇女（妊娠痒疹）或肿瘤（如淋巴瘤或白血病）患者，可能与体内代谢产物或自身变应性因素有关。皮疹好发于躯干上部及四肢近端，为剧烈瘙痒的风团样丘疹，有时为丘疱疹，搔抓后可出现抓痕、血痂及色素沉着等。

【组织病理】 结节性痒疹表皮角化过度、棘层肥厚，表皮嵴不规则地向真皮增生，严重时呈假上皮瘤样增生；真皮乳头内胶原纤维增生并垂直于表皮排列，真皮内有炎症细胞浸润。

【诊断及鉴别诊断】

1. 诊断 根据皮损特征、好发部位及剧烈瘙痒可以明确诊断。

2. 鉴别诊断 急性单纯性痒疹应与荨麻疹进行鉴别；慢性单纯性痒疹应与特应性皮炎、慢性湿疹、疥疮等进行鉴别；结节性痒疹应与寻常疣、疣状扁平苔藓、结节性皮肤淀粉样变、结节性类天疱疮等进行鉴别。

【预防和治疗】 积极寻找并祛除各种致病因素（如虫咬、局部刺激、胃肠道功能紊乱等）。

1. 外用药物治疗 以止痒、消炎为主。局部常用糖皮质激素和角质剥脱剂，对结节性皮损可用超强效激素封包治疗或糖皮质激素皮损内注射。

2. 系统药物治疗 可口服抗组胺药；有神经精神因素的患者，可适当应用镇静催眠药；对皮损广泛或瘙痒难以忍受者，可短期系统使用小剂量糖皮质激素；也可用免疫抑制剂（如环孢素、秋水仙碱、雷公藤多苷）、沙利度胺等。近年来，度普利尤单抗治疗结节性痒疹取得了良好效果。

3. 物理治疗 糠浴、淀粉浴、矿泉浴可减轻瘙痒；结节性痒疹可采用液氮冷冻治疗、激光治疗、放射性同位素敷贴（锶-90敷贴）或浅层X射线治疗；光疗（UVB或PUVA）对顽固性皮损常有效。

4. 中医中药治疗 以除湿解毒、疏风止痒为主。

（贾雪松）

第二十章　红斑、丘疹、鳞屑性皮肤病

本组疾病是免疫介导的炎症性疾病（immune-mediated inflammatory disease，IMID），以红斑、丘疹、鳞屑为主要临床表现的皮肤病，病因尚不十分明确。

第一节　银　屑　病

银屑病（psoriasis）是一种免疫介导的慢性、炎症性、复发性、系统性疾病，多种环境因素（如外伤、感染及药物等）均可诱导遗传易感者发病。银屑病的典型临床表现为鳞屑性红斑、丘疹或斑块，局限或广泛分布。

> **案例 20-1**
>
> 　　患者，女性，65 岁。四肢红斑、丘疹、鳞屑伴瘙痒 20 余年，加重 4 个月。20 余年前无明显诱因发生四肢散在红斑、鳞屑性丘疹，伴瘙痒，此后皮疹逐渐增多，扩大融合，头皮、躯干相继发生相似皮疹，无糜烂、渗液。外院诊断为"银屑病"，给予"复方甘草酸苷胶囊、哈西奈德"等治疗后可消退，但反复发作，冬重夏轻。4 个月前上呼吸道感染后皮疹加重，瘙痒剧烈，在当地医院治疗，自述效果欠佳。父亲有类似病史。
>
> 　　专科查体：颈部、下背部、手背、大腿外侧、双小腿、踝部可见红斑、丘疹、鳞屑；双小腿、下背部处融合成斑块，色淡红，边界清，部分上覆厚层银白色鳞屑，可见蜡滴现象、薄膜现象、点状出血；无压痛，无水疱及大疱等；无大小关节肿痛、压痛，无束状发。
>
> 　　问题：①为明确诊断，首要考虑做哪些检查？②如何治疗？

【病因和发病机制】　目前认为，外伤、感染、药物、饮酒、吸烟、精神创伤等内、外环境因素可诱发具有遗传易感性的患者免疫功能异常，导致银屑病发生或病情加重。

1. 遗传因素　流行病学资料、HLA 分析和全基因组关联分析（genome wide association study，GWAS）均支持银屑病的遗传倾向。20% 左右的银屑病有家族史，父母一方有银屑病史，其子女银屑病的发病率为 16% 左右；而父母均为银屑病患者时，其子女银屑病的发病率达 50%。单卵双生子的患病一致率显著高于双卵双生子，提示遗传因素对银屑病发病影响很大。HLA 系统 I 类抗原中 Cw6 位点与银屑病相关最明显。自 1994 年以来，通过全基因组扫描或 GWAS 已经确定的银屑病易感基因位点有 PSORS1-9、IL-12B、IL23R、LCE3B/3C/3D、ZNF313、IL23A、ERAP1、TNFAIP3、TRAF3IP2、NFKBIA、PTPN22 等。

2. 环境因素　仅有遗传因素不足以引起发病，环境因素在诱发及加重银屑病中起重要作用。最易促发或加重银屑病的因素是感染、精神紧张和应激事件、外伤、手术、某些药物（如锂盐、抗疟药、β 受体阻滞剂、非甾体抗炎药、血管紧张素转化酶抑制剂等）、妊娠、肥胖、酗酒和吸烟等。

3. 免疫因素　寻常性银屑病皮损处淋巴细胞、单核细胞浸润明显，尤其是 T 细胞和树突状细胞浸润表皮或真皮为银屑病的重要病理特征，表明表皮及真皮的免疫微环境参与该病的发生与发展。

至少有 4 种不同的生物学途径参与了银屑病的发生、发展，包括固有免疫、适应性免疫、皮肤屏障功能及血管新生。目前大量的研究表明，遗传易感个体暴露于外界环境因素的刺激后，表皮角质形成细胞自身 DNA 与宿主防御蛋白 LL37 结合，刺激浆细胞样树突状细胞（plasmacytoid dendritic cell，pDC）分泌 I 型干扰素，继而激活髓样树突状细胞（myeloid dendritic cell，mDC）和巨噬细胞（macrophage）分泌 TNF-α、IL-17、IL-23 等。IL-17 与其他细胞因子协同作用，进一步诱导表皮角质形成细胞增殖和角化不全，导致 T 细胞、树突状细胞、巨噬细胞、中性粒细胞等免疫细胞聚集并级联放大，形成炎症环路。另外，角质形成细胞释放血管内皮生长因子、碱性成纤维细胞生长因子、血管生成素等促进真皮血管新生，形成恶性循环，导致慢性炎症形成。

【临床表现】　银屑病的发病率在世界各地差异很大，与种族、地理位置、环境等因素有关。欧美国家的发病率为 1.5%～3.0%，我国银屑病的患病率为 0.123%。然而，由于人口基数较大，我国银屑病患者绝对数多，有 700 余万，北方多于南方。银屑病病程为慢性，且易复发，多数患者冬季复发或加重，夏季缓解。

根据银屑病的临床特征，可分为寻常性、脓疱性、红皮病性银屑病及银屑病共病，其中寻常性占90%以上，其他类型多由寻常性银屑病转化而来。

1. 寻常性银屑病（psoriasis vulgaris） 初起皮损为针头至绿豆大小红色丘疹或斑丘疹，逐渐扩展成为境界清楚的红色斑块，可呈多种形态（如滴状、斑块状、钱币状、地图状、蛎壳状等）（图20-1）；上覆厚层银白色鳞屑，若刮除最上层的银白色鳞屑，可观察到鳞屑成层状的特点，就像在刮蜡滴一样（蜡滴现象）。刮去银白色鳞屑可见淡红色发光半透明薄膜（薄膜现象），刮去薄膜可见点状出血［奥斯皮茨（Auspitz）征］，后者由真皮乳头顶部迂曲扩张的毛细血管被刮破所致。蜡滴现象、薄膜现象与点状出血现象对银屑病有诊断价值。皮损可发生于全身各处，但以四肢伸侧，特别是肘部、膝部和骶尾部最为常见，常呈对称性。不同部位的皮损也有所差异，面部皮损多为滴状浸润性红斑、丘疹或脂溢性皮炎样改变；头皮皮损鳞屑较厚，常超出发际，头发呈束状（束状发），但无脱发或断发现象；皱褶部位如腋下、乳房和腹股沟等常由于多汗和摩擦，导致皮损鳞屑减少并可出现糜烂、渗出及裂隙；掌跖部为境界清楚的棕黄色、滴状角化性损害，周围有红晕，上覆银白色鳞屑或有点状凹陷，易形成皲裂。少数损害可发生在甲、颊黏膜和阴茎头等处，颊黏膜损害为灰白色环状斑，阴茎头损害为境界清楚的暗红色斑块；甲受累多表现为"顶针状"凹陷、甲板下油滴、甲剥离、甲床肥厚等，可继发念珠菌感染，但皮肤癣菌感染罕见。患者多自觉不同程度瘙痒。

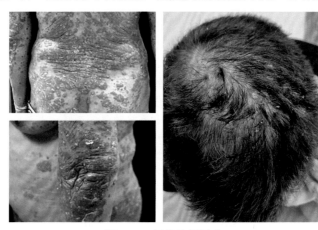

图20-1　寻常性银屑病

寻常性银屑病根据病情发展可分为3期。①进行期：旧皮损无消退，新皮损不断出现，皮损浸润炎症明显，周围可有红晕，鳞屑较厚，针刺、搔抓、手术等损伤可导致受损部位出现典型的银屑病皮损，称为同形反应（isomorphic response）或Koebner现象。②静止期：皮损稳定，无新皮损出现，炎症较轻，鳞屑较多。③退行期：皮损缩小或变平，炎症基本消退，遗留色素减退或色素沉着斑。

急性滴状银屑病（acute guttate psoriasis）又称发疹性银屑病，常见于青少年，发病前常有咽喉部的链球菌感染病史。起病急骤，数天可泛发全身，皮损为0.3~0.5cm大小的丘疹、斑丘疹，色泽潮红，覆以少许鳞屑，痒感程度不等。经适当治疗可在数周内消退，少数患者可转化为慢性病程。

反向性银屑病（psoriasis inversus）是发生于皱褶或间擦部位的银屑病，包括臀沟、腋窝、腹股沟、乳房下、耳后和阴茎头等部位。皮损为深红色光滑发亮的斑块，延伸至皮肤皱褶交界部位，类似间擦疹，皮损表面潮湿。感染、摩擦及湿热可能诱发皱褶部位银屑病，亦为Koebner现象的一种表现。皱褶基底常发生皲裂，特别是在腹股沟、臀沟、耳后等部位。

2. 脓疱性银屑病（psoriasis pustulosa） 大体可分为泛发性脓疱性银屑病和局限性脓疱性银屑病（包括掌跖脓疱病及连续性肢端皮炎）。

（1）泛发性脓疱性银屑病（generalized pustular psoriasis，GPP）：常急性发病，在寻常性银屑病皮损或无皮损的正常皮肤上迅速出现针尖至粟粒大小、淡黄色或黄白色、浅在性、无菌性小脓疱，常密集分布，可融合成片状脓湖，皮损可迅速发展至全身，伴有肿胀和疼痛感（图20-2）。常伴有全身症状，出现寒战和高热，呈弛张热型。患者可有沟状舌，指/趾甲可肥厚浑浊。一般1~2周后脓疱干燥结痂，病情自然缓解，但可反复呈周期性发作，成批出现；患者也可因继发感染、全身衰竭而死亡。

（2）掌跖脓疱病：皮损局限于手掌及足跖，对称分布。掌部好发于大小鱼际，可扩展到掌心、手背和手指；跖部好发于跖中部及内侧。皮损为成批发生在红斑基础上的小脓疱，1～2周后脓疱破裂、结痂、脱屑，新脓疱又可在鳞屑下出现（图20-3），时轻时重，经久不愈。甲常受累，可出现点状凹陷、横沟、纵嵴、甲浑浊、甲剥离及甲下积脓等。

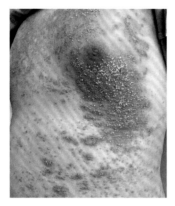
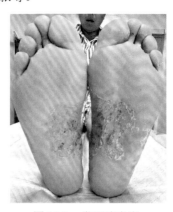

图 20-2 脓疱性银屑病　　　　　　　图 20-3 掌跖脓疱病

（3）连续性肢端皮炎：这是局限性脓疱性银屑病的一种罕见类型。临床上可见到银屑病发生在指端，有时可发生在足趾上。脓疱之后可见到鳞屑和痂皮，甲床也可有脓疱（甲板之下的区域），而且甲板可能会脱落（图20-4）。晚期可能出现远端指（趾）骨溶解。

3. 红皮病性银屑病（psoriasis erythrodermic）　多由进行期寻常性银屑病外用刺激性药物或突然停用糖皮质激素所致，也可突然发生或由泛发性脓疱性银屑病转变而来。表现为累及75%以上皮肤弥漫性潮红、浸润肿胀并伴有大量糠秕状鳞屑，其间可有片状正常皮肤（皮岛），可伴有全身症状，如发热、浅表淋巴结肿大等（图20-5）。病程较长，易复发。

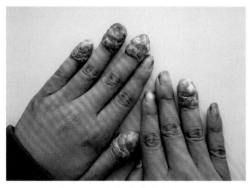
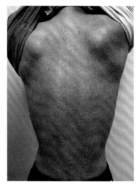

图 20-4 连续性肢端皮炎　　　　　　图 20-5 红皮病性银屑病

4. 银屑病共病　除银屑病皮损外，其他系统性损害与皮损可同时或先后出现，如银屑病关节炎、心血管代谢疾病、精神心理疾病、慢性肾脏病、自身免疫病等。银屑病皮损治疗好转后，伴发的系统性症状一般亦有改善。

（1）银屑病关节炎（psoriatic arthritis，PA）：除银屑病皮损外，可出现关节病变，任何关节均可受累，包括肘膝的大关节、指（趾）小关节、脊椎及骶髂关节。可表现为关节肿胀和疼痛、活动受限，严重时出现关节畸形（图20-6），呈进行性发展，但类风湿因子常呈阴性。超声和磁共振检查有助于早期发现病变；X射线改变较晚，可表现为软骨消失、骨质疏松、关节腔狭窄伴不同程度的关节侵蚀和软组织肿胀。

银屑病关节炎的诊断通常是使用CASPAR诊断标准。银屑病关节炎患者临床表现为以下几种类型：脊柱病型、对称性多关节型、非对称性少关节型或单关节型、远端指（趾）间关节型、附着点炎、指（趾）炎、残毁型。银屑病关节炎的11个早期症状包

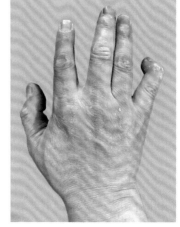

图 20-6 银屑病关节炎

括关节疼痛僵硬、关节红肿、指甲凹痕、甲床分离、下背部疼痛、手指和足趾肿胀、眼部炎症、足部疼痛、肘部疼痛、关节活动受限、疲劳。

（2）心血管代谢疾病：是心血管疾病和导致心血管疾病风险增加的代谢性疾病的统称，包括心血管疾病、高血压、糖尿病、肥胖、血脂代谢异常、代谢综合征、非酒精性脂肪肝。

（3）精神心理疾病：由于暴露部位皮损的影响而产生的压力和羞耻感，可能引起银屑病患者出现抑郁、焦虑症状。精神抑郁也可能通过共同炎症通路加重银屑病。

（4）慢性肾脏病：严重银屑病是慢性肾脏病和终末期肾病的独立危险因素，轻度银屑病与慢性肾脏病没有关联。

（5）自身免疫病：重度银屑病伴发类风湿关节炎、红斑狼疮、葡萄膜炎和克罗恩病的概率显著升高。

（6）其他：慢性牙周炎、睡眠呼吸暂停综合征、慢性阻塞性肺疾病、骨质疏松、乳糜泻、性功能障碍及多囊卵巢综合征等与银屑病亦存在相关性。

【组织病理检查】 银屑病病理生理的一个重要特点是表皮基底层角质形成细胞增殖加速，有丝分裂周期缩短为37.5h，表皮更替时间缩短为3～4天。因此，寻常性银屑病表现为角化过度伴角化不全，角化不全区可见Munro微脓疡。颗粒层明显减少或消失，棘层增厚，表皮突规则向下延伸；真皮乳头上方棘层变薄，毛细血管扩张、延伸并迂曲，周围可见淋巴细胞、中性粒细胞等浸润。红皮病性银屑病的病理变化主要为真皮浅层血管扩张、充血更明显，其余与寻常性银屑病相似。脓疱性银屑病表现为Kogoj微脓疡。

案例20-1分析

临床特征：①老年女性，慢性病程。②四肢伸侧、躯干的红色斑块，表面有鳞屑，伴瘙痒。三联征：蜡滴现象，典型表现为境界清楚、形状大小不一的红斑，周围有炎性红晕，稍有浸润增厚，表面可覆盖银白色鳞屑；薄膜现象，鳞屑疏松、易于刮脱，刮净后可见到淡红发亮的半透明薄膜；点状出血，刮破薄膜可见小出血点（Auspitz征）。③父亲有类似病史。

【诊断及鉴别诊断】

1. 诊断 主要根据典型临床表现进行诊断和分型，组织病理学表现具有一定的诊断价值。

2. 鉴别诊断 本病应与下列疾病进行鉴别。

（1）脂溢性皮炎：皮损发生在皮脂溢出部位，表现为边缘不清的红斑，上覆细小的黄色油腻鳞屑，毛发可稀疏、变细、脱落，但无束状发。

（2）头癣：皮损上覆灰白色糠秕状鳞屑，有断发及脱发，易查到真菌，多见于儿童。

（3）二期梅毒疹：有不洁性生活史和硬下疳史，典型皮损为掌跖部铜红色、浸润性斑疹或斑丘疹，梅毒血清试验阳性。

（4）扁平苔藓：如果银屑病表现为发亮外观，需与肥厚性扁平苔藓相鉴别。后者特征性皮损为多角形、扁平、紫红色丘疹，可融合成鳞屑性斑块，黏膜常受累。

（5）慢性湿疹：需要与发生于小腿、前臂伸侧及骶尾部的肥厚性银屑病皮损进行鉴别。湿疹往往有剧烈瘙痒，皮肤呈浸润肥厚、苔藓样变。

案例20-1分析

为明确诊断，考虑的检查包括皮肤镜检查、皮肤活检。

检查结果：①皮肤镜下可见亮红色背景中一致性分布的发夹样血管、环状血管，以及银白色鳞屑。②组织病理示角化过度伴角化不全，角化不全区可见Munro微脓疡。颗粒层明显减少或消失，棘层增厚，表皮突规则向下延伸；真皮乳头上方棘层变薄，毛细血管扩张、延伸并迂曲，周围可见淋巴细胞、组织细胞浸润。

诊断：斑块状银屑病。

此外，红皮病性银屑病需与其他可引起红皮病的疾病相鉴别，如毛发红糠疹、药物反应等。

【治疗和预防】 银屑病是慢性病，其治疗是一个长期的过程，包括局部和系统性用药、生物制剂等。近几年生物制剂的出现极大程度地提高了该病的疗效。目前，银屑病的治疗目标是达标治疗，即银屑病的皮损完全清除或几乎完全清除。针对不同病因、类型、病期，并考虑患者的受益与风险，给予相应的个体化治疗，并注意各种治疗潜在的副作用。避免短期的、剧烈的治疗方法，以免使病情加重、反弹或向其他类型转化。同时应重视心理治疗，避免上呼吸道感染、劳累、精神紧张等诱发或加重因素。

1. 外用药物治疗　对轻、中度的患者，首选局部治疗。糖皮质激素霜剂或软膏有明显疗效，应注意其不良反应；大面积长期应用强效或超强效制剂可引起全身不良反应，停药后甚至可诱发脓疱性或红皮病性银屑病。维A酸霜剂常用浓度为0.025%～0.1%，其中0.05%～0.1%他扎罗汀凝胶治疗斑块状银屑病疗效较好。维生素D_3衍生物，如卡泊三醇及卡泊三醇二丙酸倍他米松混合制剂也有较好的疗效，但不宜用于面部及皮肤皱褶部；毛发部位则可选择该类药物的凝胶及搽剂。也可选用各种角质促成剂（如焦油制剂、蒽林软膏、10%～15%喜树碱软膏、水杨酸软膏等）。

2. 系统药物治疗　维A酸类药物适用于各型银屑病，如阿维A酯0.75～1.00mg/(kg·d)口服。阿维A（acitretin）作为一种维生素A衍生物，可调节表皮的增殖分化，有抗炎和免疫调节的作用，给药剂量通常为10～50mg/d；阿维A可与窄谱中波紫外线（NB-UVB）、长波紫外线光化学疗法（PUVA）和其他系统药物联合使用，并且联合治疗的安全性和疗效一般较单一用药更好。免疫抑制剂主要适用于红皮病性、脓疱性银屑病及银屑病关节炎。常用的有甲氨蝶呤，成人剂量为每周10～25mg口服，每周剂量不超过25mg；还可用环孢素，给药剂量通常为2.5～5.0mg/(kg·d)，持续用药12～16周。但需要注意的是，同时给予环孢素和NB-UVB会增加光致癌的风险。其他免疫抑制剂如雷公藤多苷、富马酸酯等也可用于银屑病治疗。感染明显者应使用抗生素类药物。糖皮质激素一般不主张系统用于银屑病治疗，既往主要用于红皮病性银屑病和泛发性脓疱性银屑病等短期的治疗，但目前生物制剂及JAK抑制剂的疗效优于糖皮质激素，副作用较轻，可以代替糖皮质激素。

3. 小分子靶向药物　阿普斯特（apremilast）是一种磷酸二酯酶4（PDE4）抑制剂，可单独用于银屑病和银屑病关节炎的治疗，通常以10mg为初始剂量，并在前5d内每日增加10mg，以后维持每日2次，每次30mg的口服剂量。对于有严重肾功能损害的患者（肌酐清除率<30ml/min），剂量应减少至30mg/d。托法替布（tofacitinib，每次5mg，每日2次）、乌帕替尼（upadacitinib，每次15/30mg，每日1次）和氘可来昔替尼（deucravacitinib，每次6mg，每日1次）是JAK抑制剂，可用于银屑病关节炎或斑块状银屑病的治疗。

4. 生物制剂（靶向免疫调节剂）　从2004年开始，TNF-α拮抗剂依那西普（etanercept）被美国FDA批准治疗银屑病关节炎和中、重度斑块性银屑病。国内常用的生物制剂主要针对的靶点为TNF-α和IL-12/23p40、IL-17A及IL-23p19。目前，通过美国FDA认证的治疗银屑病的生物制剂共有11个，即TNF-α拮抗剂：包括依那西普、英夫利昔单抗（infliximab）、阿达木单抗（adalimumab）和培塞利珠单抗（certolizumab）；IL-12/23p40拮抗剂：乌司奴单抗（ustekinumab）；IL-17A拮抗剂：司库奇尤单抗（secukinumab）、依奇珠单抗（ixekizumab）及布罗达单抗（brodalumab，IL-17RA单抗）；IL-23p19抑制剂：古塞奇尤单抗（guskizumab）、瑞莎奇尤单抗（risankizumab）和替拉珠单抗（tildrakizumab）。生物制剂适用于中度至重度的斑块状银屑病和（或）银屑病关节炎的患者。新型人源化抗体佩索利单抗（spesolimab）可阻断IL-36受体（IL-36R）的激活，用于治疗泛发性脓疱性银屑病。

5. 物理治疗　如光疗［PUVA、UVB（特别是窄波UVB）］、308nm准分子激光、浴疗等均可应用。

6. 中医治疗　根据中医辨证，给予清热凉血、凉血活血、活血化瘀等中药。

案例20-1分析

对此患者的治疗方案：①局部外用药物（如类固醇、维生素D类药物、角质溶解剂或减少细胞增殖的药物）、光疗、口服药物治疗。②系统用药，建议用免疫抑制剂、生物制剂或者某些特定的药物来调节免疫系统。生物制剂是中度至重度斑块状银屑病患者的重要治疗选择。

在该患者的治疗中，选择生物制剂依奇珠单抗进行治疗。

第二节　玫瑰糠疹

玫瑰糠疹（pityriasis rosea）是一种急性、自限性、炎症性皮肤病，以被覆糠秕状鳞屑的玫瑰红色斑疹为典型皮损。

【病因】 玫瑰糠疹病因不明，有病毒感染、变态反应、自身免疫等各种学说，其中以病毒（人类疱疹病毒 6、7 型）感染学说研究最为广泛。

【临床表现】 本病好发于中青年，多累及 10～35 岁人群，女性略多见。发病有一定的季节性，春、秋季多发。部分患者有前驱症状，如头痛、发热、关节痛、乏力等。初起皮损为孤立的玫瑰色淡红斑，呈椭圆形或环状损害，直径可迅速扩大至 2～3cm，边界清楚，微隆起，上覆细小鳞屑，边缘可呈领圈状脱屑，为前驱斑（herald patch）或母斑（mother patch），发生率约 80%，常发生于躯干和四肢近端，较少发生于颈部和四肢远端；无自觉症状，常被患者忽略。

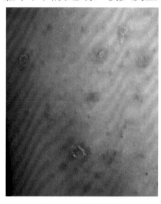

图 20-7 玫瑰糠疹

母斑出现后 2～21 天（多数在 1～2 周）皮损逐渐增多扩大，继发斑成群发生，状同母斑，直径为 0.2～1.0cm，常呈圆形或椭圆形，边缘覆领圈状游离缘向内的细薄鳞屑。皮损具有多发性、双侧性和对称性的特点，常伴有不同程度的瘙痒。典型皮损为长轴与皮纹走向一致的鳞屑性斑丘疹（图 20-7）。本病有自限性，病程一般为 6～8 周，也有数月甚至数年不愈者，但一般愈后不复发。

【组织病理】 大多数玫瑰糠疹患者不需要行病理检查，因其组织病理学表现无特异性。镜下表现为慢性炎症改变，表皮灶性角化不全、棘细胞间水肿、血管周围和真皮浅层轻度淋巴细胞、组织细胞浸润。偶有红细胞外溢，重症患者较明显。

【诊断及鉴别诊断】 根据躯干和四肢近端出现椭圆形红色斑、上覆细薄鳞屑、长轴与皮纹平行等特点，以及病程呈自限性和不易复发等特征，本病一般不难诊断。本病需与下述疾病相鉴别。①滴状银屑病：皮损为上覆多层银白色鳞屑的红色丘疹，有薄膜现象和点状出血，与皮纹走向无关，持续时间较长；②脂溢性皮炎：好发于皮脂溢出部位，皮损发展缓慢，上覆油腻性鳞屑；③二期梅毒疹：皮损为暗红色斑疹或斑丘疹，表面无鳞屑，分布更广泛，可累及掌跖，有不洁性生活史，梅毒血清试验阳性有助于确诊。

【治疗】 本病呈自限性，治疗目的主要是减轻症状和缩短病程。局部可外用炉甘石洗剂或糖皮质激素乳剂。瘙痒明显者可口服抗组胺药，病情严重或病程较长者可酌情口服泼尼松。UVB 光疗能促进皮损消退、缩短病程。亦有报道，红霉素（0.8g/d）口服 2 周有效。

第三节 多形红斑

多形红斑（erythema multiforme）是一种急性、炎症性皮肤病，以靶形或虹膜状红斑为典型皮损，常伴发黏膜损害，易复发。由于在临床表现上的相似性，史-约综合征（SJS）及中毒性表皮坏死松解症（toxic epidermal necrolysis，TEN）曾经被视作严重的多形红斑。然而，目前的观点认为 SJS 和 TEN 不属于多形红斑疾病谱。鉴别诊断依据如下：①基本皮损。②皮损的分布。③有无黏膜损害及其损害程度。④有无系统症状，多形红斑的特征是具有典型的靶形损害，是一种常伴有复发的自限性感染性疾病，预后良好。史-约综合征发病急骤，全身症状严重，皮损为水肿性鲜红色或暗红色虹膜样红斑或瘀斑，迅速扩大，相互融合，泛发全身，其上出现水疱、大疱或血疱，尼科利斯基征阳性。累及多部位黏膜，口鼻黏膜可发生糜烂，表面出现灰白色假膜，疼痛明显；结膜充血、渗出，甚至可发生角膜炎、角膜溃疡、全眼球炎及失明；外阴、肛门黏膜可红肿、糜烂；呼吸道、消化道黏膜受累可导致支气管肺炎、消化道出血等。可并发坏死性胰腺炎、肝肾功能损害，也可因继发感染引起败血症，若不及时抢救，短期可进入衰竭状态，死亡率为 5%～15%。⑤病因学：多形红斑多与病毒感染有关，而 SJS 和 TEN 多由药物导致。

【病因和发病机制】 本病病因不明。目前认为多形红斑可能是易感患者对某些致病因素产生的皮肤变态反应，常见病因有：①感染，HSV 是最常见的感染，绝大部分轻型多形红斑与 HSV 感染有关；肺炎支原体是第二常见的病因，尤其在儿童中；其他感染因素包括 EBV、细菌、真菌和原虫等。②药物，最常见的是磺胺类药物，其他药物包括非甾体抗炎药、抗癫痫药、抗结核药、抗生素等，重症多形红斑多与药物异常代谢相关。③其他因素，如某些自身免疫病、恶性淋巴瘤、妊娠、月经、疫苗及物理因素（如外伤、寒冷、日光、放射线等）均可引起本病。临床上将病因不明的称为特发性多形红斑，病因明确的称为症状性多形红斑。

【临床表现】 本病好发于春季，多累及青壮年，无明显性别差异。多数病例无前驱症状，少数发生轻微的畏寒、发热、头痛、关节及肌肉酸痛等前驱症状。根据皮损形态不同可分为红斑-丘疹型及水疱-大疱型。根据皮损有无累及黏膜可分为轻型和重型多形红斑。

1. 红斑-丘疹型（轻型）　此型常见，全身症状不重，但易复发。好发于面颈部和四肢远端伸侧皮肤，口腔、眼等处黏膜较少受累。皮损初期主要为0.5~1.0cm大小、界限清楚的圆形红斑丘疹，向周围渐扩大，中央皮损可扁平或出现丘疹、水疱或大疱；典型皮损通常直径小于3cm，有三带现象，即中央为暗红色或深红色区域，周围为隆起的水肿苍白环，最外层为红斑，形如同心圆状靶形皮损（target lesion）或虹膜样皮损（iris lesion）。不典型靶形损害仅有2个环，较大的损害中央可有

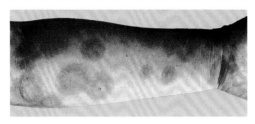

图20-8　多形红斑

大疱，边缘环绕小水疱，称为贝特曼（Bateman）疱疹样虹膜（herpes iris of Bateman）（图20-8）。数天内成批发生，病变范围一般<10%体表面积。约70%病例有黏膜受累，几乎只累及口腔黏膜；唇部出现靶形损害，颊、龈黏膜发生水疱、糜烂和结痂，常伴有颈部淋巴结肿大。常无自觉症状和全身症状，少数伴瘙痒或轻度疼痛和灼热感。皮损在1~3周消退，可留有暂时性色素沉着。

2. 水疱-大疱型（重症型）　常由红斑-丘疹型发展而来，伴有全身症状。除四肢远端外，可向心性扩散至全身，口、鼻、眼及外生殖器黏膜也受累。黏膜原发性损害为浆液性水疱、大疱或血疱，周围有暗红色晕，可迅速发展为疼痛性糜烂，多以颊黏膜和口唇为重。可伴有发热、乏力或关节痛等系统症状，肝、肾、血液系统损害少见。

本病不会发展为SJS或TEN，复发常见，但复发次数和病情随着时间延长（>2年）而逐渐改善。在复发性多形红斑中，唇单纯疱疹与生殖器疱疹的比例为9∶1，70%的病例在发病前2~17天（平均8天）出现复发性HSV感染，余者可同时发生。多形红斑每次复发不一定伴有HSV感染复发，反之亦然。

【组织病理】　本病的组织病理因临床类型不同而有所差异。由于角质形成细胞是炎症攻击的靶标，因此，早期的基本改变为角质形成细胞坏死。随着病情的进展，外溢的淋巴细胞围绕在坏死的角质形成细胞周围，可有海绵变性、基底细胞液化变性，以及表皮下裂隙或水疱形成；真皮上部水肿、血管扩张、红细胞外渗，血管周围淋巴细胞及少数嗜酸性粒细胞浸润。免疫荧光检测无特异性，IgM和C3呈颗粒状沉积在真皮浅表血管丛周围及局灶性真皮表皮交界部位。

【诊断及鉴别诊断】　根据本病的病史及典型临床表现，特别是虹膜状或靶形红斑，可对本病进行诊断。本病应与SJS-TEN（表20-1）、红斑狼疮、大疱性类天疱疮、二期梅毒、急性荨麻疹等进行鉴别。

表20-1　多形红斑与SJS-TEN的临床特征比较

鉴别要点	多形红斑	SJS-TEN重叠
病因	HSV多见	80%~95%为药物
病程	急性、自限性、复发性	急性、发作性
前驱症状	多数缺乏	明显，皮肤触痛
皮疹	肢端、面部，对称	面部、颈部、躯干，对称，融合
典型损害	靶形损害、水疱，尼科利斯基征阴性	扁平的不典型靶形损害，中央坏死，尼科利斯基征阳性
黏膜受累	常见，轻微，常仅累及口腔黏膜	明显，严重，累及2~3个黏膜部位
皮损面积	<10%体表面积	10%~30%体表面积
全身症状	中度或缺乏	明显、严重
内脏受累	缺乏	常见
愈合	无瘢痕	可能遗留黏膜瘢痕
并发症	无	败血症、肺炎、胃肠道出血及心力衰竭、肾衰竭
病程	1~3周	2~6周或更长
死亡率	0	1%~50%

【治疗】　轻症患者多在数周内自愈，仅需对症处理；重症患者需积极治疗。多形红斑应注意

积极寻找病因，如病毒感染、药物等，因此在治疗上应关注病因，如抗病毒治疗、停用可疑致敏药物。

1. 局部治疗 原则为消炎、收敛、止痒及预防感染。无糜烂处可外用保湿剂、炉甘石洗剂或糖皮质激素霜；有渗出糜烂时，可用 3% 硼酸溶液或生理盐水湿敷；局部破溃者，可外用 0.5% 新霉素霜、莫匹罗星软膏等防止感染。加强口腔、眼部护理，防止眼睑粘连和失明。

2. 全身药物治疗 轻症患者口服抗组胺药，疑有细菌感染者选用抗生素。HSV 感染者，及时给予抗病毒治疗，如阿昔洛韦、泛昔洛韦等。经常复发的 HSV 相关多形红斑患者，需给予至少 6 个月的抗病毒治疗，以降低复发率，减轻症状。若患者对抗病毒治疗无应答，可考虑使用氨苯砜或 JAK 抑制剂、阿普斯特等新药治疗。重症患者需住院治疗，应尽早给予足量糖皮质激素，如泼尼松 1.0～1.5mg/(kg·d) 口服，或等效剂量的氢化可的松、地塞米松或甲泼尼龙静脉滴注，病情控制后逐渐减量；同时，给予支持疗法，维持水、电解质平衡，保证热量、蛋白质和维生素的需要。

第四节　白色糠疹

白色糠疹（pityriasis alba）又称单纯糠疹（pityriasis simplex），是一种以暂时性色素减退为特征的非特异性皮炎，好发于儿童面部。

【病因与发病机制】 白色糠疹病因不明，日晒、营养不良、维生素缺乏均可促发本病。有时为特应性皮炎的表现之一，但并非局限于特应性素质的个体。色素减退为炎症后变化，可能与角化过度和角化不全的表皮出现紫外线遮光效应有关。

【临床表现】 白色糠疹好发年龄为 13～16 岁，无性别差异。春季发病多见。皮损常局限在面部，特别是颊、口周和额部，颈、肩、上臂和躯干也可发生。皮损初为圆形、椭圆形或不规则斑疹，直径为 0.5～3.0cm，边界不清，呈淡红色或淡褐色，上覆糠秕状鳞屑；数周后红斑逐渐消退，变为鳞屑性浅色斑。一般仅有 2～3 个皮损，也可多达 20 多个。常无自觉症状，偶有瘙痒感或灼热感。伴随年龄增长而自行消退，平均病程>1 年。

【组织病理】 本病的组织病理无诊断价值。表皮角化过度，片状角化不全，棘层增厚，轻度海绵形成，基底层黑素减少，可有毛囊角栓和皮脂腺萎缩。

【诊断及鉴别诊断】 根据发病年龄、皮损特点和好发部位可作出诊断。需与花斑癣、白癜风、贫血痣等相鉴别。

【治疗】 白色糠疹一般不需要治疗。可外用 5% 硫黄霜、弱效糖皮质激素制剂或他克莫司软膏，皮损广泛者可用 PUVA 治疗。

第五节　扁平苔藓

扁平苔藓（lichen planus，LP）是一种发生于皮肤、黏膜、指（趾）甲的常见慢性炎症性皮肤病，典型皮损为紫红色、多角形、瘙痒性扁平丘疹。

【病因与发病机制】 扁平苔藓的病因目前尚无定论，免疫因素（以细胞介导的免疫反应为主）、遗传因素、感染因素（已证实丙型肝炎病毒、乙型肝炎病毒）、精神神经因素、药物因素（如抗疟药、非甾体抗炎药、抗高血压药）、接触变应原（如汞合金属）等可能与本病的发生及加重有关，部分患者常合并自身免疫病（如斑秃、白癜风、桥本甲状腺炎、溃疡性结肠炎、结缔组织病、移植物抗宿主反应及恶性肿瘤等）。

虽然扁平苔藓的确切发病机制尚未完全阐明，但研究认为可能涉及免疫系统的异常反应。有研究表明，扁平苔藓的发病机制主要涉及 T 细胞介导的免疫反应，这些 T 细胞攻击皮肤或黏膜的基底细胞层。

【临床表现】 扁平苔藓皮损可累及任何部位，以腕屈侧、腰部和踝部最多见，常伴瘙痒。发病可以突然或隐匿。典型原发性皮损为紫红色扁平丘疹，粟粒至绿豆大小或更大，呈多角形或圆形，境界清楚，直径为 2～4mm 或更大，表面有蜡样薄膜状鳞屑，有光泽的白色小点或细微的白色网状纹[威克姆纹（Wickham 纹）]为特征性皮损（图 20-9）。损害可密集成片，甚至融合成斑块，皮损可沿着抓痕发生线条状或串珠样的

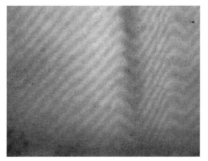

图 20-9　扁平苔藓

新皮损［称 Koebner 现象（同形反应）］。皮损一般在数月后逐渐变平、消失，遗留色素沉着，新、旧皮损可同时存在。部分皮损持续时间较长，不断扩大和增厚，形成表面粗糙的紫红色斑块或疣状斑块，称为肥厚性扁平苔藓；多见于胫前和踝部，消退后遗留萎缩性瘢痕。掌跖部皮损为淡黄色丘疹或结节，质硬、表面粗糙，常位于掌跖边缘；少数发生广泛性增厚，酷似胼胝。甲病变有纵嵴、点状凹陷、表面粗糙、甲床萎缩、甲胬肉等。

30%～70% 患者常累及黏膜，有时为本病的唯一表现，其中以口腔颊黏膜最为常见，仅次于皮肤，呈树枝状或白色网状细条纹，可融合、增大及出现糜烂。50% 以上患者伴有黏膜损害，特别是口腔黏膜最常受累，其次是阴茎头。头皮损害可造成永久性脱发；甲受累可引起甲板增厚或变薄，出现纵嵴、纵沟或甲胬肉，少见有进行性萎缩引起脱甲。病程为慢性，可持续数周或数月，呈反复性，多数患者在数月后；最终损害变平、消退，常留有暂时性色素沉着斑并持续数月至数年。

根据皮损的排列、形态、部位等特点，本病临床上可分为多种类型，如急性或亚急性泛发性扁平苔藓、线状扁平苔藓、环状扁平苔藓、肥厚性扁平苔藓、萎缩性扁平苔藓、色素性扁平苔藓及大疱性扁平苔藓等多种类型。

【组织病理】 扁平苔藓的组织病理可见真皮表皮交界处浅血管周围有淋巴细胞和组织细胞浸润，有角质形成细胞坏死，称为胶质小体（又称透明蛋白小体，Civatte 小体）。充分发展的皮损，表现为表皮角化过度、颗粒层楔形增厚、棘层不规则增厚；表皮突呈锯齿状，基底细胞液化变性。真皮上部以淋巴细胞为主的带状浸润是诊断扁平苔藓的重要依据。

【诊断及鉴别诊断】 根据典型皮损、颜色、发病部位，结合组织病理诊断不难。不典型者，需要与苔藓样药疹、红斑狼疮、玫瑰糠疹、滴状银屑病等进行鉴别；无自觉瘙痒症状者，需要与梅毒相鉴别；口腔和外阴部皮损应与黏膜白斑、念珠菌病、天疱疮等进行鉴别。

【治疗】 一般治疗包括治疗慢性病、消除或减少精神紧张、避免搔抓及烫洗刺激，所有病例治疗前应排除药物性扁平苔藓，应停止任何可能诱发本病的药物。

1. 局部治疗 可用糖皮质激素软膏、0.1% 维 A 酸软膏、他克莫司等。对肥厚性损害，可行曲安西龙（5～10mg/ml）皮损内注射。糜烂性口腔损害可采用利多卡因漱口，以缓解症状。

2. 全身治疗 首选药物为糖皮质激素，使损害和瘙痒减退，一般用小或中等剂量口服糖皮质激素（如泼尼松 30～60mg/d，分 2 次口服，连用 2～4 周，3 周内逐渐减量）。维 A 酸类药物治疗（如阿维 A 30mg/d，连续 8 周），皮损减轻后逐渐减量；糖皮质激素不敏感或顽固患者，可应用氯喹、羟氯喹等抗疟药，也可酌情选用免疫抑制剂（如甲氨蝶呤、环孢素、硫唑嘌呤、氨苯砜等）或免疫调节剂。抗组胺药可用于严重瘙痒患者。

3. 物理治疗 采用窄谱 UVB 光疗、PUVA 的疗效较好，也可与维 A 酸联用。

第六节 红 皮 病

红皮病（erythroderma）又称剥脱性皮炎（exfoliative dermatitis），是一种以皮肤弥漫性潮红、肿胀、浸润和脱屑为特征的慢性炎症性疾病，70% 体表面积皮肤潮红。红皮病不是一个独立的疾病，而是多种疾病的临床表型。男性发病率是女性的 3 倍。根据病因可分为两类：①原发性或特发性红皮病，无明确病因；②继发性红皮病，由药物或潜在的疾病所致。

【病因与发病机制】 红皮病的病因很多，大致可归纳为 4 类：①药物。可引起红皮病的药物较多，常见的有抗癫痫药、西咪替丁、锂盐、金盐、别嘌呤醇、奎尼丁和钙通道阻滞剂。②继发于其他皮肤病。某些炎症性皮肤病因处理不当或治疗不及时可发展成红皮病，包括银屑病、湿疹、毛发红糠疹、特应性皮炎、接触性皮炎、脂溢性皮炎等，其中以前两者最多见。③恶性肿瘤。8%～20% 的红皮病患者可先后或同时伴发恶性肿瘤，以淋巴造血系统肿瘤（如蕈样肉芽肿、霍奇金淋巴瘤、白血病等）和内脏癌多见。④特发性，未发现明确病因。

红皮病的发病机制尚不明确，可能与染色体功能性突变及细胞因子与受体、血管细胞黏附分子等异常有关。另外，表皮细胞的有丝分裂速度加快，角质形成细胞的表皮更新周期缩短，导致皮肤出现剥脱。此外，红皮病还伴随着氨基酸、蛋白质、核酸和免疫分子等重要物质的流失，导致皮肤正常代谢和屏障功能的严重损害。

【临床表现】 红皮病的好发年龄为 40～60 岁，男性多见。虽然湿疹或淋巴瘤引起的红皮病常为突然发病，但各种原因所致红皮病的临床表现基本相似。依据病情、预后可分为急性与慢性红皮病。根据红皮病皮损的自然病程，可将其分为原发性和继发性红皮病。原发性皮损在数天至数周内迅速发展，累及整个皮肤，伴随脱屑。继发性则是在原有疾病如银屑病或特应性皮炎的基础上发生的泛发性损害。

1. 皮肤损害 典型表现为弥漫性皮肤潮红、浸润、肿胀和脱屑。红斑迅速扩展，12～48h 可能累及全身，红斑色泽可在数天或数小时内发生波动。2～6 天后从屈侧面开始脱屑，常为细小的白色或黄色鳞屑，大片状脱屑主要发生在急性期和掌跖。随着病情的发展，皮肤干燥、发热、增厚、色泽鲜红、质地变硬；部分病例（特别是伴有细菌定植者）出现肿胀、渗液、结痂，发出腐臭味。数周后可发生弥漫性毛发脱落；甲病变表现为甲板增厚、甲嵴形成、甲下出血、甲沟炎或甲脱落等；眶周皮肤的慢性炎性水肿可引起眼睑皮肤硬化和弹性降低，导致睑外翻、泪溢。掌跖角化、头皮脂溢性结痂常见，但一般不累及黏膜。偶见可提示原发性疾病的临床特征，如银屑病斑块、扁平苔藓的紫红色丘疹和颊黏膜损害，以及毛发红糠疹的正常皮岛、毛囊角栓和橙色掌跖角化等。自觉寒冷、皮肤绷紧，偶可伴有明显瘙痒。病程漫长者，在红斑消退后可出现皮肤异色病样改变。

2. 全身表现 取决于原发性疾病的性质、患者年龄及其一般状况，慢性红皮病伴有明显的代谢紊乱和血流动力学改变。① 62% 患者有腋窝和腹股沟淋巴结肿大，病理检查常无特异性。②肝脾肿大的发生率分别为 37%、23%。③体温调节及基础代谢率变化。多数病例有发热，少数出现低体温或体温波动，热量丧失过多引起代偿性代谢亢进和基础代谢率升高。④弥漫性脱屑每日可丧失蛋白质 20～30g/m^2，引起负氮平衡（如低白蛋白血症、水肿、肌肉萎缩）、低钾血症、叶酸缺乏等。⑤血流动力学改变。皮肤血流量增加可能导致高排性心力衰竭，特别是老年患者。表现为颈静脉怒张、肝大、下肢凹陷性水肿、心率加快等。⑥免疫学改变，如 γ-球蛋白增多，偶见 IgE 升高和 CD4$^+$T 细胞减少。

预后与原发病有关，药物引起者预后最佳。死亡率为 20%～60%，大多数病例为恶性肿瘤、严重药疹、落叶型天疱疮或特发性疾病。

【组织病理】 红皮病的组织病理一般为非特异性表现，如角化过度、角化不全、颗粒层消失、棘层肥厚和慢性炎症细胞浸润。部分病例可通过组织学检查来明确病因，但可能需要反复、多部位取材。

【诊断及鉴别诊断】 本病的诊断并不困难，重要的是找出其病因。①药物过敏引起者有明确用药史，起病急，多有发热，早期损害可呈麻疹样或猩红热样皮疹，病程较短。②银屑病性红皮病有银屑病史，多由治疗不当引起，有时可见到残存的银屑病斑块。③湿疹引起者有湿疹病史，多因急性期治疗不当而发展为红皮病。④恶性淋巴瘤伴发的红皮病有明显的皮肤浸润，瘙痒剧烈，淋巴结显著肿大；淋巴结活检有特征性改变。

【治疗】 红皮病的治疗重视病因治疗，针对原发病进行积极治疗，有明确诱因者应尽早祛除。如出现药物过敏，要及时停用致敏药物并积极进行抗过敏治疗；如确诊为肿瘤者应积极治疗原发病。由于红皮病可能危及患者生命，应建议患者住院治疗。

1. 全身治疗

（1）糖皮质激素：一般选用泼尼松 40～60mg/d 口服；病情严重者可采用地塞米松 10～20mg 或氢化可的松 200～500mg 静脉滴注，每日 1 次，病情控制后减量。

（2）免疫球蛋白：病情严重者，可给予大剂量静脉注射免疫球蛋白（IVIg）0.4g/(kg·d)，3～5d，或口服环孢素 3～5mg/(kg·d)，病情好转后减量至 1～3mg/(kg·d)。

（3）抗组胺药：瘙痒明显者选用。

（4）支持疗法：给予高蛋白质饮食，补充多种维生素，维持水、电解质平衡。

（5）其他：维 A 酸、甲氨蝶呤、环孢素可用于银屑病、毛发红糠疹引起的红皮病，伴发感染者给予敏感的抗生素。

2. 局部治疗 无渗出者，选用粉剂、洗剂、霜剂或软膏；糜烂渗液明显者，用 3% 硼酸溶液湿敷。

3. 生物制剂治疗 可以考虑肿瘤坏死因子拮抗剂（依那西普、英夫利昔单抗、阿达木单抗）、IL-12/IL-23 拮抗剂（乌司奴单抗）、IL-17A 及其受体拮抗剂（司库奇尤单抗、依奇珠单抗）等。

（满孝勇）

第二十一章 自身免疫性结缔组织病

自身免疫性结缔组织病（autoimmune connective tissue disease，AI-CTD）是一类以免疫系统异常攻击自身组织器官为特征的疾病。这类疾病的共同特点有以下几方面，①病因：与多基因失衡和环境因素有关，但目前尚不完全清楚。②发病机制：免疫系统往往会产生异常的自身抗体，这些抗体攻击自身组织和细胞，导致炎症和组织损伤。③临床表现：多系统受累、异质性、重叠性。自身免疫性结缔组织病可以累及多个系统和器官，如皮肤、关节、肌肉、肺、肾脏、心等；不同患者的临床表现各异，病情轻重也不同；由于涉及多个系统，不同类别的结缔组织病往往可以有相同或类似的器官受累表现，如果一位患者的病情可满足两种或以上结缔组织病的分类标准，称为重叠综合征。④治疗：一方面，由于病因不明，没有哪种方法可以完美解决临床问题，临床中就不断探索出多种多样的治疗方法；另一方面，因为该类疾病均由免疫因素介导而发生，不同疾病的治疗方法之间相似相通，如糖皮质激素和免疫抑制药物的使用等。

在本章中将介绍 3 种经典的 AI-CTD，包括红斑狼疮、皮肌炎和硬皮病。需要注意的是，AI-CTD 具有异质性，每一类疾病都表现为相应的疾病谱，皮肤既可以是它们所累及的多器官之一，也可以表现为唯一的受累器官；在少数情况下，皮肤也可以没有明显的临床表现。对待 AI-CTD，考虑全面、早期治疗，会有助于患者生存质量的提高。

第一节 红斑狼疮

红斑狼疮（lupus erythematosus，LE）是一种慢性、反复迁延的自身免疫性炎症性疾病。该病为一种病谱性疾病，80% 以上的患者有皮肤受累。一端为皮肤型红斑狼疮（cutaneous lupus erythematosus，CLE），病变主要累及皮肤；另一端为系统性红斑狼疮（systemic lupus erythematosus，SLE），几乎全身各系统都可受累。

根据病情，CLE 又可分为慢性皮肤型红斑狼疮（chronic CLE，CCLE）、亚急性皮肤型红斑狼疮（subacute CLE，SCLE）和急性皮肤型红斑狼疮（acute CLE，ACLE）。

根据皮损类型可以进行进一步分类：① CCLE 包括盘状红斑狼疮（discoid LE，DLE）、疣状红斑狼疮（verrucous LE，VLE）、肿胀性红斑狼疮（tumid LE，TLE）、深在性红斑狼疮（LE profundus，LEP）和冻疮样红斑狼疮（chilblain LE，CHLE）及其他少见类型；② SCLE 包括丘疹鳞屑型和环状红斑型；③ ACLE 包括局限性和泛发性。

> **案例 21-1**
>
> 患者，女性，31 岁。因颜面、前胸及上肢伸侧皮疹半年就诊。半年前上述部位出现皮疹，无痒痛，日晒加重。于当地医院就诊，诊断为"亚急性湿疹、体癣"等，给予外用糖皮质激素、抗真菌药物治疗，皮疹无好转。
>
> 专科查体：双侧面颊部、颈前 V 区及前臂伸侧暗紫红色环状斑片，部分融合成多环状；轻度表皮萎缩，毛细血管扩张，表面少许细碎鳞屑；边界清楚，无明显浸润。指背、甲周及其他皮肤、黏膜无异常。
>
> 问题：根据上述临床资料，还需要进一步补充询问哪些问题？

【病因】 病因及机制复杂未明，各种因素均可能参与，雌激素、紫外线在发病中起重要作用。免疫方面，淋巴细胞亚群比例和功能失调，B 细胞异常激活并产生大量自身抗体，引起炎症反应，最终损伤组织。

【临床表现】 红斑狼疮中多数类型都好发于女性，SLE 男、女之比约为 1:9。皮肤型红斑狼疮为 LE 特异性皮损，非特异性皮损常见于 SLE 患者。

1. 慢性皮肤型红斑狼疮（CCLE）

（1）盘状红斑狼疮（DLE）：是 CCLE 中最常见的类型。典型皮损表现为头面部境界清楚的紫红色盘状红斑，表面黏着鳞屑，剥离鳞屑可见扩张的毛囊口形成毛囊角栓；皮损中央色素减退，逐渐萎缩，边缘色素沉着（图21-1A）。头皮、眉毛受累可致永久性瘢痕性秃发。少数口唇黏膜DLE皮损经久不愈，数年后可发展为鳞癌，较一般鳞癌更易转移或复发。除头面部外，皮损累及躯干、四肢、手足时则称为播散性DLE，发展为SLE的风险更高。

（2）疣状红斑狼疮（VLE）：较少见，皮损呈肥厚性疣状增殖性紫红色斑块，表面黏着厚痂屑。由于VLE常由DLE发展而来，发现VLE皮疹的患者也常见典型的DLE皮疹。

（3）深在性红斑狼疮（LEP）：又称狼疮性脂膜炎（LE panniculitis），皮损为境界清楚的皮下结节和斑块；表面皮肤正常或呈暗紫红色，或类似于DLE；消退后形成局限性凹陷性瘢痕（图21-1B）。

（4）冻疮样红斑狼疮（CHLE）：多发生于寒冷而潮湿的环境，表现为类似冻疮的紫红色斑块，随气温回升无明显消退。

（5）肿胀性红斑狼疮（TLE）：皮损呈水肿性紫红斑或风团样斑块，表面光滑；光敏感明显，间歇发作。

2. 亚急性皮肤型红斑狼疮（SCLE） 中青年女性多见。好发于暴露部位，如上背、肩、胸前V区、手臂伸侧，高度光敏感。常见两种类型：①丘疹鳞屑型，类似于银屑病样皮损，为大小不一的紫红色丘疹、斑块，上覆薄层鳞屑；②环状红斑型，表现为环状、多环状或弧形的紫红色水肿性鳞屑性红斑。SCLE愈后不留瘢痕，但多继发色素改变和毛细血管扩张（图21-1C）。

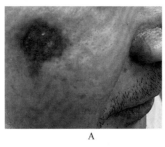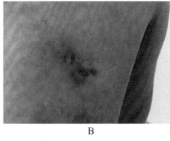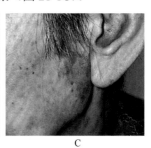

A   B   C

图21-1 皮肤型红斑狼疮

A. 盘状红斑狼疮；B. 狼疮性脂膜炎；C. 亚急性皮肤型红斑狼疮

相比于CCLE，SCLE患者常有其他系统受累，约50%患者符合SLE分类标准，约20%患者并发干燥综合征。

新生儿红斑狼疮（neonatal lupus erythematosus，NLE）属于SCLE的特殊类型，绝大多数患儿体内有来自母亲的抗Ro/SSA、抗La/SSB抗体；皮肤表现为环形鳞屑性红斑，在出生后4~6个月随抗体衰减而自行消退，不留瘢痕。部分患儿伴有先天性心脏传导阻滞，心脏病变常持续存在，需治疗干预。

3. 急性皮肤型红斑狼疮（ACLE） 常见于SLE患者，作为SLE患者的特异性皮损而存在；反之，绝大多数ACLE患者符合SLE分类标准。局限性ACLE表现为面颊和鼻背融合性水肿性红斑，即蝶形红斑，也可累及额、颈、胸前V区等曝光部位。泛发性ACLE表现为全身对称分布的红色斑疹、斑丘疹，出现大疱性皮损时称为大疱性红斑狼疮。当ACLE伴有多形红斑皮损同时抗SSA、SSB抗体阳性时，称Rowell综合征。

4. 系统性红斑狼疮（SLE） 可累及几乎全身所有器官系统，故临床表现复杂，病情较严重。发热、关节痛和面部蝶形红斑是本病最常见的早期症状，血液系统受累或肾炎有时也可成为本病的首发症状。

（1）皮肤黏膜

1）LE特异性皮损：以ACLE多见，典型损害为面部蝶形红斑，也可以见于CCLE或SCLE。

2）LE非特异皮损：①口、鼻、生殖器黏膜溃疡。②肢端血管异常，甲周毛细血管扩张、出血，指尖暗紫红丘疹、点状萎缩等血管炎样损害。③狼疮发，额头发际线毛发干燥、参差不齐、细碎易断；头部弥漫或局限性脱发，毛发稀疏。④其他，中性粒细胞性皮肤病或风团样皮疹、网状青斑、荨麻疹性血管炎、雷诺现象。

（2）其他各器官系统受累：可出现极多类型的临床症状，包括但不限于：①关节肿痛、肌痛；②血细胞减少；③肾炎、肾病综合征表现；④呼吸困难、食欲减退、癫痫、认知障碍等呼吸、消化系统及神经精神系统受累表现；⑤眼部受累表现为视力下降，甚至失明。

以上介绍也只是SLE极大异质性临床表现的冰山一角。因此，对于SLE为典型代表的结缔组织病，应当注重详细且全面的问诊与体检，以避免遗漏病情。

案例 21-1 临床资料补充

患者自起病以来，偶有乏力，发热（最高 38℃，持续 3～5 天）可以自行消退，未予特殊处理。偶有指间关节疼痛，无明显肿胀，可以自行缓解；晨僵明显，无雷诺现象。否认泡沫尿、血尿。自起病以来，食欲缺乏，二便及睡眠尚可。

问题：①根据上述临床资料，考虑初步诊断是什么？②为确诊，需要进行哪些检查？

【组织病理】 LE 特异性皮损在临床上各有特点，组织病理当然也各不相同，但其中亦有共性：①基底细胞液化变性；②真皮内不同程度黏蛋白沉积；③真皮血管和附属器周围不同程度的灶性单个核细胞浸润。直接免疫荧光检查：表皮真皮交界处 IgG、IgM、IgA 和（或）补体 C3 沉积。狼疮肾炎患者要进行肾脏病理、免疫病理检查。

【诊断及鉴别诊断】

1. 辅助检查 除临床表现外，辅助检查结果在诊断中起到重要作用。

（1）组织病理和免疫病理：同前所述。

（2）其他检查检验：①血清抗体：抗核抗体（ANA）敏感度高，但与疾病活动性不平衡。抗 dsDNA 抗体、抗 Sm 抗体是 SLE 特异性抗体。还可检测到其他抗 ANA 抗体（包括 U1RNP、Ro/SSA、La/SSB、RIB-P 等）、抗心磷脂抗体等多种抗体，各有其意义。②炎症活动相关指标：红细胞沉降率增快、C 反应蛋白升高、补体下降、循环免疫复合物水平升高。③各类辅助检查结果均可出现异常，与受累器官系统有关，如血常规、尿常规、胸片、头颅磁共振等检查。

2. SLE 分类标准 SLE 最经典的分类标准为美国风湿病学会（ACR）1997 年修订的 SLE 分类标准（表 21-1）。目前也有敏感度和特异度均更高的其他分类标准，但相对较为复杂，掌握经典的分类标准有助于其他分类标准的学习。

表 21-1 美国风湿病学会修订的 SLE 分类标准（1997）

1. 颊部红斑
2. 盘状红斑
3. 光敏度
4. 口腔或鼻咽部无痛性溃疡
5. 关节炎 非侵蚀性，累及 2 个以上外周关节
6. 浆膜炎 胸膜炎或心包炎
7. 肾脏病变 尿蛋白 > 0.5g/24h 或呈（+++）或细胞管型，包括红细胞、颗粒或混合性管型
8. 神经系统异常 抽搐或精神症状（除外药物或代谢紊乱）
9. 血液学异常 溶血性贫血，白细胞 < 4.0×10^9/L 或淋巴细胞 < 1.5×10^9/L 至少 2 次，血小板 < 100×10^9/L
10. 免疫学异常 抗 dsDNA 抗体阳性或抗 Sm 抗体阳性或抗磷脂抗体阳性（抗心磷脂抗体或抗狼疮抗凝物阳性，或至少持续 6 个月的梅毒血清学试验假阳性，三者中具备一项阳性）
11. 抗核抗体阳性 免疫荧光滴度异常，排除药物诱发的狼疮
具备以上 11 条中的 4 项或 4 项以上即可诊断为 SLE，但必须排除有类似症状和体征的其他炎症性、感染性疾病和肿瘤等

案例 21-1 分析

初步诊断：亚急性皮肤型红斑狼疮；系统性红斑狼疮？

诊断依据：典型皮疹、光敏感、关节痛

为明确是否有其他器官受累、达到 SLE 诊断标准，需进一步检查：①血、尿常规；②抗体，如抗 ANA 抗体谱、抗磷脂抗体等。③根据临床，确定是否进行影像学检查，以明确有无浆膜炎等。

【治疗】

1. 基本治疗 应重视对患者的教育，包括正确认识疾病，注意防晒和防寒；戒烟，避免过度劳累；做好长期治疗准备、积极配合医生等。

2. 局部治疗 适用于皮损数目少、面积小的患者。常用的有糖皮质激素、钙调磷酸酶抑制剂、维 A 酸类制剂等。

3. 系统药物治疗 用于皮损广泛或伴有全身症状者。①抗疟药：羟氯喹是系统治疗的一线用药。②糖皮质激素：一般选用中小剂量，病情控制后逐渐减量、维持、停药；SLE 病情严重时，可选择糖皮质激素大剂量或冲击疗法，联合吗替麦考酚酯、环磷酰胺等免疫抑制剂以尽快控制病情。③免疫抑制剂：根据药物种类，可与糖皮质激素联用，也可单用于 SLE 以维持治疗，包括甲氨蝶呤、吗替麦考酚酯、硫唑嘌呤、环孢素等。④其他药物：沙利度胺常用于明显皮肤表现的 SLE 患者；雷公藤可用于无生育要求的 SLE 患者；免疫球蛋白、血浆置换可用于感染或难治性 SLE。⑤生物制剂：如贝利尤单抗、泰它西普、利妥昔单抗等。⑥其他治疗：根据个体具体受累情况决定，如出现肾损害时，可使用血管紧张素转化酶抑制剂/血管紧张素受体阻滞药（ACEI/ARB）类药物控制血压和蛋白尿。

第二节 皮 肌 炎

皮肌炎（dermatomyositis，DM）是一种病因不明的自身免疫病，表现为不同程度的皮肤、肌肉和内脏器官受累。主要有两种类型，即幼年型和成人型，前者发病年龄高峰为 5～15 岁，后者为 45～65 岁，伴发恶性肿瘤、间质性肺炎的风险较高。皮肌炎也可分为经典型皮肌炎（既有皮肌炎的典型皮肤表现，也有肌无力）和临床无肌病性皮肌炎（clinically amyopathic dermatomyositis，CADM）。

【病因】 除遗传因素外，还可能与感染和肿瘤有关。自身免疫方面，部分患者体内可检测到多种肌炎特异性自身抗体，病变肌肉和皮损内血管周围有淋巴细胞浸润。

【临床表现】 皮肌炎的临床表现包括发热、体重下降、疲惫感等结缔组织病的一般表现和皮肤、肌肉及系统受累表现，以及伴发恶性肿瘤表现。

1. 皮肤表现

（1）皮肌炎特异性的皮肤表现：① Heliotrope 征：以双上眼睑为中心的水肿性紫红色斑片，可累及面颊和头皮。合并恶性肿瘤的皮肌炎患者可表现为头面部醉酒样紫红色斑，间有色素沉着斑点及毛细血管扩张，称为恶性红斑。② Gottron 丘疹：掌指、指间关节伸侧红色或紫红色丘疹，有时覆有鳞屑，常对称分布。③ Gottron 征：分布于掌指、指间关节及肘、膝、踝关节和足跟的对称、融合的红斑或紫红斑。以上表现对诊断皮肌炎有高度提示意义（图 21-2）。

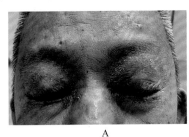

图 21-2 皮肌炎

A. Heliotrope 征；B. Gottron 征

（2）其他有较高诊断价值的皮肤表现：①披肩征：上背部红斑或紫红斑。②"V"形征：颈前和上胸部红斑或紫红斑。③枪套征：股外侧的皮疹。④甲周改变：甲小皮粗糙、增生，甲襞毛细血管扩张。⑤头部皮损：头皮红斑、斑块、皮肤萎缩，可覆有鳞屑，常伴非瘢痕性脱发。其中①②③项常见皮肤异色病（poikiloderma）：在鳞屑性紫红色斑片的基础上，间有角化过度性小丘疹，色素减退、色素沉着斑点，轻度表皮萎缩和毛细血管扩张。

（3）相对少见的皮肤表现：水疱-大疱性病变，皮肤血管炎、溃疡、坏死、钙化，"技工手"，鞭笞样红斑，毛囊角化过度，脂膜炎，红皮病等。

（4）皮肌炎的各种皮损常伴有不同程度的瘙痒。

2. 肌肉表现 主要累及横纹肌，平滑肌及心肌也可受累。四肢近端肌群、肩胛带肌群、颈部和咽喉部肌群最常受累。受累肌群表现为无力、疼痛和压痛，具体可有举手、梳头、行走、起立、爬楼困难，以及吞咽困难、呛咳及声音嘶哑等，呼吸肌受累导致气促、呼吸困难、继发性吸入性肺炎。

3. 其他系统表现

（1）肺部损害：常表现为间质性肺疾病、肺纤维化或胸膜炎。

（2）心脏损害：约 70% 的患者可出现心脏受累的亚临床表现，如心电图检查可发现心律失常或传导阻滞；也可出现充血性心力衰竭和心脏压塞等严重表现。

（3）消化道损害：可累及咽部和食管上段等横纹肌，引起吞咽困难、饮水呛咳、反酸、腹胀等。

（4）肾脏损害：主要有急性肾损伤和慢性肾脏病两种类型。前者由广泛的横纹肌溶解、肌红蛋白阻塞肾小管所致，主要表现为少尿、无尿、血清肌酐水平快速升高。

4. 伴发恶性肿瘤表现 约 1/3 的皮肌炎患者伴发恶性肿瘤。肿瘤可在皮肌炎诊断之前、之后或者同时发生。

【辅助检查】

1. 皮肤组织、免疫病理 类似于红斑狼疮，但直接荧光常为阴性。

2. 肌炎相关检查

（1）血清肌酶：肌酸激酶（CK）、乳酸脱氢酶（LDH）、醛缩酶（ALD）、丙氨酸转氨酶（ALT）和天冬氨酸转氨酶（AST）在急性期升高，其中以 CK、ALD 特异度、敏感度最高。肌酶变化由肌肉损害所致，可反映疾病的活动程度，肌酶改变通常先于肌力改变 3～6 周，随疾病好转或因病程后期受累肌肉萎缩而下降。

（2）肌红蛋白：多数肌炎患者血清肌红蛋白迅速升高，可估测疾病活动程度。

（3）肌电图：常见肌源性损害。

（4）肌肉活检：取疼痛和压痛最明显或影像学检查异常处，以肌纤维变性和淋巴细胞浸润为主。

（5）影像学检查：肌肉磁共振成像和肌肉超声。

3. 自身抗体 分为肌炎特异性抗体（myositis-specific antibody，MSA）和肌炎相关性抗体（myositis-associated antibody，MAA）。每种 MSA 与独特的临床表型相关，有提示病情、辅助诊断、指导治疗和预后判断的作用。MAA 则常提示肌炎与其他结缔组织病重叠。

4. 相关器官检查 肺部、心脏等可累及器官的检查，如胸部 CT、心电图等；肿瘤筛查。

【诊断及鉴别诊断】

1. 诊断 目前，国内最常用的皮肌炎诊断标准为 1975 年博汉（Bohan）和皮特（Peter）提出的标准：①典型皮损；②对称性四肢近端肌群和颈部肌群无力；③血清肌酶升高；④肌电图为肌源性损害；⑤肌肉活检符合肌炎病理改变。诊断标准：在排除其他可能引起类似症状的肌病后，第①条加另外 4 条中任何 3 条，可确诊；第①条加另外 4 条中任何 2 条，为拟诊；第①条加另外 4 条中任何 1 条，为可疑。该标准简便易用，临床应用最广泛，然而未考虑 MSA、影像学等指标，不能满足皮肌炎高度异质性表现所带来的个体化诊断需求。因此，后续也出现了许多其他更新的分类诊断标准，在国内的应用有待进一步验证。

2. 鉴别诊断 一方面是皮损的鉴别，另一方面是肌无力的鉴别。同时需考虑到重叠其他结缔组织病的可能。

【治疗与预防】

1. 一般治疗 防晒，积极补充营养；急性期应卧床休息，适当进行肢体被动活动，防止肌肉萎缩，病情稳定后适当锻炼。

2. 药物治疗 如前所述，不同自身免疫性结缔组织病之间的治疗方式有共同之处，如糖皮质激素、免疫抑制剂、免疫球蛋白和各种生物制剂的应用，皮肌炎也不例外。同时，皮肌炎治疗应注重个体化原则，根据具体的病情累及和药物治疗效果来制订治疗方案。

早期诊断、合理治疗，多数可缓解。恶性肿瘤、心肺受累是患者死亡的主要原因。

第三节 硬 皮 病

硬皮病（scleroderma）又称硬化病（sclerosis），是一种以皮肤和器官纤维化、硬化，以及血管异常为特征的免疫炎症性疾病，临床罕见，患病率为（100～300）/100 万，常见于女性。

硬皮病分为局限性硬皮病（localized scleroderma，即硬斑病）和系统性硬皮病（systemic scleroderma，SSc）两大类。

【病因】 硬皮病病因尚不明确，发病机制复杂。系统性硬皮病的发病机制：①血管损伤；②炎症伴激活的固有免疫和适应性免疫；③成纤维细胞激活导致的全身性组织纤维化。

【临床表现】

1. **硬斑病** 病变主要累及皮肤，一般无自觉症状及内脏受累。初起为大小不等的水肿性淡红或紫红色斑片，离心性扩大，中央逐渐凹陷呈象牙或黄白色，触之似皮革样硬，久之皮损表面光滑干燥。数年后皮损萎缩变薄，硬度减轻，留有色素沉着或减退（图21-3A）。

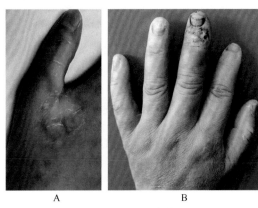

图 21-3　硬皮病

A. 硬斑病；B. 系统性硬皮病手指硬化期

依据皮损形态分为斑状、线状、滴状和泛发性硬斑病，后两种少见。①斑状硬斑病（morphea en plaque）：躯干部多见，病变表浅，不累及筋膜，故一般不影响肢体功能。②线状硬斑病（linear morphea）：常沿单侧肢体或肋间神经呈带状分布，进展迅速，累及皮下组织、肌肉、筋膜，最终硬化并与下方组织粘连，可致肢体挛缩及骨骼发育障碍，跨关节时可致运动受限。

2. **系统性硬皮病** 病变不仅累及皮肤，还同时累及肌肉、骨骼和内脏器官（图21-3B）。

（1）分型：根据皮肤累及范围及临床特征可将 SSc 分为 4 型。

1）局限 SSc（limited SSc）：皮肤增厚局限在四肢的肘、膝远端范围，伴或不伴有颜面受累。起病较慢，少有内脏器官受累，预后相对较好。多以雷诺现象为首发症状，可先于皮肤硬化数月甚至数年。

2）弥漫 SSc（diffuse SSc）：皮肤增厚变硬超过肘、膝并达到其近端，甚至累及躯干。起病快，多有内脏器官受累。雷诺现象和肢端硬化可以同时出现。

3）重叠综合征（overlap syndrome）：SSc 与其他明确诊断的结缔组织病共存。

4）无皮肤硬化型 SSc（SSc sine scleroderma）：少部分 SSc 患者（<5%）缺乏典型皮肤病变，但有雷诺现象、SSc 特征性的内脏表现和血清学异常。

（2）临床表现：将从一般表现、皮肤表现和器官受器表现 3 个方面介绍。

1）一般表现：部分患者可有不规则发热、食欲减退、体重减轻等非特异性表现。

2）皮肤表现：皮肤增厚变硬是 SSc 最突出的临床表现，几乎所有患者均会出现。临床上将皮肤病变进展分为 3 个阶段。①肿胀期：通常持续 6～12 个月，受累部位非凹陷性肿胀，亦可伴有皮肤发红及皮温升高、瘙痒和疼痛等；②硬化期：通常持续 1～4 年，甚至更长，皮肤呈蜡样光泽，紧贴于皮下组织、不易捏起；③萎缩期：皮肤纤维化延伸至更深的组织，皮下脂肪组织消失，皮肤萎缩、变薄。从部位来看，皮肤的纤维化常从指端开始，起初手指发亮、紧绷，皱褶消失，汗毛稀疏，逐渐向近端发展，患者可有紧绷束缚的感觉。后期可出现面具样面容、口周沟纹明显、口唇变薄、鼻端变尖等。

雷诺现象：可见于多种疾病，但在 SSc 患者中尤其常见，约 70% 患者首发症状为雷诺现象，达 90% 患者病程中出现雷诺现象。

毛细血管相关：甲襞毛细血管密度减少、扩张、出血。面部、手、口唇、口腔浅表毛细血管扩张，呈小片状，边界清楚，压之褪色，再充盈迟缓。

3）器官受累表现

A. 骨骼与肌肉：关节与肌肉症状常见，常为非特异性表现。

B. 消化系统：消化道的任何部位均可受累，70%～90% SSc 患者累及食管，可导致胃食管反流。最常见的肝脏病变为合并原发性胆汁性胆管炎（primary biliary cholangitis，PBC）。

C. 肺部：肺部受累是 SSc 常见且严重的内脏损害之一，主要有两种病变类型，即间质性肺疾病（interstitial lung disease，ILD）和肺动脉高压，两者约占 SSc 相关死亡原因的 60%。

D. 肾脏：硬皮病肾危象（scleroderma renal crisis，SRC）是特征性的肾脏损害表现，发生率为 2%～15%，虽罕见但致死率高。

E. 其他：SSc 亦可出现心血管、内分泌、神经等系统的病变。

【辅助检查】 硬斑病和 SSc 的皮肤病理改变类似，其他方面多无阳性发现，无须多述。以下内容介绍 SSc 的辅助检查。

1. 常规实验室检查 可有红细胞沉降率增快、免疫球蛋白升高等非特异性改变。

2. 免疫学检查 超过 90% SSc 患者 ANA 阳性。60%～80% 患者可出现下述特异性抗体，包括抗 Scl-70 抗体、抗着丝粒抗体和抗 RNA 聚合酶Ⅲ抗体，有助于诊断、判断临床表型及预后。

3. 皮肤病理 网状真皮致密胶原纤维增多、表皮变薄、皮突消失，皮肤附属器萎缩。真皮和皮下组织内可见淋巴细胞聚集。由于 SSc 患者有典型临床表现，病理并非诊断所必需。

4. 甲襞微循环检测 对 SSc 的早期诊断、分期和预后判断具有重要意义。

5. 其他 可能受累的各器官系统的相关检查检验。

【诊断及鉴别诊断】 诊断的主要依据是典型的皮肤表现、肺部受累与自身抗体检查。可以参考 2013 年美国风湿病学会（ACR）/欧洲抗风湿病联盟（EULAR）提出的 SSc 分类标准，敏感度和特异度均较高。

诊断前需排除其他类似的皮肤纤维化疾病，如成人硬肿病、硬化性黏液水肿、嗜酸性筋膜炎、慢性移植物抗宿主病、肾源性系统性纤维化、硬化萎缩性苔藓和僵硬皮肤综合征等。

【治疗与预防】

1. 硬斑病 早期可外用或皮损内注射糖皮质激素。线状硬斑病特别是跨关节皮损应注意关节活动，配合各种理疗以预防关节挛缩、活动受限。

2. 系统性硬皮病 目前尚无特效疗法，部分病例治疗后病情可停止发展或缓解。应特别注意防寒保暖、戒烟，重点避免指/趾外伤。药物治疗可总结为以下几个方面。

（1）抗炎：糖皮质激素、免疫抑制剂、丙种球蛋白、生物制剂等，大致原则同其他 AI-CTD。

（2）雷诺现象患者：血管扩张剂（CCB 或 PDE5 抑制剂）、抗血小板药物。

（3）抗纤维化：尽管各种相关药物早已被应用，到目前为止，并无充分证据证明哪一种药物能逆转硬皮病患者的纤维化进程，因此有待进一步研究。

（4）个体化治疗：与前面所介绍疾病类似，应特别注意个体化治疗，根据皮肤、肺、消化道、肾、肌肉、关节受累情况乃至疼痛、抑郁等症状，进行针对性治疗。

（王泽海 王亮春）

第二十二章 大疱性皮肤病

大疱性皮肤病（bullous dermatosis）是一组皮肤（或黏膜）上出现水疱、大疱损害的皮肤疾病的统称。可根据主要的发病原因分为：①自身免疫性大疱性皮肤病，包括天疱疮、大疱性类天疱疮、黏膜类天疱疮等。②遗传性大疱性皮肤病，包括大疱性表皮松解症、家族性慢性良性天疱疮等。③其他大疱性皮肤病，包括糖尿病性大疱性皮肤病、昏迷性大疱性皮肤病、大疱性药疹等。

本章主要介绍常见的自身免疫性大疱性皮肤病。

第一节 天 疱 疮

天疱疮（pemphigus）是一种累及皮肤、黏膜的慢性自身免疫性大疱性皮肤病。其主要发病机制在于致病性自身抗体破坏表皮之间的结构，导致表皮棘细胞松解。临床主要表现为口腔黏膜和（或）皮肤的水疱、糜烂。天疱疮主要分为 3 个类型，包括寻常型天疱疮（pemphigus vulgaris，PV）、落叶型天疱疮（pemphigus foliaceus，PF）及副肿瘤型天疱疮（paraneoplastic pemphigus，PNP）。除上述 3 种主要类型外，还有较多根据病因及临床特点不同而命名的临床亚型，如增殖型天疱疮（pemphigus vegetans）、红斑型天疱疮（pemphigus erythematosus，PE）、巴西天疱疮（Brazilian pemphigus）、疱疹样天疱疮（pemphigus herpetiformis）、药物诱发天疱疮（drug-induced pemphigus）等。

案例 22-1

患者，女性，42 岁。因口腔糜烂 2 个月，头皮、躯干红斑、水疱、糜烂 1 周就诊。2 个月前，患者无明显诱因出现口腔糜烂，疼痛明显，1 周内能自行好转，食用硬物时易再次破溃，未行相关诊治。1 周前口腔糜烂加重、增多，头皮、耳部、胸背部出现红斑、松弛性水疱及糜烂，渗出较多，伴有疼痛。家族成员无类似病史，无用药史。

专科检查：颊黏膜、牙龈、口腔底可见浅糜烂面；头皮、耳部、躯干可见黄豆至蚕豆大小红斑，红斑基础上可见松弛性水疱，尼科利斯基征阳性；局部可见糜烂面，糜烂面潮湿，有少量渗出，部分结痂。

问题：①该患者如何诊断？②需要与哪些疾病进行鉴别？

【病因及发病机制】

1. 发病机制 天疱疮的发病机制主要在于患者外周血中存在抗角质形成细胞表面黏附分子的自身抗体。自身抗体与抗原结合后，一方面通过空间位阻效应使细胞间黏附功能消失，形成棘层松解；另一方面通过下游信号转导，导致细胞间黏附分子内陷降解。

不同类型的天疱疮，自身抗体主要针对的抗原并不相同。寻常型天疱疮的特征抗原为桥粒芯蛋白 3（desmoglein 3，Dsg3），部分患者也存在识别 Dsg1 的自身抗体；而落叶型天疱疮的特征抗原为 Dsg1，并且是唯一的自身抗原；副肿瘤型天疱疮则广泛存在针对 Dsg1、Dsg3 及斑蛋白等抗原的自身抗体。有研究提示，桥粒胶蛋白（desmocollin，Dsc）可能作为增殖型天疱疮、疱疹样天疱疮的特征性抗原。

2. 发病相关因素

（1）遗传因素：多项研究已经评估了天疱疮与 HLA Ⅱ 类等位基因之间的关系。寻常型天疱疮与 DR4 和 DR14 相关，但不同种族的易感基因不同。天疱疮患者的无症状亲属中，可检测到低滴度的 Dsg3 特异性自身抗体，这进一步支持了遗传因素在天疱疮易感性中的作用。

（2）环境因素：巴西天疱疮集中发生在巴西的特定区域，主要累及年轻人和儿童，不分性别和种族。且在这些地区，多于 50% 的正常个体外周血中存在 Dsg1 的特异性自身抗体。黑蝇、臭虫及猎蝽等嗜血昆虫被认为是这些地方性疾病的传播媒介。有研究发现，昆虫唾液腺中存在与 Dsg1 结构类似的蛋白，可能产生交叉抗原反应。

（3）食物、药物因素：药物可能诱发天疱疮，其中含有巯基的药物（如卡托普利、青霉胺等）是较为常见的药物种类。有研究表明，向角质形成细胞中加入巯基可能会诱发棘层松解。除药物外，大蒜、葱、胡椒等含巯基食物及红酒等含单宁食物均报道可能诱发天疱疮。

【临床表现】

1. 寻常型天疱疮　是临床类型中最为常见的一种。好发于中年人，发病率无明显性别差异。患者多以口腔黏膜损害首发，表现为边界不清的糜烂，其上可有白色假膜，疼痛明显，部分患者损害长期局限于口腔。外阴黏膜也常受累，少部分患者也可累及鼻咽、结膜、食管、胃肠道等黏膜。皮损常在口腔损害数月后出现，好发于头皮、面部、腋窝及间擦部位，表现为正常皮肤上或红斑基础上的松弛性水疱或大疱，疱壁薄而易破，故就诊患者多表现为糜烂基础上的黄褐色结痂，糜烂处疼痛剧烈，轻症患者可表现为瘙痒（图 22-1）。皮损愈合后多遗留色素沉着，一般不形成瘢痕。

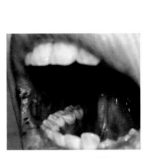
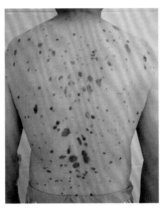

图 22-1　寻常型天疱疮

2. 增殖型天疱疮　是寻常型天疱疮的一种变型，其特征性临床表现为间擦部位（腋窝、乳房下、腹股沟等）的乳头瘤样增生或真菌样增生。其包括两种亚型：①诺伊曼（Neumann）型，临床表现较重，在糜烂基础上出现疣状或乳头瘤样增生，病程较长；②阿洛波（Hallopeau）型，临床表现较轻，多表现为小脓疱，病程短，预后较好。

3. 落叶型天疱疮　患者多表现为皮肤红斑基础上的薄壁松弛性水疱，疱壁易破，通常仅可见鳞屑或糜烂结痂，好发于面部、头皮及躯干上部等脂溢部位，常伴瘙痒（图 22-2）。该型仅累及皮肤，部分患者皮损局限；重症患者也可泛发，导致红皮病样改变。

4. 红斑型天疱疮　又称 Senear-Usher 综合征，是指局限于鼻部、面颊部等脂溢部位的一种落叶型天疱疮变型（图 22-2）。最初，"红斑型天疱疮"用于描述同时具有红斑狼疮和天疱疮免疫学特点的一类患者，即免疫荧光可见棘细胞间和基底膜带具有 IgG、C3 的沉积，但进一步的研究发现，同时患有两种疾病的患者罕见。目前落叶型天疱疮与红斑狼疮之间的关系尚不明确。

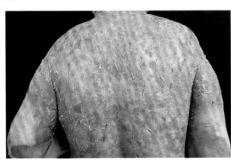
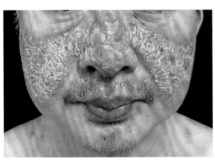

图 22-2　落叶型天疱疮（左）及红斑型天疱疮（右）

5. 巴西天疱疮　是落叶型天疱疮的一种地方性变型，患者主要分布在巴西中西部，常见于当地青少年及成人，患病者多有吸血昆虫叮咬史。其临床表现与落叶型天疱疮类似，以脂溢部位的红斑、水疱或脱屑为临床特征，该型相较普通落叶型天疱疮较轻，有自愈倾向，远期预后好。

6. 疱疹样天疱疮　大多数疱疹样天疱疮是落叶型天疱疮的一种变异型，少部分为寻常型天疱疮的变异型。其特征为荨麻疹样红斑基础上的疱疹样排列的小水疱，部分水疱可呈环状排列。一些患者可能在病程中演变为落叶型天疱疮或寻常型天疱疮，病程更为迁延。

7. 药物诱发天疱疮　有较多病例报告提示药物（多为含巯基药物，如青霉胺、卡托普利等）能够诱发天疱疮，多在用药后数月发生，多表现为落叶型天疱疮样，伴有自身抗体。大多数患者停药后病情缓解，少部分患者病情迁延。

8. 副肿瘤型天疱疮　又称副肿瘤性自身免疫性多器官综合征（paraneoplastic autoimmune multiorgan syndrome，PAMS），是一种致命性的、伴发肿瘤的皮肤黏膜水疱病。最常伴发淋巴造血系统的肿瘤［非霍奇金淋巴瘤、卡斯尔曼（Castleman）病、慢性淋巴细胞白血病等，部分患者可伴

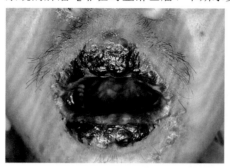

图 22-3　副肿瘤型天疱疮

发实体肿瘤。最具特征的临床表现为重度的口腔黏膜炎，也是最常见的初始表现（图 22-3）。除口腔外，鼻咽部、结膜及肛门生殖区也常受累。食管、胃、十二指肠或结肠的黏膜表面在少数情况下也会发生病变。皮肤损害相对多样，可表现为水疱-大疱（类似于天疱疮或类天疱疮）、炎症性紫罗兰色的丘疹或斑块（类似于扁平苔藓或移植物抗宿主病）、靶形皮损（类似于多形红斑或史-约综合征的病变）或广泛性皮肤剥脱（类似于中毒性表皮坏死松解症）。除皮肤表现外，部分患者可累及肺部，表现为闭塞性细支气管炎样的限制性细支气管炎，常发生于疾病的后期。

9. IgA 天疱疮　多发生于中老年人群，临床以环状或多环状皮损为特征，多发于屈侧，表现为正常皮肤或红斑基础上的脓疱，可自行消退，中央可遗留结痂，周有鳞屑；皮损瘙痒剧烈，黏膜受累罕见。可根据病理上脓疱的位置分为两种临床亚群，即角层下脓疱性皮肤病（subcorneal pustular dermatosis，SPD）型和表皮内嗜中性皮肤病（intraepidermal neutrophilic dermatosis，IEN）型，两型临床表现相似，关系未明。

> **案例 22-1 分析**
> 　　临床特征：中年女性，病程 2 个月；皮疹基本特征：口腔糜烂，头皮、耳部、躯干水疱、糜烂，尼科利斯基征阳性。

【组织病理与免疫学检查】　基本病理表现为棘层松解、表皮内裂隙及水疱。

1. 寻常型天疱疮

（1）组织病理学：表现为发生于表皮下部的棘层松解，水疱及裂隙位于基底层上方。尽管基底细胞丧失了与相邻细胞桥粒的侧向连接，但其仍与基底膜带通过半桥粒保持连接。因此，呈现一种侧向分离、底部附着于基底膜带的"墓碑样排列"外观。真皮浅层中可见中等量单核细胞浸润及明显的嗜酸性粒细胞。

（2）免疫学检查：直接免疫荧光（direct immunofluorescence，DIF）检查可见棘细胞间 IgG 荧光沉积，部分患者可见 C3 沉积，IgA 少见。间接免疫荧光（indirect immunofluorescence，IIF）检查多用猴食管作为底物，可见到棘细胞间 IgG 荧光沉积。近年来，ELISA 检测越来越多地用于天疱疮的临床诊断，因其可检测抗原特异性的自身抗体。所有寻常型天疱疮患者血清中可检测到抗 Dsg3 抗体，部分患者同时具有抗 Dsg1 抗体，提示患者存在黏膜皮肤的同时受累。

2. 增殖型天疱疮

（1）组织病理学：Neumann 型早期损害同寻常型天疱疮，增殖型损害可见明显棘层肥厚、角化过度及乳头瘤样增生，真皮内可见密集炎症细胞浸润，包括大量嗜酸性粒细胞。Hallopeau 型早期脓疱型损害可见嗜酸性粒细胞性海绵水肿。

（2）免疫学检查：免疫荧光及 ELISA 表现与寻常型天疱疮类同。

3. 落叶型天疱疮、红斑型天疱疮、巴西天疱疮

（1）组织病理学：表现为表皮上部的棘层松解，疱内可见较多中性粒细胞等炎症细胞，真皮中等量炎症细胞浸润，嗜酸性粒细胞常见。由于水疱表浅易破，部分情况下较难见到棘层松解。早期皮损可表现为嗜酸性粒细胞性海绵水肿。

（2）免疫学检查：DIF 和 IIF 表现与寻常型天疱疮类同。ELISA 检测患者外周血仅有抗 Dsg1 抗体。

4. 疱疹样天疱疮

（1）组织病理学：多表现为嗜酸性粒细胞性海绵水肿和角层下脓疱，棘层松解程度轻。

（2）免疫学检查：DIF 和 IIF 表现与寻常型天疱疮类同。ELISA 检测常见抗 Dsg1 抗体阳性，部分患者免疫荧光检查阳性，抗 Dsg1、抗 Dsg3 抗体均为阴性，提示这部分患者可能存在抗表皮内其

他抗原的自身抗体。

5. 副肿瘤型天疱疮

（1）组织病理学：副肿瘤型天疱疮最常见的组织病理学表现为基底上方棘层松解、角质形成细胞坏死和苔藓样界面皮炎。然而，其组织病理学表现多样，经常类似于其他有相似临床特征的疾病，如扁平苔藓、多形红斑等。

（2）免疫学检查：DIF 检查可见棘细胞间和（或）基底膜带发现 IgG 或 C3 的荧光沉积，部分患者 DIF 阴性。当选用猴食管作为 IIF 检查的底物时，其表现类同 DIF。由于大鼠膀胱移行上皮缺乏 Dsg 蛋白，临床常用其作为 IIF 检查底物，用于检测患者外周血中抗斑蛋白抗体，副肿瘤型天疱疮患者常见鼠膀胱 IIF 细胞间 IgG 荧光沉积。ELISA 可检测到副肿瘤型天疱疮患者外周血中抗 Dsg1、抗 Dsg3、抗 BP230 抗体及抗斑蛋白抗体阳性。其中，抗斑蛋白抗体特异性较高。

6. IgA 天疱疮

（1）组织病理学：特点为表皮内脓疱或水疱形成，脓疱内主要为中性粒细胞，棘层松解不常见。SPD 型其脓疱多位于表皮上部，IEN 型脓疱则位于表皮下部或全层。

（2）免疫学检查：DIF、IIF 检查可见棘细胞间 IgA 荧光沉积，而非 IgG。

【诊断及鉴别诊断】　天疱疮的诊断依据：①临床表现，正常皮肤或红斑基础上出现松弛性水疱-大疱，尼科利斯基征阳性，疱壁薄，破裂后形成糜烂面；②组织病理，可见棘层松解、表皮内裂隙或水疱；③免疫学检查，DIF 可见棘细胞间抗体荧光沉积，IIF、ELISA 证实血清中存在针对表皮自身抗体。主要应与大疱性类天疱疮、重症多形红斑、中毒性表皮坏死松解症等相鉴别。

案例 22-1 分析

疾病的临床特点符合天疱疮，为明确诊断，考虑的检查包括皮肤病理检查、免疫病理检查及血清抗体检测等。

检查结果：①组织病理检查显示表皮基底层上方棘层松解，形成水疱或裂隙；基底细胞"墓碑样排列"，疱内有单个或成群棘层松解细胞，可见少量中性粒细胞。②直接免疫荧光检查显示棘细胞间 IgG、C3 呈网状沉积。③间接免疫荧光检查显示棘细胞间 IgG、C3 呈网状沉积。④抗 Dsg1 抗体、抗 Dsg3 抗体、ELISA 检测显示抗 Dsg1 抗体为 115U/ml、抗 Dsg3 抗体为 102.1U/ml（正常值≤20U/ml）。

诊断：寻常型天疱疮。

诊断依据：①中年女性；②口腔糜烂，头皮、耳部、躯干水疱、糜烂 2 个月；③实验室检查显示抗 Dsg1 抗体、抗 Dsg3 抗体阳性，组织病理检查及免疫病理检查符合寻常型天疱疮改变。

【治疗】　在系统性糖皮质激素出现前，天疱疮（尤其寻常型天疱疮）是一种致死性疾病，患者往往死于皮肤大面积受累导致的体液流失、电解质失衡、细菌感染，以及不能进食导致的营养不良等。系统性糖皮质激素明显改善了天疱疮患者的预后，但患者主要死因转变为系统免疫抑制相关的合并症。因而，目前天疱疮的治疗目标在于用尽可能低的糖皮质激素剂量控制病情，使患者获得长期的疾病缓解。

1. 寻常型天疱疮

（1）一般治疗：补充营养，鼓励经口进食，维持水、电解质平衡，控制血压、血糖等基础疾病及糖皮质激素相关不良反应。创面明显渗出、疼痛加剧伴有发热时，应完善细菌、真菌创面培养及单纯疱疹病毒检测；细菌、真菌感染可根据药敏试验选用系统抗生素治疗，单纯疱疹感染时应加用抗病毒药物治疗。

（2）系统治疗

1）糖皮质激素联合免疫抑制剂：通常使用 0.5～1.0mg/(kg·d) 泼尼松等量剂量作为糖皮质激素起始剂量，用于早期控制疾病。已有多项研究证明，糖皮质激素联合免疫抑制剂疗法可以使疾病更早控制，帮助激素减量。临床常用硫唑嘌呤、吗替麦考酚酯、环磷酰胺、环孢素及甲氨蝶呤等。当患者获得疾病控制（无新发皮损，同时原有皮损开始愈合）2 周后，可在维持免疫抑制剂剂量的同时逐步减少糖皮质激素剂量，减量过程中应参考患者临床症状及血清自身抗体滴度变化。当糖皮质激素剂量减至 15mg/d 时，可尝试递减免疫抑制剂剂量。

2）小剂量糖皮质激素联合利妥昔单抗（rituximab，RTX）：RTX 是一种靶向 B 细胞的单克隆抗体，最初用于治疗 B 细胞淋巴瘤，近年用于风湿性免疫疾病的治疗。现多采用类风湿关节炎方案：RTX 1000mg，第 0 天及第 14 天 2 次静脉注射，同时联合小剂量糖皮质激素 [0.3～0.5mg/(kg·d) 泼尼松等量剂量]。由于 RTX 靶向上游产生抗体 B 细胞，用药当日患者外周血 B 细胞即可清零，而抗 Dsg 抗体滴度一般在用药 2 个月后开始下降。联合使用 RTX 后，糖皮质激素剂量可在患者获得疾病控制后快速（0.5～1 年）减量至维持剂量。大部分患者可能在 1 年时重新出现疾病活动，重复输注 500～1000mg RTX 可再次帮助疾病获得控制。

3）其他：静脉注射免疫球蛋白（intravenous immunoglobulin，IVIg）冲击治疗、血浆置换、体外光化学疗法等均对急性活动期患者存在一定疗效。

（3）局部治疗：加强创面护理，防治继发感染。皮损局限者，可用 0.1% 乳酸依沙吖啶溶液湿敷后外用抗生素软膏。创面较大者，每日生理盐水冲洗创面，外用抗生素软膏，并用凡士林纱布覆盖。口腔损害可用含利多卡因漱口液漱口，外用曲安奈德口腔软膏。

2. 落叶型天疱疮　皮损广泛者，治疗基本同寻常型天疱疮。部分患者常年皮损局限，可局部外用超强效糖皮质激素如丙酸氯倍他索乳膏等控制。轻症患者也可给予氨苯砜治疗。

3. 副肿瘤型天疱疮　一方面，应积极治疗合并肿瘤。可做切除的实体肿瘤，如胸腺瘤或单中心型淋巴结增生症，应积极手术切除，大多数患者在 0.5～1.5 年皮损消退。血液系统肿瘤及其他恶性肿瘤应行特异性化疗或靶向治疗。另一方面，对于皮损，可根据严重程度，参考寻常型天疱疮治疗方案，给予 0.5～1.0mg/(kg·d) 泼尼松等量剂量作为糖皮质激素起始剂量，联合免疫抑制剂或RTX。有病例报告血浆置换、IVIg、沙利度胺、IL-6 单抗等其他方法有效。由于副肿瘤型天疱疮罕见，目前尚无有效治疗方法共识。现有治疗对闭塞性细支气管炎疗效不佳。

4. IgA 天疱疮　大多数患者可用氨苯砜治疗，常在 24～48h 出现改善。不能耐受者，可选用柳氮磺吡啶、阿维 A 等。糖皮质激素、补骨脂素 UVA 及秋水仙碱可用于难治性患者。

案例 22-1 分析

对此患者的治疗方案：口服泼尼松 0.5mg/(kg·d)，利妥昔单抗 1000mg 静脉输注 2 次，每次间隔 2 周；同时口服胃黏膜保护剂、钙片等支持治疗。口腔内糜烂用含利多卡因及地塞米松的复方溶液漱口，皮肤创面外用抗生素 + 糖皮质激素软膏。

2 周后患者无新发水疱，原有皮损开始愈合，1 个月后皮损完全愈合，激素开始减量。

第二节　大疱性类天疱疮

大疱性类天疱疮（bullous pemphigoid，BP）是最常见的自身免疫性表皮下大疱病，好发于老年人，张力性大疱是特征性表现，但在疾病早期或不典型病例中，可能完全没有大疱。患者外周血中存在针对皮肤基底膜带半桥粒结构的自身抗体。

案例 22-2

患者，男性，62 岁。因全身红斑、瘙痒 6 个月，加重伴水疱、糜烂 2 周就诊。6 个月前患者无明显诱因情况下出现背部、腿部红斑伴轻度瘙痒，自行外用激素能够好转。2 周前，腹部开始出现红斑及紧张性水疱，局部水疱破溃、糜烂，至当地医院诊治，考虑为"湿疹"，给予抗组胺药口服，好转不明显。既往无过敏史，家族成员无类似病史。

皮肤科情况：躯干、四肢多发黄豆至蚕豆大小红斑，红斑基础上可见紧张性水疱，疱液清亮，尼科利斯基征阴性；局部可见糜烂面，糜烂面潮湿，有少量渗出，局部可见结痂。

问题：①该患者应如何诊断？②需与哪些疾病进行鉴别？

【**病因**】　BP 是一种自身抗体介导的自身免疫病，其自身抗体针对皮肤基底膜带半桥粒结构的两种蛋白：① BP180 抗原蛋白，又称 BPAg2 或ⅩⅦ型胶原，是一种跨膜蛋白，分子量为 180kDa，具有胶原功能区和胞外段，其中非胶原性的 NC16A 域构成免疫优势区域。② BP230 抗原蛋白，又称 BPAg1，是属于斑蛋白家族的一种胞质蛋白，分子量为 230kDa。IgG1 和 IgG4 型自身抗体主要起到致病作用。近年来，IgE 型自身抗体的作用也被提出。在自身抗体与靶抗原结合后，其中 Fc 受体与 BP180 抗原抗体复合物的结合介导了后续补体活化、炎症细胞募集、肥大细胞脱颗粒等级联反应，最终使靶抗原裂解和半桥粒破坏，导致水疱形成。

【临床表现】 BP 好发于 60 岁以上老年人，其皮损表现具有多形性。在前驱期，又称非大疱期，症状、体征无特异性，可表现为轻至重度的瘙痒，同时可伴有湿疹样、丘疹或荨麻疹样的皮损，持续数周至数月。之后部分患者进入大疱期，在正常或红斑皮肤上出现水疱-大疱，皮损偶可呈环形。大疱为紧张性大疱，尼科利斯基征阴性，破溃后糜烂、结痂。创面愈合后可形成粟丘疹。10%～30% 的患者存在口腔黏膜受累。约 50% 的患者出现外周血嗜酸性粒细胞增高。然而，约有 20% 的患者在疾病过程中没有典型的水疱-大疱。BP 还存在较多的临床变异型，包括结节性类天疱疮、汗疱疹样类天疱疮、Brunsting-Perry 类天疱疮等，具有不同的临床表现。BP 与神经系统疾病显著相关，如帕金森病、痴呆、卒中等，这可能是因为中枢和外周神经系统中存在 BP230 变体的表达。同时，BP 的发生与部分药物明显相关，最明确的药物为二肽基肽酶 4（dipeptidyl peptidase-4，DPP-4）抑制剂及免疫检查点抑制剂。因此，对于所有 BP 患者应详细询问用药史，排除药物诱发的可能。

> **案例 22-2 分析**
> 　　临床特征：老年男性，病程 6 个月；皮疹基本特点：红斑、紧张性水疱、糜烂，尼科利斯基征阴性；自觉症状：瘙痒。

【组织病理与免疫学检查】

1. 组织病理 在非大疱期或不典型患者，可表现为嗜酸性粒细胞性海绵水肿，部分可见表皮下裂隙。在大疱期，典型表现为表皮下水疱伴有真皮内嗜酸性粒细胞和单核细胞的浸润（图 22-4）。

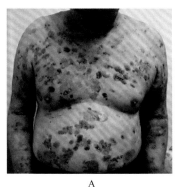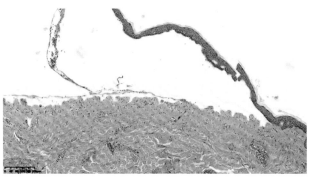

A　　　　　　　　　　　　　　　　　　　B

图 22-4　大疱性类天疱疮

A. 皮损；B. 组织病理改变

2. 免疫学检查 DIF 检查可见沿基底膜带 IgG 和（或）C3 的线状荧光沉积。使用盐裂皮肤标本进行 DIF 检查，可见到荧光在表皮或真表皮双侧沉积。IIF 检查同样可见沿基底膜带 IgG 和（或）C3 的线状荧光沉积，使用盐裂皮肤进行 IIF 检查，可见到荧光大多数在表皮沉积，少部分沉积于真表皮双侧。ELISA 法也可以用于检测抗 BP180 的 NC16A 结构域的自身抗体及抗 BP230C 端的自身抗体，阳性结果具有较高的特异度（≥90%）。

【诊断及鉴别诊断】

1. 诊断 BP 的主要诊断依据：①临床表现，在外观正常或红斑基础上出现紧张性水疱和大疱，尼科利斯基征阴性，伴瘙痒，黏膜损害轻或无。②组织病理，表现为表皮下水疱，疱液中以嗜酸性粒细胞为主，少见淋巴细胞和中性粒细胞；真皮中可见嗜酸性粒细胞和中性粒细胞浸润。③ DIF，表现为基底膜带 IgG、IgM、C3 线状沉积。IIF 患者血清中出现抗基底膜带抗体，以 IgG 为主，ELISA 检测抗 BP180、BP230 抗体阳性；典型临床表现、组织病理、DIF 或 IIF 特征性表现及自身抗体阳性可以确诊。

2. 鉴别诊断 BP 应主要与其他表皮下大疱病如获得性大疱性表皮松解症等相鉴别。盐裂皮肤进行 DIF 有助于鉴别，荧光仅沉积在真皮层时，应考虑获得性大疱性表皮松解症。同时，获得性大疱性表皮松解症患者外周血可通过 ELISA 检测抗Ⅶ型胶原抗体。

> **案例 22-2 分析**
> 　　疾病的临床特点符合 BP。为明确诊断，考虑的检查包括皮肤病理检查、免疫病理检查及血清抗体检测等。

检查结果：①组织病理检查显示表皮下水疱。疱内及真皮浅层血管周围可见嗜酸性粒细胞浸润，伴少量淋巴细胞浸润。②直接免疫荧光检查显示基底膜带 IgG、C3 线状荧光沉积。③间接免疫荧光检查显示基底膜带 IgG、C3 线状荧光沉积。④抗 BP180 抗体、抗 BP230 抗体 ELISA 显示抗 BP180 抗体为 276.9RU/ml、抗 BP230 抗体为 1.59RU/ml（正常值≤25RU/ml）。

诊断：大疱性类天疱疮。

诊断依据：①老年男性，病程 6 个月；②红斑、紧张性水疱、糜烂，尼科利斯基征阴性，伴瘙痒；③实验室检查显示抗 BP180 抗体、抗 BP230 抗体阳性，组织病理检查及免疫病理检查符合大疱性类天疱疮改变。

【治疗】

1. 系统性糖皮质激素　初始剂量为 0.3～0.5mg/(kg·d) 泼尼松等量剂量，患者达到疾病控制后缓慢减量。BP 患者多为高龄，具有较多基础疾病，应密切关注糖皮质激素相关副作用。

2. 全身外用强效糖皮质激素　大样本对照研究发现，全身外用足量强效糖皮质激素乳膏能够起到与系统性糖皮质激素相同的效果，同时减少了系统激素的副作用及相关的死亡。临床常用 0.05% 丙酸氯倍他索乳膏，起始剂量为 40g/d，疾病控制后可逐渐减量。有研究提示，10～30g/d 的起始剂量能够起到类似治疗作用。

3. 烟酰胺联合四环素类　对照研究发现，烟酰胺（500～2000mg/d）联合四环素类药物（多西环素、米诺环素、四环素）与系统性糖皮质激素相比，也可在一定程度上控制水疱，不良反应更少。可作为轻症患者的治疗选择。

4. 免疫抑制剂　使用尚有争议，可单独使用或与糖皮质激素联用。作为难治性疾病的治疗选择，临床常用甲氨蝶呤、环磷酰胺、硫唑嘌呤、吗替麦考酚酯等。

5. 靶向药物　奥马珠单抗、利妥昔单抗已被证明在部分难治性病例中存在治疗效果。然而奥马珠单抗的疗效在不同患者中差异较大，利妥昔单抗在高龄人群中的感染风险相对较高，因而未被列入一线治疗。近年来，度普利尤单抗（IL-4Rα 单抗）提示在 BP 的治疗中具有较好的疗效及安全性，可作为治疗的新选择。尽管有研究显示口服 Janus 激酶抑制剂对 BP 有益，但目前尚不能确定其疗效及安全性。

6. 其他　氨苯砜可作为糖皮质激素助减剂用于部分患者。IVIg 也被证明能够诱导 BP 患者缓解。红霉素、血浆置换等疗法可能对部分患者有益。

案例 22-2 分析

对此患者的治疗方案：全身外用 0.05% 卤米松乳膏 30g/d、口服米诺环素（每次 50mg，每日 2 次）及烟酰胺片（每次 100mg，每日 3 次）；皮肤破损处每日冲洗后外用抗生素。

2 周后患者无新发水疱，原有皮损开始愈合，1 个月后皮损完全愈合，外用糖皮质激素开始逐步减少使用频率。

（潘　萌）

第二十三章 血 管 炎

第一节 过敏性紫癜

过敏性紫癜（Henoch-Schonlein purpura，HSP）又称 IgA 血管炎，是一种导致皮肤、关节、肠道和肾脏中小血管炎症和出血的疾病。

【病因】 许多患者感染报告中提示上呼吸道感染是最常见的诱因。过敏性紫癜的病理生理学尚不完全清楚，IgA 起着重要的作用。IgA1 铰链区域缺乏糖基化，可以促进大分子免疫复合物的形成，这些免疫复合物滞留在血管内膜并激活补体通路。IgA 抗体免疫复合物沉积于皮肤、关节、肾脏和胃肠道小血管（通常是毛细血管）中，诱导炎症介质激活，从而导致过度炎症反应。皮肤中的免疫复合物沉积会导致可触及的紫癜和瘀点。如果免疫复合物沉积在肠壁中，可能会导致胃肠道出血。IgA 介导的免疫复合物沉积于肾脏，可导致轻度增殖性或重度新月体肾小球肾炎。

过敏性紫癜与遗传基因多态性相关。某些基因的多态性可能诱发更严重的临床症状。如 HLA-B35 阳性的患者更易出现肾损害，而没有 ICAM-1 469 K/E 变异体的患者，胃肠道受累程度较轻。

【临床表现】 儿童、青少年和成人均可出现过敏性紫癜，但常见于 10 岁以下的儿童。这种血管炎最显著的特征是紫红色瘀点，通常发生在小腿和臀部。过敏性紫癜也会引起腹痛和关节酸痛。极少数情况下，可发生严重的肾损害。

1. 皮肤损害 所有过敏性紫癜患者均存在皮肤受累。皮疹是非瘙痒性的，其特征是可触及的紫癜和瘀点，最常累及臀部和下肢，尤其是伸侧（图 23-1）。约 1/3 患者会出现上肢和躯干的皮疹。病变有可能变成大疱性或坏死性。皮损颜色从红色变为紫色，然后在褪色之前变成铁锈色。

2. 胃肠道损害 10%～40% 患者在皮疹出现前已有胃肠道症状，如饭后加重的恶心和呕吐。过敏性紫癜的胃肠道损害可能危及生命，如肠套叠、肠穿孔、肠坏疽和大出血。肠套叠是最常见的危及生命的胃肠道并发症。

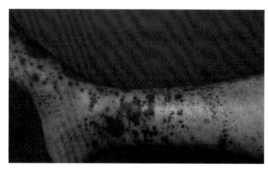

图 23-1 过敏性紫癜

3. 肾损害 20%～55% 过敏性紫癜患者会出现肾脏症状，通常在出现皮疹后 1～3 个月出现。肾脏表现包括血尿、蛋白尿、肾病综合征、肾炎综合征和肾衰竭。最常见的肾脏表现是镜下血尿。重度蛋白尿需要警惕肾病综合征，持续性蛋白尿患者发生进行性肾小球肾炎的风险很高。相较于儿童，成人患者过敏性紫癜的肾损害更容易发展为慢性肾功能不全（高达 30%），特别是在患者出现发热、腰部以上有紫癜和红细胞沉降率升高的情况下。

4. 关节损害 患者通常表现为关节疼痛、肿胀，最常累及膝盖、足踝、手和足。关节痛通常是短暂的和非破坏性的。

5. 中枢神经系统损害 中枢神经系统受累很少见。患者可能会出现头痛、头晕、共济失调、癫痫发作、易激惹、单神经病变、颅内出血或急性运动感觉轴突性神经病。

【组织病理】 过敏性紫癜皮损的组织病理学表现为白细胞碎裂性血管炎。组织学主要表现为真皮浅中层小血管的血管壁纤维素沉积，中性粒细胞、淋巴细胞浸润血管壁，可见中性粒细胞核尘和红细胞显著外溢（图 23-2）。皮损组织的直接免疫荧光检测显示 IgA 在真皮内血管壁沉积（图 23-3）。

【诊断及鉴别诊断】 过敏性紫癜的诊断基于瘀点（无血小板减少症）或可触及的紫癜（主要累及下肢），以及出现的关节炎、胃肠道症状、肾炎症状等系统损害。鉴别诊断包括特发性血小板减少性紫癜、过敏性血管炎、结节性多动脉炎等疾病。

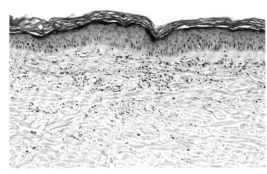

图 23-2　过敏性紫癜的组织病理学表现

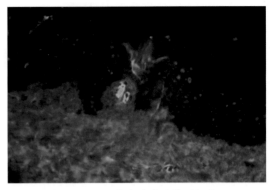

图 23-3　IgA 在真皮内血管壁沉积

【治疗】　单纯的皮肤型过敏性紫癜通常会在 1 个月内自行消失，不会产生持久的不良影响，以支持治疗为主。

1. 一般支持治疗　充分休息，适量补液有助于缓解症状。

2. 非甾体抗炎药　在大多数情况下，过敏性紫癜不需要特殊治疗，皮疹会在 1 周内消退。在接下来的 6～16 周，多达 1/3 的患者会出现复发性病变。非甾体抗炎药可有效缓解关节和腹部疼痛。

3. 糖皮质激素　在更严重的情况下，如出现胃肠道损害和肾损害，通常使用糖皮质激素治疗。如果存在严重的肾脏受累，糖皮质激素通常与更有效的免疫抑制药物或静脉注射免疫球蛋白联合使用。

第二节　皮肤小血管炎

小血管炎是累及皮肤小动脉和小静脉最常见的血管炎形式，而无系统性血管炎或肾小球肾炎的依据。皮肤小血管炎（cutaneous small vessel vasculitis）可以是特发性的/原发性的，也可以继发于感染、药物或疾病。小血管炎又称为免疫复合小血管炎。

案例 23-1

患者，男性，7 岁，学生。双小腿皮疹伴瘙痛 3 天。3 天前患者双侧小腿出现红色皮疹，自觉明显疼痛和轻微瘙痒，皮疹逐渐增多，继而大腿出现类似的皮疹。患者无发热、咽痛、关节疼痛、腹痛等不适。

专科情况：双侧小腿、大腿下段散发荨麻疹样或多形红斑样红斑、斑丘疹，以伸侧为主，小腿中下部显著，双侧对称。

问题：①可能的诊断是什么？②为明确诊断，首要考虑做哪些检查？③如何治疗？

【病因】　抗原抗体复合物沉积在动静脉壁并激活免疫系统，导致血管炎（Ⅲ型变态反应）。皮肤小血管炎可由对药物（如抗生素、利尿药和抗高血压药），以及食品或食品添加剂的过敏反应引起。其他诱因包括上呼吸道感染、乙型肝炎病毒或丙型肝炎病毒和艾滋病病毒等。细菌或病毒对血管壁的直接伤害、抗体激活造成的间接损伤、通过激活补体导致的间接损伤等可导致皮肤小血管炎的发病。

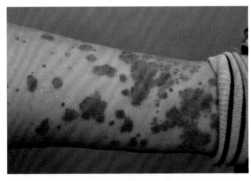

图 23-4　皮肤小血管炎

【临床表现】　皮肤小血管炎可以发生在任何年龄，在女性和男性中的发病率相同。

皮损主要发生在下肢。皮损表现可为紫癜样、荨麻疹样、多形红斑样、红斑、丘疹、结节、脓疱、水疱、糜烂和溃疡，通常伴有瘙痒和疼痛（图 23-4）。除皮肤外，大多数患者没有其他系统症状。部分患者也可有，如发热、关节痛、淋巴结肿大和胃肠道不适等。

患者初始急性期皮疹通常在 2～3 周消退，但病变可能在数周至数月内复发，但该疾病很少复发或转为慢性。

【组织病理】　组织病理检查显示小动脉和小静脉周围中性粒细胞浸润，血管壁纤维素样坏死（血管壁内或血管内有纤维蛋白沉积），红细胞外渗和白细胞裂解的核尘（图 23-5）。直接免疫荧光检测显示不到 24h 的皮损血管壁有免疫球蛋白和补体沉积。

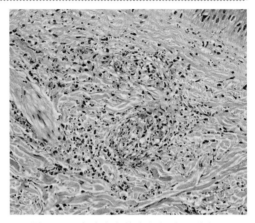

图 23-5　皮肤小血管炎组织病理学表现

【诊断及鉴别诊断】　全面的病史采集和体格检查确定症状和体征是否局限于皮肤，或者是否可能存在全身受累以及确定病因至关重要。患者的皮损可以通过皮损活检协助诊断，适合取早期紫癜性丘疹进行皮损活检。对患者可进行尿液分析、全血细胞计数及肝肾功能、抗核抗体、抗中性粒细胞胞质抗体等检查，排查有无系统性血管炎。鉴别诊断主要包括过敏性紫癜、荨麻疹性血管炎、抗中性粒细胞胞质抗体相关性血管炎、结节性多动脉炎、冷球蛋白血症等。

【治疗】　在大多数首次发作的急性皮肤小血管炎的患者中，只需采取一般措施即可，直到皮疹自发消退。识别和治疗血管炎的病因至关重要，如应立即停用致病药物，并适当治疗感染。

　　1.一般支持治疗　急性期抬高腿部和卧床休息，对皮损的消退会有所帮助。

　　2.抗生素治疗　如有链球菌等感染者，应选用敏感抗生素。

　　3.非甾体抗炎药　秋水仙碱 1mg/d，每日 2 次；氨苯砜，100mg/d，每日 2 次。

　　4.糖皮质激素治疗　当症状严重时，可以口服皮质类固醇，如泼尼松 0.5～1mg/(kg·d)，持续 1～2 周。

第三节　结节性红斑

　　结节性红斑（erythema nodosum）是一种常见的急性间隔性脂膜炎，其特征是在小腿伸侧突然出现红色疼痛性结节，触诊时疼痛。

　　【病因】　结节性红斑的确切病因尚不清楚，超过 50% 的病例没有明确的病因，可能是对多种抗原刺激的变态反应。发病机制可能是由于免疫复合物在皮下脂肪小静脉中的沉积诱发脂肪小叶间隔炎性肉芽肿形成。虽然病因大多为特发性，但在诊断原发性结节性红斑之前，必须排除其他疾病。结节性红斑可由多种潜在原因引起，可伴有或不伴有其他疾病。与结节性红斑有关的诱因包括药物（如磺胺类、避孕药、雌激素）、感染（如链球菌性咽喉炎、猫抓病、真菌病、传染性单核细胞增多症）。另外，结节病、白塞综合征、炎症性肠病（克罗恩病和溃疡性结肠炎）等也可出现结节性红斑样的皮肤损害。

　　【临床表现】　结节性红斑的皮损多呈双侧性、对称性，分布在胫前区的远端，也可累及踝关

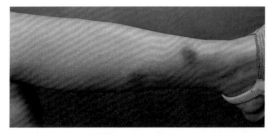

图 23-6　结节性红斑

节、大腿和前臂。典型皮损表现为压痛性的红斑结节。结节性红斑通常为自限性，在 1～6 周消退，结节最初呈亮红色至深红色（图 23-6），边界不清；之后可从鲜红色变为黄褐色或绿蓝色，有时类似于瘀伤。这些瘀伤样演化的病变被称为绷带样红斑。

在同一患者中可以看到皮损不同进化阶段的病变共存，结节愈合后无溃疡、瘢痕形成或萎缩。结节性红斑的复发并不少见。

患者出现皮损的同时常可伴有全身症状，如发热、全身不适、头痛、胃肠道症状（如腹痛、呕吐和腹泻）、咳嗽、淋巴结肿大、体重减轻和关节痛（主要发生在踝关节和膝关节）。结节性红斑与多种疾病和感染密切相关，是全身性疾病的重要皮肤体征，如结节性红斑可发生在炎症性肠病之前或伴随炎症性肠病发生。对于结节性红斑患者均应排查可能潜在的其他感染性疾病或系统性疾病。

【组织病理】　结节性红斑是典型的小叶间隔性脂膜炎，然而炎症也并不完全局限于皮下脂肪小叶间隔。早期病变的活检标本往往显示脂肪小叶间隔水肿和轻度淋巴细胞浸润，中性粒细胞可能在早期病变中占主导地位。典型病变表现为皮下脂肪小叶间隔增宽和明显纤维化，脂肪小叶间隔被淋巴细胞、中性粒细胞、组织细胞和巨噬细胞浸润，形成肉芽肿性炎症（图 23-7）。未能证实有真正的白细胞破碎性血管炎，结节性红斑通常不被视为一种血管炎过程。然而，在病变中可以观察到继发性血管炎。血栓性静脉炎已有报道，这种变化在结节性红斑病变中较常见。

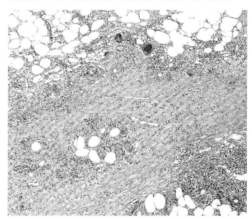

图 23-7　小叶间隔性脂膜炎

【诊断及鉴别诊断】　在年轻患者的双小腿伸侧出现皮下压痛性结节是结节性红斑的临床特征。然而，当皮损数量很少时，或者皮损不只是局限于小腿处，或皮损持续时间较长（＞6 周），结节性红斑需要与其他类型的脂膜炎、血管炎、感染等相鉴别。

结节性红斑是临床诊断，由实验室检查和组织病理学进一步证实。鉴别诊断包括结节性多动脉炎、硬红斑、结缔组织病相关的脂膜炎、麻风、类风湿结节、结节病等。

【治疗】　结节性红斑的治疗基于基础疾病，应治疗合并的基础感染。

1. 一般治疗　对于大多数患者来说，对症支持是一种适当的方法。休息、加压绷带、抬高肢体、减少步行和长时间站立可用于缓解水肿和疼痛。

2. 非甾体抗炎药　吲哚美辛 100～150mg/d，或萘普生 500mg/d，可用于控制疼痛。也可尝试口服碘化钾，成人 400～900mg/d，或秋水仙碱 1～2mg/d。

3. 糖皮质激素　如果已排除感染、脓毒症和恶性肿瘤，可给予全身性皮质类固醇 1mg/(kg·d)，直至结节性红斑消退。

第四节　青斑样血管病

青斑样血管病（livedoid vasculopathy）是一种慢性血管病，其特征是下肢持续性疼痛性溃疡。这种情况主要发生在小腿或足部，但不限于小腿或足部。以前青斑样血管病又称青斑血管炎。现在已经明确它主要不是血管炎（血管壁的炎症），而是小血管的闭塞，因此名称发生了变化。

【病因】　青斑样血管病的确切病因尚不清楚，与血管壁和循环血液异常相关。当动脉腔中形成血栓导致血流受损时，就会发生血管病变。它与血管炎不同，血管炎是指血管壁的原发性炎症，然后出现纤维蛋白样坏死。青斑样血管病通常与引起高凝状态和血栓形成的现象有关，包括：①与静脉淤滞相关的疾病，如四肢慢性静脉高压、静脉曲张。这种与静脉淤滞相关的血管病变通常不会被网状青斑包围。②自身免疫性结缔组织病，如系统性红斑狼疮、抗磷脂抗体综合征、类风湿关节炎、硬皮病、混合性结缔组织病。③血栓形成，如遗传性病因，包括凝血因子 V 莱登（Leiden）突变、凝血酶原基因 G20210A 突变，以及蛋白 C、蛋白 S 和抗凝血酶缺乏症等；获得性原因，包括获得性同型半胱氨酸血症、冷球蛋白血症、冷纤维蛋白原血症、获得性抗磷脂抗体综合征。④肿瘤，如骨髓增生性疾病、副蛋白血症等。几种不同的异常可能导致小腿小血管内的凝血；血栓可导致局部皮肤坏死、溃疡和愈合非常缓慢。

【临床表现】　女性的发病率是男性的 3 倍。大多数患者年龄在 15～50 岁。最常见的部位是踝周区域，但也可见于小腿和足部。在大多数情况下，皮损是双侧对称性出现。

青斑样血管病的特征是踝关节周围区域出现穿孔状溃疡，周围有花边状、网状、红色至紫罗兰色条纹，也称为网状青斑（图 23-8）。患者自觉疼痛伴烧灼感，溃疡反复发作。这些溃疡愈合后形成瓷白色瘢痕，周围有毛细血管扩张，是毛细血管微循环紊乱导致皮肤梗死的痕迹。这些萎缩性瓷白色瘢痕不是青斑样血管病的特异性改变。溃疡是疾病活动期的特征，而网状青斑是溃疡出现的前兆。网状青斑或星状紫癜被认为是青斑样血管病的一种标志性病变。

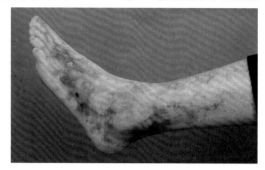

图 23-8　青斑样血管病

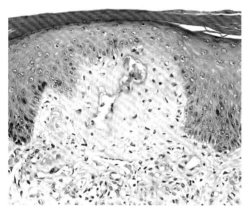

图 23-9　青斑样血管病组织病理学表现

【组织病理】　典型的组织学表现包括真皮中部和上部血管壁增厚或透明化，以及腔内纤维蛋白沉积、透明血栓形成（图 23-9）。纤维蛋白样物质也沉积于血管壁周围基质中，常伴有红细胞血管外溢。因为真皮浅层血管的梗死，通常伴有皮肤小面积溃疡形成；溃疡附近的表皮可能出现海绵水肿，血管周围稀疏的淋巴细胞浸润，但没有血管炎表现。在陈旧性的病变中，有真皮硬化和瘢痕形成，伴有一些淋巴管扩张和表皮萎缩，真皮上部可能有少量含铁血黄素沉积。直接免疫荧光检测通常显示免疫球蛋白和补体成分沉积在血管壁。

【诊断及鉴别诊断】　青斑样血管病是一种临床诊断，询问病史后，患者应接受全面的身体检查，以确定任何潜在的相关疾病。可以通过红丘疹或新溃疡边缘的皮肤活检来支持。实验室检查包括全血细胞计数、凝血检查及结缔组织病自身抗体、抗心磷脂抗体、同型半胱氨酸水平等，以排查有无系统性疾病。在大多数青斑样血管病病例中，这些检查的结果是正常的。鉴别诊断包括抗中性粒细胞胞质抗体相关血管炎、皮肤小血管炎、冷球蛋白血症、结节性多动脉炎等。

【治疗】　青斑样血管病的治疗方法应以预防溃疡、促进现有溃疡的快速愈合和缓解疼痛为目标。

1. 一般措施

（1）疼痛治疗：通过使用非甾体抗炎药、三环类抗抑郁药（如阿米替林、加巴喷丁、普瑞巴林）来缓解疼痛。因为已知这些药物可以缓解神经性疼痛。

（2）静脉注射丙种球蛋白可快速缓解疼痛，因其可抑制血栓素 A_2 和内皮素，从而改善灌注。

（3）伤口护理：遵循伤口愈合和管理的一般原则。

（4）戒烟。

（5）加压疗法。

2. 抗凝治疗

（1）抗血小板药物：如阿司匹林（300mg/d）、双嘧达莫、己酮可可碱（400mg/d）。

（2）抗凝血药：如低分子肝素、华法林、利伐沙班（20mg/d）等。

（3）纤维蛋白溶解疗法：如重组组织型纤溶酶原激活物、达那唑、司坦唑醇。

3. 血管扩张剂　硝苯地平、西洛他唑等口服。

4. 高压氧治疗。

（刘栋华）

第二十四章 嗜中性皮肤病

第一节 白塞综合征

白塞综合征（Behcet syndrome）又称眼-口-生殖器综合征，是一种病因不明的、以血管炎为基础病理改变的慢性复发性自身免疫性、炎症性疾病。

【病因】 本病发病机制尚不明确，现普遍认为是遗传和环境因素共同作用所致。白塞综合征的炎症反应源于遗传易感个体免疫平衡破坏引起的固有免疫和适应性免疫异常。

1.遗传 携带 HLA-B51 或其 B101 等位基因的个体，更容易罹患白塞综合征。研究还发现多种细胞因子和炎症介质［IFN-α、TNF-α、IL-8、IL-10、血管内皮型一氧化氮合酶（endothelial nitric oxide synthase，eNOS）］的基因多态性与本病的易感性相关。

2.感染 个体对病毒和细菌感染的反应可能参与白塞综合征的发病，如单纯疱疹病毒、链球菌、结核分枝杆菌，以上病原体与口腔黏膜或表皮细胞的抗原有自身免疫或交叉免疫反应现象。部分白塞综合征患者产生较高水平的幽门螺杆菌抗体，这些针对外来病原体的抗体在机体内产生交叉免疫反应，可能会损伤血管壁，破坏人体自身组织。

3.自身免疫 白塞综合征患者的固有免疫系统异常，表现为自身反应性 T 细胞和激活的中性粒细胞比例较高，这些细胞会损害正常组织。近 50% 的白塞综合征患者中发现抗口腔黏膜自身抗体，血液中循环免疫复合物和补体（主要为 C3）明显升高。此外，白塞综合征患者辅助性 T 细胞和细胞因子水平也存在异常，活动期患者向 Th1 型（IFN 明显升高）偏离，也有向 Th2 型（血清 Th2 型细胞因子 IL-6 也是升高，尤其是活动期）偏离的报道。

4.其他 白塞综合征在发病率和流行率上有明显的地域特点，中东、远东、地中海地区发病率较高，环境因素在一定程度上影响白塞综合征的发病。白塞综合征患者存在明显的异常肠道微生物组特征，人类肠道微生物群在诱导和维持健康的免疫系统中起着基础作用。一方面，共生细菌通过其代谢产物——短链脂肪酸（short-chain fatty acid，SCFA）影响抗炎调节性 T 细胞（regulatory T cell，Treg 细胞）的比例及激活状态来形成黏膜免疫系统，促进 Treg 细胞的产生，有助于免疫抑制。另一方面，肠道微生物组的特定组分参与促炎性细胞因子的产生和随后的辅助性 T 细胞 17（helper T 17 cell，Th17 细胞）的产生。调节肠道菌群后影响 Th17/Treg 细胞免疫平衡更深层次的机制还有待进一步研究。中性粒细胞胞外诱捕网（neutrophil extracellular trap，NET）是活化的中性粒细胞释放到细胞外的网状结构，主要成分是无细胞 DNA（cell-free DNA，cfDNA）和中性粒细胞髓过氧化物酶（myeloperoxidase，MPO）。NET 能阻止病原微生物在宿主中的传播，在固有免疫和适应性免疫中起重要作用。近年来研究关注到 NET 的过度形成可能是白塞综合征微血管病变的原因。活动期白塞综合征患者血清中 cfDNA 水平和 MPO-DNA 复合物升高，与没有血管受累的患者相比，有血管受累的白塞综合征患者的 cfDNA 和 MPO-DNA 复合物水平显著升高。白塞综合征患者皮肤活检标本显示，在血管炎和血栓形成区域有大量 NET。上述结果均提示，NET 可能参与白塞综合征微血管病变的形成。

【临床表现】 患者以青壮年为主，20～40 岁高发，男女发病率无明显差异，男性患者病情往往更重。临床上以反复发作的口腔溃疡、生殖器溃疡、皮肤黏膜病变为主要特征，可累及眼、周围血管、心脏、神经、胃肠道、关节、肺、肾和血液等器官系统。

1.一般症状 大多数病例症状轻微或偶感乏力不适，有的可出现关节疼痛、头晕、头痛、纳差和体重减轻。发病有急性和慢性两型，急性少见，但症状较显著，可伴有发热，以低热多见。

2.口腔溃疡 常为白塞综合征患者的首发症状，在整个病程中的发生率高达 98%。在急性期，口腔溃疡每年发作至少 3 次，溃疡呈圆形或椭圆形，单发或多发，进展迅速，直径为 2～30mm，境界清楚，深浅不一，中心有淡黄色坏死基底，周围有鲜红色晕。一般 7～14 天后自然消退，溃疡较深者预后可留有瘢痕。

3.生殖器溃疡 发生率仅次于口腔溃疡，可达 80%。男性多见于阴囊、阴茎和阴茎头，症状轻；女性主要见于大、小阴唇，其次为阴道，也可出现在会阴或肛门周围，疼痛症状比较明显。发作期间可伴有局部淋巴结肿大。

4. 皮肤损害 发生率为 60%～80%，皮损类型多样，可表现为结节性红斑、假性毛囊炎、痤疮样毛囊炎、多形红斑样损害、浅表栓塞性静脉炎、溃疡、急性发热性嗜中性皮肤病样损害等。其中，以结节性红斑最为常见，且具有特异性。

5. 眼部损害 葡萄膜炎是本病的主要眼部病变，发生率为 30%～40%，男性多于女性。反复发生的前房化脓性虹膜睫状体炎及（或）脉络膜视网膜炎，可以造成严重的视力障碍，甚至失明。

6. 其他各器官系统损害 关节损害，常表现为游走性、不对称性、非侵蚀性关节炎，大关节受累机会多，常侵犯膝关节，可发生红、肿、热、痛和关节积液。血管病变，大小血管均可受累，可表现为动脉或静脉血栓形成或动脉瘤，其中下肢静脉、腔静脉血栓形成较为常见。

消化道症状主要表现为胃肠道浅表性溃疡，少数溃疡较深者可并发肠穿孔、肠出血等。神经系统症状多由于血管炎和血管周围炎、硬脑膜窦血栓等所致的脑组织灶性软化，表现为脑膜脑炎、颅压增高的临床症状；有两种受累模式，即脑实质受累和脑血管受累。中枢神经系统病变的预后较为严重，死亡率较高，应积极治疗。

泌尿系统症状可表现为睾丸附睾炎、尿道炎、肾小球肾炎等。本病还可并发间质性肺炎、胸膜炎、心肌炎、心血管疾病、胰腺炎、扁桃体炎等；女性患者可引起月经周期紊乱。

【实验室检查】

1. 常规检查 部分患者可有不同程度的贫血，白细胞总数增多，为（10～20）×10^9/L；白细胞分类出现核左移，一般与发热平行。尿便常规一般无明显异常。

2. 炎症因子 红细胞沉降率加快，部分病例 CRP 升高。

3. 自身抗体及免疫指标 近 50% 患者血清中可检出针对口腔黏膜的自身抗体，类风湿因子、抗核抗体、抗中性粒细胞胞质抗体、抗心磷脂抗体常呈阴性，部分患者 IgA 升高。

4. 凝血功能 纤维蛋白原、凝血因子Ⅷ、优球蛋白溶解时间可明显增加，纤维蛋白溶解活性降低。

【组织病理】 白塞综合征无典型组织病理特征，血管炎为基本病变，可侵犯任何器官的大小血管。口腔、皮肤损害常为小血管的白细胞碎裂性血管炎和淋巴细胞性血管炎改变。

【诊断及鉴别诊断】

1. 诊断 白塞综合征临床表现异质性大，缺乏特征性临床表现及病理学特征，诊断主要依据临床症状及体征。截至目前，先后发布了 16 套诊断标准，获广泛认可的有以下 3 种。

1990 年，国际白塞综合征研究组制定的白塞综合征诊断/分类标准（ISGBD）被广泛使用；2006 年，白塞综合征国际研究小组在 ISGBD 5 个条件基础上公布了新的标准（ICBD），补充血管病变为诊断条件之一，不强调口腔溃疡作为必备条件，若患者 6 个条件的总评分≥3 分，并排除了其他疾病，可诊断为白塞综合征；2013 年，白塞综合征国际研究小组又提出了修订后的 ICBD 新标准，该标准在 2006 年 ICBD 标准的基础上增加神经系统损害作为诊断条件之一，并将口腔溃疡评分由 1 分提高到 2 分，将针刺反应检查作为可选项。

目前多采用 2013 年白塞综合征国际研究小组修订的白塞综合征诊断/分类标准，总评分≥4 分可诊断为白塞综合征。ISGBD 和 ICBD 标准的比较见表 24-1。

表 24-1 ISGBD 和 ICBD 标准的比较

症状/体征	1990 年 ISGBD	2006 年 ICBD	2013 年 ICBD
眼部病变	必备条件	2	2
复发性口腔溃疡	选择条件	1	2
复发性生殖器溃疡	选择条件	2	2
皮肤损害	选择条件	1	1
针刺反应阳性 [a]	选择条件	1	1
血管病变		1	1
神经系统表现			1
诊断标准	必备条件加 2 项选择条件	≥3 分	≥4 分

a 用生理盐水做皮内注射、无菌针头皮内刺入及静脉穿刺等均可在受刺部位于 24～48h 后出现直径 2mm 以上的红色丘疹或脓疱，有诊断意义。2013 年 ICBD 将针刺试验的评分项修改为可选项，即针刺试验是非必需的，如果进行了针刺试验，且结果为阳性，则额外加 1 分。

2. 鉴别诊断 以皮肤损害为主要表现的白塞综合征需要与结节性红斑、急性发热性嗜中性皮肤病、大动脉炎、结节性多动脉炎、变应性肉芽肿性血管炎等相鉴别。

以反复发作的口腔溃疡为主要表现的白塞综合征需与单纯性复发性口腔溃疡、口腔单纯疱疹、天疱疮、口腔癌等相鉴别。

以生殖器溃疡为主要表现的白塞综合征需与生殖器疱疹、梅毒、赖特（Reiter）综合征相鉴别。

以关节损害为主要表现的白塞综合征需与强直性脊柱炎、风湿性关节炎等相鉴别。

以消化道症状为主要表现的白塞综合征需与克罗恩病、溃疡性结肠炎等相鉴别。

【治疗与预防】 白塞综合征是一种异质性较高的疾病，需根据患者的年龄、性别、器官受累的类型及严重程度进行个体化治疗。主要治疗目标是迅速控制炎症、防止复发；防止不可逆的器官损伤，延缓疾病进展。

1. 一般治疗 建议患者保持口腔卫生，平时不宜进食过硬或温度过高的食物，以免损伤口腔黏膜；避免进食刺激性食物。发生口腔或生殖器溃疡时，建议给予伤口护理，避免继发细菌感染。

2. 局部治疗 口腔、外阴溃疡者，局部外用糖皮质激素有助于改善皮肤黏膜病变的严重程度和持续时间，适用于复发不频繁、症状较轻、无须持续性系统治疗者。玻璃体内注射曲安奈德、激素缓释剂有助于注射眼的炎症控制。

3. 系统治疗

（1）皮肤黏膜受累

1）非甾体抗炎药（NSAID）：对结节性红斑和疼痛性溃疡有一定疗效，如吲哚美辛（每次25～50mg，每日2～3次）。

2）秋水仙碱：2018年EULAR指南建议将秋水仙碱作为口腔、生殖器溃疡、丘疹脓疱和痤疮样病变的一线治疗，剂量为0.5～1.5mg/d。

3）免疫抑制剂：沙利度胺100mg/d，或硫唑嘌呤2～2.5mg/(kg·d)。

4）糖皮质激素：系统应用糖皮质激素用于秋水仙碱（每次0.5mg，每日2～3次）治疗无效的病例。剂量大小以病情急缓、轻重、个体禁忌而定，一般使用泼尼松0.5～1mg/(kg·d)，控制症状后逐步减量，总疗程3～5个月将糖皮质激素逐渐减停。

5）小分子药物：磷酸二酯酶（phosphodiesterase，PDE）有11个家族（PDE1～PDE11），主要催化环腺苷酸（cyclic adenosine monophosphate，cAMP）和环鸟苷酸（cyclic guanosine monophosphate，cGMP）的分解，这两者在多种细胞信号转导途径中充当第二信使。PDE4对cAMP具有催化特异性，降解cAMP的过程会导致促炎介质生成，同时抑制抗炎介质的分泌。已提出使用PDE4抑制剂治疗炎症性疾病，包括白塞综合征。目前有5种PDE4抑制剂已经上市，分别是异丁司特、罗氟司特、阿普斯特、克立硼罗和地法米司特。2018年，欧洲风湿病协会联盟推荐阿普斯特可用于白塞综合征患者的难治性口腔溃疡治疗；2019年，阿普斯特在日本和美国获得批准，用于治疗白塞综合征相关口腔溃疡。

6）生物制剂：上述治疗控制不佳或不能耐受者，可考虑TNF-α拮抗剂或IFN-α2a。IFN-α2a与糖皮质激素和免疫抑制剂联合使用，对治疗难治性白塞综合征有效且耐受性良好，有助于糖皮质激素和免疫抑制剂减量。

（2）眼部受累：眼部受累的白塞综合征患者应与眼科医生密切协作评估白塞综合征眼部病变的严重程度。孤立性前葡萄膜炎可给予眼表散瞳药物和激素滴眼液；有预后不良因素（青年、男性、发病年龄小）者，应考虑全身免疫抑制剂的使用；累及眼后段的患者，应给予全身激素联合环孢素[3～5mg/(kg·d)]、硫唑嘌呤[2～2.5mg/(kg·d)]、IFN-α或TNF-α拮抗剂治疗。

（3）关节受累：急性关节炎首选NSAID和秋水仙碱；急性单关节炎可考虑关节腔内注射激素；复发性和慢性关节炎可使用甲氨蝶呤（每周7.5～15mg）、硫唑嘌呤、IFN-α或TNF-α拮抗剂。

（4）胃肠道受累：5-氨基水杨酸和柳氮磺吡啶可用于轻、中度肠白塞综合征的一线治疗；激素可帮助溃疡快速愈合，往往用于中、重度肠白塞综合征。对中、重度活动期患者，常用环磷酰胺2～3mg/(kg·d)诱导缓解，硫唑嘌呤常用于维持缓解和预防手术后复发。此外，难治性患者可给予TNF-α拮抗剂。伴严重全身症状或肠道并发症（如深大溃疡、狭窄、瘘管、出血和穿孔）者，可短期给予全胃肠外营养；肠穿孔、严重狭窄致肠梗阻、大脓肿和大量胃肠道出血，需要进行外科治疗。

（5）心脏及大血管和神经系统等受累：对有重要脏器受累者，建议加强与心内科、心外科、风湿免疫科、神经科等科室的协作，根据患者的年龄、性别、疾病严重程度制订合适的治疗方案。

白塞综合征预后取决于脏器受累情况，单纯皮肤黏膜、关节受累者预后良好；眼病及胃肠道、心血管、神经系统受累者预后不佳，病程中可发生失明、消化道大出血、穿孔、肠瘘、动脉瘤破裂、瘫痪等严重并发症，致残率和病死率高。早发的男性白塞综合征患者通常病情较严重，脏器受累多发生于病程早期（特别是前 5 年），随后可相对缓解。

（6）不同白塞综合征患者的疾病监测频率不同

1）对于仅有皮肤黏膜和关节受累的患者，在疾病早期应每 3～6 个月随访一次，以监测皮肤黏膜受累程度，早期识别器官受累。

2）对于器官受累的活动性白塞综合征患者，应每 1～3 个月随访一次，直至获得缓解。

3）对于动脉和神经系统受累的患者，每 2 周随访一次，以快速抑制炎症，避免损伤累积。

4）对于已获得缓解的患者，每 3～4 个月随访一次，以观察可能的复发情况。

第二节　急性发热性嗜中性皮肤病

急性发热性嗜中性皮肤病（acute febrile neutrophilic dermatosis）又称 Sweet 综合征，是以四肢、面部、颈部出现急性发作的疼痛性红色丘疹、斑块或结节伴发热为临床特征的皮肤病。末梢血中性粒细胞增多，组织病理学真皮有密集的中性粒细胞浸润，无血管炎改变。

【病因与发病机制】

1. 病因　本病病因尚不明确。50% 的患者与潜在的疾病相关，包括炎症性肠病（溃疡性结肠炎、克罗恩病）。可能与以下因素有关。

（1）感染：患者于发病前可有上呼吸道感染，如咽炎、扁桃体炎、支气管炎、流感综合征等。

（2）药物：如粒细胞集落刺激因子（G-CSF）、全反式维 A 酸、米诺环素、甲氧苄啶-磺胺甲噁唑、卡马西平、肼屈嗪和口服避孕药。

（3）肿瘤：20%～25% 患者与恶性肿瘤有关。大部分为血液系统的恶性肿瘤，如急性髓细胞性白血病、淋巴瘤，还见于贫血或红细胞增多症等。15% 左右的恶性肿瘤为实体瘤，如泌尿生殖道、乳腺（女性）和胃肠道（男性）来源的肿瘤。该病的皮肤表现可能是恶性肿瘤最初的表现或先于诊断恶性肿瘤数月到数年。如果该病反复发作可提示潜在肿瘤的复发。

（4）与其他疾病伴发：如白塞综合征、结节性红斑、结节病、类风湿关节炎和甲状腺疾病。可能是两病同时存在，而不是真正的疾病相关性。

（5）其他：亦有发生于皮肤外伤后，有少数家族性发病现象，与 HLA-BW54 相关。

2. 发病机制　发病机制不明。可能机制是对细菌、病毒、药物或肿瘤抗原等的变态反应。

【临床表现】　该病好发于中年以上女性（40～70 岁），男女之比为 1：3，但 50 岁以上人群中，男女发病率相近。夏季好发。根据其发病机制，临床上可分为 4 类：①经典型或特发型；②恶性肿瘤相关型；③药物相关型；④妊娠相关型。4 个亚型临床表现相似。

1. 经典型或特发型　皮损好发于面部、颈部、躯干上部和四肢。可不对称分布，单发或多发；可局限于某个部位，如陈旧瘢痕、淋巴瘤皮损，也可泛发。前驱症状有发热、上呼吸道感染、胃肠道症状。皮肤表现为迅速发展的、境界清楚的红色至棕红色疼痛性丘疹、结节，逐渐扩大、增多，融合形成斑块，颜色变深。斑块扁平隆起，边界清楚而陡峭，表面可因乳头状或粗颗粒状而形似假性水疱；部分斑块表面可见散在的针尖大小的水疱或脓疱，表面有结痂，触之较硬，有触痛（图 24-1）。针刺反应也可呈阳性。口腔黏膜损害表现为浅糜烂和溃疡，自觉疼痛和触痛。大部分患者伴有发热和不适，部分患者可有关节痛、关节炎。眼部损害表现为结膜炎、浅表性巩膜炎。肾脏受累者，表现为蛋白尿、血尿及肌酐清除率异常。本病皮损经 1～2 个月自行消退，局部不留瘢痕，仅有暂时性褐色色素沉着。常易复发，有潜在恶性肿瘤的更易复发。

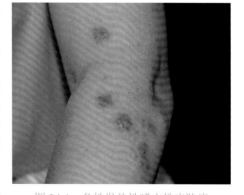

图 24-1　急性发热性嗜中性皮肤病

2. 妊娠相关型　常发生于妊娠前 3～6 个月。皮损常发生于头、颈和躯干，很少发生于上肢，下肢可发生结节性红斑样损害。皮损可自行消退，下次妊娠时再发。

3. 药物相关型 此型相关药物最常见的是粒细胞集落刺激因子，本病可认为是该药在皮肤上的药理学并发症；用于治疗急性早幼粒细胞白血病的全反式维A酸，约使用2周后即可发生本病。

4. 恶性肿瘤相关型 占20%～30%，常无中性粒细胞升高，且常反复。与血液疾病、生殖道疾病相关者可有口腔损害。

【实验室检查】 末梢血白细胞计数增高、中性粒细胞比例增多、核左移，或白细胞总数不高而中性粒细胞比例增多；红细胞沉降率常增快；免疫球蛋白与补体多正常。少数病例可有抗中性粒细胞胞质抗体阳性。

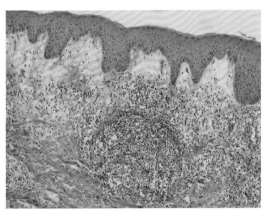

图 24-2 急性发热性嗜中性皮肤病病理表现

【组织病理】 表皮常正常，可有轻度角化不全、海绵水肿。真皮乳头常高度明显，真皮浅、中层毛细血管扩张，血管周围或真皮浅层有密集的中性粒细胞为主的浸润，可见核固缩和碎裂。陈旧皮损真皮中性粒细胞浸润明显减少，而淋巴细胞和组织细胞相对增多（图 24-2）。

【诊断及鉴别诊断】

1. 诊断 符合2条主要标准加上2条次要标准可以诊断。

（1）主要标准：①急性发作的疼痛性或触痛性红色斑块或结节；②组织病理学表现为真皮中致密的以中性粒细胞浸润，但无白细胞破碎性血管炎的表现。

（2）次要标准：①伴有潜在的血液系统或实体肿瘤、炎症性疾病、妊娠、上呼吸道和胃肠道感染或疫苗接种史；②伴有一段时间的发热>38℃，或有全身不适；③发病时异常的实验室检查结果，需要4条中的3条，即红细胞沉降率>20mm/h、CRP升高、白细胞总数>8.0×10⁹/L、中性粒细胞百分比>0.70；④糖皮质激素或碘化钾治疗效果好。

2. 鉴别诊断 本病应与持久性隆起性红斑、变应性皮肤血管炎、多形红斑、结节性红斑和白塞综合征等进行鉴别。

【防治】 祛除诱因，如感染、肿瘤、药物等。糖皮质激素为首选药物，以有效控制发热为剂量标准，一般使用泼尼松0.5～1mg/(kg·d)，可快速改善症状，以后渐减量至停药；一般疗程需4～6周，但有时需用低剂量长期维持，以防止复发。对于严重或难治性病例，可能需要激素冲击治疗。秋水仙碱、氨苯砜和碘化钾在本病的治疗中较少使用，如果患者因共存疾病或其他因素要避免使用全身性糖皮质激素时，这些药物可作为一线治疗药物。氨苯砜、多西环素、环孢素和霉酚酸酯也有效，但治疗期间需注意不良反应的发生；还有报道用依曲替酯或IFN-γ治疗有效；也可用沙利度胺、烟酰胺、环磷酰胺、硫唑嘌呤，以及血浆置换治疗。也可外用或皮损内注射糖皮质激素辅助治疗局限性皮损。

第三节 坏疽性脓皮病

坏疽性脓皮病（pyoderma gangrenosum，PG）是一种病因不明的，以皮肤潜行性溃疡为特征的非感染性、中性粒细胞炎症反应性疾病。

案例 24-1

患者，女性，63岁。背部溃疡10余年。10年前患者无明显诱因背部出现手掌大小红斑，随后皮肤出现破溃，使用抗生素、清创换药均效果不佳，且溃疡面积渐扩大。既往使用糖皮质激素局部封闭治疗，1个月后溃疡面积明显缩小。10d前皮损加重伴疼痛加剧来医院就诊。近1个月体重无明显变化，大小便正常，饮食睡眠可。家族成员中无类似病史。

查体：神志清楚，查体合作。全身浅表淋巴结未触及明显肿大，心肺未见异常。腹软，无压痛，未触及明显腹部包块，移动性浊音阴性。

专科情况：背部可见形状不规则的溃疡，约10cm×12cm，溃疡中央瘢痕，边缘萎缩性筛状瘢痕，边界清楚，无渗出（图 24-3）。

实验室检查：①血常规示白细胞计数 12.35×10⁹/L、中性粒细胞 0.758、红细胞计数 3.88×10¹²/L、血红蛋白 115g/L、血小板计数 252×10⁹/L；②尿便常规正常；③生化检测示总蛋白 66.9g/L、白蛋白 39.9g/L、球蛋白 29.3g/L、白球比 1.3，肾功能正常；④肝炎系列阴性。

问题：①还需要完善哪些检查？②该患者的诊断是什么，如何治疗？

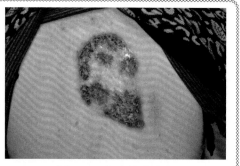

图 24-3　坏疽性脓皮病

【病因】　坏疽性脓皮病的发病机制尚未完全阐明，目前研究发现与免疫系统异常、遗传易感性等有关。

1. 遗传易感性　既往数例家族聚集性坏疽性脓皮病病例表明遗传因素与坏疽性脓皮病的发病存在一定关联。尽管在坏疽性脓皮病患者中未检测出某一特征性的基因突变，但近年数个研究报道了与坏疽性脓皮病相关的全身炎症反应综合征存在不同程度的基因突变，包括 MEFV、PSTPIP-1、NOD2、NLRP3、NLRP12、LPIN2 等。其中，位于 15 号染色体的 PSTPIP-1 基因与 PAPA 综合征的发生密切相关，NOD2 基因编码的 NOD2 蛋白在协调自噬相关蛋白的正确组装过程中起着关键作用，其突变会导致自噬功能受损，与炎症性肠病的发生密切相关。另外，在部分坏疽性脓皮病患者中检测出 *PTPN6* 基因杂合突变。

2. 免疫系统异常

（1）中性粒细胞功能异常：与坏疽性脓皮病的发病密切相关，中性粒细胞活化失调、凋亡延迟、吞噬功能异常被认为在坏疽性脓皮病的发病中起重要作用。中性粒细胞抗感染主要通过直接吞噬病原体或利用中性粒细胞坏死或者凋亡后释放缩合染色质、组蛋白和抗菌肽形成的网状结构以捕杀病原体，即中性粒细胞胞外诱捕网（NET），示例性荧光图像显示坏疽性脓皮病患者皮损中存在密集的中性粒细胞浸润，且观察到大量的 NET 聚集，提示 NET 参与了坏疽性脓皮病的发病过程。

（2）补体系统异常：坏疽性脓皮病的发病与补体 C2、C4、C7 的先天性缺陷有关。其中，C7 的缺乏可导致中性粒细胞趋化性、调理作用和吞噬作用的降低，提示该途径的失调可能参与坏疽性脓皮病的发生发展。

（3）多种细胞因子异常：坏疽性脓皮病患者皮损内一些关键的促炎因子和中性粒细胞趋化因子上调，包括 IL-1β、IL-17、TNF-α、IL-8、IL-6、IL-23 和 IL-25。IL-8 已被证明在动物模型中诱导产生坏疽性脓皮病。此外，基质金属蛋白酶（MMP）的表达增加，可能是坏疽性脓皮病导致愈合不良的原因。中性粒细胞与淋巴细胞之间的关联在固有免疫和适应性免疫中互有交叉，最新的研究将坏疽性脓皮病中异常的中性粒细胞凝集追溯到引发炎性级联反应并最终招募中性粒细胞，潜在的炎症异常来源包括 T 细胞及其分泌的细胞因子、角质形成细胞等。在坏疽性脓皮病患者的皮肤和外周血中发现了 T 细胞的克隆性增殖，但是淋巴细胞在坏疽性脓皮病发病机制中的确切作用尚未阐明。

药物相关性坏疽性脓皮病的病理生理学机制除了上述 3 种机制，还与角质形成细胞凋亡、表观遗传修饰，以及药物诱导相关细胞的低甲基化和干扰素的增加密切相关。

【临床表现】　坏疽性脓皮病在任何年龄阶段均可发生。最新研究表明，坏疽性脓皮病在 75～80 岁，以及更高的年龄段有高发现象；在儿童和青少年中很少见，只有 4% 的坏疽性脓皮病病例发生在儿童人群中，且女性比男性发病率高。

1. 临床分型　根据疾病发展可分为慢性或惰性，也可呈侵袭性或暴发性。临床症状多样，临床分型包括经典型、大疱型、脓疱型、增殖型、药疹型、手术外伤型、口缘型、婴幼儿型。坏疽性脓皮病的临床分型并不是固定不变的，而是可以从一种分型过渡到另一种分型。

（1）经典型：有两个典型阶段，即溃疡期和愈合期。溃疡期表现为迅速发展的伤口，边缘凸起，呈紫红色，向周围侵袭扩散，周围有红晕；中央为非特异性坏疽，有脓性或肉芽肿性基底，边界不断扩大。皮损发展过程中常伴剧烈疼痛，尤其是快速进展时。愈合期伤口边缘凸起的表皮向溃疡延伸，称为 Gulliver 征，愈合后呈特征性烟纸样或筛状瘢痕。

（2）大疱型：常始于非典型部位，如面部、手背部或上肢伸侧，常为迅速发生的浅表性出血性大疱，病变较浅，疼痛也较轻。大疱型坏疽性脓皮病多与潜在的血液系统恶性肿瘤相关。

（3）脓疱型：表现为正常皮肤上散在疼痛性无菌性脓疱，周围有红晕，常见于躯干或四肢伸侧。本型最常与炎症性肠病伴发。

（4）增殖型：常表现为孤立的红斑疣状侵袭溃烂性斑块，缺乏经典型坏疽性脓皮病皮损的紫色潜行性边缘，是最少见的类型，也最少伴发其他系统性疾病。

（5）药疹型：较罕见，但近来有越来越多的案例发表，尤其是与新靶向药物治疗有关，包括吉非替尼、伊马替尼、舒尼替尼、粒细胞集落刺激因子和生物制剂。虽然药疹型坏疽性脓皮病的发病机制尚不明确，但多数坏疽性脓皮病的皮损能在停药后好转。

（6）手术外伤型：特征为在手术创口的基础上发展的坏疽性脓皮病，可于手术后立即发生，或7～11d发生，多继发于乳部、胸部、心脏手术。只有1/6的患者有坏疽性脓皮病病史。在乳房坏疽性脓皮病中，乳头常不受累。

（7）口缘型：是一种过敏性的类型，常发生于口腔，见于炎症性肠病患者和尿道造口患者。

（8）婴幼儿型：约占坏疽性脓皮病的4%，早期临床表现与皮肤软组织感染类似，可伴有发热等全身中毒症状，进展迅速，易误诊。

2. 相关疾病及综合征　多达50%的坏疽性脓皮病病例会发现潜在的系统性疾病。最常见的相关疾病包括炎症性肠病（30%）、类风湿关节炎和血清阴性关节炎（10%）、血液系统恶性肿瘤或单克隆抗体病，特别是免疫球蛋白A抗体病（5%）、其他恶性肿瘤（5%）。有角层下脓疱病、白塞综合征、急性发热性嗜中性皮肤病也有与坏疽性脓皮病伴发的报道。坏疽性脓皮病还可累及眼（巩膜炎、角膜溃疡）、肺（无菌性肺结节、间质性肺疾病和胸腔积液）、脾和骨骼肌系统（无菌性关节炎、嗜中性肌炎）。

目前，发现多个与坏疽性脓皮病相关的全身炎症反应综合征，如PAPA综合征、PASH综合征、PAPASH综合征、PSAPASH综合征、PASS综合征等。

PAPA综合征是一种常染色体显性遗传、以坏疽性脓皮病（PG）、痤疮（acne）、化脓性无菌性关节炎（pyogenic sterile arthritis，PA）为特征的全身炎症反应综合征。

PASH综合征以坏疽性脓皮病、痤疮、化脓性汗腺炎（hidradenitis suppurativa，HS）为特征。

PAPASH综合征以坏疽性脓皮病、痤疮、化脓性无菌性关节炎、化脓性汗腺炎为特征。

PSAPASH综合征以银屑病关节炎（psoriatic arthritis，PSA）、坏疽性脓皮病、痤疮、化脓性汗腺炎为特征。

PASS综合征以坏疽性脓皮病、痤疮、脊柱关节炎（spondyloarthritis）为特征。

【组织病理】　坏疽性脓皮病的组织病理因皮损的类型、位置、病期及治疗等不同而有不同的表现，且无特异性，但对排除其他的病因可能有帮助。

表皮常缺如，真皮全层乃至皮下组织中弥漫、致密的以中性粒细胞为主的浸润，偶见多核组织细胞；一般近溃疡处有以中性粒细胞为主的急性炎症改变，溃疡处则为慢性炎症或肉芽肿改变。

关于坏疽性脓皮病是否有血管炎改变，报道不一，多数认为有血管炎，在溃疡的活动性边缘常可见淋巴细胞血管炎改变。PAS及六胺银、抗酸、Fite染色显示无真菌或分枝杆菌等病原体感染。

案例24-1分析

为明确诊断，需要完善以下检查：①皮损分泌物真菌镜检、细菌培养；②皮肤活检。皮肤活检组织进行细菌、真菌培养及HE染色、特殊染色（PAS、六胺银、抗酸染色）、免疫标记、免疫荧光；③梅毒血清试验及HIV、结核感染相关病原学检查、结缔组织病相关检查（抗心磷脂抗体、ANA、ANCA、类风湿因子）；④进一步病史询问及体格检查，排除输血史、过敏史、外伤史及疫区居住史，检查是否存在浅表神经粗大及感觉异常、关节是否受累；⑤排查血液系统肿瘤及实体脏器肿瘤、炎症性肠病等常见伴发疾病。

检查结果：①皮损分泌物真菌镜检，未见菌丝及孢子，细菌培养阴性。②皮损组织细菌、真菌培养，未见细菌、真菌生长；皮肤病理示局部表皮缺失形成溃疡，真皮全层至皮下脂肪弥漫大量中性粒细胞浸润（图24-4），局部可见组织坏死及少量组织细胞，未见明显多核巨细胞及肉芽肿形成。六胺银染色阴性，未见孢子及菌丝；抗酸染色阴性，未见抗酸阳性杆菌；免疫标记排除淋巴瘤疾病；免疫荧光染色阴性。③梅毒血清试验、HIV、抗心磷脂抗体、ANA、ANCA、类风湿因子阴性。结核分枝杆菌感染T细胞斑点试验（T-SPOT）阴性，结核分枝杆菌纯蛋白衍生物

（PPD）试验阴性。④该患者否认输血史、过敏史、外伤史及疫区居住史，未发现浅表神经粗大及感觉异常，关节未受累。

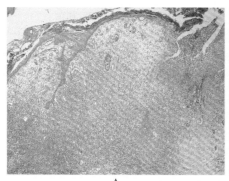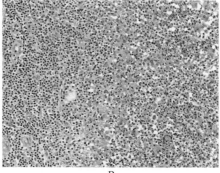

图 24-4 本病皮肤病理图示

A. 部分表皮缺失形成溃疡，真皮浅层水肿明显，真皮全层弥漫性中性粒细胞浸润；B. 真皮内大量中性粒细胞浸润

【诊断及鉴别诊断】

1. 诊断 坏疽性脓皮病没有明确的实验室或组织病理学特征，诊断方法为排他性诊断。2018年，*JAMA Dermatology* 发表了关于坏疽性脓皮病诊断标准的专家共识，其中包括 1 个主要标准和 8 个次要标准，满足 1 项主要标准及 4 项次要标准即可诊断，该标准的敏感度和特异度分别为 86% 和 90%（表 24-2）。

表 24-2 坏疽性脓皮病诊断标准

标准	具体内容
主要标准	溃疡边缘活检显示中性粒细胞浸润
次要标准	排除感染
	溃疡发生于创伤部位，针刺反应阳性
	有炎症性肠病或炎性关节炎病史
	近 4d 内出现丘疹、脓疱或水疱并破溃
	皮疹周围绕以红斑、潜行性边缘、溃疡部位压痛
	多发溃疡，至少 1 处位于小腿伸侧
	溃疡愈合后留下筛状或皱纹纸样瘢痕
	服用免疫抑制药物治疗后 1 个月内溃疡面积缩小
诊断标准	满足 1 项主要标准及 4 项次要标准即可诊断

2. 鉴别诊断 坏疽性脓皮病需与其他皮肤溃疡性疾病进行鉴别，并排除各种与坏疽性脓皮病皮损相似的皮肤疾病，包括动脉和静脉疾病（结节性多动脉炎、肉芽肿性血管炎）、血液病（冷球蛋白血症、抗磷脂综合征等）、感染（真菌感染、艾滋病、麻风、结核）、钙化防御、原发性或转移性肿瘤、自身免疫性大疱病、皮肤克罗恩病等其他炎症性疾病。

案例 24-1 临床特征

该患者的临床特征：①组织病理示大量中性粒细胞浸润；②逐渐发展的红斑疣状侵袭溃烂性斑块；③排除其他感染导致的皮肤溃疡；④萎缩性溃疡愈合；⑤糖皮质激素局部封闭治疗后 1 个月内溃疡面积缩小。

【治疗】 坏疽性脓皮病的治疗尚无公认的国际指南或共识，建议根据疾病严重程度选择不同等级的治疗。积极控制潜在疾病，避免激发因素，控制感染、疼痛，同时加强支持治疗。

1. 传统方案

（1）糖皮质激素：系统应用糖皮质激素 0.5～1mg/(kg·d) 是主要的治疗方法，用于快速控制疾病，症状控制后，可迅速减量。甲泼尼龙冲击治疗（每日 1g，持续 3～5 天）可迅速改善 PG 患者的病情，适用于病情严重的 PG 患者，但该疗法可能导致电解质紊乱及心律失常等不良反应，需予以关注。由于长时间系统应用糖皮质激素可能导致骨质疏松、体重增加、高血压、高血糖、青光眼等不良反应，需把握好糖皮质激素的应用时间。在治疗坏疽性脓皮病时需随患者病情好转逐渐减量，但在减量过程中可能会发生病情反复，此时需考虑联合或更换其他治疗方案。

（2）免疫抑制剂：可单独或联合糖皮质激素使用，或糖皮质激素无效时单独使用，如硫唑嘌呤、甲氨蝶呤，现在倾向于选用环孢素。环孢素［3～5mg/(kg·d)］作为糖皮质激素的替代药物，可以单独或与糖皮质激素联用。起效所需时间需 1～3 周，如果治疗效果不好，剂量可加至 10mg/(kg·d)。

（3）其他：包括秋水仙碱（0.6～1.2mg/d）、磺胺吡啶（每次 0.5～1.0g，每日 3 次）、氨苯砜［1.5～2mg/(kg·d)］、米诺环素（100mg/d）、阿普米司特和沙利度胺（50～150mg/d）。

（4）静脉注射免疫球蛋白（intravenous immunoglobulin，IVIg）：可用于糖皮质激素或免疫抑制剂治疗难治性坏疽性脓皮病患者的辅助治疗。针对坏疽性脓皮病的常用剂量为每个月 2g/kg［0.4～2g/(kg·d)，静脉注射，每月连续注射 2～3 天］，至少应用 6 个月。

（5）粒细胞和单核细胞吸附分离：原理是使用一个充满醋酸纤维素珠的体外柱吸附粒细胞和单核细胞，从而减少其在血液循环中的数量，这有助于减少坏疽性脓皮病中因中性粒细胞募集而引起的炎症和组织损伤。有病例报道，粒细胞和单核细胞吸附分离单用或与系统性糖皮质激素联用治疗难治性坏疽性脓皮病有效，但存在血栓栓塞的潜在副作用。

（6）其他：如为药物引起的坏疽性脓皮病，需及时停药，避免皮损进一步加重。

（7）局部治疗：坏疽性脓皮病溃疡创面护理的主要原则是采用合理的创面处置。针对面积较小、早期或轻型损害，可选用局部治疗。通常先用生理盐水湿敷后外涂抗菌剂。糖皮质激素和他克莫司软膏局部外用，糖皮质激素局部封闭治疗有较好的疗效。

病程后期局部伤口治疗可采用清创/手术治疗、真空封闭引流负压治疗/植皮，一般在急性发作期禁止清创术。

2. 治疗进展 目前，越来越多的证据支持靶向多种细胞因子的生物制剂用于坏疽性脓皮病治疗，但对于生物制剂是否应该只在其他治疗失败时应用或作为严重病例的一线治疗，尚无共识。

（1）TNF-α 抑制剂：早期使用对坏疽性脓皮病有最大的证据支持，特别是英夫利昔单抗（infliximab）和阿达木单抗（adalimumab）。

（2）IL-1 抑制剂：有报道阿那白滞素（anakinra）和卡那单抗（canakinumab）成功治疗坏疽性脓皮病及其相关综合征。

（3）IL-17 抑制剂：包括司库奇尤单抗（secukinumab）、布罗利尤单抗（brodalumab）和依奇珠单抗（ixekizumab），仅有少量成功治疗坏疽性脓皮病的病例报道。有报道银屑病患者在使用司库奇尤单抗转为布罗利尤单抗后诱发坏疽性脓皮病，需要更多的研究验证该类药物的有效性。

（4）IL-12/23 抑制剂：包括乌司奴单抗（ustekinumab）、古塞奇尤单抗（guselkumab），仅有少量成功治疗坏疽性脓皮病的病例报道。

（5）小分子药物：Janus 激酶（JAK）抑制剂和磷酸二酯酶（PDE）4 抑制剂，包括托法替布（10mg/d）、芦可替尼（20mg/d）、巴瑞替尼（4mg/d）和阿普米司特（60mg/d），目前仅是个案报道，需更多的研究支持。因此，具体患者中的应用应综合患者情况，在权衡利弊下使用，使用前可告知患者目前该药治疗坏疽性脓皮病尚处于研究阶段，有治疗无效的可能。

案例 24-1 分析

该患者的诊断：结合临床病史、体格检查、实验室检查、病理检查，排除其他疾病，患者诊断为坏疽性脓皮病（增殖型）。

该患者的治疗：①局部治疗，3% 过氧化氢溶液清洁溃疡表面坏死组织，外用夫西地酸软膏，每日 2 次。皮损处给予复方倍他米松注射液局部封闭治疗，每月 1 次，依据皮损恢复情况，2～4 次不等。②系统治疗，泼尼松每次 20mg，口服，每日 2 次。

（鲁 严）

第二十五章 皮肤附属器

第一节 寻常痤疮

寻常痤疮（acne vulgaris）又称青春痘，是一种累及毛囊皮脂腺的慢性炎症性疾病。该病主要发生于青少年（图 25-1）。

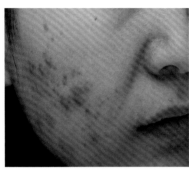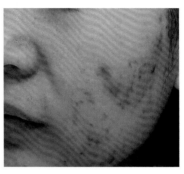

图 25-1 痤疮

> **案例 25-1**
>
> 患者，女性，20 岁，学生。面颊部粉刺、丘疹、脓疱、结节、囊肿 2 年。2 年前患者无明显诱因面颊出现散在粉刺、丘疹，未予特殊处理，皮损逐渐增多，曾于外院就诊考虑"痤疮"，给予口服中药及"刷酸"等治疗有所好转，自行停药（具体不详），此后皮损反复，并逐渐加重出现脓疱、结节、囊肿，并遗留黑色和红色痘印。平时月经期规律，无家族史。
>
> 专科查体：面部皮肤油腻，肤色暗沉；双侧面颊部见对称密集针尖至粟粒大小粉刺、丘疹、脓疱，多发结节、囊肿，其间散在分布大小不等的红色及黑色斑疹；口周及手臂未见多毛。
>
> 问题：①通过上述病史，应考虑什么病？②如何治疗？

【病因】 寻常痤疮发病主要与雄激素诱导皮脂腺肥大和皮脂分泌增多、毛囊导管口异常角化、痤疮丙酸杆菌等微生物增殖及免疫炎症反应有关。

雄激素是皮脂腺增生和皮脂分泌增多的启动因素，雄激素诱导毛囊口过度角化、变窄，过量的皮脂及脱落的角质细胞淤积在毛囊口内，形成白头粉刺；皮脂被氧化，混合皮肤表面的污垢形成黑头粉刺；皮脂大量聚集，为毛囊皮脂腺的微生物，如痤疮丙酸杆菌、金黄色葡萄球菌、马拉色菌等提供了丰富营养，促进其增殖，微生物产生的酶将甘油三酯分解成大量游离脂肪酸，进一步刺激真皮浅层毛囊产生炎症，形成丘疹、脓疱；不断加重的炎症导致毛囊壁破裂，脂质、微生物等进入真皮深层，引起毛囊及毛囊周围炎，形成深在的结节、囊肿。

近年研究表明，遗传因素在重度痤疮发生中起到重要作用，阳性家族史与痤疮发病风险增加有关，DDB2 和 SELL 基因是我国人群重度痤疮的易感基因，诱导 IL-6、IL-8 释放而引起炎症反应。痤疮患者存在皮肤屏障受损，肥胖、过度食用高糖/高脂食物或奶制品、不正确皮肤护理、彩妆、日晒、不良情绪、熬夜等均是寻常痤疮的诱发因素。

【临床表现】 寻常痤疮是痤疮最常见的类型，多发生于 15～30 岁青年男女，皮损好发于面颊、额部及下颏，其次是胸、背部，多呈对称分布。初发损害为白头粉刺（闭合性粉刺）及黑头粉刺（开放性粉刺），皮损加重可形成丘疹，顶端为小脓疱，继续发展形成大小不等的结节或囊肿。囊肿轻压时有波动感，甚至液化形成脓肿，脓肿破溃后常形成窦道和瘢痕。本病一般自觉症状轻，炎症明显时可有疼痛。病程呈慢性、易反复，可伴发皮肤敏感，遗留炎症后红斑、色素沉着，严重者可形成增生性或萎缩性瘢痕。

依据皮损性质，将痤疮分为 4 级三度（图 25-2）：① Ⅰ 级（轻度），仅有粉刺；② Ⅱ 级（中度），有炎性丘疹；③Ⅲ级（中度），出现脓疱；④Ⅳ级（重度），有囊肿、结节。

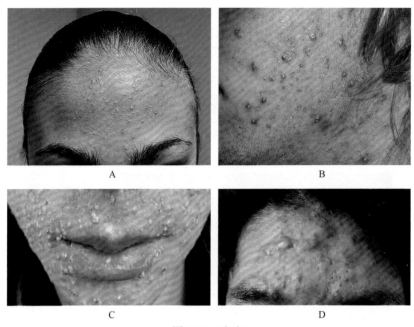

图 25-2　痤疮

A. 粉刺；B. 丘疹；C. 脓疱；D. 囊肿或结节

除了寻常痤疮外，尚有许多特殊类型的痤疮。

1. 聚合性痤疮（acne conglobata）　属于痤疮中较严重的类型，好发于青年男性。皮损表现主要为结节、囊肿、窦道及瘢痕，病情顽固，常持续多年。当本病与化脓性汗腺炎、头部脓肿性穿掘性毛囊周围炎发生于同一患者时，称为毛囊闭锁三联征，为常染色体显性遗传病。

2. 暴发性痤疮（fulminant acne）　是指少数痤疮患者病情突然加重，并出现发热、关节痛、贫血等全身症状。

3. 化学诱导性痤疮（chemically induced acne）　包括药物和非药物因素，具有用药或接触史、起病急、皮损形态单一并超出皮脂溢出部位、常规抗痤疮治疗不佳的特点。

4. 新生儿痤疮（acne neonatorum）　由于母体雄激素在胎儿阶段进入胎儿体内，可引起新生儿发生丘疹、脓疱样皮疹。

> **案例 25-1 分析**
>
> 　　临床特征：青年女性；病程较长，2 年间双面颊部反复出现粉刺、丘疹、脓疱、结节、囊肿；体格检查可见面部皮肤油腻，双面颊部多发对称性粉刺、丘疹、脓疱、结节、囊肿，伴红色及黑色斑疹；口周及手臂未见多毛表现。

【诊断及鉴别诊断】　根据青年男女发病特点，皮损主要发生在颜面、前胸和后背，表现为粉刺、丘疹、脓疱、囊肿及结节，对称分布，通常鼻部不受累等，可以诊断。需与玫瑰痤疮、面部播散性粟粒状狼疮相鉴别。

> **案例 25-1 分析**
>
> 　　发病年龄为青年；病程为 2 年，反复发作；皮损表现为双面颊部粉刺、丘疹、脓疱、结节、囊肿对称分布。查体可见面部皮肤油腻，双面颊部多发对称性粉刺、丘疹、脓疱、结节、囊肿，伴红色及黑色斑疹；口周及手臂未见多毛表现。
>
> 　　诊断：寻常痤疮Ⅳ级。

【治疗】　治疗目的是消除皮损、预防复发，使皮肤达到正常状态。治疗原则主要为去脂、剥脱角质、杀菌、修复皮肤屏障、抗炎及调节激素水平。

1. 一般治疗　限制摄入可能诱发或加重痤疮的高脂、高糖食物及奶制品，保持良好的情绪和睡眠。用温水或控油保湿的洁面产品祛除皮肤表面多余油脂、皮屑和细菌混合物，避免过度清洁，每天洗脸不超过 2 次。油性皮肤者全脸使用控油、修复皮肤屏障的功效性护肤品；干性皮肤或者伴有皮肤敏感者，全脸使用舒缓、修复皮肤屏障的功效性护肤品；混合性皮肤者，应分区护理，易出油的部位（如 T 区）皮肤护理原则同油性皮肤，双面颊等处皮肤护理原则同干性皮肤。

2. 系统治疗

（1）抗生素：为Ⅲ、Ⅳ级寻常痤疮首选，以及Ⅱ级寻常痤疮外用治疗效果不佳及特殊类型痤疮（如暴发性痤疮）等患者的早期治疗，首选米诺环素和多西环素。四环素类药不耐受或有禁忌证时，可考虑大环内酯类，如以红霉素、罗红霉素、阿奇霉素代替。常用米诺环素 50～100mg/d，多西环素 100～200mg/d（通常 100mg/d），红霉素每次 1.0g/d；疗程 6～8 周，不超过 12 周。

（2）维 A 酸类：适用于Ⅲ、Ⅳ级寻常痤疮伴严重皮脂溢出、有瘢痕或瘢痕形成倾向的寻常痤疮患者，以及Ⅳ级寻常痤疮经抗菌药足疗程治疗后仍复发者，特殊类型痤疮（如暴发性痤疮）可在使用抗菌药和糖皮质激素控制炎症后使用。主要使用异维 A 酸，通常以 0.25～0.50mg/(kg·d) 为起始剂量，按照 0.5～1.0mg/(kg·d) 逐渐增量，一般 3～4 周起效，疗程为 16 周左右，累积量为 120～150mg/kg。该药有明确的致畸作用，育龄期女性应在治疗后停药 3 个月才能考虑怀孕。其不良反应有皮肤黏膜干燥、脱屑、肌肉骨骼疼痛、血脂升高、肝功能异常等。青春期前长期使用有可能引起骨骺过早闭合、骨质增生、骨质疏松等；12 岁以下儿童慎用。

（3）糖皮质激素：适用于Ⅲ、Ⅳ级寻常痤疮及暴发性痤疮。口服可选择甲泼尼龙、泼尼松。口服甲泼尼龙 20～30mg/d，或泼尼松 30mg/d，一般不超过 3 周；使用过程中遵循递减治疗原则，避免反跳现象。针对严重的结节或囊肿，可使用曲安奈德混悬液或泼尼松龙混悬液局部注射，每 2 周 1 次。避免长期大剂量使用，以免诱导药物性痤疮及其他不良反应发生。

（4）抗雄激素：适用于伴高雄激素表现的女性痤疮患者，特别是伴多囊卵巢综合征的患者。最常用的药物是含雌激素与孕激素的炔雌醇环丙孕酮，常在月经第 1 天服用，连服 21 天，起效时间需要 2～3 个月，疗程建议在 6 个月以上；螺内酯疗程为 3～6 个月；丹参酮疗程一般为 6 周。

3. 局部治疗　局部外用药物是寻常痤疮的基础治疗，依据寻常痤疮的分级、分度进行选择。Ⅰ、Ⅱ级寻常痤疮以外用药物治疗为主，Ⅲ、Ⅳ级寻常痤疮在系统治疗的同时辅以外用药物治疗。

（1）维 A 酸类：为Ⅰ级寻常痤疮的单独一线用药。常用药物包括第一代的全反式维 A 酸和异维 A 酸，以及第三代的阿达帕林、他扎罗汀及第四代的曲法罗汀，点涂于皮损处。

（2）抗氧化剂（过氧化苯甲酰）：是Ⅱ级及Ⅲ级寻常痤疮的首选外用药物。目前痤疮丙酸杆菌对该药尚无耐药性，可单独使用，也可联合外用抗菌药使用。浓度为 2.5%～10%，有乳剂、凝胶等剂型，点涂于皮损处。

（3）抗菌药：外用抗菌药适用于丘疹、脓疱等浅表性炎性皮损，包括红霉素、夫西地酸、林可霉素及其衍生物克林霉素等。

较少出现刺激反应，但易诱导痤疮丙酸杆菌耐药，不推荐单独或长期使用，建议与过氧化苯甲酰、外用维 A 酸类等联合应用。

（4）其他：不同浓度与剂型的二硫化硒、硫黄和水杨酸等药物具有抑制痤疮丙酸杆菌、抗炎及轻微剥脱作用，临床上可作为寻常痤疮皮损局部外用治疗的备选，易引起皮肤干燥、脱屑、灼热及泛红。

4. 物理与化学治疗　主要包括红蓝光、激光、强脉冲光、光动力、化学剥脱等，可作为寻常痤疮辅助或替代治疗，以及后遗症红斑、色素沉着、瘢痕及继发皮肤敏感治疗的选择。

值得注意的是，痤疮本身的炎症、不当护肤和医美治疗、使用维 A 酸类药物、环境变化、生活饮食习惯、情绪波动等都可诱发痤疮患者并发皮肤敏感，引起干燥、脱屑、灼热、泛红、瘙痒、疼痛。因此，寻常痤疮治疗全程均应配合使用具有修护皮肤屏障作用的功效性护肤品及进行皮肤屏障修复的护理，提高疗效，减少药物刺激反应。

案例 25-1 分析

　　对此患者的治疗方案：①健康教育。限制高脂、高糖及奶制品摄入，饮食清淡；避免熬夜，保持良好的情绪和睡眠。②系统治疗。甲泼尼龙片（每次 8mg，每日 3 次，口服 1～5 天；每次 8mg，每日 2 次，口服 6～10 天；每次 8mg，每日 1 次，口服 11～15 天）、多西环素片（每次 100mg，每日 1 次，口服 6 周）、丹参酮胶囊（每次 0.75g，每日 2 次）。6 周后，口服药改为异维 A 酸（每晚随餐服用 10mg，连续服用 3 个月）。③局部治疗。夫西地酸＋过氧化苯甲酰凝胶混合点涂于皮损处，每日2次；结节、囊肿处局封泼尼松1次，同时行复合酸治疗，每20天治疗1次。④护肤建议。治疗开始时，在T区外用控油、修复类功效性护肤品，双侧面颊处使用舒缓、修复类功效性护肤品；6周后改为全脸使用舒缓、修复类功效性护肤品，同时进行皮肤屏障修复护理。

经治疗，患者面颊部粉刺、丘疹、脓疱、斑疹消退，结节、囊肿数量较前明显减少，无新发皮损，肤色正常。

第二节　脂溢性皮炎

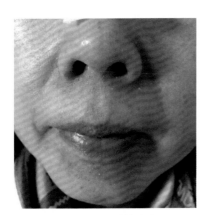

图25-3　脂溢性皮炎

脂溢性皮炎（seborrheic dermatitis，SD）是一种发生于皮脂溢出部位的红斑鳞屑性、慢性、复发性、炎症性皮肤病。常见于婴儿、青春期者及成人（图25-3）。

【病因】　该病病因尚不完全清楚。目前认为与皮脂分泌增多、马拉色菌繁殖、皮肤屏障功能受损、免疫反应及个体易感性等相关。遗传背景下皮脂溢出、皮肤屏障结构异常，马拉色菌等微生物寄生与繁殖水解皮脂，生成游离脂肪酸和脂质过氧化物刺激皮肤发生炎症反应，进一步破坏皮肤屏障。

精神压力、B族维生素缺乏、饮食、嗜酒、护肤不当等因素均可不同程度地影响本病的发生和发展。

【临床表现】　脂溢性皮炎好发于皮脂溢出部位。常表现为头、面、胸及背部等处红斑、丘疹，覆糠秕状鳞屑或油腻状痂屑，伴有不同程度的瘙痒。多呈慢性经过，易反复发作。由于部位和皮损轻重不同，临床可有以下表现：

1. 头皮损伤　是脂溢性皮炎最轻微也是最常见的表现。表现为头皮红斑及糠秕状鳞屑，伴有头发稀疏或脱落；严重者表现为红色斑片且上覆淡黄色油腻鳞屑或毛干上出现石棉状糠疹，最常见于颞顶区域。皮损可延伸至耳后及外耳道和耳郭，可伴有明显瘙痒和二重感染。

2. 面部皮损　可由头皮蔓延而来，好发于发际线以下的前额及眉弓，也可发生于鼻唇沟，累及下颌，呈油腻性鳞屑性红色斑片。男性患者可出现胡须部位受累，易伴有毛囊炎。

3. 躯干皮损　好发于前胸和背部，毗邻红斑皮损可融合成环形或地图状，附油腻鳞屑，可伴有渗出，也可继发感染，甚至发展成红皮病。如出现泛发及严重的脂溢性皮炎，应警惕是否合并HIV感染。

【组织病理】　组织病理表现随病期而不同。急性及亚急性脂溢性皮炎表现为轻度至中度海绵形成、银屑病样增生。毛囊口角化不全，可见角栓；毛囊口顶端有含中性粒细胞的鳞屑痂。真皮血管周围少数淋巴细胞及组织细胞浸润。慢性脂溢性皮炎除上述变化外，还有明显毛细血管及浅静脉丛血管扩张。

【诊断及鉴别诊断】　根据本病好发于皮脂腺活跃时期的婴儿、青春期者及成人，典型皮损为皮脂腺丰富区出现糠秕状鳞屑或油腻状痂屑性红斑，伴有瘙痒，真菌镜检可见孢子，诊断多无困难。婴儿脂溢性皮炎需与婴儿湿疹相鉴别，成人脂溢性皮炎通常要与银屑病、玫瑰糠疹、变异性接触性皮炎等疾病相鉴别。

【治疗与预防】　治疗原则以去脂、角质剥脱、抗真菌、消炎及止痒、修复皮肤屏障为主。

1. 一般治疗　限制摄入高脂、辛辣刺激食物，保持良好的情绪和睡眠。配合使用具有舒缓、修复皮肤屏障的功效性护肤品，油性皮肤患者宜选择控油、修复类功效性护肤品，干性皮肤患者宜选择舒缓、修复类功效性护肤品。

2. 系统治疗　补充B族维生素或锌剂；真菌感染或皮损泛发者可口服抗真菌药，伊曲康唑200mg/d，疗程为7~14天；瘙痒剧烈者可用具有镇静作用的第一代抗组胺药或具有抗炎作用的第二代抗组胺药；炎症明显、范围较大，甚至有红皮病倾向且无禁忌者，亦可短期内系统应用泼尼松0.5mg/(kg·d)及四环素类药物。

3. 局部治疗

（1）硫黄、水杨酸：具有去脂、角质剥脱、抗炎作用。常用 5% 硫黄软膏，每日 1 次。含水杨酸的洗发水可能对鳞屑较厚的患者有帮助。

（2）抗真菌药：常用 1% 环吡酮或者 2% 酮康唑，可按不同部位、不同皮损选用不同的剂型。如头皮脂溢性皮炎可使用 2% 酮康唑洗发水，每次 5～10ml，保留 3～5min 后冲洗，每周使用 2～3 次，持续 2～4 周，随后可减至每周使用 1 次，预防复发。

（3）糖皮质激素：具有抗炎作用，可单独或与抗真菌药合并使用。选用弱至中效糖皮质激素霜剂，使用一般不超过 2 周，以免诱导激素依赖。

（4）其他：钙调磷酸酶抑制剂、0.03% 他克莫司软膏和 1% 吡美莫司乳膏，可达到与 1% 氢化可的松乳膏相同的效果且没有激素的不良作用。间歇性外用他克莫司软膏，如每周 2 次，可替代外用抗真菌药作为严重面部脂溢性皮炎的维持治疗。若有渗出、糜烂，可使用收敛药，如 1% 雷凡诺尔锌氧油。

第三节　玫瑰痤疮

玫瑰痤疮（acne rosacea）原称"酒糟鼻"，是一种常见累及面中部皮肤的慢性炎症性疾病，好发于中年人（图 25-4）。

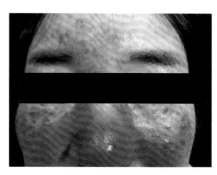

图 25-4　玫瑰痤疮

> **案例 25-2**
>
> 患者，女性，46 岁，农民。鼻、面颊、额部红斑、丘疹伴灼热 10 余年。10 余年前患者于鼻部出现红斑、丘疹，时有灼热感，日晒后加重，未予特殊处理，皮损逐渐累及面颊、额部。2 个月前于外院就诊，拟诊为"玫瑰痤疮"，给予口服米诺环素、羟氯喹、复方甘草酸苷片（具体剂量及时间不详），外用夫西地酸乳膏、重组人表皮生长因子凝胶等治疗至今，未见明显好转。

> 专科查体：面中部见以鼻部为中心的鼻、双侧面颊和额部弥漫性红斑，边界清晰，红斑基础上散在米粒至绿豆大小丘疹，少许网状毛细血管扩张，左眼结膜充血，睑缘散在米粒大小丘疹、脓疱。
>
> 问题：①诊断及诊断依据是什么？②如何治疗？

【病因】 该病可能是在一定遗传背景基础上，由多种因素诱导的、以免疫炎症和神经血管调节功能异常为主导的慢性炎症性疾病。一方面，蠕形螨等外界刺激诱导 Toll 样受体 2（toll-like receptor 2，TLR2）表达增加，激活免疫炎症反应，同时使丝氨酸蛋白酶激肽释放酶 5（kallikrein-related peptidase 5，KLK5）活性增强，促进表皮抗菌肽转化为活化形式 LL-37 片段，后者可加重炎症反应和诱导血管生成及破坏皮肤屏障。另一方面，理化刺激、饮酒、辛辣食物、炎热环境、运动、情绪等可通过激活受体电位辣椒素受体（transient receptor potential vanilloid，TRPV）1～4 和瞬时受体电位锚定蛋白亚家族成员（如 TRPA1）等，促进神经肽释放，介导神经血管功能失调。此外，皮肤屏障受损和微生态紊乱也被认为参与玫瑰痤疮的发病过程。

【临床表现】 表现为面中部以鼻部为中心的阵发性潮红或持续性红斑，伴毛细血管扩张、炎症性丘疹和脓疱疹，鼻部或面颊、口周增生肥大和纤维化及睑缘炎等一种或多种客观体征，可有一定灼热、发红症状，无原发粉刺。

根据临床表现可将玫瑰痤疮分为 4 个亚型：①红斑毛细血管扩张型；②丘疹脓疱型；③鼻赘型；④眼型。不同分型的临床表现可能存在重叠。

> **案例 25-2 分析**
>
> 临床特征：中年女性；病程慢性，10 余年来鼻部、面颊、额部反复出现红斑、丘疹，伴灼热，日晒后加重。体格检查见面中部以鼻部为中心的鼻、面颊和额部弥漫性红斑，边界清晰，红斑基础上散在米粒至绿豆大小丘疹，少许网状毛细血管扩张；左眼结膜充血，睑缘散在米粒大小丘疹、脓疱。

【诊断及鉴别诊断】 根据中年女性，以鼻部为中心的面中部阵发性潮红或持续性红斑，伴毛细血管扩张、炎症性丘疹和脓疱疹，以及鼻部或面颊、口周增生肥大和纤维化及睑缘炎等一种或多种客观体征，无原发粉刺，可有一定灼热、发红或瘙痒等主观症状可明确诊断。

玫瑰痤疮的临床表现多样，主要表现为阵发性潮红的患者，需要与敏感性皮肤、月经期或围绝经期症状、系统性肥大细胞增生症等相鉴别；表现为持续性红斑的患者，需要与面部湿疹/特应性皮炎、接触性皮炎/光敏性接触性皮炎、面部脂溢性皮炎、激素依赖性皮炎（玫瑰痤疮型）、系统性红斑狼疮、红斑型天疱疮、银屑病等相鉴别；表现为丘疹脓疱的患者，需要与寻常痤疮、嗜酸性脓疱性毛囊炎、面部播散性粟粒状狼疮等相鉴别；表现为增生肥大的患者，需要与鼻部结节病、皮肤肿瘤引起的皮肤增生肥大等相鉴别。临床上应该仔细询问病史与必要的辅助检查加以鉴别。

> **案例 25-2 分析**
>
> 　　发病年龄为中年，病程 10 年，反复发作；皮损表现为鼻部、面颊、额部红斑、丘疹伴灼热；查体见以鼻部为中心的鼻、面颊和额部持续性红斑、丘疹，存在毛细血管扩张和左眼结膜充血，睑缘散在丘疹、脓疱。辅助检查示皮损刮片镜检见蠕形螨。
>
> 　　诊断：玫瑰痤疮（混合型）。

【治疗】 本病的治疗目的是缓解或消除皮损、降低复发，提高患者生活质量。

1. 一般治疗 健康教育，提高疗效，减少复发。避免玫瑰痤疮刺激因素，如紫外线暴露、情绪、压力、高强度运动、饮酒、冷热辛辣、刺激性食物、环境湿度过高或过低、护肤方法不当、睡眠障碍等。

2. 系统治疗

（1）抗炎、抗微生物：常用米诺环素、多西环素及羟氯喹，炎症明显时可联合使用糖皮质激素。米诺环素、多西环素可有效抑制炎症。多西环素 50mg/100mg，每晚 1 次，或米诺环素 50mg/100mg，每晚 1 次，疗程 8～12 周。对于 8 岁以下及四环素类抗生素不耐受或者有用药禁忌者，可选用大环内酯类抗生素，如克拉霉素或阿奇霉素。羟氯喹具有抗炎、调节免疫、光保护等作用，常用每次 0.1～0.2g，每日 2 次，疗程一般 8～16 周，用药前或用药期间有眼部症状时需完善眼底检查，排除相关病变。糖皮质激素用药原则参考寻常痤疮部分。抗蠕形螨药物甲硝唑、替硝唑，可配合使用，常用量为每次 200mg，每日 2～3 次，疗程为 4 周左右。

（2）异维 A 酸：可作为增生肥大型患者的首选系统治疗及丘疹脓疱型患者在其他治疗效果不佳情况下的二线选择。常用量为 10～20mg/d，疗程一般为 12～16 周。一般不与四环素类药物同用。

（3）β-肾上腺素能受体抑制剂：主要用于难治性阵发性潮红和持续性红斑明显的患者。常用卡维地洛，兼有 α₁ 受体阻滞和非选择性 β 受体阻滞作用，每次 3.125～6.25mg，每日 1～2 次，疗程为 6～28 个月。用药前及用药期间需监测血压，避免低血压的发生。

（4）抗焦虑：适用于长期精神紧张、焦虑过度的患者，如氟哌噻吨美利曲辛片、阿普唑仑片，需在医生的指导下使用。

3. 局部治疗

（1）修复和维持皮肤屏障功能：使用含神经酰胺、透明质酸、青刺果油、马齿苋等具有修复皮肤屏障及抑制 TRPV 作用的功效性护肤品，可缓解灼热、阵发性潮红等症状和临床表现，各型患者均适用。

（2）外用药物

1）外用药物包括甲硝唑、克林霉素或红霉素、伊维菌素、过氧化苯甲酰。甲硝唑对丘疹、红斑也有一定治疗效果，对脓疱有较好疗效。克林霉素或红霉素可用于丘疹、脓疱的二线治疗。伊维菌素对丘疹、脓疱有较好疗效。过氧化苯甲酰仅用于鼻部或口周丘疹脓疱型患者，点涂于皮损处，避免发生红斑、鳞屑及局部瘙痒等不良反应。

2）壬二酸能够减少 KLK5 和抗菌肽的表达及抑制紫外线诱导的细胞因子释放，改善玫瑰痤疮丘疹、脓疱。

3）水杨酸具有角质促成、角质溶解、杀菌、抑菌和抗炎等作用，对玫瑰痤疮的潮红、丘疹和脓疱有效。需要在专业医生指导下使用。

4）收缩血管 α-肾上腺素能受体激动剂（如 0.5% 酒石酸溴莫尼定凝胶）、α₁-肾上腺素能受体激动剂（如 1% 盐酸羟甲唑啉乳膏），均能收缩面部血管，减轻面部红斑。需要特别注意的是，该药不能长期使用。

4. 眼部局部用药　包括抗生素眼膏/滴眼液（如四环素类滴眼液或阿奇霉素滴眼液），必要时可予以免疫抑制剂滴眼液（如环孢素滴眼液）；蠕形螨感染性睑缘炎需同时给予抗螨治疗，包括局部外用甲硝唑等；并发干眼时，需给予人工泪液及抗炎治疗。症状严重者需转眼科诊治。

5. 光电等物理治疗　建议在炎症控制、病情稳定状态下，采用适当的光电治疗（如强脉冲光、脉冲染料激光、Nd:YAG 532nm 激光、CO_2 激光等）来改善扩张的毛细血管及增生的肥大皮损。

6. 手术疗法　对于以赘生物损害为主的玫瑰痤疮，可酌情选用手术疗法。

7. 注射疗法　A 型肉毒毒素可通过抑制神经末梢释放乙酰胆碱、神经肽，快速持久改善玫瑰痤疮面部红斑及潮红，可作为玫瑰痤疮顽固难治性潮红和红斑的新选择。

> **案例 25-2 分析**
>
> 　　对此患者的治疗方案：①系统治疗。口服甲泼尼龙（1～5d，每次 8mg，每日 3 次；6～10 天，每次 8mg，每日 2 次；11～15 天，每次 8mg，每日 1 次）、羟氯喹（每次 100mg，每日 2 次）、多西环素（每次 0.1g，每晚 1 次，共 6 周）、甲硝唑（每次 0.2g，每日 2 次，共 21d）、卡维地洛（每次 12.5mg，每日 1 次）。②外部治疗。外用甲硝唑凝胶，每日 2 次。③光电治疗。皮肤炎症控制后，使用 Nd：YAG 532nm 激光治疗扩张的毛细血管，每月 1 次，共治疗 3 次。④护肤建议。使用含神经酰胺、透明质酸、青刺果油、马齿苋等具有修复皮肤屏障及抑制 TRPV 作用的功效性护肤品。
>
> 　　经治疗，患者眼部症状消失，面部未见明显毛细血管扩张，红斑变淡，丘疹明显减少，治疗效果显著。

第四节　斑　秃

斑秃（alopecia areata，AA）是一种遗传和环境因素共同作用的炎症性非瘢痕性脱发。可发生于任何年龄，青年多见，部分小儿斑秃病情发展迅速且严重（图 25-5）。

【病因】　目前认为斑秃是由遗传因素与环境因素共同作用所致的毛囊特异性自身免疫病。遗传背景下，在非特异性刺激（如感染和局部创伤等）、精神因素等作用下引起毛囊炎症因子（如 IFN-γ、TNF-α）释放，暴露原本屏蔽的毛囊自身抗原，机体 CD8$^+$ T 细胞识别这些自身抗原并产生自身免疫反应，破坏毛囊上皮细胞，形成脱发；可合并自身免疫病、过敏性疾病。

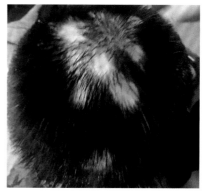

图 25-5　斑秃

【临床表现】　本病可发生在任何年龄，以青年多见，儿童斑秃病情重，可迅速发展为全秃或普秃。临床表现常为突然发生的圆形、椭圆形脱发斑，部分为网状或匐行形脱发斑，边界清晰，多不伴自觉症状，少数患者有轻度头皮痒感或头皮紧绷感。脱发斑发生面积小、病程短者有自愈倾向，毛发再生往往从脱发斑中央开始。部分患者脱发持续加重，可导致全部头发脱落即全秃（alopecia totalis，AT），或全身毛发脱落即普秃（alopecia universalis，AU）。重症者可有头发以外改变，如眉毛、睫毛、鼻毛、胡须、体毛脱落。指（趾）甲变化以儿童多见，包括甲点状凹陷、点状白甲、甲纵嵴、无光泽等。

1. 临床分期　根据疾病进展情况分为进展期（活动期）、稳定期（静止期）和恢复期。①进展期：皮损进行性扩大，拉发试验阳性，可见特征性的感叹号样发，皮肤镜下见黑点征、黄点征、感叹号样发、锥形发、断发和毛干粗细不均；②稳定期：皮损未见发展扩大，拉发试验阴性；③恢复期：可见新生毛发。分期意义在于评判疾病活动性、治疗方法选择、疗效评判，以及病程预测。

2. 临床分型　①斑片型：为典型圆形、椭圆形脱发斑。②网状斑秃：多灶性脱发斑呈网状。③匐行型：主要发生于发际线部位。④急性弥漫型：全头皮急性弥漫受累。⑤全秃：所有头发均脱落。⑥普秃：全身所有毛发均脱落。按照脱发面积分为轻度（<25%）、中度（25%～49%）、重度（≥50%）。临床分型的意义在于评判脱发面积，即疾病严重程度、病程长短、治疗难度、具体方法选择及预后。

【组织病理】 本病的病理改变主要为炎症浸润和毛囊周期退行性改变。炎症细胞浸润于毛球部周围，可呈蜂拥状。毛囊索条亦有炎症浸润，浸润细胞以淋巴细胞为主，可伴有少量嗜酸性粒细胞、浆细胞和肥大细胞。

【诊断及鉴别诊断】 典型的斑秃根据病史、临床表现和皮肤镜检查即可诊断。需与拔毛癖、头癣、瘢痕性脱发、梅毒性脱发、生长期脱发、雄激素性秃发、先天性秃发、假性斑秃相鉴别，必要时可行病理。

【治疗】 斑秃治疗目的是控制病情进展、促使毛发再生、提高患者生活质量。对于单发型或脱发斑数目较少、面积小的患者，可以使用局部治疗；对于脱发面积大、进展快者，主张早期积极治疗；对于久治不愈的全秃、普秃或匐行型，以及常规治疗无效的斑秃患者，使用假发和发片遮饰。

1. 一般治疗 避免精神紧张，缓解精神压力，保持健康的生活方式和充足的睡眠；均衡饮食，适当参加体育锻炼；有并发炎症或免疫性疾病者，如特应性皮炎、白癜风、银屑病，应积极治疗合并疾病。

2. 系统治疗

（1）糖皮质激素：适用于进展期和脱发面积较大的斑秃（脱发面积＞25%、全秃和普秃），口服中小剂量泼尼松，如 15～30mg/d，一般≤0.5mg/(kg·d)，数周后逐渐减量，维持数月，宜缓慢减量，通常 1～2 个月起效。

（2）免疫抑制剂：二线治疗，常用如小剂量环孢素［一般≤3mg/(kg·d)］、甲氨蝶呤等，可与小剂量糖皮质激素联用。

（3）其他：近年来小分子靶向药物 JAK 抑制剂（如巴瑞克替尼、利特昔替尼、托法替尼和鲁索替尼等）亦应用于斑秃的治疗，可作为重症斑秃治疗的二线治疗。补充胱氨酸、泛酸钙、B 族维生素有助于生发。对于有精神、睡眠因素的患者可予以对应处理。

3. 局部治疗

（1）外用糖皮质激素：适用于中度斑秃，常用药物为卤米松乳膏或丙酸氯倍他索乳膏等强效或超强效外用糖皮质激素，每日 1～2 次。重度斑秃可采用封包治疗。

（2）皮损内注射：适用于轻、中度的单发型和多发型斑秃，常用注射药物有曲安奈德、复方倍他米松注射液。曲安奈德注射液每 2～3 周 1 次，复方倍他米松注射液每 3～4 周 1 次，可重复数次。

（3）局部免疫治疗：适用于重度斑秃、全秃、普秃、病程长及其他治疗效果不佳的斑秃，常用药物为局部致敏剂，如二苯基环丙烯酮（DPCP）和方正酸二丁酯（SADBE）。

（4）米诺地尔：适用于稳定期及脱发面积较小的斑秃，避免单用于进展期斑秃。

4. 物理治疗 如长波紫外线、窄谱中波紫外线、308nm 准分子激光、低能量激光可能有效。

第五节 雄激素性秃发

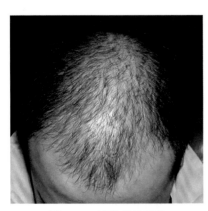

图 25-6 雄激素性秃发

雄激素性秃发（androgenetic alopecia，AGA）又称脂溢性脱发，是一种非瘢痕性脱发。好发于青春期和青春期后，男性较女性高发（图 25-6）。

【病因】 AGA 是最常见的秃发类型，有明显的家族遗传性，遗传因素占 AGA 易感性的 80%。目前认为 AGA 发病与雄激素在毛囊的 I 型及 II 型的 5α-还原酶作用下形成的双氢睾酮（dihydrotestosterone，DHT）有关。DHT 与毛囊细胞的雄激素受体（androgen receptor，AR）结合，调控毛囊内间充质细胞与上皮细胞的相互作用，影响毛乳头大小及毛乳头细胞、毛囊细胞的活性，造成毛囊持续性微小化，形成脱发。Wnt 信号通路及前列腺素 D_2（prostaglandin D_2，PGD_2）途径也参与 AGA 的发生。此外，雄激素可诱导 DNA 损伤引起炎症反应、毛乳头细胞过早衰老，促进毛发脱落。氧化应激和脂质的代谢异常也参与 AGA 毛囊的破坏过程。

【临床表现】 AGA 表现为发际线或顶部毛发稀疏，毛囊持续性微小化，毛发直径异质性增加，毛囊生长期缩短，病情呈进行性加重。男女 AGA 的好发部位有所差异，男性好发于顶部及发际线，称为男性型 AGA；女性好发于顶部，为女性型 AGA。

目前常用基本和具体分类（basic and specific classification，BASP）分型方法，根据发际线形态、额部与顶部头发密度进行分级，包括 4 种基本型和 2 种特殊型，结合基本型和特殊型得出最终分型（图 25-7、表 25-1）。4 种基本型为 L、M、C 和 U，代表前发际线的形状，每种类型再根据脱发的严重程度进行分级；而 2 种特殊型为 F 和 V，代表特定区域（额部 F 和顶部 V）头发的密度，每种类型再根据脱发的严重程度进行分级。

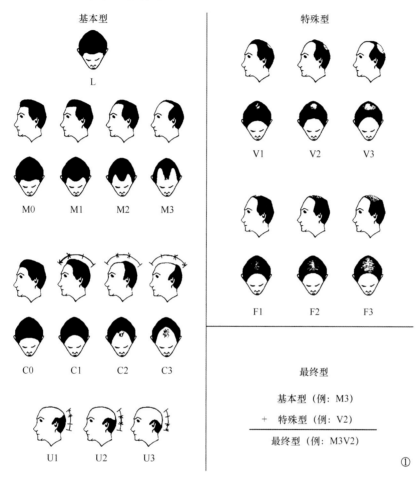

图 25-7　AGA 的 BASP 分型法

表 25-1　**AGA 的 BASP 分型法**

分型	分型临床表现
基本型	L 型：前额发际线无后移
	M 型：两鬓角区发际线后退较前中央发际线退后明显，对称
	M0：前额发际线保留，无脱发
	M1：两侧发际线后退未超过原处至头顶前 1/3
	M2：两侧发际线后退未超过原处至头顶中 1/3
	M3：两侧发际线后退未超过原处至头顶后 1/3
	C 型：前额中部发际线后退较两侧显著，类似 "C" 形
	C0：前额发际线保留，无脱发
	C1：前额发际线中部后退前 1/3 范围内
	C2：前额发际线中部后退中 1/3 范围内
	C3：前额发际线中部后退后 1/3 范围内
	U 型：前额发际线退至头顶后，马蹄形，类似 "U" 形，是最严重的类型

分型	分型临床表现
	U1：发际线后退头顶至枕突前 1/3 范围内
	U2：发际线后退头顶至枕突中 1/3 范围内
	U3：发际线后退头顶至枕突后 1/3 范围内
特殊型	按顶枕部头发密度分级
	V 型：头颈部头发明显稀疏，且超过前额区（与 F 区别点在于脱发主要在头顶部）
	V1：轻度，头顶部头发密度可见降低
	V2：中度，头顶部头发密度显著降低
	V3：重度，头顶部头发非常稀少或缺失
	按头顶部（头冠部）头发密度分级
	F 型：头发密度弥漫性降低，前额区尤为显著，常见于女性型脱发
	F1：轻度，前额区头发密度可见降低
	F2：中度，前额部头发密度显著降低
	F3：重度，前额部头发非常稀少或缺失

【诊断及鉴别诊断】　AGA 主要依据临床表现和家族史来明确诊断，必要时可行相关的辅助检查。对于男性 AGA 患者，可行游离睾酮、雌激素、脱氢表雄酮等性激素水平检测，还可以检测性激素结合蛋白含量。对于女性 AGA 患者，可行睾酮、雌孕激素、脱氢表雄酮、性激素结合蛋白等检测，必要时需要进行卵巢超声检查，明确是否存在多囊卵巢综合征。对于儿童早发 AGA，也要注意性激素的检验，必要时需进行生殖系统及肾上腺的影像学检查。弥漫性脱发还可进行甲状腺功能、贫血、自身免疫指标的检测。拉发试验、毛发镜、皮肤镜等可协助诊断。需要与休止期脱发、弥漫性斑秃、假性斑秃、前额纤维性脱发等毛发疾病进行鉴别。

【治疗】　激素性秃发治疗强调早期、长期治疗的重要性，同时推荐系统用药、局部用药及毛发移植术等方法联合治疗，以达到最佳疗效。

1. 一般治疗　合理饮食，保证充足睡眠，保持良好情绪，减少压力，必要时也可接受心理治疗，改善抑郁、焦虑状态。

2. 系统治疗

（1）5α-还原酶抑制剂：非那雄胺通过抑制 Ⅱ 型 5α-还原酶使 5α-双氢睾酮水平下降，该药仅适用于男性患者。推荐剂量为 1mg/d，通常用药 6 个月后观察治疗效果，如果有效继续维持治疗。

（2）环丙孕酮：是强效雄激素受体拮抗剂，用于女性患者，对防止脱发进展有一定的作用。常用 50～100mg/d，月经周期的 5～14 天服用。

（3）螺内酯：为保钾利尿药，但也作为雄激素性受体拮抗剂，仅适用于部分女性患者。用法为 40～200mg/d，疗程至少 1 年，且有月经紊乱、乳房胀痛、高血钾等风险，故需谨慎使用。

3. 局部治疗　米诺地尔有促进毛发生长的作用，男性推荐使用 5% 浓度，女性推荐使用 2% 浓度。常用剂量为每次 1ml，每日 2 次，涂抹于脱发区域头皮，该药至少需要使用 6 个月后再评估疗效，并应长时间使用以保持疗效。

4. 手术治疗　对于 25 岁以上、病情稳定的患者，毛发移植是一种可行的治疗选择，毛发移植是将非脱发区域（如后枕部、胡须、腋窝等）的毛囊提取并处理后移植至脱发或秃发区域的方法。男性手术期配合口服非那雄胺，治疗效果更佳。

5. 其他疗法　低能量激光治疗、微针治疗、富血小板血浆注射治疗、A 型肉毒毒素注射等美塑疗法也被运用于 AGA 的治疗。

第六节　多　汗　症

多汗症（hyperhidrosis）是指在正常生活环境和条件下，局部或全身皮肤出汗量异常增多的现象。

【病因】　多汗症是因超过正常体温调节、汗腺功能障碍而出现的病理性出汗，分为原发性和继发性两类。多汗症产生的机制：①神经损伤或感情冲动使神经冲动增加，乙酰胆碱分泌量增多而引起多汗；②汗腺神经紧张性增加，使它对正常强度的神经性和非神经性刺激发生异常反应。

【临床表现】 根据临床表现，多汗症可分为局部型和全身型。

1. 局部型多汗症 好发于青少年，有遗传倾向，30%～50%患者有家族史，其中以原发性局部型多汗症最为常见。原发性局部型多汗症主要与外泌汗腺分泌汗液量增加有关，原发性局部型多汗症主要发生于外泌汗腺密集的掌跖及腋窝区，也可见于会阴部、鼻尖、前额和胸部，成年后自然减轻。多汗可呈短暂或持续性，情绪波动时更明显，无明显季节性。掌跖多汗往往伴有手足潮冷或发绀现象，跖部多汗常因汗液分解而产生特殊的臭味。

当进食时，在面颊部耳颞神经区发生潮红、局部出汗、潮湿肿胀，则称为弗瑞综合征（Frey syndrome）。本病可由外伤、局部放疗引起，也常见于腮腺手术后。有报道无任何神经异常及无手术或外伤史者在饮食时也会发生颊部发红及出汗。

2. 全身型多汗症 主要是由于其他疾病引起的广泛性多汗，如感染性高热，因神经系统的调节或口服退热药而大量出汗，常继发晶痱。其他如中枢神经系统包括皮质及基底神经节、脊髓或周围神经损害也可造成全身多汗。

【诊断及鉴别诊断】 根据典型临床表现、家族史和查体可明确诊断。诊断原发性多汗症时必须全面系统地回顾病史，并进行相应的评估、检查，排除继发性因素。继发性多汗症可由帕金森病、甲状腺功能亢进、低血糖、中毒等引起，也可代偿性出现。

【治疗】 避免精神紧张和情绪波动，保持皮肤清洁。若为继发性，则应同时积极治疗原发病。

1. 系统治疗 精神因素所致的多汗症，可根据精神因素持续时间的长短，选择时效不同的镇静药。较大剂量的抗胆碱能药物具有抑制汗液分泌的作用，而在此剂量下，患者往往难以耐受口干等不良反应，长期口服药物很难被患者接受。

2. 局部治疗 对大多数的多汗症患者，局部外用药物可临时解决症状。最常用的治疗药物是20%～25%氯化铝溶液、20%氯化铝硅胶喷雾剂或氯化铝凝胶、3%～5%甲醛溶液。常见的不良反应有烧灼和刺激性接触性皮炎。使用次数由多汗的程度和对药物治疗的反应决定，以保持局部接近正常出汗的湿度为原则。

A型肉毒毒素局部注射目前仅用于原发性局部型多汗症患者，通过阻止支配汗腺的交感神经末梢释放乙酰胆碱，达到化学去神经作用；可以短期调节抑制汗腺分泌，不能使腺体失用性萎缩，属于短期疗效药物，仅维持3个月到半年，药物价格昂贵，治疗周期短，长期维持费用高昂。

3. 物理治疗 对局部外用治疗失败的手足多汗症患者，可选择无创性自来水电离子透入疗法（iontophoresis），安装心脏起搏器者禁用此疗法。其确切机制不清楚，可能与角质层汗管阻塞有关，不良反应较轻。

4. 外科治疗 适用于经非手术治疗方法失败或不适合非手术治疗方法的患者。切除汗腺对腋部多汗症通常有效，交感神经切除可用于手足多汗症。

第七节 臭 汗 症

臭汗症（bromidrosis）是一种分泌的汗液有特殊臭味或汗液中的有机物经细菌分解后产生臭味的一种皮肤病，于青年开始发病。

【病因】 大汗腺在腋窝处的分泌物被细菌分解成E-3-甲基-2-己烯酸复合物后，经载脂蛋白D运输至体表，从而发出气味。人髓样相关蛋白8（myeloid-related protein-8，MRP8）与炎症高度相关，使单核细胞聚集至炎症区，成为导致急性和慢性炎症的重要促炎因子，MRP8在致炎过程中产生的精氨酸和在内吞过程中产生的赖氨酸均有可能与羧化聚糖发生相互作用分别产生腐胺和尸胺，而腐胺和尸胺就是腋臭及足臭的味道，引起局部臭汗症。

小汗腺引起的臭汗症多由表皮细菌分解汗液及皮肤表面角蛋白，释放出脂肪酸，形成臭味，常与多汗症伴发。部分患者使用大蒜、洋葱、生葱后，某些成分由小汗腺排出而产生臭味，引起全身性臭汗症。

【临床表现】 臭汗症多见于青年人，大多有家族史，多发生在多汗、汗液不易蒸发和大汗腺所在的部位，如腋窝、足部、肛周、外阴、脐部及女性乳房下等处。

臭汗症分为局部臭汗症和全身性臭汗症。局部臭汗症以腋部和足部臭汗症最为常见，夏季加重，多在进入青春期出现，随着年龄增长而减轻。腋部臭汗症又称"狐臭"，为一种特殊的刺鼻臭味，夏季明显。少数患者的外阴、肛门和乳晕部位也可散发出此种臭味。足部臭汗症常与足部多汗伴发，有刺鼻的臭味。多数患者外耳道内有稀耵聍。患者往往伴有色汗，以黄色居多。有的全身性臭汗症可能与代谢性疾病相关，如苯丙酮尿症有"鼠尿"或"霉"味。某些物质如大蒜、溴剂可以通过小汗腺排泄而散发臭味。

【诊断及鉴别诊断】 臭汗症通常根据特殊的臭味和分布部位诊断。当患者主诉有臭味时，需与汗臭恐惧症、鼻腔异物或慢性鼻窦炎相鉴别。通过病史和相关检查，可以鉴别。

【治疗】 本病无损健康，严重则易给患者的学习、社交、生活、身心造成困扰，应及时就医。注意清洁卫生，勤洗澡、更换贴身衣物，保持皮肤干燥、清洁。出现在多毛部位时，可将毛发祛除，以减少局部寄生菌定植。

1. 局部治疗 为主要治疗方法，可局部使用止汗、除臭、抗菌的药物。

（1）局部外擦 20%～25% 氯化铝溶液、20% 氯化铝硅胶喷雾剂或氯化铝凝胶、3%～5% 甲醛溶液达到止汗效果。

（2）局部注射 A 型肉毒毒素，可以通过抑制支配汗腺的交感神经末梢释放乙酰胆碱，减少汗液排泌。

（3）外用 1% 聚维酮碘溶液、1∶8000 高锰酸钾溶液，或 0.5% 新霉素溶液局部湿敷或浸泡，有助于局部杀菌和减轻臭味。

2. 物理治疗 微波、射频微针和高频电针可以通过破坏毛囊及汗腺治疗腋臭，也可选择激光脱毛，减少细菌繁殖，破坏毛囊、汗腺及其导管，从而减轻臭味。

3. 手术治疗 严重者成年后可行外科手术祛除大汗腺，达到根治臭汗症的作用。或行胸腔镜下胸交感神经链切断术，通过切断或破坏控制排汗的神经来减少汗液的排出。

（何　黎）

第二十六章 色素性皮肤病

皮肤颜色由血红蛋白、类胡萝卜素（carotenoid）和黑素决定，其中以黑素为主。氧合血红蛋白呈红色，还原血红蛋白呈蓝色；类胡萝卜素呈黄色，存在于表皮和皮下脂肪中，只能从植物食品中获得。表皮黑素细胞的数量在不同种族和肤色的人群中是相同的，肤色差异取决于黑素小体的数量、大小、形态、颜色、转运和分布。

黑素细胞起源于外胚层的神经嵴。在神经嵴分化的过程中，前体细胞（黑素母细胞）沿背外侧和腹侧途径经间充质迁移至躯干表面和毛囊，还可迁移至眼葡萄膜、软脑膜、内耳等部位。在胚胎发育的过程中，黑素母细胞通过表达 KIT 受体与细胞外 KIT 配体相互作用来维持正常的迁移。此外，外胚层和生皮肌节表达内皮素受体 3（ETR3），驱动表达内皮素受体 B（ETRB）的黑素母细胞的迁移。转录因子 MITF 可调控多个分化基因并在神经嵴细胞中高表达，是调节黑素细胞发育和功能的关键分子。黑素细胞定植在表皮基底层中，1 个黑素细胞可通过其树突向周围 30～40 个角质形成细胞提供黑素，形成一个表皮黑素单元。肤色主要是由黑素细胞的活性及与周围角质形成细胞的相互作用决定的，而不是黑素细胞的数量。黑素细胞的活性体现在产生色素化黑素小体的数目和大小，以及黑素转运到角质形成细胞的效率。黑素合成过程中酶类的基础水平、应激水平及活性等因素都可以影响黑素细胞的活性。

黑素小体是黑素细胞内合成、储存和转运黑素的细胞器。黑素小体通过区室化作用为细胞提供保护，使细胞免受黑素前体物质（酚类和醌类）损伤。在黑素小体生成的早期阶段，黑素小体特异性蛋白 PMEL17/gp100、MART-1/Melan-A 和眼白化病 I 型 G 蛋白偶联受体发挥了关键作用。PMEL17/gp100 经剪切后形成纤维丝状骨架，供黑素附着沉积。同时黑素小体沿着微管迁移入树突中，准备向周围角质细胞输送黑素小体。正常肤色的形成与黑素小体有序地从黑素细胞转运到角质形成细胞有关。如果这种转运被阻碍，会造成皮肤色素减退。在浅色皮肤中，黑素小体较小，以2～10 个聚集成簇，定位于角质形成细胞溶酶体中，并在棘层降解。在深色皮肤中，黑素小体较大，散在分布于角质形成细胞溶酶体中且降解较慢。

黑素细胞可以产生两种类型的黑素，即棕-黑色的真黑素和黄-红色的褐色素，其合成的原料都是酪氨酸。与真黑素合成过程相比，褐色素合成过程中酪氨酸酶活性较低，褐色素的形成被看作是备用途径。酪氨酸酶是调节黑素合成途径的关键酶，酪氨酸酶活性的竞争性抑制剂氢醌可以用来治疗色素沉着性疾病，如黄褐斑。各种与黑素生物合成相关的酶活性、蛋白质活性，以及酪氨酸相关蛋白质之间的相互作用决定了黑素合成的水平和类型。α-MSH、bFGF、内皮素-1、KIT 配体，以及紫外线的辐射等都会影响黑素合成关键蛋白质的功能。

总体而言，人类肤色由两种类型的色素沉着组成：①结构型肤色（constitutive skin color），由遗传决定的色素沉着，不受紫外线辐射和其他因素的影响。②诱导型肤色（inducible skin color），是紫外线辐射引起的色素沉着，受遗传和内分泌因素的影响。因此，肤色的变化是遗传、紫外线辐射和内分泌因素综合影响的结果。

根据临床病理特点，色素性皮肤病可分为两大类：①色素减退性皮肤病，为表皮色素减少或缺乏，肤色浅淡或呈白色，包括黑素细胞减少性（如白癜风、特发性滴状色素减少症）、黑素减少性（如白化病、无色素痣）和非黑素性疾病（如贫血痣）。②色素增加性皮肤病，为表皮或真皮色素增加，皮肤呈褐色、灰色、青灰色或蓝色，包括黑素细胞增多性（如日光性雀斑样癌、蒙古斑等）、黑素增多性（如黄褐斑、雀斑、炎症后色素沉着等）和非黑素性疾病（如金属、药物等引起的色素异常）。

第一节 白 癜 风

白癜风（vitiligo）是一种常见的后天性色素脱失性皮肤黏膜疾病，可累及毛囊，临床表现为白斑（和）或白发（图 26-1）。各种族人群均可受累，深肤色人种的发病率较高；世界人口的发病率为 1%～2%，我国为 0.1%～2.0%。

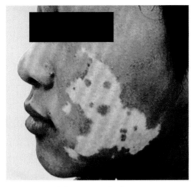

图 26-1　白癜风

案例 26-1

　　患者，女性，14 岁。左侧面部白斑 7 个月。患者 7 个月前无明显诱因左侧面部及左侧上眼睑出现数片白斑，无自觉症状，此后白斑逐渐增大并融合。近 3 个月白斑范围无进一步扩大。患者既往史与家族史无特殊。

　　专科查体：左侧面部及左侧上眼睑见数片形状不规则的瓷白色斑片，最大者约 8cm×5cm，边界清楚，边缘色素加深，中央见色素岛，白斑表面无萎缩和鳞屑，部分睫毛变白。

　　问题：①该患者应如何诊断？②需与哪些疾病进行鉴别？

【病因】　白癜风病因复杂，发病机制尚不明确，已提出的学说有下述几种。

　　1. 遗传学说　遗传因素是白癜风发病的一个重要的内源性因素。白癜风患者有家族聚集现象，国外报道有 18.8%～40% 的病例有阳性家族史，国内则为 3%～17.2%。白癜风患者的亲属患白癜风的风险是普通人的 6～18 倍。目前认为白癜风是多基因疾病范畴。白癜风的遗传度非常高，约 2/3 来自常见的基因组变异，约 1/3 来自罕见的基因组变异。白癜风的遗传风险是多因素的，多发性白癜风家系中具有比单纯性白癜风更大的累加风险。全基因组连锁研究和全基因组关联分析已经发现了 50 多个白癜风易感基因。这些易感基因包括影响黑素细胞功能（TYR、PMEL、MC1R、IRF4、OCA2）、与抗原提呈或加工相关（HLA-A、HLA-DQA1/DRB1 和 CPVL）、介导固有免疫（CD80、IFIH1、NLRP1）、驱动适应性免疫（CTLA4、FOXP3、PTPN22）、涉及免疫细胞溶解和细胞凋亡（FASLG、GZMB、RERE、NEK6）等。

　　2. 自身免疫学说　白癜风起始阶段，多种内外源性因素诱发黑素细胞发生氧化应激，导致黑素细胞变性，激活固有免疫，并启动靶向黑素细胞的适应性免疫应答。氧化应激可诱导白癜风黑素细胞线粒体功能失调、自噬缺陷发生变性凋亡，生成损伤相关分子模式（damage-associated molecular pattern，DAMP）HSP70i、HMGB1 启动下游免疫应答。HSP70i 和 HMGB1 刺激树突状细胞上调成熟标志物 CD80、CD86 和 HLA-DR 的表达，提呈黑素细胞特异性抗原至毒性杀伤 CD8$^+$T 细胞，诱导黑素细胞破坏凋亡。除黑素细胞外，角质形成细胞也可产生白癜风相关的 DAMP、NLRP3 和 ATP，以上这些 DAMP 分子与模式识别受体，如 Toll 样受体（TLR）、核苷酸结合寡聚结构域（NOD）样受体（NLR）、晚期糖基化终末产物受体（AGER）和 P2X7 受体结合激活下游炎症。因此，DAMP 对固有免疫的激活可能是自身免疫的诱导剂。研究发现除树突状细胞外，在活动性白癜风皮损中浸润的细胞还包括其他固有免疫细胞，如巨噬细胞、自然杀伤细胞（NK 细胞）和固有淋巴样细胞（ILC），提示这些固有免疫细胞也参与了白癜风的发病。

　　最近的研究发现，黑素细胞本身可能触发自身免疫。黑素细胞在被 IFN-γ 激活后，表达共刺激分子 MHC Ⅱ、ICAM-1、CD40 和 CD80，将自身抗原提呈给局部浸润的 T 细胞，启动适应性免疫。

　　3. 氧化应激学说　氧化应激被认为是白癜风发生的最关键的诱因之一。已有多项研究证实，白癜风患者表皮中活性氧（reactive oxygen species，ROS）过量蓄积导致氧化应激。黑素细胞产生高浓度的 ROS 有两个原因，即过度形成和清除不足。ROS 的过度形成是由环境刺激触发，包括紫外线（UV）辐射、细胞毒性化学制剂、创伤、妊娠、应激和疫苗接种。黑素细胞内黑素合成和线粒体能量代谢等生理过程也易导致 ROS 的过量蓄积。表皮内 ROS 清除剂过氧化氢酶、谷胱甘肽过氧化物酶的功能丧失等亦可造成 ROS 蓄积。

　　白癜风皮损区存在氧化还原失衡，高浓度的 ROS 破坏 DNA、脂质、蛋白质及其代谢产物的结构和功能，造成黑素细胞死亡。此外，ROS 诱导的氧化应激引起线粒体和内质网功能异常，破坏代谢途径，并损害抗氧化防御机制。

　　4. 神经源性学说　部分白癜风皮损呈神经节段分布，电镜观察也发现皮损局部周围神经末梢异常，既往推测皮肤神经末梢释放物质可抑制黑素生成或对黑素细胞有毒性作用。黑素细胞的发育和色素的产生直接受到局部交感肾上腺素能神经支配调节，而近年研究发现，精神创伤和情感应激可刺激下丘脑-垂体-肾上腺轴及其他多种通路影响神经肽的分泌，进而影响黑素细胞的存活及结构完整性而诱发或加重白癜风。神经肽包括神经肽 Y、降钙素基因相关肽、儿茶酚胺等，其通过对黑素细胞的直接细胞毒性或诱发及加重局部或全身免疫或炎症反应来破坏黑素细胞，诱发白癜风发生。

此外，角质形成细胞能够释放神经生长因子，白癜风表皮基底角质形成细胞上神经生长因子受体的减少意味着新生黑素细胞迁移定植受损。最新研究发现，感觉神经元可分泌一种关键因子——排斥导向分子 B，来促进黑素细胞的形态发生、黑素生成等，这一研究将感觉神经元与人类皮肤色素沉着的区域失调首次建立了直接联系，为白癜风发病机制研究提供了新的思路和角度。

5. **黑素细胞自毁学说**　黑素细胞在合成黑素的过程中会产生有毒的黑素前体物质，如酚类和醌类，这些代谢产物的累积可能导致黑素细胞的自体细胞出现毒性损伤，诱导白癜风样色素脱失。褪黑素（melatonin）可刺激黑素生成途径而不产生黑素，引起毒性中间代谢产物积聚，导致黑素细胞损伤，从而启动继发性自身免疫应答。然而，目前还未发现黑素细胞存在褪黑素受体，褪黑素在黑素生成过程中的作用也未阐明。

【临床表现】　白癜风在任何年龄均可发病，发病高峰年龄为 10～30 岁，无明显性别差异。皮损好发于暴露和摩擦部位，如面部、颈部、四肢末端和腰骶部等，其他部位皮肤和口唇、阴唇、阴茎头及包皮也可受累；多数对称分布，少数为单侧或沿皮神经节段分布。皮损初为瓷白色斑，直径为 1～3cm，呈圆形、椭圆形或不规则形，边界清楚，无皮肤萎缩和脱屑，毛发可变白；少数白斑周围有略隆起的炎性红晕，称为炎症性白癜风。此后，白斑逐渐增多、扩大，相邻的白斑可融合，形成不规则的大片白斑，状如地图，中央可见散在的岛状正常皮肤。无自觉症状。病程慢性，可持续终身。10%～20% 的患者发生自行缓解，常见于年轻人和暴露部位。

30% 的病例伴发甲状腺疾病，如甲状腺功能亢进、格雷夫斯（Graves）病，偶见艾迪生（Addison）病、恶性贫血、糖尿病、斑秃等。

1. **临床分期**　根据病情发展，白癜风可分为进展期和稳定期。进展期白斑增多、扩大，边缘呈灰白色或浅白色，边界模糊，形成三色白癜风，易发生同形反应；稳定期白斑不再发展，呈瓷白色或乳白色，边界清楚，可见边缘色素加深色素岛。

2. **临床分型**　根据皮损范围和分布将白癜风分为节段型、非节段（寻常）型、混合型和未定类型 4 种。①节段型白癜风（segmental vitiligo）：通常是指沿某一皮神经节段分布（完全或部分匹配皮肤节段）的单侧不对称白癜风。少数可双侧多节段分布。该类型具有儿童易发、早期毛囊受累及白发形成、病情在进展后期相对稳定的特点。②非节段（寻常）型白癜风（non-segmental vitiligo，vitiligo vulgaris）：包括散发型、泛发型、面颈型、肢端型和黏膜型。散发型是指白斑≥2 片，面积 1～3 级（1 级：轻度，白斑<1% 体表面积；2 级：中度，白斑占 1%～5% 的体表面积；3 级：中重度，白斑占 6%～50% 的体表面积）；泛发型是指白斑面积 4 级（重度，白斑>50% 体表面积）；黏膜型是指白斑分布于 2 个或以上黏膜部位。面颈型、肢端型、黏膜型均有发展为泛发型的可能。③混合型白癜风：节段型与非节段型并存。④未定类型白癜风（原局限型）：指单片皮损，面积为 1 级，就诊时尚不能确定为节段或非节段型。

> **案例 26-1 分析**
>
> 　临床特征：女性青少年患者，突然起病，病程大于半年，近 3 个月无明显新发皮疹。左侧面部境界清楚白斑，无鳞屑，呈现皮神经节段分布。

【组织病理】　进展期皮损内黑素细胞密度降低，边缘的皮损内黑素细胞异常增大，表皮下部及真皮浅层有淋巴细胞浸润。稳定期皮损内表皮黑素细胞和色素颗粒完全缺失，DOPA 或 Melan-A 染色阴性。

【诊断及鉴别诊断】

1. **诊断**　根据患者后天发病，结合白癜风典型临床表现即可作出诊断。

（1）实验室检查：由于白癜风伴有自身免疫性甲状腺疾病的频率较高，故宜对所有白癜风患者筛查甲状腺功能，尤其是泛发型白癜风和体表广泛受累的患者。对临床提示自身免疫病或综合征的患者，应进行相应的自身抗体检测。

伍德灯（一种发射波长约 365nm 的 UVA 手持设备）可帮助诊断白癜风，特别是对于浅肤色个体。在伍德灯下，脱色素区域发出明亮的蓝-白色荧光，且边界清晰。

皮肤镜有助于鉴别进展期白癜风斑片与有类似色素沉着较少模式的其他疾病。在皮肤镜下，白癜风斑常有残留的毛囊周围色素沉着和毛细血管扩张，其他色素沉着减少的疾病则无此表现。

（2）白癜风临床分期的判定：该判定对于临床治疗有重要的指导作用。目前主要根据白癜风疾病活动度评分（VIDA）、临床特征、同形反应、伍德灯检查结果综合判定白癜风的临床分期。

VIDA 积分原则：近 6 周内出现新皮损或原皮损扩大计"+4 分"，近 3 个月出现新皮损或原皮损扩大计"+3 分"，近 6 个月出现新皮损或原皮损扩大计"+2 分"，近 1 年出现新皮损或原皮损扩大计"+1 分"，至少稳定 1 年计"0 分"，至少稳定 1 年且有自发色素再生计"–1 分"。进展期判定标准：① VIDA 为 1～3 分即为进展期，VIDA≥4 分为快速进展期。②临床特征：出现皮损边缘模糊、炎性白癜风（包括瘙痒、红斑等）、三色白癜风、纸屑样白斑或色素减退斑等。③同形反应：皮肤损伤部位 1 年内出现白斑，损伤可以是物理性（创伤、切割伤、抓伤、机械摩擦、持久压迫、热灼伤、冷冻伤）、化学性、过敏性（变应性接触性皮炎）或其他炎症性皮肤病、刺激性反应（接种疫苗、文身等）、治疗（放射治疗、光疗）等。④伍德灯检查：显示皮损颜色呈灰白色，边界欠清，伍德灯下皮损面积＞目测面积。上述 VIDA 总分、临床特征、同形反应、伍德灯检查结果中符合任何 1 条即可考虑病情进展。

（3）稳定期判定标准：① VIDA=0 分；②临床特征：白斑呈瓷白色，边缘清晰或色素沉着；③无同形反应（≥1 年）；④伍德灯检查：皮损颜色呈白色，边界清晰，伍德灯下皮损面积≤目测面积，符合以上条件提示稳定期。可同时参考激光共聚焦显微镜（简称皮肤 CT）和皮肤镜的图像改变，辅以诊断。

2. 鉴别诊断

（1）贫血痣：为先天性局限性浅白色斑，单侧分布，出生时即有或出生后不久出现，摩擦时白斑不发红，而周围皮肤发红。

（2）无色素痣：出生时或出生后不久发生，浅白色斑常沿神经节段分布或呈带状，边界模糊，边缘呈锯齿状，周围无色素沉着，持续终身不变。

（3）花斑癣：圆形或椭圆形浅白色斑好发于皮脂溢出部位（如颈、躯干、上肢），表面有糠秕状鳞屑，真菌学检查呈阳性。

（4）单纯糠疹：好发于儿童或青少年面部，常为多发性浅白色斑，上覆糠秕状鳞屑，对称分布，冬、春季较为明显。

案例 26-1 分析

疾病的临床特点符合白癜风，为明确诊断，考虑完善皮肤镜、伍德灯等检查。

检查结果：①皮肤镜，镜下色素减退斑，境界清楚，可见白色毛发及血管扩张，毛囊周围色素减退，皮损边缘色素加深；②伍德灯，可见瓷白色荧光。

诊断：节段型白癜风。诊断依据：①少年女性；②左面部白斑 7 个月；③体格检查见左侧上眼睑、左侧面部形状不规则瓷白色斑片，边界清楚，边缘色素加深，中央有色素岛，部分睫毛变白。比较符合节段型白癜风儿童易发、早期毛囊受累及白发形成、病情在进展后期相对稳定的特点。

【治疗】 本病的治疗目的是恢复皮肤黑素细胞的数量和（或）活性，改善局部免疫微环境。皮损处表皮缺乏黑素细胞，但在毛囊中、下部和外毛根鞘存在无活性的黑素细胞。黑素细胞在紫外线照射等治疗诱导后快速增殖并移行、定植至表皮。毛囊黑素细胞增殖并移行至表皮的过程非常缓慢，治疗至少需要 6～12 个月。面、颈部皮损疗效较好，特别是皮损面积较小、病程较短者，而毛发较少或缺乏的部位如手、足部位，以及累及毛发的皮损疗效较差。

1. 治疗原则

（1）进展期白癜风

1）未定类型：可外用糖皮质激素或钙调神经磷酸酶抑制剂（他克莫司软膏、吡美莫司乳膏）等，也可外用低浓度光敏药物（如浓度＜0.1% 甲氧沙林及含补骨脂的制剂）或维生素 D_3 衍生物；可选 308nm 准分子激光或局部窄谱中波紫外线 B（NB-UVB）。快速进展期可考虑系统使用激素早期干预。

2）非节段型与混合型：VIDA＞3 分，用激素早期干预，此外中医中药、NB-UVB、308nm 准分子激光也可选用。快速进展期采用光疗时宜用正常起始量的 1/3～1/2，避免光疗引起氧化应激而导致皮损扩大，必要时可联合系统性激素或抗氧化剂。局部外用药物治疗参考进展期未定类型。

3）节段型：参考进展期未定类型治疗。

（2）稳定期白癜风

1）未定类型：外用光敏剂、激素、钙调神经磷酸酶抑制剂、维生素 D_3 衍生物等；自体表皮移植及黑素细胞移植；局部光疗参考进展期未定类型白癜风。

2）非节段型与混合型：光疗如 NB-UVB、308nm 准分子激光等；中医中药、自体表皮移植或黑素细胞移植（暴露部位或患者要求治疗的部位）。局部外用药物治疗参考稳定期未定类型白癜风。

3）节段型：自体表皮移植或黑素细胞移植（稳定 1 年以上），包括自体表皮片移植、微小皮片移植、刃厚皮片移植、自体非培养表皮细胞悬液移植、自体培养黑素细胞移植等。其他参考稳定期未定类型白癜风治疗。

2. 外用药物治疗

（1）局部外用激素：适用于白斑累及面积<3% 体表面积的进展期皮损，选择（超）强效激素。面部、皱褶及细嫩部位皮肤局部外用激素 1 个月后更换为钙调神经磷酸酶抑制剂，肢端可持续使用。激素避免用于眼周。如果连续外用激素治疗 3～4 个月无复色，则表明疗效差，需更换或者联合其他局部治疗方法。

（2）钙调磷酸酶抑制剂：包括他克莫司软膏及吡美莫司乳膏，治疗时间为 3～6 个月，间歇应用时可延长治疗时间。面部和颈部复色效果最好；特殊部位如眶周应首选应用，口唇黏膜和生殖器部位也可以使用。

（3）维生素 D_3 衍生物：外用卡泊三醇软膏及他卡西醇软膏可治疗白癜风，每日 2 次外涂，可与 NB-UVB、308nm 准分子激光等联合治疗以增强白癜风疗效，也可与外用激素和钙调神经磷酸酶抑制剂联合治疗。

（4）JAK 抑制剂：芦可替尼乳膏为首个获批用于白癜风治疗的外用制剂。适应证为青少年和成人的非节段型白癜风。一项在 674 名患者中进行的两项随机双盲、Ⅲ期研究显示，该药物的治疗反应率优于对照安慰剂组，在治疗的第 52 周，有 50.3% 和 74.6% 的患者分别达到了面部白癜风面积评分指数（vitiligo area scoring index，VASI）75% 和 50% 的改善。该药物安全性好，最常见的不良反应为用药局部痤疮、瘙痒。

3. 光疗

（1）局部光疗：NB-UVB 每周治疗 2～3 次，根据不同部位选取不同的初始治疗剂量，或者在治疗前测定最小红斑量（MED），起始剂量为 70%MED。下一次照射剂量视前次照射后出现红斑反应情况而定：若未出现红斑，或红斑持续时间<24h，治疗剂量提高 10%～20%，直至单次照射剂量达到 $3.0J/cm^2$（Ⅲ型、Ⅳ型皮肤）。如果红斑持续超过 72h 或出现水疱，治疗时间应推至症状消失，下一次治疗剂量降低 20%～50%。如果红斑持续 24～72h，应维持原剂量继续治疗。308nm 准分子激光每周治疗 2～3 次，治疗起始剂量及下一次治疗剂量调整可参考 NB-UVB 使用指南。

（2）全身 NB-UVB 治疗：适用于皮损散发或泛发全身的非节段型或混合型白癜风的治疗。每周治疗 2～3 次，初始剂量及下一次治疗剂量调整与局部 NB-UVB 类同。需要注意的是，疗效不一定随 NB-UVB 的治疗次数、频率、红斑量和累积剂量的增加而增加，而且累积剂量越大，皮肤干燥、瘙痒、光老化等不良反应的发生率越高。若治疗 3 个月无效，应考虑停止治疗；只要有持续复色，光疗通常可继续；快速进展期光疗剂量宜从 $100mJ/cm^2$ 起始，联合系统性激素治疗，可避免光疗诱发的同形反应。病程短、非节段型白癜风的疗效优于病程长、节段型白癜风；面、颈、躯干部白癜风的疗效优于肢端白癜风。全身 NB-UVB 治疗可有效阻止疾病发展，同时诱导复色。

（3）光疗联合治疗：效果优于单一疗法。主要方案包括：联合口服或外用激素、外用钙调神经磷酸酶抑制剂、口服中药制剂、外用维生素 D_3 衍生物、外用光敏剂、移植治疗、口服抗氧化剂、点阵激光治疗、皮肤磨削术、点阵激光导入激素治疗等。

合并着色性干皮病等光线性皮肤病、系统使用免疫抑制剂，特别是环孢素、硫唑嘌呤、霉酚酸酯和他克莫司等药物及不适合和无法安全地接受 NB-UVB 等光疗的患者（如患有严重心血管或呼吸系统疾病的患者，以及癫痫控制不佳的患者），禁用光疗。

4. 系统治疗

（1）系统激素治疗：VIDA>3 分，尽早使用激素，可以使进展期白癜风趋于稳定。成人进展期白癜风，可小剂量口服泼尼松 [0.3mg/(kg·d)]，连服 1～3 个月，无效时中止；见效后每 2～4 周递减 5mg，至隔日 5mg，维持 3 个月。或复方倍他米松注射液 1ml 肌内注射，每 20～30d 给药 1 次。如果上述系统激素治疗仍不能控制白斑进展，可以口服地塞米松（2.5mg/d）、甲泼尼龙 [0.5mg/(kg·d)]，每周连服 2d、停用 5d，疗程为 3～6 个月。对于系统性激素禁忌证患者，可考虑酌情使用其他免疫抑制剂。

（2）中医中药：如白癜风丸、白灵片口服，适用于各型白癜风。

5. 移植疗法 适用于稳定期白癜风（稳定 1 年以上），尤其适用于节段型及未定类型白癜风。治疗需考虑白斑的部位和面积，进展期白癜风及瘢痕体质患者禁用移植治疗。常用的移植方法包括自体表皮片移植、微小皮片移植、自体非培养表皮细胞悬液移植、自体培养黑素细胞移植、单株毛囊移植等。

6. 脱色治疗 主要适用于白斑累及 >95% 体表面积的患者。已经证实对复色治疗的各种方法抵抗，在患者要求下可接受皮肤脱色。脱色后需要严格防晒，以避免日光损伤及复色。

7. 心理健康辅导 暴露部位的白癜风会对患者的心理产生很大影响，生物-心理-社会医学模式的发展强调白癜风的治疗不能单靠药物、光疗及手术，对患者进行心理方面的引导也是治疗白癜风的重要一环。在白癜风治疗时要先了解患者的社会生活环境及心理状态，告知白癜风的基本知识，说明治疗方案的有效性，消除患者对本病的焦虑和抑郁，增强患者对治疗疾病的信心。对存在心理问题的患者，给予相应的心理咨询，会提高本病的整体治疗效果。

> **案例 26-1 分析**
> 对此患者的治疗方案：NB-UVB 局部光疗，每周 3 次；他克莫司软膏外用，每日 2 次。

第二节 黄 褐 斑

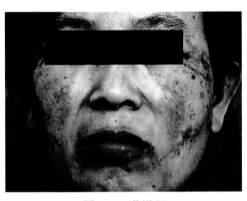

图 26-2 黄褐斑

黄褐斑（chloasma）是一种常见的获得性黑素增加性疾病，多累及中青年女性，以面部曝光部位出现对称分布的褐色斑为主要临床特征（图 26-2）。

【病因】 遗传易感性、日光照射、性激素变化水平是黄褐斑三大主要发病因素，黑素合成增加、皮损处血管增生、炎症反应及皮肤屏障受损均参与了黄褐斑的发生。

1. 遗传易感性 多见于菲茨帕特里克（Fitzpatrick）分型 Ⅲ～Ⅴ型深肤色人种，约 40% 患者有家族史，容易出现治疗抵抗，迁延不愈。

2. 日光照射 日光中 UVA、UVB、蓝光暴露直接诱导黑素细胞合成黑素；紫外线导致基底膜带损伤，使黑素进入真皮，弹性纤维变性，引起皮肤光老化，并诱导成纤维细胞、肥大细胞、皮脂腺细胞等分泌促黑素生成细胞因子，如肝细胞生长因子、干细胞因子等，可激活酪氨酸酶活性，增强黑素细胞功能，促进黑素合成。性激素、妊娠、口服避孕药及激素替代治疗可诱发和加重育龄期女性黄褐斑。

3. 黑素合成增加 多种因素直接或间接作用于黑素细胞中小眼畸形相关转录因子，通过上调下游的酪氨酸酶、酪氨酸酶相关蛋白-1（tyrosinase-related protein-1，TRP-1）及多巴色素异构酶，活化黑素细胞功能，促进黑素合成。

4. 血管因素 黄褐斑皮损中真皮小血管数量及管径较正常皮肤显著增加，血管内皮细胞生长因子和内皮素-1 表达明显升高。

5. 炎症反应 皮损区 TLR-2、TLR-4 表达上调，促进前列腺素 E_2、干细胞因子释放，增加黑素合成。此外，IL-1B、IL-17、干细胞因子受体 c-kit、环氧合酶 2 等炎症因子增多，激活酪氨酸酶及小眼畸形相关转录因子，促进黑素生成。

6. 皮肤屏障受损 黄褐斑皮损处角蛋白、角化套膜蛋白及酸性神经酰胺酶表达异常，通过 p53/阿黑皮素原（pro-opiomelanocortin，POMC）/TRP1 信号通路促进紫外线诱导色素增加，促进皮肤色素沉着。

此外，睡眠障碍、使用汞铅含量超标的劣质化妆品、热辐射接触、甲状腺疾病、女性生殖系统疾病和肝脏疾病等也可诱发或加重黄褐斑。

【临床表现】 黄褐斑好发于中青年女性，男性病例约占 10%。皮损常对称分布于面部曝光部位，以颊、额、上唇和颏部最多见，有时呈蝴蝶形；为大小不等的淡褐至深褐色斑，边界清楚，可相互融合，无脱屑和炎症表现。皮损常夏重冬轻，日晒后更明显，部分病例在月经前加重。无自觉症状。病变发展缓慢，可持续数月至数年。

1. 临床分期　黄褐斑临床分为活动期和稳定期。①活动期：近期有皮损面积扩大、颜色加深；皮损泛红，搔抓后皮损发红，玻片压诊皮损大部分褪色。②稳定期：近期皮损面积无扩大、颜色无加深、皮损无泛红，搔抓后皮损不发红，玻片压诊皮损大部分不褪色。

2. 临床分型　根据血管参与情况，黄褐斑可分为 2 型。①单纯色素型（melanized type，M型）：玻片压诊皮损不褪色，伍德灯下皮损区与非皮损区颜色对比度增加明显；②色素合并血管型（melanized with vascularized type，M+V 型）：玻片压诊皮损部分褪色，伍德灯下皮损区与非皮损区颜色对比度增加不明显。该分型对治疗药物和方法的选择有指导意义。根据色素所在位置，黄褐斑可分为 2 型，即表皮型（表皮色素增多）和混合型（表皮色素增多 + 真皮浅层噬黑素细胞）。该分型对治疗效果的判定有指导意义。根据皮损发生部位，黄褐斑可分为 3 型，即面中部型、颊型及下颌型，该分型对中医治疗有指导意义。

【组织病理】　各表皮层黑素含量显著升高，包括角质层、颗粒层、棘层和基底层；免疫组化染色显示，黄褐斑皮损处黑素细胞的染色增强，且树突增多，提示黑素细胞活性增强。

【诊断及鉴别诊断】

1. 诊断　黄褐斑的临床诊断标准：①女性多发，主要发生在青春期后；②面部淡褐至深褐色斑，边界清楚，常对称分布，无脱屑和炎症表现；③无明显自觉症状；④病情可有季节性，常夏重冬轻；⑤排除其他疾病，如颧部褐青色痣、里尔（Riehl）黑变病和色素性光化性扁平苔藓等。

激光共聚焦显微镜检查可见：活动期表皮基底层较多高折光的、树突多且长的树枝状及星爆状黑素细胞，真皮浅层可见数量不等的中等折光的单一核细胞浸润，部分可见高折光的噬黑素细胞。稳定期表皮基底层较少的树枝状黑素细胞，树突较活动期黑素细胞缩短，星爆状黑素细胞较罕见，真皮浅层浸润的单一核细胞减少。

2. 鉴别诊断

（1）炎症后色素沉着：继发于急性或慢性炎症性皮肤病的淡褐色、紫褐色或深褐色的色素沉着斑，局限于皮肤炎症部位，界限清楚。根据既往有炎症性皮肤病史及随后出现的色素沉着可鉴别。

（2）褐青色痣：好发于 20～30 岁青年女性，多表现为对称分布于双侧颧部及颞部的圆形、散在不融合灰青色斑点。

（3）太田痣：常于出生时或出生后不久发生，多表现为单侧分布于颧部、颞部、结膜的深青色融合性斑。

（4）黑变病：可有长期焦油、劣质化妆品等接触史或炎症性皮肤病史，早期临床表现为红斑、脱屑等皮炎样改变，久之出现网状或弥漫性色素沉着，常呈灰色，伴有毛细血管扩张；皮疹常累及面颈部，也可泛发。

【治疗】　黄褐斑的治疗原则为减少黑素生成、抗炎、抑制血管增生、修复皮肤屏障、抗光老化。同时避免诱发因素，注重防晒，配合使用修复皮肤屏障的功效性护肤品、美白类护肤品，结合临床分期与分型，联合系统用药及外用药物、化学剥脱术、激光和中医中药治疗。

1. 分期分型治疗

（1）活动期：避免光电治疗及化学剥脱术，应选择基础治疗配合系统药物治疗。

1）系统治疗药物：①氨甲环酸：可竞争性抑制酪氨酸酶，减少黑素合成，同时抑制血管增生，减轻红斑。常见不良反应包括胃肠道反应、月经量减少等，既往有血栓、心绞痛、卒中病史者禁用。②甘草酸苷：可抑制肥大细胞脱颗粒，减少白三烯等炎症因子产生，以达到抗炎作用。不良反应包括低钾血症、高血压和极少见的横纹肌溶解。③维生素 C 和维生素 E：维生素 C 能阻止多巴氧化，抑制黑素合成；维生素 E 具有较强的抗氧化作用。两者联合应用可增强疗效。④谷胱甘肽：谷胱甘肽分子中巯基可通过与酪氨酸酶中铜离子结合抑制其活性，减少黑素生成。

2）外用药：①氢醌及其衍生物，为黄褐斑的一线外用治疗药物，常用浓度为 2%～5%，浓度越高脱色效果越强，但皮肤刺激性也越大。主要不良反应包括刺激性接触性皮炎、永久性色素脱失等。氢醌、维 A 酸及糖皮质激素局部联合使用可提高疗效［又称克里格曼（Kligman）三联配方］。熊果苷和脱氧熊果苷是氢醌的葡萄糖苷衍生物，局部使用刺激性比氢醌小，主要适用于单纯色素型。②维 A 酸类，临床上常用 0.05%～0.10% 维 A 酸类软膏或凝胶，可出现皮肤干燥、红斑、瘙痒及烧灼等不良反应，主要适用于单纯色素型。③壬二酸，临床上常用 15%～20% 乳膏，患者可出现瘙痒、烧灼、针刺和麻木感，<1% 的患者可出现红斑、干燥、脱屑，可引起接触性皮炎，主要适

用于单纯色素型。④氨甲环酸：临床上常用 2%～5% 乳膏，局部使用刺激性比氢醌小，不良反应包括红斑、干燥、脱屑等，适用于单纯色素型和色素合并血管型。

（2）稳定期：在系统及外用药物治疗基础上联合果酸化学剥脱术、光电等综合治疗。

1）化学剥脱术：常见的化学剥脱剂包括果酸、水杨酸、复合酸等。不良反应主要有暂时性红斑、轻度肿胀、刺痛、灼热等不适感。该疗法对皮肤有一定刺激性，可导致炎症后色素沉着，尤其深肤色患者应慎重。

2）光电治疗：主要包括 Q 开关激光、皮秒激光、非剥脱点阵激光、射频及强脉冲光等。

2. 黄褐斑伴雀斑、褐青色痣等合并症治疗 应改善黄褐斑后再考虑治疗其他合并皮肤病。

第三节 雀 斑

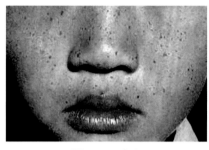

图 26-3 雀斑

雀斑（freckle，ephelides）是一种常染色体显性遗传病，曝光部位出现褐色斑点为其临床特征（图 26-3）。

【病因】 本病常见于白种人，特别是金发或红发碧眼者。多数病例有家族史，为常染色体显性遗传，致病基因定位于染色体 4q32-q34，促黑素细胞激素-1 受体（melanocortin-1 receptor）基因是主要的雀斑基因。过度日晒会加重或诱发本病。

【临床表现】 雀斑多于 5 岁左右开始发病，女性多见。皮损仅见于曝光部位，以面特别是鼻部、颊部、颈部和手背多见；为淡褐或深褐色斑点，呈圆形或椭圆形，直径一般为 1～3mm。皮损数目和累及范围可逐渐扩大，并可相互融合。皮损在夏季增多、变大、色泽加深，于冬季减轻，无自觉症状。皮损随年龄增长而逐渐增多，成年后部分消退。雀斑是良性病变，没有恶变倾向。

【组织病理】 雀斑的表皮结构正常，角质形成细胞内黑素增多，特别是在基底细胞层中；黑素细胞数量较邻近正常皮肤无明显变化，但细胞体积较大，树突较多、较长，Ⅳ期黑素小体较多。

【诊断及鉴别诊断】

1. 诊断 雀斑根据临床特点容易诊断。

2. 鉴别诊断

（1）雀斑样痣：常在儿童期发病，全身皮肤、黏膜均可受累；皮损为淡褐或深褐色斑点，数目较少，相邻损害可融合，日晒后色泽无变化，可随年龄增长而逐渐消退。雀斑的颜色通常较黑子浅，分布于曝光部位，伴随日晒强度变化。

（2）单纯性黑子：可以发生在任何部位，并持续存在。

（3）咖啡斑：通常单发，皮损较雀斑大。

【治疗与预防】 避免日晒和应用合适的防晒剂很重要。使用 3% 过氧化氢溶液、氢醌霜可获暂时疗效；亦可用液氮或酚将雀斑剥脱，但须慎重。目前最安全有效的治疗手段是激光治疗，可根据皮损颜色深浅选择 532nm、694nm、755nm 等 Q 开关激光，也可采用强脉冲光、皮秒激光等进行治疗。但都不能防止复发。

第四节 太 田 痣

太田痣（nevus of Ota）是一种由皮肤黑素细胞增生引起的疾病，常见于深肤色个体，特别是亚洲人及黑种人，以面部单侧或双侧蓝褐色斑块为主要临床特征（图 26-4）。

【病因】 太田痣的发病机制尚不清楚，目前存在以下 3 种假说：①胚胎时期黑素细胞凋亡异常；②黑素细胞由真皮向表皮迁移受到阻碍；③真皮内的黑素细胞产生活化的黑素。Wnt/Frizzled/β-catenin 信号途径，以及内皮素（c-kit 配体）、Wnt 蛋白和神经调节蛋白表达的异常可能造成黑素细胞迁移过程停止，黑素细胞滞留于真皮或皮下组织。临床研究发现，太田痣皮损随年龄增长而加重，青春早期为发病高峰，提示体内性激素也是影响其发病的因素之一。太田痣较先天性真皮黑

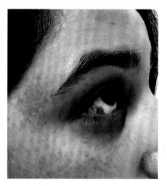

图 26-4 太田痣

素细胞增多症中黑素细胞分布更为密集，提示错构瘤的存在。

【临床表现】　太田痣好发于女性，男女比例为 1∶4.6。太田痣有两个发病高峰，第一个发病高峰在婴儿期，占 50%～60% 的患者；第二个发病高峰在青春期左右，占 40%～50% 的患者。皮损通常发生在单侧，最常分布于三叉神经前两支所支配的部位，包括眶周、鬓角、前额、颊部、耳垂、耳前后、鼻部及结膜。皮损表现为蓝灰色、灰褐色、黑色或灰紫色的圆形、椭圆形或不规则形的斑疹，逐渐扩大后融合成斑片或呈斑点状、网状斑片，边界不清。约 2/3 的患者会累及同侧巩膜，这是太田痣的典型特征，较少的也可累及角膜、虹膜、眼底、眼球后脂肪、骨膜、视网膜及视神经。约 10% 的患者出现乳头状虹膜和青光眼，但视力多不受影响。

太田痣通常散发，偶尔会与其他色素性皮肤病如斑痣伴随出现。太田痣有增加发生黑素瘤的风险，有文献报道了由太田痣发展来的黑素瘤。

【组织病理】　太田痣黑素细胞增多，主要分布于真皮网状层的上 1/3，偶见于真皮乳头层、皮下脂肪层。表皮下方及基底层黑素细胞内色素颗粒增多。

【诊断及鉴别诊断】

1. 诊断　根据临床特点容易对太田痣作出诊断。

2. 鉴别诊断

（1）伊藤痣：皮损特征及组织病理表现与太田痣相同，主要区别是受累部位不同，前者皮损位于锁骨上神经后支和外侧皮支支配区域，即锁骨上部、肩部和三角肌区。

（2）蒙古斑：皮损色素均匀，组织病理上黑素细胞位于真皮的下半部，而太田痣皮损边界不规则，色素常分布不均。

【治疗】　既往太田痣的治疗方法有皮肤磨削、液氮冷冻、自体表皮移植、化学剥脱等，但难以彻底治愈，后遗症较多且治疗过程痛苦，已逐渐被淘汰。目前，激光治疗是太田痣的一线治疗手段。

1. Q 开关红宝石激光　脉冲宽度为 20～40ns，峰值功率可达 10mW 以上。太田痣色素大多呈蓝黑色或棕褐色，红宝石激光对其有较高的选择性，与传统治疗方法相比，有较好效果。

2. 翠绿宝石激光　波长为 755nm，脉冲宽度为 40～80ns，对组织损伤较小。多数患者在治疗 3 个月左右有明显改善。

3. Nd:YAG 激光　波长为 1064nm，在软组织中穿透能力强。有研究显示，低能量调 Q Nd:YAG 激光与高能量调 Q Nd:YAG 激光治疗相比，疗效好、副作用少，且安全可靠。

（石　琼　李春英）

第二十七章 遗传性皮肤病

人类遗传病分为5大类：①染色体病（chromosome disorder），由染色体结构或数目异常所致，一般不在家系中传递，可分为常染色体病和性染色体病，如唐氏（Down）综合征；②单基因遗传病（monogenic disorder），由染色体上的单个基因突变引起，传递方式遵循孟德尔分离定律，遗传方式有常染色体显性遗传（autosomal dominant inheritance，AD）、常染色体隐性遗传（autosomal recessive inheritance，AR）和性连锁遗传（sex-linked inheritance），如鱼鳞病、遗传型大疱性表皮松解症、色素失禁症等；③多基因遗传病（polygenic disease），由多对基因控制的遗传病，与遗传和环境因素有关，有家族聚集现象，但无明确的遗传方式，如银屑病、白癜风、特应性皮炎等；④线粒体遗传病（mitochondrial genetic disease），由线粒体基因突变所致，常累及肌肉、神经和眼，几乎均由母系遗传，如莱伯（Leber）遗传性视神经病变；⑤体细胞遗传病（somatic cell genetic disease），由体细胞内遗传物质突变所致，这种遗传物质的突变仅发生在特定的体细胞内，不涉及生殖细胞，所以此类疾病一般不会遗传给后代，如肿瘤等。目前已确定的遗传性皮肤病（genodermatosis）有300多种，其中大多数为单基因遗传病（简称单基因病）。许多单基因遗传性皮肤病的致病基因已被定位、克隆，但一些多基因遗传病的易感基因定位尚未明确。

第一节 鱼 鳞 病

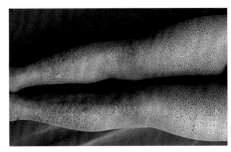

图 27-1 鱼鳞病

鱼鳞病（ichthyosis）是一组以皮肤干燥、鱼鳞状鳞屑为特征的遗传性角化异常性皮肤病，绝大多数鱼鳞病是遗传性的，但在恶性肿瘤、自身免疫性或感染性疾病，以及营养缺乏的情况下，也可出现获得性鱼鳞病（表 27-1）。本病多在儿童时期发病，主要表现为四肢伸侧或躯干部皮肤干燥、粗糙，伴有菱形或多角形鳞屑，外观如鱼鳞状或蛇皮状（图 27-1）。本节仅介绍5种主要的先天性鱼鳞病，即寻常型鱼鳞病、性联隐性鱼鳞病、非大疱性鱼鳞病样红皮病、片层状鱼鳞病、大疱性鱼鳞病样红皮病。

表 27-1 鱼鳞病分类

分类	常见病因
鱼鳞病样综合征	内瑟顿（Netherton）综合征、舍格伦-拉松（Sjogren-Larsson）综合征、中性脂质沉积病、雷夫叙姆（Refsum）病、卡尔曼（Kallmann）综合征、多发性硫酸酯酶缺乏症、毛发低硫营养不良、角膜炎-鱼鳞病-耳聋（KID）综合征、CHILD 综合征、毛囊性鱼鳞病伴秃发和畏光等
获得性鱼鳞病	药物（如烟酸、马普替林、降胆固醇药）、慢性肝病、肾衰竭、甲状腺和甲状旁腺疾病、营养缺乏、结节病、麻风、艾滋病、淋巴瘤和其他恶性肿瘤

案例 27-1

患者，男性，28岁。双下肢褐色斑片20余年。患者自诉双下肢胫前可见褐色斑片、干燥、脱屑，冬季加重，时有瘙痒。外用润肤剂可有缓解。家族中其父亲有类似症状。儿子3岁，至今仍有反复的湿疹，出现腘窝和肘窝处抓痕及瘙痒症状，曾诊断为特应性皮炎。

专科查体：双下肢皮肤干燥，胫前为主，可见褐色菱形或多角形鳞屑，中央紧贴皮肤，边缘游离；双上肢远端伸侧可见轻度类似皮损；头皮可见轻度鳞屑；双上肢近端皮肤可见毛囊性角质损害，双手、足掌部纹理明显增多、加深。

问题：①该患者应如何诊断？②需与哪些疾病进行鉴别？

【病因】

1. **寻常型鱼鳞病**　为常染色体显性遗传，致病基因定位于 1q21.3。中间丝相关蛋白基因 R501X 与 2282del4 纯合子或杂合子突变可引起中间丝相关蛋白表达完全缺乏，皮肤屏障功能破坏，导致寻常型鱼鳞病。这种突变是半显性突变，在欧裔人群中突变频率约为 4%。中间丝相关蛋白是存在于表皮角质形成细胞内的可溶性蛋白，前体为不溶性丝聚合蛋白原（profilaggrin）。随着角质形成细胞的成熟脱水，中间丝相关蛋白分解产生大量的天然保湿因子。

2. **性联隐性鱼鳞病**　为 X 连锁隐性遗传，由类固醇硫酸酯酶基因突变所致，基因定位于 Xp22.3。类固醇硫酸酯酶缺乏不能将硫酸胆固醇酯分解为游离胆固醇和硫酸盐，引起硫酸胆固醇酯聚集于许多组织中，如血清、红细胞膜、角质层和甲母质等，但血清胆固醇水平正常。硫酸胆固醇酯在角质层聚集妨碍了细胞间脂质双层的裂解和角化细胞脱落，从而形成鳞屑。

3. **非大疱性鱼鳞病样红皮病**　多为常染色体隐性遗传，个别病例为常染色体显性遗传。两种脂氧合酶（ALOXE3、ALOX12B）基因突变可能与本病有关，定位于 17p13.1。ALOXE3、ALOX12B 主要表达在上皮细胞（包括基底层上角质形成细胞），参与皮肤通透屏障的维持和终末分化。

4. **片层状鱼鳞病**　多为常染色体隐性遗传，少数为常染色体显性遗传；为谷氨酰胺转移酶 1（TGM1）基因突变所致，基因定位于 14q11。表现为明显的角化过度，轻度棘层肥厚，颗粒层正常或轻度增厚，表皮可呈乳头瘤状增生伴银屑病样表现。

5. **大疱性鱼鳞病样红皮病**　为常染色体显性遗传，由角蛋白 K1 和 K10 基因突变所致，二者分别定位于 12q、17q。K1 和 K10 基因突变影响细丝装配，引起细胞骨架塌陷和核周细丝聚集，最终导致角化异常和表皮松解。

【临床表现】

1. **寻常型鱼鳞病**（ichthyosis vulgaris）　为最常见的遗传性鱼鳞病，发病率为 1/6000～1/250。多从婴幼儿期开始发病，青春期后病情可逐渐减轻，无明显性别差异。皮损表现轻重不一，轻者仅在冬季出现皮肤干燥、粗糙，有糠秕样鳞屑，又称干皮病（xeroderma）。典型皮损是淡褐至深褐色菱形或多角形鳞屑，中央固着，边缘游离，如鱼鳞状。对称分布于四肢伸侧和躯干下部，尤以肘膝伸侧最为显著，四肢屈侧和皱褶部位常不累及；手背常有毛囊性角质损害，伴有掌跖过度角化；臀部和四肢伸侧可出现毛囊性角化丘疹。皮损冬重夏轻，常无自觉症状，37%～50% 的患者有特应性疾病的特征。

2. **性联隐性鱼鳞病**（X-linked recessive ichthyosis，XLRI）　较少见。仅见于男性，女性为携带者。75% 的患者在出生后 1 周内发病，儿童期逐渐加重，青少年期稳定。皮肤干燥粗糙，多角形鳞屑较大，呈淡褐色或深褐色；皮损常遍布全身，以四肢伸侧和躯干下部明显，面、颈和皱褶部位亦可受累。幼儿期腋窝、肘窝等部亦可受累，成人期腘窝可受累。掌跖外观正常或轻微增厚，可伴有角膜后弹力层浑浊、隐睾、性腺功能减退、精神障碍和骨骼异常。病情在夏季可好转，但不随年龄增长而减轻，有时反而加剧。角膜后壁及后弹力层膜上可有小浑浊点状，不影响视力。可有隐睾症，骨骼异常等。

3. **非大疱性鱼鳞病样红皮病**（non-bullous ichthyosifrom erythroderma，NBIE）　又称红皮病样片层状鱼鳞病（erythrodermic lamellar ichthyosis），比片层状鱼鳞病多见，常见于近亲结婚者。90% 以上的患者在出生时表现为火棉胶婴儿（collodion baby），火棉胶膜脱落后出现全身性鳞屑性红斑。鳞屑较薄、黏性不大，呈白色或灰色；面部、前臂和躯干为细软的羽毛状鳞屑，而小腿可出现片状鳞屑（图 27-2A）。鳞屑可在 24 周内反复脱落和再生，儿童早期鳞屑增多时皮肤红斑可减轻。掌跖角化、睑外翻和轻度甲营养不良的发生率分别为 70%、30%、50%，头皮受累可引起石棉状糠疹和瘢痕性秃发。常伴有瘙痒和出汗减少，夏季病情加重，多在青春期趋于好转。

4. **片层状鱼鳞病**（lamellar ichthyosis）　大多数病例在出生时表现为火棉胶婴儿，2～3 周后脱落，火棉胶膜脱落后出现弥漫性红斑，上覆深褐色或灰色多角形、菱形大鳞屑，质地较硬，附着牢固，呈片层状。轻症者仅在小腿、上臂、额和躯干出现片层状鳞屑，颈部和皱褶部位有白色糠秕状鳞屑，掌跖一般正常，夏季皮损改善。重症者的片层状鳞屑累及全身，并发生间歇性脱落，引起疼痛性皲裂，特别是屈侧部位、指（趾）和掌跖，可导致关节活动受限、屈曲挛缩和指（趾）硬化。红皮病轻微或缺乏，部分病例出现掌跖角化、瘢痕性秃发、睑外翻。出汗明显减少，瘙痒罕见。

5. **大疱性鱼鳞病样红皮病**（bullous ichthyosifrom erythroderma，BIE）　又称表皮松解性角化过度型鱼鳞病（epidermolytic hyperkeratotic ichthyosis）。出生时即有全身皮肤发红，轻微创伤或摩

擦后出现松弛性水疱、大疱，疱壁薄、易破裂，糜烂面表浅、愈合迅速。红斑和水疱常在数月内消退，代之以灰白色蜡样鳞屑，以颈前、屈侧、腹部、臀沟和头皮最明显。皮肤皱褶处有黄褐色蜡样隆起的鳞屑，有时呈刺状，状如"豪猪"（图27-2B）；手背、足背和躯干出现角化性疣状丘疹，而骨突起、头皮和乳晕可发生疣状斑块。约60%的病例出现掌跖角化，头皮受累可引起秃发。一些轻症病例仅在婴儿期发生一过性水疱，此后出现局限性角化过度。病情常随着年龄增长而改善，青少年期不会发生水疱。

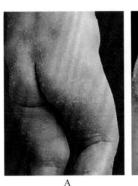 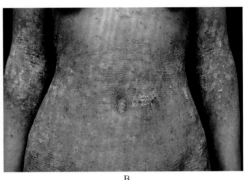

图 27-2　非大疱性鱼鳞病样红皮病（A）及大疱性鱼鳞病样红皮病（B）

【组织病理】

1.寻常型鱼鳞病　轻至中度角化过度，颗粒层常减少或缺乏，真皮正常，汗腺与皮脂腺减少。

2.性联隐性鱼鳞病　角化过度，颗粒层一般正常或稍增厚，偶见颗粒层变薄，无角化不全或棘层肥厚。

3.非大疱性鱼鳞病样红皮病　致密的角化过度伴轻度角化不全和棘层肥厚，颗粒层正常，真皮浅层轻度的淋巴细胞浸润。

4.片层状鱼鳞病　中度角化过度伴局灶性角化不全，角质层厚度至少为非大疱性鱼鳞病样红皮病的2倍，颗粒层正常或增厚，可有轻度乳头瘤样增生、真皮毛细血管扩张。

5.大疱性鱼鳞病样红皮病　明显的角化过度和棘层肥厚，颗粒层及棘层上部细胞内有多发性核周空泡和成团的透明角质颗粒，可有表皮内水疱，真皮浅层轻度淋巴细胞浸润。

【诊断及鉴别诊断】　根据发病年龄、皮损特点、家族史和组织病理检查一般可以明确诊断，需与获得性鱼鳞病相鉴别，后者常继发于淋巴瘤、麻风或严重营养不良患者。大疱性鱼鳞病样红皮病在婴儿期常误诊为葡萄球菌烫伤样皮肤综合征或大疱性表皮松解症，但大疱性鱼鳞病样红皮病患儿一般情况较好、无发热，常伴有局限性角化过度。此外，也应注意与鱼鳞病样综合征相鉴别，必要时进行基因突变筛查。

【治疗】

1.局部治疗　以温和、保湿、轻度剥脱为原则，如3%～10%乳酸、5%～10% α-羟酸制剂（如乳酸、苹果酸、枸橼酸、酒石酸等）、10%尿素软膏、钙泊三醇软膏等；糖皮质激素制剂一般无明显疗效，大疱性鱼鳞病样红皮病患儿应常规使用抗菌制剂。

2.全身治疗　适用于重症病例，口服维生素A或阿维A酸有一定帮助。阿维A酸起始剂量为0.5～0.75mg/(kg·d)，2～3周即有明显疗效；病情控制后逐渐减量，维持剂量一般为0.1～0.5mg/(kg·d)。但应注意育龄期妇女禁用，儿童患者使用应注意不良反应的发生。

> **案例 27-1 分析**
>
> 　　诊断依据：①患者发生双小腿伸侧皮肤干燥、粗糙，秋冬季加重并伴有瘙痒，逐渐累及四肢其他部位；②有家族史；③体格检查发现四肢皮肤干燥、粗糙，上附褐色鱼鳞样鳞屑。
>
> 　　诊断：寻常型鱼鳞病。
>
> 　　治疗：10%尿素软膏，每日2次。

第二节　毛囊周角化病

　　毛囊周角化病（perifollicular keratosis）又称"鸡皮"，又称毛发苔藓（lichen pilaris），是一种常

见的常染色体显性遗传性皮肤病，确切病因尚不清楚，但遗传似乎起主要作用。

【病因】　该病病因目前尚未明确。一般认为本病为常染色体显性遗传伴可变的外显率，其与异位性及其相关的遗传异常有关，也与肥胖及其相关的激素（如胰岛素、雄激素等）异常相关。重症患者出现18p上1个基因座的易位和缺失。女性患者还可发生性联显性遗传。此外，也有研究表明环境的湿度低、空气干燥，以及焦油、油脂等某些刺激物，也容易导致该病的发生。

【临床表现】　通常出现在儿童和青少年时期，也可能出现在婴儿和成人，随年龄增长而逐渐改善，皮损冬重夏轻。多分布于近端肢体的伸侧面，远端肢体、面部、躯干和臀部也可能受累；部分患者可累及腹部（图27-3）。皮损为以毛囊为中心分布的尖刺状角化性丘疹，大小约1mm。丘疹可散在或聚集，但不融合，顶端有淡褐色角质栓，丘疹炎症程度不一，可无红斑或有不易察觉的毛囊周围红斑。一般无自觉症状，但可能会引起瘙痒和美观问题。毛囊周角化病存在罕见的亚型，包括红色毛囊周角化病、面部毛囊性红斑黑变病和萎缩性毛囊周角化病。

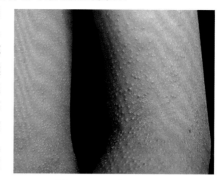

图27-3　毛囊周角化病

【组织病理】　漏斗状角质栓填塞引起毛囊口扩张，角质栓内可有1根或多根卷曲的毛发，真皮有轻度炎症反应。

【诊断及鉴别诊断】　根据上臂外侧和大腿伸侧孤立不融合的毛囊角化性丘疹，一般可得出诊断。皮肤镜检查和活检可以帮助诊断。同时需要与其他毛囊角化性疾病相鉴别，如下。

1. 小棘苔藓　皮损主要见于颈部和臀部外侧，为针头大小丘疹，每个丘疹顶端有一根丝状角质小棘。常密集成片，但不融合。

2. 毛发红糠疹　早期见于膝、肘关节伸侧，手指第1、2指节的背面常有典型的毛囊角化性丘疹，可融合成斑块，上覆糠秕状鳞屑，伴掌跖角化。

3. 维生素A缺乏症　皮肤明显干燥，毛囊性角化丘疹较大，色泽暗红或呈褐色，密集时可呈蟾皮状，可伴有眼损害。

【治疗】　本病一般无须治疗。症状明显或患者有治疗诉求，可外用0.1%维A酸霜及他扎罗汀凝胶、10%~20%尿素霜、3%~5%水杨酸软膏等，配合保湿剂使用。病情较重者可口服维生素A（15万U/d）、维生素E（0.3g/d），并联合外用中效糖皮质激素。

第三节　遗传性掌跖角化病

遗传性掌跖角化病（hereditary palmoplantar keratoderma，HPPK）是一组以掌跖弥漫性或局限性皮肤增厚和过度角化为特征的遗传性皮肤病。根据过度角化病变的临床表现，可将其分为：①弥漫性掌跖角化病（diffuse palmoplantar keratoderma，DPPK），又可分为表皮松解性掌跖角化病（EPPK）及非表皮松解性掌跖角化病（NEPPK）；②局灶性掌跖角化病（focal palmoplantar keratosis，FPPK）；③点状掌跖角化病（punctate palmoplantar keratoderma，PPPK）。

【病因】　该病可为常染色体显性或隐性遗传，主要原因是角蛋白的基因突变。

【临床表现】

1. 弥漫性掌跖角化病　出生后数月出现临床表现，3~4岁表现典型；掌跖可单独或同时受累，损害一般不累及手足背；初起掌跖弥漫发红，逐渐发展为厚黄的、表面蜡样光泽的疣状不规则角化斑块，有明显红色边缘；可伴有多汗、甲板增厚、浑浊。NEPPK是遗传性掌跖角化病中最常见的类型，患者比EPPK更易患多汗症和皮肤癣菌感染。

2. 局灶性掌跖角化病　局限于受压部位，临床上表现为两型，一种是主要发生在足跖的钱币状角化性皮损，另一种是主要发生于手掌的线状角化。

3. 点状掌跖角化病　青春期后发病，多发于20岁以后；掌跖部多见，少数患者可累及手足背及肘膝部；散在1~10mm大小的角化性丘疹，角质丘疹脱落后，可呈现"火山口样"小凹陷；患者不伴有手足多汗。

【组织病理】

1. 表皮松解性掌跖角化病　因张力细丝聚集所导致的核周空泡化，棘层和颗粒层变性，可见大的透明角质颗粒，偶尔有水疱形成。

2. 非表皮松解性掌跖角化病 无特异表现，角层和棘层增厚，颗粒层可增厚或变薄，真皮浅层轻度炎症细胞浸润，汗腺和汗管可萎缩。

3. 点状掌跖角化病 角质明显增厚，角化不全，角质栓向下延伸，颗粒层增厚，棘层轻度增厚，表皮突延长，真皮无明显炎症改变。

【诊断及鉴别诊断】 根据发病年龄、家族史及临床特点，不难诊断。需与寻常疣、胼胝、点状及掌跖汗孔角化病、获得性掌跖角化病、症状性掌跖角化病等相鉴别。

【治疗】

1. 基本治疗 本病无法根治，应避免近亲结婚以减少遗传的发生率。本病应避免创伤，保持创面清洁，减少感染机会。

2. 局部治疗 包括外用保湿剂、角质层溶解剂。① 20% 尿素霜；② 0.1%～0.5% 维 A 酸霜；③ 15% 水杨酸软膏封包软化去角质，继之以糖皮质激素软膏或霜剂外用；④卡泊三醇软膏亦有一定疗效。

3. 系统治疗 严重者可口服异维 A 酸 0.5mg/(kg·d)，或阿维 A 酯 0.75～1.00mg/(kg·d)。继发真菌或细菌感染者，可给予口服抗真菌或细菌药物。

4. 外科治疗 手指和足趾的过度角化，如果系统治疗无效，可采取外科治疗。

第四节　遗传性大疱性表皮松解症

大疱性表皮松解症（epidermolysis bullosa，EB）是包含许多临床特征性损害的一组少见的大疱型疾病，分为遗传性和获得性两种。遗传性大疱性表皮松解症具有 3 个主要特征：①遗传性；②皮肤脆性增加；③轻微外伤后出现水疱-大疱。遗传性大疱性表皮松解症按照透射电镜下水疱发生的位置，可分为 3 型：①单纯型大疱性表皮松解症（simplex EB，SEB），水疱在表皮内；②交界型大疱性表皮松解症（junctional EB，JEB），水疱发生于透明板；③营养不良型大疱性表皮松解症（dystrophic EB，DEB），水疱发生在致密板下方。

【病因】

1. SEB 多数病例与 KRT5、KRT14 基因突变有关，二者分别编码角蛋白 5、角蛋白 14，分别定位于 12q13、17q12-21。隐性遗传伴肌肉营养不良的病例涉及 PLEC1 基因突变，编码网蛋白（plectin），定位于 8q24。

2. JEB 病例涉及多种基因突变：① LAMA3、LAMB3、LAMC2 基因突变，其中以 LAMB3 最多见，分别编码 α3、β3、γ2 多肽链，3 条多肽链聚合成异源三聚体性层粘连蛋白（laminin）5；② COL17A1 基因突变，编码 X Ⅶ型胶原（*BPAG2*）；③伴发幽门闭锁的病例有 ITGB4、ITGA4 基因突变，分别编码 α6β4 整合素（integrin）的 α6、β4 多肽链。

3. DEB 与 COL7A1 基因突变有关，编码锚原纤维——Ⅶ型胶原蛋白，定位于 3p21。

【临床表现】 本病的共同特点是皮肤脆性增强，在受到轻微摩擦或碰撞后就出现张力性大疱、糜烂和结痂，瘢痕形成。手部关节、肘膝部、足部及其他易反复损伤的部位易发生。夏季易发，冬季症状有所改善。

1. SEB 大多为常染色体显性遗传，常在出生时或出生后不久发病。皮损仅见于肢端及四肢关节伸侧，一般不侵及黏膜和甲；损害最为表浅，是最轻型，出现瘢痕的机会较少。

2. JEB 属于常染色体隐性遗传，罕见。出生时即有严重而广泛的大疱和表皮剥脱。JEB 患儿往往发育不良，可导致死亡。

3. DEB 可为常染色体显性遗传或常染色体隐性遗传。皮损多较重，常在出生后即出现皮损；皮损可发生于体表的任何部位，可出现全身泛发性皮肤水疱；黏膜常受累，且水疱位置较深，易形成瘢痕、粟丘疹；肢端反复发生皮损可产生指（趾）甲营养不良或甲脱落，严重者还可出现指（趾）瘢痕融合或萎缩等。口咽部黏膜的反复溃破瘢痕形成，可致患者张口困难、吞咽困难等，预后较差。

【组织病理】 透射电镜和免疫荧光抗原定位是两种可靠的病理诊断方法。透射电镜显示 SEB 的水疱位于表皮内、DEB 的水疱位于致密板下方、JEB 的水疱位于透明板内。免疫荧光抗原定位证实 SEB 裂隙平面位于表皮最下部，在 JEB 中见Ⅳ型胶原及层粘连蛋白位于水疱底部，在 DEB 中见Ⅳ型胶原及层粘连蛋白均位于水疱顶部。

【诊断及鉴别诊断】　根据家族史、各型的临床特征、免疫组化及透射电镜检查可以确诊。应与获得性大疱性表皮松解症、大疱性类天疱疮和天疱疮进行鉴别。

【治疗】　目前本病无特效疗法，原则为精心护理，保护局部，避免外伤、摩擦、受热，防止继发感染。给予重症患者支持疗法，补充足够的蛋白质、铁和维生素等。

第五节　家族性良性天疱疮

家族性良性天疱疮（familial benign pemphigus）又称黑利-黑利病（Hailey-Hailey disease），为一种罕见的常染色体显性遗传病，表现为皮肤皱褶部位反复发生水疱、糜烂和结痂。

【病因】　本病为常染色体显性遗传，由位于 3q21 上的 ATP2C1 基因突变所致；此基因编码 P 型钙离子转运 ATP 酶，后者在维持高尔基体钙离子浓度中起重要作用。基因突变引起高尔基体中钙离子转运障碍，影响黏附蛋白基因转录、翻译后修饰、运输和附着连接的装配，导致角质形成细胞间黏附障碍，最终在摩擦或感染后发生棘层松解。

【临床表现】　一般在 10～30 岁发病。皮损好发于颈侧、项部、腋窝和腹股沟等皮肤皱褶部位，黏膜受累少见。红斑基础上发生松弛性水疱，疱壁薄、易破裂，尼科利斯基（Nikolsky）征阳性，形成糜烂和结痂；损害常向周围扩展，边缘可见水疱和结痂，中央愈合伴色素沉着或出现颗粒状赘生物。一般在数月后愈合，不遗留瘢痕。部分病例出现甲板纵行白带，有助于诊断本病。常有瘙痒和灼热感，间擦部位的浸渍及皲裂可引起活动性疼痛。夏季和受累部位的继发感染常使病情加重、病程慢性、反复发作；复发常在同一部位，部分病例的病情可随年龄增长而改善。

【组织病理】　本病的组织病理学具有特征性，表皮内大疱、水疱，基底层上裂隙，棘层松解细胞"掉入裂隙"或棘细胞松解分离呈"倒塌的砖墙"，比较成熟的损害内有水疱和大疱形成，衬以单层基底细胞的乳突（绒毛）向上突入水疱腔或裂隙内。电镜检查示张力细丝与桥粒复合体分离使细胞间粘连被破坏，核周电子致密物聚集，角质形成细胞周围有许多延长和分支的微绒毛，桥粒减少。直接免疫荧光呈阴性。

【诊断及鉴别诊断】　依据家族史、临床特点和组织病理、免疫病理检查可以确诊。本病需与寻常型天疱疮、增殖型天疱疮、脓疱病及毛囊角化病相鉴别。

【治疗】

1. 一般治疗　避免诱因，如紫外线，感染；穿轻柔透气衣物，保持局部干燥透气，预防继发感染，加强支持。

2. 局部治疗　包括①糖皮质激素软膏：可联合抗菌剂和清洁剂一起使用，也可采用皮损内激素局封治疗。②钙调磷酸酶抑制剂：与局部皮质类固醇相比，它们适用于长期控制炎症。③抗生素：局部抗生素有助于控制疾病。④其他替代性局部药物：卡泊三醇，能够通过钙调节作用诱导角质形成细胞分化；5-氟尿嘧啶和碘钙聚体有潜在的治疗方法。

3. 系统治疗

（1）抗生素：多数患者口服抗生素治疗有较好疗效，可选用四环素、红霉素和米诺环素，皮损改善后要小剂量长期服药一段时间，如四环素 250～500mg/d。

（2）顽固性病例：可用泼尼松（30mg/d）、氨苯砜（0.1～0.2g/d）、甲氨蝶呤（每周 7.5～15mg）、环孢素、维 A 酸治疗。

（3）其他免疫抑制剂：如环孢素、甲氨蝶呤、沙利度胺、硫唑嘌呤。

4. 其他　外科手术，对皮损局限的病例可以手术切除后植皮。常规治疗无效者，可试用皮肤磨削术，如 CO_2 激光、Er:YAG 激光或光动力疗法。

（孙良丹）

第二十八章 营养与代谢障碍性皮肤病

本组疾病包括营养缺乏性和代谢障碍性皮肤病，种类较多，其中营养缺乏性皮肤病现已少见。营养与代谢障碍性皮肤病常伴有系统性病变，皮肤病变仅是这些疾病的特异性表现之一，疾病的确诊需做相应的实验室检查。

第一节 肠病性肢端皮炎

肠病性肢端皮炎（acrodermatitis enteropathica）是一种由锌吸收缺陷引起的遗传性锌缺乏症，典型的三联征为肢端皮炎、脱发和腹泻。

【病因】 本病为常染色体隐性遗传病，引起血锌水平降低的机制尚未阐明，可能与肠道转运蛋白或锌结合蛋白缺乏或功能障碍有关，从而引起锌吸收障碍。

锌是一种非常重要的微量营养素，是多种金属酶和转录因子的重要组成部分，对人体各种代谢和生化途径的正常运作至关重要，如核酸和蛋白质合成、伤口愈合、正常免疫功能和自由基清除等。肠病性肢端皮炎是由染色体 8q24.3 上的锌转运基因 SLC39A4 突变引起的，SLC39A4 基因编码锌配体结合蛋白 ZIP4，即锌或铁调节转运蛋白。它是一种富含组氨酸的跨膜蛋白，作为锌摄取蛋白将锌离子从细胞外部或管腔运输到细胞质中，并被其他蛋白质利用。肠内锌通过小肠吸收，主要在空肠运输蛋白 ZIP4，编码该蛋白的基因突变阻碍了肠道锌的正常吸收，受影响的个体表现为缺锌的症状。

由于储存的锌不能自由交换，代谢需要必须通过饮食中锌的供应来满足。人类母乳是锌的丰富来源，特别是在哺乳期的前 1～2 个月，母乳中还有一种锌结合配体，它可以提高人类母乳中锌的生物利用度，而动物乳中没有锌，因此，断奶后小儿由于锌吸收障碍和需求量大，出现锌缺乏。

【临床表现】 本病的平均发病年龄为 9 个月，该病通常表现在婴儿期，即母乳喂养的婴儿断奶期间，而配方奶喂养的婴儿发病时间更早，主要有几个方面症状。

1. 皮肤病变 皮损好发于口、眼、鼻、肛门、会阴等腔口周围及四肢末端、骨突起部位（肘、膝、踝、指关节及枕骨等处），常对称分布。早期皮损为红斑基础上的群集水疱或大疱，尼科利斯基征阴性，可继发感染变为脓疱，破裂后形成糜烂、结痂，继而融合成境界清楚的结痂性或鳞屑性暗红斑，周围有红晕（图 28-1），类似银屑病。口角炎常为早期表现，口腔表浅的阿弗他溃疡也可发生。常伴有白念珠菌和细菌感染，愈后无瘢痕和萎缩。

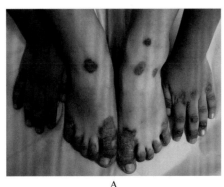
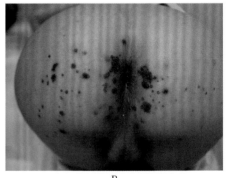

图 28-1 肠病性肢端皮炎

A. 四肢末端皮炎；B. 肛周皮炎

2. 腹泻 90% 病例有腹泻，大便呈水样或泡沫状，并伴有恶臭，次数多。

3. 毛发和甲损害 毛发变脆、稀疏、细黄、干燥、无光泽，片状或弥漫性脱发，严重者全秃，眉毛、睫毛亦可脱落；指（趾）甲肥厚、萎缩、变形，甚至脱落，亦可出现甲沟炎。

4. 其他表现 厌食、生长发育迟缓、贫血、闭经、情绪和精神异常（易怒、嗜睡），以及眼部异常，包括结膜炎、睑缘炎、角膜混浊和畏光等。

【组织病理】　本病的组织学较为典型，但取决于皮损的不同时期。早期皮损表现为融合性角化不全、颗粒层减少，也有中性粒细胞浸润和轻度海绵水肿。随着疾病的进展，出现明显的气球样变和网状变性，伴有角质形成细胞坏死。在疾病末期，可以看到表皮银屑病样增生。

【诊断及鉴别诊断】　依据典型临床表现，结合低血清锌水平和对治疗的反应来诊断。如果有家族史，或停止补锌后复发，应怀疑是遗传性缺锌，但是需要进行基因检测才能确认。血清白蛋白、碱性磷酸酶在某些情况下也可能有用。皮损的组织病理检查也有助于诊断。

本病需与获得性锌缺乏症、银屑病、脂溢性皮炎、尿布皮炎、念珠菌性间擦疹、大疱性表皮松解症、掌跖脓疱病及其他营养不良性皮肤病等相鉴别。

【治疗】　提倡母乳喂养，补充维生素，纠正腹泻引起的水、电解质紊乱。尽早进行锌替代治疗，一般需要终身补充 3mg/(kg·d) 的锌元素，剂量应根据产品中锌元素的含量进行调整。推荐硫酸锌或葡萄糖酸锌口服，一般用药 24h 后有临床改善，腹泻减轻，3~4 周后即有满意疗效。氯化锌是首选的肠外补充。补充锌治疗的不良反应包括低铜血症、胃刺激和胃出血等。因此，在治疗期间，还需要每 3~6 个月监测血清锌铜铁水平，进行血常规、碱性磷酸酶检查和粪便隐血试验。皮损者行对症处理。

第二节　原发性皮肤淀粉样变

原发性皮肤淀粉样变（primary cutaneous amyloidosis，PCA）是指淀粉样蛋白沉积于正常皮肤组织中而不累及其他器官的一种慢性皮肤病。

【病因】　本病的病因不明。一些炎症性皮肤病和全身性疾病已被报道与 PCA 相关，包括强直性脊柱炎、自身免疫性甲状腺炎、慢性扁平苔藓、乳糜泻、慢性荨麻疹、血管淋巴样增生伴嗜酸细胞增多等。PCA 也见于各种结缔组织病患者，包括红斑狼疮、系统性硬皮病、皮肌炎和硬皮病等。其他如反复皮肤摩擦、痛觉异常或纺织品接触性皮炎，可能与 PCA 的病因有更直接的关系。

慢性瘙痒被认为是一种病因。由于长期的抓挠和摩擦，皮肤受到损伤，导致角质形成细胞发生凋亡，释放出异常聚集的角蛋白，在真皮层形成由 KRT5/14 异二聚体构成的淀粉样蛋白沉积。抑瘤素 M（OSM）受体-β（OSMRβ）是 OSM Ⅱ 型受体和 IL-31 受体的组成部分。家族性 PCA 涉及 OMSR 和 IL31RA 基因的突变，基因突变导致 IL-31 信号异常，这与瘙痒的临床症状直接相关。IL-31 与 IL-31RA-OSMRB 复合物结合，激活 JAK1 和 JAK2，从而刺激 STAT3 和 STAT5，这表明 JAK1 信号在感觉神经元中驱动慢性瘙痒。

PCA 的确切发病机制尚不清楚，可能是多因素包括遗传和环境因素共同作用的结果。大多数病例是散发的，但高达 10% 的患者可能存在常染色体显性家族史，与某些个体的遗传易感性相一致。家族性 PCA 与先天性厚甲症、家族性掌跖角化病、多发性内分泌肿瘤Ⅱa型（MEN-Ⅱa）等综合征相关。

案例 28-1

患者，男性，55 岁。双侧小腿密集丘疹伴瘙痒 6 月余。患者 6 个月前无明显诱因于双侧小腿伸侧出现散在斑疹，伴瘙痒，未予重视。随后皮疹逐渐增大为半球形或多角形丘疹，自行于当地药店购买地奈德乳膏间断外用，症状较前略缓解，但仍反复发作，近期皮疹渐增多，瘙痒明显。

专科查体：双侧小腿胫前密集米粒大小的半球形、多角形肤色丘疹，表面少许鳞屑，质硬，皮损孤立不融合，部分丘疹表面见少许结痂。

问题：①为明确诊断，首要考虑做哪些检查？②如何治疗？

【临床表现】　根据临床表现可分为多种类型，其中以苔藓样和斑状淀粉样变多见。

1. 苔藓样淀粉样变（lichen amyloidosis）　好发于中年人，男性多见。皮损常对称分布于胫前、臂外侧，而上背部、腰部、腹部、大腿、足踝、足背也可发生。初起为针头大小的褐色斑疹，逐渐增大为直径 2mm 的半球形、圆锥形或多角形丘疹，质硬，呈正常肤色、淡红色或褐色，表面多光滑发亮，可有少许鳞屑，粗糙（图 28-2）；早期散在分布，后期密集成片但不融合，常沿皮纹呈串珠状排列，表现出克布纳（Koebner）现象；有时可融合成肥厚斑块，表面呈疣状，类似于肥厚性扁平苔藓或神经性皮炎，但斑块表面及其边缘仍有褐色丘疹。自觉剧烈瘙痒。

2. 斑状淀粉样变（macular amyloidosis） 好发于中年妇女。皮损分布于背部肩胛区，也可累及四肢伸面和躯干。初为灰色、蓝色或褐色斑疹，直径2～3mm，逐渐增大、融合，形成网状或波纹状色素沉着（图28-3）；眼周色素沉着，痣样色素沉着通常沿布拉什科（Blaschko）线分布。常无自觉症状或仅有轻度瘙痒。

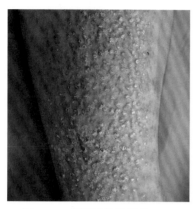

图 28-2　苔藓样淀粉样变

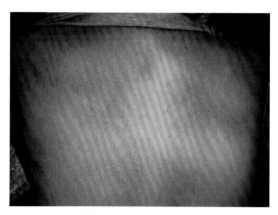

图 28-3　斑状淀粉样变

上述两型可同时存在或互相转变，称为混合型或双相型淀粉样变（biphasic amyloidosis）。在色素沉着的背景下可以看到丘疹性病变，为慢性病程，可迁延数年或数十年，少数可自行消退。

3. 其他类型 如结节型、皮肤异色病型、大疱型、色素失禁型、痣样型、线状等。

> **案例 28-1 分析**
> 　　临床特征：中年男性患者，无明显诱因出现双侧胫前散在斑疹，随后皮疹逐渐增大为半球形或多角形丘疹，伴瘙痒，慢性病程。体格检查见双侧小腿胫前密集米粒大小的半球形、多角形肤色丘疹，表面少许鳞屑、质硬，皮损孤立不融合，部分丘疹表面见少许结痂。

【**组织病理**】 本病的组织病理可见真皮乳头处及真皮上部局灶性无定形嗜酸性物质，即淀粉样蛋白团块沉积，不累及血管和附属器。刚果红、结晶紫或硫黄素T染色可显示淀粉样蛋白。凋亡小体和基底细胞空泡变性的出现提示皮肤淀粉样沉积物可能来源于真皮巨噬细胞和成纤维细胞引起的凋亡角质形成细胞的角蛋白变性，而在淀粉样沉积物中观察到色素细胞的存在可能归因于基底细胞空泡变性。苔藓样和斑状淀粉样变的主要差别在于表皮病变，前者的表皮有不规则的棘层肥厚和角化过度，后者的表皮厚度一般正常，淀粉样沉积数量少，但色素失禁较显著。免疫组化CK5/6染色证实淀粉样沉积物来源于角质形成细胞，可作为刚果红染色的替代方法用于原发性皮肤淀粉样变的诊断。

【**诊断及鉴别诊断**】 根据典型皮损和组织病理检查即可确诊，需与神经性皮炎、结节性痒疹、肥厚性扁平苔藓、炎症后色素沉着相鉴别。

> **案例 28-1 分析**
> 　　为明确诊断，需进一步完善皮肤组织病理检查及特殊染色。
> 　　检查结果：①淀粉样蛋白沉积于真皮乳头层，为大小不一的团块状，HE染色呈无定形嗜酸性物质，不累及血管和附属器；②结晶紫染色示真皮乳头层出现明显的红色淀粉样物质。
> 　　诊断：原发性皮肤淀粉样变。

【**治疗**】 本病尚无特效疗法。鼓励患者避免慢性摩擦，如使用毛巾和刷子时。

1. 外用药 糖皮质激素制剂封包或皮损内注射有一定疗效，也可选用0.1%维A酸软膏、0.1%他克莫司软膏、二甲亚砜、维生素 D_3 衍生物、辣椒素、薄荷醇、水胶体敷料外用。

2. 系统药物 可口服抗组胺药。瘙痒剧烈者可口服阿米替林或普鲁卡因静脉封闭；阿维A、沙利度胺、环磷酰胺、环孢素、秋水仙碱对部分病例有效。对于瘙痒或疼痛治疗无效的，相关病例报道提示JAK1抑制剂（包括阿布西替尼、乌帕替尼）可能会有效。

3. 其他治疗 如光疗（UVB或PUVA）、超脉冲 CO_2 激光、脉冲染料激光、Er:YAG激光或皮肤磨削术、手术治疗、电干燥法，以及生物制剂（如度普利尤单抗）。目前，抗IL-31的奈莫利珠单抗正处在临床研究阶段，将来也可能成为治疗选择。

案例 **28-1** 分析

　　对此患者的治疗方案：依巴斯汀片（10mg）口服，每日 1 次，每次 1 片；外用卤米松/三氯生乳膏，每日 2 次，以及阿达帕林凝胶每晚 1 次；建议患者避免慢性摩擦。

第三节 黄　瘤

　　黄瘤（xanthoma）是含脂质的组织细胞和巨噬细胞在真皮、皮下组织、肌腱等处聚集而成的黄色丘疹、结节或斑块，因其常伴有脂质代谢紊乱和心血管疾病，故称为黄瘤病（xanthomatosis）。

　　【病因】 黄瘤的确切发病机制不清楚。虽然高脂蛋白血症是黄瘤形成的基础，但一些患者的血脂或脂蛋白水平正常。

　　然而，黄瘤的存在可以作为高脂血症或高胆固醇血症这些代谢状态的独特且重要的临床指标。脂质通过血管壁向结缔组织间隙外渗，沉积在真皮、皮下组织和肌腱中，单核巨噬细胞通过特异性受体或吞噬低密度脂蛋白（LDL）聚集体和抗体脂质复合物，吸收脂质颗粒，形成泡沫细胞。以下因素可能起作用：①结缔组织中局部脂质浓度高；②正常血浆脂质浓度下存在质性不同的脂蛋白；③脂质外渗增加（血管通透性增加、局部循环增加、慢性炎症）；④原位脂质合成及其在组织细胞中的沉积；⑤胆固醇逆向转运功能障碍。

　　正常胆固醇血症性黄瘤被认为是通过一系列交替事件形成的，其中局部组织损伤（通过创伤或炎症）被认为起主要作用。这些是典型的与Ⅰ型、Ⅳ型和Ⅴ型高胆固醇血症相关的发疹性黄瘤。损伤诱导血管通透性增加，进而导致脂蛋白漏出，随后被真皮细胞吞噬。这一途径通常被认为是经常遭受机械损伤的部位发生黄瘤的病因，如跟腱黄瘤，这在Ⅱ型高胆固醇血症中很常见，也见于如特应性皮炎、大疱性表皮松解症等。少部分黄瘤与副蛋白血症相关，包括血浆脂质水平正常的患者。在这些患者中，皮肤淋巴网状组织增生，随后发展为扁平黄瘤。

　　【临床表现】 根据黄瘤的形态、部位和数目，黄瘤可有很多类型。

　　1. 结节性黄瘤（xanthoma tuberosum） 可发生于任何年龄，单发或多发。皮损好发于四肢伸侧（特别是肘、膝）和易摩擦部位。早期皮损为黄色丘疹，逐渐增大、融合，形成黄色或橙色结节或斑块，直径可超过 3cm（图 28-4），质地坚实，常有红晕，发展缓慢。发生于跟腱或指（趾）肌腱处者称腱黄瘤。常伴有家族性高胆固醇血症、家族性异常 β 脂蛋白血症和继发性高脂血症。

　　2. 扁平黄瘤（xanthoma planum） 皮损为扁平的淡黄或棕黄色斑块，质地柔软，略高出皮面，大小不一，局限或泛发。发生于上眼睑内眦处者称为睑黄瘤（xanthoma palpebrarum）；发生于手掌者称为掌纹黄瘤（xanthoma striatumpalmare）；泛发于面、颈、躯干等处者称为泛发性扁平黄瘤（diffuse planum xanthoma）（图 28-5）。可伴发家族性高胆固醇血症、家族性异常 β 脂蛋白血症和继发性高脂血症等。

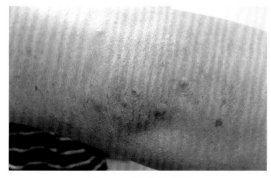

图 28-4　结节性黄瘤

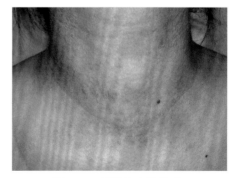

图 28-5　泛发性扁平黄瘤

　　3. 发疹性黄瘤（eruptive xanthoma） 皮损好发于臀、肩和四肢伸侧；皮损为黄色、棕黄色或褐色丘疹，直径 1～5mm，质软，分批或骤然出现，急性期炎症明显，皮损周围有红晕。可有瘙痒或疼痛，可有同形反应。数周后皮损自行消退。多见于高甘油三酯血症者，Ⅳ型高脂蛋白血症和继发性高脂血症少见。

　　4. 疣状黄瘤（verruciform xanthoma） 好发于口腔，有时可见于肛门生殖器区或口周；皮损

笔记栏

为扁平或疣状的孤立性斑块，通常直径为 1~2cm，无自觉症状。一般不伴有高脂血症，皮损持续数年。

【组织病理】 本病的组织病理可见真皮内有大量充满脂质的组织细胞，即泡沫细胞，有时可见图顿（Touton）巨细胞；所有黄瘤真皮内均有脂质浸润。早期损害中有炎症细胞浸润，陈旧性损害中有成纤维细胞增生。

【诊断及鉴别诊断】 根据皮损特点和组织病理检查，一般诊断不难，关键在于明确有无伴发的脂质代谢紊乱和潜在性疾病。本病需与组织细胞增生症、幼年黄色肉芽肿、进行性结节性组织细胞瘤等相鉴别。

【治疗】 黄瘤的主要治疗方法是治疗产生这些病变的相关疾病。

1. 一般治疗 注意低脂、低盐、低热量饮食，避免饮酒；适当锻炼，定期监测血脂水平尤其是低密度脂蛋白，发现异常及时就诊。

2. 药物治疗 伴发高脂血症者服用降血脂药，如他汀类。此外，羟甲基戊二酰辅酶 A（HMG-CoA）还原酶抑制剂具有控制高脂血症、缩小黄瘤皮损的双重益处，但应注意他汀类药物相关肌肉症状，甚至更罕见的并发症，如横纹肌溶解和坏死性自身免疫性肌病。针对前蛋白转化酶枯草杆菌蛋白酶/kexin 9 型基因的单克隆抗体对治疗家族性高胆固醇血症有效。长期服用普罗布考或维生素 E 对睑黄瘤有一定疗效。

3. 局部治疗 皮损较少者，可用电灼、激光、冷冻或外科手术等方法治疗。

（曹志强 耿松梅）

第二十九章　皮肤肿瘤

第一节　黑素细胞痣

黑素细胞痣（melanocytic nevus）又称色素痣（nevus pigmentosus）、痣细胞痣（nevocytic nevus），是黑素细胞（又称痣细胞）的良性增生，排列在表皮、真皮或其他组织的巢中，临床上很常见。

【临床表现】　黑素细胞痣分为先天性和获得性两种。

1. 先天性黑素细胞痣（congenital melanocytic nevus，CMN）　通常在出生时就出现，有些在出生后的最初几年出现，并具有独特的临床和组织病理学特征。根据皮损面积大小，临床分为4型：①小型先天性黑素细胞痣，皮损直径＜1.5cm，最多见（图29-1A）；②中型先天性黑素细胞痣，皮损直径1.5～20cm（图29-1B）；③大型先天性黑素细胞痣，皮损直径20～40cm（图29-1C）；④巨型先天性黑素细胞痣，皮损直径≥40cm（图29-1D）。先天性黑素细胞痣表现出多种临床形态，包括颜色杂色、表面粗糙度、多毛症、皮下结节和卫星病灶。小型和中型先天性黑素细胞痣在临床上通常表现为均匀的色素病变，边界清晰，皮肤表面斑纹增加，可见多毛。较大的黑素细胞痣表现为杂色，通常不对称、边界不规则，可有结节状表面，通常为多毛状。结节多发生于婴儿或儿童时期，成年人少见，偶可自行消退。

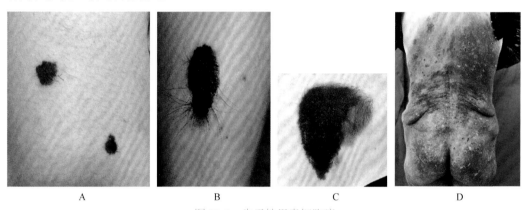

A　　　　　　　　　　B　　　　　　　　　　C　　　　　　　　　　D

图29-1　先天性黑素细胞痣

A. 小型先天性黑素细胞痣；B. 中型先天性黑素细胞痣；C. 大型先天性黑素细胞痣；D. 巨型先天性黑素细胞痣

先天性黑素细胞痣恶变为恶性黑素瘤的风险程度与痣的大小和数量有关。中小痣患黑素瘤的风险为0%～4.9%；巨大痣患黑素瘤的风险为1%～31%，巨大痣伴有多个较小先天性黑素细胞瘤的终身黑素瘤发展风险更高。

2. 获得性黑素细胞痣（acquired melanocytic nevus）　皮损一般在儿童期和青少年期出现，也有成年后出现的。皮损可发生于全身任何部位，单个或成批发生，曝光部位多见。根据痣细胞分布位置的不同，可将其分为交界痣、混合痣和皮内痣。

（1）交界痣（junctional nevus）：为扁平或略微隆起皮面的丘疹，直径为0.1～1.0cm，呈圆形或椭圆形，边缘境界清晰，表面光滑、无毛发，颜色通常为黑色、棕色或红色（图29-2A），多见于儿童。掌、趾和外阴部的色素痣以交界痣居多。

（2）混合痣（compound nevus）：皮损大多略高出皮面，为圆形或卵圆形结节，有些呈乳头瘤状，颜色由黄褐到褐色，色泽均匀（图29-2B），表面可有或无毛发，多见于青少年。

（3）皮内痣（intradermal nevus）：常为半球形隆起皮面，淡褐色或者正常肤色，有时中央可有一根或数根毛发，直径在1cm以内（图29-2C）。多见于成年人，是最常见的黑素细胞痣。皮内痣种类很多，有扁平的浅黑素细胞痣，表面光滑或者粗糙，有的像乳头状瘤。

【组织病理】　黑素细胞痣的痣细胞多呈巢状排列，包括透明痣细胞、上皮样痣细胞、淋巴细胞样痣细胞和纤维样痣细胞。交界痣的痣细胞巢位于表皮下层与真皮交界部位；皮内痣的痣细胞巢位

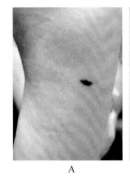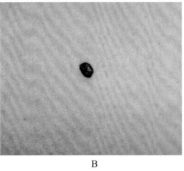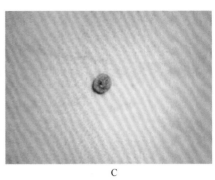

A   B   C

图 29-2　获得性黑素细胞痣

A. 交界痣；B. 混合痣；C. 皮内痣

于真皮；混合痣的痣细胞巢不仅在表皮真皮交界部位，还出现在真皮上层。

【诊断及鉴别诊断】

1. 诊断　一般通过临床即可诊断黑素细胞痣，疑有恶变者进行病理检查。获得性黑素细胞痣出现以下征象时应考虑恶变的可能：①皮损在短期内增大明显；②色泽明显加深，边缘不规则；③出现糜烂、溃疡、出血；④周围发生卫星状损害；⑤出现瘙痒或疼痛；⑥局部淋巴结肿大。

先天性黑素细胞痣的常见皮肤镜表现为：①球状结构、网状结构、网状-球状结构；②弥漫性色素沉着；③粟丘疹样囊肿；④多毛症；⑤菌丝样结构；⑥毛囊周围色素改变等。

获得性黑素细胞痣中，交界痣通常为网状模式，可伴有点和球，色素网在皮损中央较周围密集。混合痣通常为球状模式，球大小一致；如果球紧密聚集在一起形成较大的团块，出现鹅卵石结构；网状模式也可见到。血管特征不易鉴别，如果可见血管，则常为线状规则血管和逗号状血管。皮内痣通常为淡褐色的均质模式，偶尔为球状模式。

2. 需与具有色素性皮损的疾病相鉴别

（1）脂溢性角化病：发生于中老年人的身体外露部位，如面颊、颈、手背和前臂等部，斑块为多发散在棕褐色，面积大小不等，呈椭圆形或不规则形，平滑或稍高出皮面。

（2）雀斑：为弥漫散在分布的多个小的淡褐色斑点，表面平滑，不突出皮面，好发于身体的外露日晒部位，以颜面最为显著，偶见颈、肩、手背等部。组织切片检查示黑素细胞的数量并不增多，但细胞大、树突多，黑素颗粒增多。雀斑无恶变倾向。

【治疗】　本病的治疗以手术切除为主。先天性黑素细胞痣中先天性大型及巨型黑素细胞痣发生黑素瘤的风险评估为 2%~5%，综合评估各种因素后，建议以手术切除为好。获得性黑素细胞痣者密切随访，一般不必治疗，如出现恶变体征，手术切除治疗。

第二节　皮脂腺痣

皮脂腺痣（sebaceous nevus）又称 Jadassohn 皮脂腺痣或器官样痣，是一种良性的皮肤错构瘤，以表皮、不成熟的毛囊及皮脂腺和顶泌汗腺增生为特征。皮损通常出生时即存在，呈蜡样、橙黄色或黄褐色的无毛发斑块。通常认为是一种皮脂腺的损害，归类为皮脂腺的良性肿瘤。实际上皮脂腺

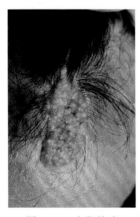

图 29-3　皮脂腺痣

痣是一种包括毛囊、皮脂腺、顶泌汗腺成分的畸形伴有表皮的增生，并非真正的肿瘤。

【病因与发病机制】　有研究发现，皮脂腺痣中有 PTCH 基因缺失。PTCH 途径与皮肤的发生发育有关，这可以解释皮脂腺痣中可以见到上皮和附属器结构的异常。不同时期的皮脂腺痣显示不同的角蛋白表达，提示皮脂腺痣是错构瘤生长而不是过度增生。皮脂腺痣 Schimmelpenning 综合征中还存在 HRAS 和 KRAS 合子后体细胞突变。

【临床表现】　皮脂腺痣是一种先天畸形，其临床表现在人生的不同阶段而逐渐发育演变。在出生时皮损不明显，仅轻度隆起，常发生于头皮，偶尔见于面颈部，皮损呈线状，沿 Blaschko 线分布，表面几乎无毛发（图 29-3）。在儿童时期皮损轻度增生，呈淡黄色；在青春期，皮损进行性增厚，表面呈鹅卵石样或疣状；成人期以后皮损进一步增生肥厚，这

个阶段有 15%～20% 皮损伴发附属器肿瘤，最常见的是毛母细胞瘤和乳头状汗管囊腺瘤。

头面部先天性广泛分布的皮脂腺痣常累及神经等其他系统。先天性皮脂腺痣、癫痫、精神发育迟缓及骨骼畸形等，被称为 Schimmelpenning 综合征或皮脂腺痣综合征。

【组织病理】

1. 组织学表现　皮脂腺痣组织学表现随着患者各个年龄时期而变化。①在婴儿期和儿童期的第一阶段，皮损中的皮脂腺可能发育不完全，数量很少，表皮也可正常或轻微增生，因此容易漏诊，但可以在病变区域发现不完全分化的毛囊结构。②在青春期或第二阶段，皮损内皮脂腺发育成大量成熟或接近成熟的皮脂腺小叶，并可见到异位的顶泌汗腺。毛囊发育仍不完全。皮损上方表皮增生乳头瘤样改变。③中老年时期或第三阶段皮脂腺痣可伴发多种皮肤肿瘤，最为常见的是乳头状汗管囊腺瘤和毛母细胞瘤，其次为毛鞘瘤和皮脂腺瘤。皮脂腺痣还可伴发基底细胞癌、皮脂腺癌、汗孔癌甚至黑素瘤等。

2. 免疫组化　不同时期的皮脂腺痣显示不同的细胞角蛋白表达。在婴儿时期，CK1 和 CK10 减少，CK14 表达增加；青春期 CK17 有额外的增强表达；在成人期，CK14、CK17 和 CK19 都有表达。

【诊断及鉴别诊断】　自幼在头面部出现的黄色或者褐色斑块应该考虑本病。皮脂腺痣的皮肤镜表现常与组织病理学对应，表现为小叶样结构及与毛囊无关的黄点；圆形或卵圆形黄白色结构单独或聚集出现，周边围绕细的血管结构等。本病需与表皮痣、皮脂腺增生、乳头状汗管囊腺瘤、寻常疣等相鉴别。

【治疗】　皮脂腺痣有继发多种良恶性肿瘤的可能，而且随着年龄的增大，外观呈疣状改变明显，因此通常建议在青春期全部切除，但并非必需。具体治疗方案须结合皮损的大小和分布情况。

第三节　血管瘤和血管畸形

1982 年，约翰·马利肯布（John Mulliken）首次提出基于血管内皮细胞生物学特性的分类法，将传统的血管瘤重新分为血管瘤（hemangioma）和血管畸形（vascular malformation）。这一分类观点被广泛认同（表 29-1）。

表 29-1　血管瘤与血管畸形新旧名称一览表

新名称	旧名称
血管瘤	草莓状血管瘤（毛细血管瘤、婴儿血管瘤）、海绵状血管瘤
血管畸形	
毛细血管畸形	鲜红斑痣（葡萄酒色斑）、橙红色斑
静脉畸形	海绵状血管瘤
淋巴管畸形	囊状水瘤、淋巴管瘤
动脉畸形	

【临床表现】　血管瘤与血管畸形的种类较多，以下介绍几种常见的类型。

1. 婴儿血管瘤（hemangioma of infant，IH）　又称毛细血管瘤（capillary hemangioma），是指由胚胎期间的血管组织增生而形成的，以血管内皮细胞异常增生为特点，发生在皮肤和软组织的良性肿瘤，是婴儿最常见的肿瘤。临床上可分为浅表性、深在性、混合性（即浅表性＋深在性）、网状性/顿挫性/微增生性和其他。

最早期的皮损表现为充血性、擦伤样或毛细血管扩张性斑片。出生后 6 个月为早期增殖期，瘤体迅速增殖，明显隆起于皮肤表面，形成草莓样斑块或肿瘤（图 29-4），大小可达最终面积的 80%；之后增殖变缓，出生后 6～9个月为晚期增殖期。节段性血管瘤和深在性血管瘤增殖期可持续至出生后 9～12 个月，少数患儿增殖期甚至可持续至出生后 24 月。90% 的患儿在 4 岁时瘤体完全消退，

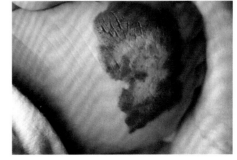

图 29-4　婴儿血管瘤

瘤体累及越深，消退时间越晚。未经治疗的瘤体消退完成后有 25%～69% 的患儿残存皮肤及皮下组织退行性改变，包括瘢痕、萎缩、色素减退、毛细血管扩张和皮肤松弛等。根据相关文献，建议将血管瘤分为 3 个风险等级（表 29-2）。

表 29-2　血管瘤的风险等级及分类依据

风险等级	特征	分级依据
高风险	节段性血管瘤直径>5cm——面部	伴随结构异常（PHACE）、瘢痕、眼/气道受累
	节段性血管瘤直径>5cm——腰骶部、会阴区	伴随结构异常（LUMBAR）、溃疡
	非节段性大面积血管瘤——面部 （厚度达真皮或皮下，或明显隆起于皮肤表面）	组织变形，有形成永久瘢痕/毁容性风险
	早期有白色色素减退的血管瘤	溃疡形成的标志
	面中部血管瘤	高度存在毁容性风险
	眼周、鼻周及口周血管瘤	功能损害，毁容性风险
中度风险	面部两侧、头皮、手、足血管瘤	毁容性风险，较低的功能受损风险
	躯体皱褶部位血管瘤（颈、会阴、腋下）	高度形成溃疡的风险
	节段性血管瘤>5cm——躯干、四肢	溃疡形成风险和皮肤永久的残留物
低风险	躯干、四肢（不明显）	低度的毁容和功能损害风险

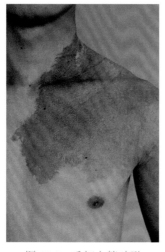

图 29-5　毛细血管畸形

2. 毛细血管畸形（capillary malformations，CM） 又称葡萄酒色斑（port-wine stain，PWS）或鲜红斑痣，系先天性皮肤毛细血管扩张畸形，发病率为 0.3%～0.5%，常在出生时出现，好发于头、面、颈部，也可累及四肢和躯干。表现为边缘清楚而不规则的红斑，压之褪色或不完全褪色（图 29-5）。红斑颜色常随气温、情绪等因素变化。随着年龄的增长，病灶颜色逐渐加深、增厚，并出现结节样增生。部分严重的病变可伴有软组织和骨组织的增生，导致局部增大变形。其可分为 3 型：①粉红型，病变区平坦，呈浅粉红至红色，压之完全褪色；②紫红型，病变区平坦，呈浅紫红至深紫红，压之褪色或不完全褪色；③增厚型，病变增厚或有结节增生，压之不完全褪色或不褪色。

【组织病理】

1. 婴儿血管瘤 内皮丰满，更新时间加快，多层基底膜，肥大细胞增多。

2. 毛细血管畸形 真皮见不规则扩张脉管腔结构，管壁厚薄不一，呈蜂窝状；内皮扁平，更新时间正常，正常基底膜，肥大细胞正常。

【诊断及鉴别诊断】

1. 婴儿血管瘤 根据病史、临床和影像学表现可确诊。浅表性婴儿血管瘤早期应与微静脉畸形相区别；深在性婴儿血管瘤应与脉管畸形（静脉畸形、动静脉畸形等）相区别（表 29-3）。部分婴儿血管瘤需与先天性血管瘤、卡波西型血管内皮瘤等相鉴别，通过瘤体生长及消退特征、临床表现及病理检查等可鉴别。深在性血管瘤还应与钙化上皮瘤、皮样囊肿、平滑肌肉瘤、淋巴瘤等相鉴别。

表 29-3　婴儿血管瘤与脉管畸形的鉴别

鉴别点	血管瘤	脉管畸形
发病时间	出生时或出生后不久	多见于出生时
男：女	1:4～1:3	1:1
发展情况	增生期、消退期、消退完成期	与儿童的生长发育成比例
病变颜色	鲜红色或透出蓝色	视畸形的脉管种类而定
表面温度	正常或温度升高	温度升高

续表

鉴别点	血管瘤	脉管畸形
自觉症状	不明显	不明显
排空试验	阴性	可能阳性
体位试验	阴性	可能阳性
组织病理	血管内皮细胞增生	血管内皮细胞正常，血管形态乱，管腔异常

2. 毛细血管畸形 根据病史、临床表现即可诊断。6月龄内患儿需与婴儿血管瘤相区别，早期两者都可表现为红斑，但婴儿血管瘤有明确的增生过程，表现为可逐渐隆起且呈鲜红的颗粒状，而毛细血管畸形在幼儿期均呈平坦的红斑，病灶成比例增大。发生在面部沿三叉神经分布的红斑，需排除伴有斯德奇-韦伯综合征（Sturge-Weber syndrome）。该综合征因病变侵及软脑膜，有8%的患儿在婴儿期即出现惊厥，可导致智力障碍和神经功能损害，需进行神经内科或神经外科干预。此外，70%该综合征患儿可出现脉络膜受累，其中30%出现青光眼，早期眼科干预可避免失明。发生在肢体的葡萄酒色斑还需与Klippel-Trénaunay综合征（KTS）相鉴别。KTS有3个临床特点，即患肢大面积红斑、先天性静脉（淋巴管）畸形，以及骨和软组织增生肥大。另外，毛细血管畸形还需要与毛细血管畸形-动静脉畸形（CM-AVM）相鉴别，后者为家族遗传性，可伴有全身多发的红斑，同时伴有深在的动静脉畸形病灶。

【治疗】

1. 婴儿血管瘤 主要以局部外用和系统用药为主，辅以激光或局部注射等，目的是抑制血管内皮细胞增生、促进瘤体消退和减少瘤体残留。

（1）高风险血管瘤：尽早治疗。一线治疗为口服普萘洛尔，若有禁忌证，则系统使用糖皮质激素。

（2）中等风险血管瘤：尽早治疗。早期浅表的病灶可给予外用β受体阻滞剂，也可加用脉冲染料激光；治疗过程中，若不能控制瘤体生长，则遵循高风险血管瘤治疗方案。

（3）低风险血管瘤：如很稳定，可随诊观察，或尝试使用外用药物；如瘤体生长迅速，则遵循中等风险血管瘤治疗方案。

（4）消退期和消退完成期血管瘤：此时血管瘤的进一步治疗，以唇部血管瘤的整形治疗为例，最佳年龄是3～4岁，因为之后血管瘤自发改善不再明显；如果推迟治疗，则可能对患儿心理或其他功能造成影响。

2. 毛细血管畸形

（1）激光治疗：利用血红蛋白吸收波段（532～1064nm）的脉冲激光治疗，是目前毛细血管畸形的首选治疗方法，包括脉冲染料激光（pulsed dye laser，PDL）、脉冲倍频Nd:YAG激光、长脉冲Nd:YAG激光、长脉冲翠绿宝石激光。需根据患者个体和病情、局部反应等确定治疗参数，剂量过大将导致热损伤和瘢痕。重复治疗需间隔1～2个月。

（2）光动力疗法（PDT）：又称血管靶向光动力疗法（vascular-target photodynamic therapy，V-PDT），是利用激光激发富集于畸形毛细血管内皮细胞中的光敏剂所产生的单线态氧，选择性地破坏畸形毛细血管网。该方法是继选择性光热作用治疗之后，另一靶向性强、疗效好、安全性佳、且无热损伤的治疗新技术。需根据患者个体和病情制订个性化方案，主要参数包括光敏药物与剂量、激光参量与治疗量及治疗区规划等。

（3）强脉冲光（intensive pulsed light，IPL）治疗：一般选用560nm或590nm的滤光片。需根据皮肤类型选择合适的能量密度和脉宽，同样需避免热损伤导致的瘢痕和疼痛等副作用。

（4）手术治疗：对于非手术治疗无效的病例，可采用手术治疗来清除病灶，或改善外观畸形。

第四节　瘢痕疙瘩

瘢痕疙瘩（keloid）是良性纤维增生性皮肤肿瘤，有瘢痕疙瘩个人或家族史、有色人种、妊娠、青春期等人群好发，胸、肩、上背部及耳垂处的皮肤损伤更易形成瘢痕疙瘩。

【临床表现】 瘢痕疙瘩好发于年轻女性，各种损伤如医源性手术切口、烧伤、创伤伤口、身体穿孔、昆虫叮咬、毛囊炎、水痘-带状疱疹病毒感染、接种疫苗、痤疮等导致皮肤完整性破坏后，

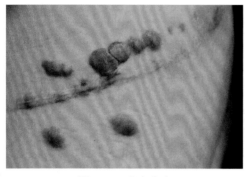

图 29-6 瘢痕疙瘩

可在数月至数年内形成瘢痕疙瘩。除了手掌和足底的无毛组织外，瘢痕疙瘩可分布在包括角膜的任何部位，尤其好发于颜面部、耳垂、颈肩部、前胸部及四肢等处。临床表现为隆起的、坚硬的丘疹和斑块，表面光滑，可凹凸不平，呈粉红色，边界不规则，可向损伤外呈"蟹足样"分布，且不能消退，可有紫色或棕色色素沉着（图 29-6）。瘢痕疙瘩由散在分支和间隔紊乱的 I 型和 III 型胶原束组成，通常伴有疼痛和感觉过敏。

【组织病理】 本病的组织病理表现为真皮中有边界不清的增生粗大胶原纤维交织排列，可出现玻璃样变的胶原，胶原束间含黏蛋白，弹性纤维减少，附属器受挤压或消失。

【诊断及鉴别诊断】 本病需与肥厚性瘢痕相鉴别，后者也是一种良性纤维增生性皮肤肿瘤，但一般局限于原有皮损范围。

【治疗】 瘢痕疙瘩根据类型、大小和分布决定治疗方案。①小型瘢痕疙瘩：直径<2cm；②中、大型瘢痕疙瘩：长度 2～10cm，宽度<5cm，手术切除后可以直接拉拢缝合；③超大型瘢痕疙瘩：长度>10cm，宽度≥5cm，切除后无法直接缝合，需要植皮或皮瓣转移闭合创面。小型瘢痕疙瘩应先采用联合药物注射（采用 5-氟尿嘧啶联合糖皮质激素注射）至完全平软后，再辅以硅胶制剂、其他外用药和压迫治疗等预防复发。中、大型瘢痕疙瘩确认既往是否有多次治疗和反复发作史，进而采用不同的治疗和预防复发的方法。无治疗史的患者，以手术治疗为主；易复发患者，可术前及术后辅以放化疗等治疗。超大型瘢痕疙瘩治疗方案推荐手术治疗辅以术后放化疗等综合治疗。瘢痕疙瘩切除后预防复发可辅以放疗，放射源可选择低能量电子线（6～7MeV）和低能量 X 射线（软 X 射线）等。脉冲染料激光可抑制或减少瘢痕疙瘩血供或充血。点阵激光、光动力疗法及光纤治疗也有望应用于瘢痕疙瘩治疗。

第五节 脂溢性角化病

脂溢性角化病（seborrheic keratosis，SK）又称老年疣、基底细胞乳头状瘤，来源于角质形成细胞，是一种常见的良性皮肤肿瘤。老年人多见，好发部位包括面颈部、四肢、上背部等有毛皮肤。

【病因与发病机制】 本病病因不明，其发生可能与日光照射有关。研究表明，越靠近赤道（即更多的日照时间及更大的日照强度），其患病率越高，发病年龄越低。另外，有研究发现其半数以上的皮损显示克隆起源，提示 SK 可能为肿瘤性。SK 的 FGFR3 和 PIK3CA 存在体细胞激活突变，导致成纤维细胞生长因子受体 3 及磷脂酰肌醇-3-激酶 α 亚基活性增强，进而导致 AKT 活性增强。

【临床表现】 本病初为针尖大小浅褐色斑、扁平丘疹，逐渐增大，形成棕黑色丘疹、斑块，呈圆形、卵圆形或疣状，直径一般<1cm，呈外生性，基底与正常表皮平行，边界清晰，上覆疏松油腻性鳞屑；常伴毛囊角栓（图 29-7），无光泽，眶周、腋下部皮损可呈疣状，角化不明显。皮肤镜下可见脑回样结构、粉刺样开口及粟丘疹。一般无自觉症状，偶有瘙痒，很少自行消退，极少恶变。

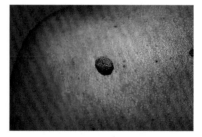

图 29-7 脂溢性角化病

刺激性脂溢性角化病：皮肤受刺激发生炎症反应，基底变红，表面不规则增生，一般发生于皮脂溢出及摩擦部位。

发疹性脂溢性角化病：常多发，皮损数目短期内迅速增多，若并发内脏肿瘤（多为胃肠道腺癌），则称为 Leser-Trelat 征/多发性发疹性脂溢性角化病，瘙痒明显，多呈泼墨状分布。

【组织病理】 本病从组织病理角度来说，可分为多种亚型，包括角化过度型、棘层肥厚型、腺样型等。所有类型的病变呈外生性，可见高度角化过度、棘层增生肥厚、基底平齐，增生细胞以基底样细胞为主，常可见假性角囊肿。

【诊断及鉴别诊断】

1.诊断 本病根据临床表现结合病理及皮肤镜表现等可进行诊断。

皮肤镜常见表现：粉刺样开口和粟粒样囊肿是 SK 的相对特征性结构，棘层增生越明显，这类结构的出现率越高。平坦的 SK 在结构模式上常表现为棕色、黄色或橘色弯曲的粗线。粗线在躯干可表现为脑回状模式，在面部可表现为假性网络。

2. 鉴别诊断 在临床上需与以下几种疾病相鉴别。

（1）光线性角化病：常见于曝光部位，皮损为红斑或角化性丘疹，伴黏着性鳞屑。

（2）黑素细胞痣：好发人群为儿童、青少年，部位无特殊，可发生在任何部位，外观上与 SK 容易混淆，但通常无油腻性鳞屑及毛囊角栓。

（3）基底细胞癌：好发于曝光部位，皮损多为黑色结节，中央溃疡，周围绕以珍珠样卷曲边缘。

（4）汗孔瘤：40 岁以后多发，常见于掌跖，多为单发，皮损为丘疹及带蒂、分叶状结节，可呈红色、肤色、棕色、粉红。

【治疗】 本病一般无须治疗，有治疗需求者可通过冷冻、CO_2 激光、电灼、手术等方式祛除。

第六节 汗 管 瘤

汗管瘤（syringoma）为向末端汗管分化的一种汗腺瘤，可发生于任何年龄，青春期及成年期女性多见，部分患者有家族史。

【临床表现】 汗管瘤皮损常表现为群集而不融合的皮色或淡黄色丘疹，直径 1～5mm（一般<3mm），密集而不融合，圆形或偶呈多角形，平顶或圆顶，质中或呈囊性，表面略带蜡样光泽；有时半透明，刺破表皮有少量清亮液体溢出，呈正常肤色或轻微色素沉着，多为对称分布（图 29-8）。前额、颈部、腋窝、腹部、外阴和阴茎亦可发生。偶见单侧分布者，严重者可泛发。病程可长达 30 年及以上，常无自觉症状，发生于外阴者常伴剧痒。根据临床特征，汗管瘤可分为 4 种亚型，即全身型、局部型、家族型和唐氏综合征相关型。

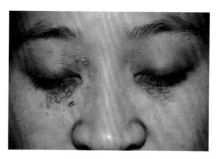

图 29-8 汗管瘤

发疹性汗管瘤（eruptive syringoma）为常染色体显性遗传，常在 10 岁内发病，主要分布在躯干前部、颈部、腹部和腋窝，可终身不变或自行消失，可能与唐氏综合征伴发，有家族性。

【组织病理】 汗管瘤的组织学检查显示，在纤维基质中存在逗号状和蝌蚪状导管结构；导管内有两层上皮细胞，腔内含有无定形物质；近表皮处可见囊样导管腔，管腔内充满角蛋白，囊壁衬以含透明角质颗粒细胞（图 29-9）。

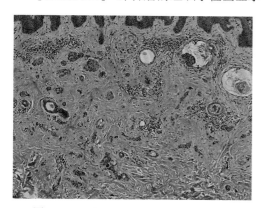

图 29-9 汗管瘤组织病理改变（100×）

【诊断及鉴别诊断】 本病的诊断常无困难，有时需与扁平疣、毛发上皮瘤、发疹性黄瘤相鉴别。

【治疗】 本病属于良性肿瘤，一般无须治疗。必要时可采用手术治疗或局部治疗。手术方法包括切除术、磨皮术、电外科手术，其他还包括 CO_2 激光、化学剥脱术，以及上述方法的组合。对于局部汗管瘤，CO_2 激光疗法被认为是一线治疗方法，但仍有可能导致病变复发和瘢痕形成。在伴有瘙痒的病例中，可采取局部治疗，包括外用曲安奈德、阿达帕林、他卡西妥和 1% 阿托品等。

第七节 粟 丘 疹

粟丘疹（milium）为起源于表皮或其附属器的潴留样囊肿，可分为原发性和继发性两种。原发性粟丘疹原因不明确，可能与遗传因素相关；继发性粟丘疹起源于毛囊、汗管、皮脂腺导管或者表皮，常因皮肤的反复损伤和修复而引起，见于大疱性类天疱疮、大疱性表皮松解症、二度烧伤、皮肤磨削、5-氟尿嘧啶治疗、环孢素治疗、糖皮质激素诱导的皮肤萎缩、放疗等。

【临床表现】 各种年龄、性别均可发病，新生儿多见，成人中以年轻女性更常见。新生儿原发

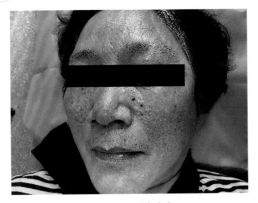

图 29-10　粟丘疹

性粟丘疹大多于出生时即有。常见于脸颊、额部、腭和牙龈黏膜［爱泼斯坦（Epstein）结节］。成人原发性粟丘疹好发于眼睑、脸颊和额部，也可见于外阴。原发性粟丘疹常为黄白色、质硬的小丘疹，一般无自觉症状。继发性粟丘疹常累及原发皮损的周围，皮损为直径 1~2mm 的乳白色或黄白色丘疹，表面光滑，质硬，数目不等，一般不融合（图 29-10）。粟丘疹发展缓慢，新生儿可自行消退。

【组织病理】　囊壁由多层扁平上皮组成，囊腔充满板层状角蛋白。

【诊断及鉴别诊断】　根据皮损典型的临床特点即可诊断。常需与以下疾病相鉴别。

1. 发疹性汗管瘤　男性青少年多见，成批发生于躯干前面及上臂屈侧，呈肤色、红色或棕褐色，表面有蜡样光泽，有些表现为粟丘疹样；病理表现为真皮上部的上皮性条索和囊管状构成，可见特征性的囊管状结构。

2. 表皮囊肿　囊肿较大，通常直径＞1cm，单个发生，中央常可见开口。镜下见囊肿位于真皮中、下部，囊壁为复层扁平上皮，可见颗粒层，囊内含角蛋白。

【治疗】　本病一般无须特殊治疗。若治疗，可使用粉刺按压器挤出内容物或者电灼治疗。

第八节　皮　　角

皮角（cutaneous horn）是皮肤角化过度引起的病变，形似动物的角，当病变的高度超过其直径的一半时，就会使用这一形态学诊断。皮角大多继发于其他皮肤疾病，包含良性病变（病毒疣、脂溢性角化病、汗孔角化病、毛囊角化病）、癌前病变（日光角化病、角化棘皮瘤）和恶性肿瘤（鳞状细胞癌、基底细胞癌）。

【临床表现】　皮角多见于 40 岁以上的人群，男性发病率高于女性。好发于头、面、颈等曝光部位，也可以分布在四肢及躯干。皮损常单发，呈圆锥形或圆柱形，笔直或弯曲如兽角（图 29-11）；基底较宽，质地坚硬，呈肤色、黄褐色或黑褐色。一般病程缓慢，无瘙痒、疼痛等自觉症状。皮角通常为良性，但当非肿瘤性疾病基础上的皮角基底部出现潮红充血、有浸润时，也要考虑恶变的可能。

【组织病理】　表皮高度角化过度伴角化不全，表皮呈山峰状隆起；基底部的组织学特征则视原发病而定，可伴多种良性或恶性组织病理改变。

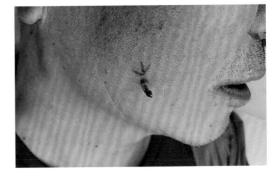

图 29-11　皮角

【诊断及鉴别诊断】　诊断皮角通常经临床检查和病理组织学检查来确认。需与皮赘、疣状癌、病毒疣、瘢痕疙瘩相鉴别。

【治疗】　本病的治疗方法包括手术切除、冷冻疗法、激光疗法等，具体选择取决于角的大小、位置和病变性质。切除后的病理检查也尤为重要，应及时明确它的原发病，进行个体化治疗。

第九节　皮肤纤维瘤

皮肤纤维瘤（dermatofibroma，DF）又称良性纤维组织细胞瘤（benign fibrous histiocytoma，BFH），是一种较常见的良性皮肤软组织肿瘤，好发于中青年，女性略多见。临床常表现为单发褐色或棕褐色结节。

【病因与发病机制】　目前本病的发病机制不明确，皮肤纤维瘤常被理解为皮肤对损伤、炎症和修复的反应结果。其病理反应主要分为 3 个时期：①肉芽肿组织期，以组织细胞为主的炎症细胞浸润；②肉芽肿样炎症期，成纤维细胞逐渐增多，纤维增生明显；③纤维化期，纤维高度增生，成纤维细胞逐渐减少，组织细胞很少出现。部分患者发病前有外伤、病毒前驱感染或昆虫叮咬史。

【临床表现】　皮肤纤维瘤较多累及四肢，尤其是下肢伸侧部分。一般无自觉症状，偶有瘙痒、自觉触痛或外伤后发生溃疡。皮损常为孤立性皮肤结节，呈圆形或卵圆形，质地坚实；皮损颜色为黄褐、棕红至黑褐色，直径 0.5～1.0cm（图 29-12）。皮损表面与皮肤粘连，下方可移动，侧向挤压可使表面皮肤产生小凹，称为浅凹征，对于诊断皮肤纤维瘤具有特异性。多发性皮肤纤维瘤少见，常见于患有系统性红斑狼疮或适应性免疫缺陷综合征等疾病的免疫缺陷患者，或在免疫抑制治疗期间的患者。皮损可长期存在，罕见自然消退。

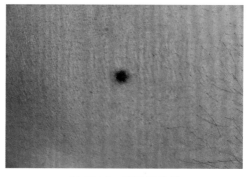

图 29-12　皮肤纤维瘤

目前有研究还提出一些较为罕见的变型，如巨大型 DF、瘢痕疙瘩样 DF、黏液样 DF、气球细胞样 DF、DF 伴有破骨样巨细胞等。

临床上有 3 种常见类型容易发生术后复发：①细胞型 DF，好发于成年男性四肢，头、颈、指（趾）亦可受累，直径一般<2cm，术后复发率为 25%；②动脉瘤型，外观酷似血管肿瘤，直径较大，常生长迅速，术后复发率为 19%；③非典型性，好发于成年男性下肢，皮损表现为丘疹、结节或斑块，直径一般<1.5cm，术后复发率为 14%。

【组织病理】　皮肤纤维瘤的组织病理表现为表皮常有不同程度的增生，基底层色素增加，真皮内有组织细胞、成纤维细胞局限性增生，伴有数目不等的单个核细胞浸润（图 29-13）。根据组织病理学分为 8 型：①细胞型 DF，瘤细胞多呈梭形，富含嗜伊红染色的细胞质，束状交织排列，部分损害中可见灶状坏死；②动脉瘤型 DF，肿瘤组织内有不规则出血性裂隙和囊腔，无内皮衬里，间隙内可见出血及含铁血黄素沉积（包括含铁血黄素性 DF）；③上皮样 DF，肿瘤位置通常浅表，瘤细胞呈圆形，细胞质嗜酸性，小囊状细胞核内可见小的嗜伊红染色的核仁，双核和多核细胞常见；④硬化性 DF，细胞数量较少，真皮胶原呈显著的透明样改变；⑤非典型性 DF，具有异形细胞，皮损主要位于真皮，可向皮下组织延伸，可见核深染的多形性细胞，核分裂不等；⑥栅栏状 DF，皮损内可见细胞核呈明显的栅栏状排列；⑦脂质化"踝型"DF，中央可见显著的泡沫样组织细胞（黄瘤细胞），周边围绕致密的透明胶原束；⑧透明细胞 DF，罕见，损害内可见大量透明细胞成分，细胞学上的异型性和有丝分裂象少见。

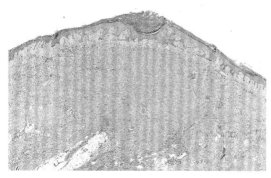

图 29-13　皮肤纤维瘤组织病理改变（40×）

【诊断及鉴别诊断】　根据好发人群、好发部位、皮损特点、组织病理即可诊断，需与隆突性皮肤纤维肉瘤、神经纤维瘤、黑素瘤等疾病相鉴别。

【治疗】　本病为良性病变，预后良好，一般无须治疗。因细胞型、动脉瘤型、非典型性皮肤纤维瘤存在局部复发风险，需要进行彻底的手术切除。

第十节　光线性角化病

光线性角化病（actinic keratosis，AK）又称日光角化病（solar keratosis）、老年性角化症（senile keratosis），是长期日光暴晒损伤引起的癌前期病变，皮损多发者发展为鳞状细胞癌的风险升高。随着人类老龄化及环境破坏，AK 的发病率很可能会继续上升。

【病因】　浅肤色人种（Fitzpatrick Ⅰ和Ⅱ型皮肤）多见。遗传易感性、环境因素（放射线及电离辐射等）与 AK 发病相关，而与长期日光暴晒（尤其是 290～320mm 的中波紫外线）关系更为密切，皮肤吸收紫外线越多，AK 患病风险则越高。研究认为，紫外线辐射诱导的 p53 基因突变在本病的发生和癌变过程中起关键作用。

除 AK 本身的发病机制研究外，AK 进展为鳞状细胞癌（SCC）的机制更受关注。紫外线照射被认为是关键因素，其具体机制尚无定论，学界认为主要通过两条通路。第一条为经典通路，在表皮的下 1/3 部分发生了Ⅰ级角质形成细胞表皮内瘤变（keratinocyte intraepidermal neoplasia，KIN）

后，继而进展为累及表皮下 2/3 部分的 KIN-Ⅱ，最后在进展为侵袭性鳞状细胞癌之前累及表皮全层为 KIN-Ⅲ。这个过程与阴道上皮内瘤变（CIN）类似。另一条为分化通路，不需要病变累及表皮全层后再发生恶性转化，可直接从表皮下 1/3 的基底层异型性细胞进展为鳞状细胞癌，从解剖学角度来说，这可能与毛囊及汗腺的分布有关。

【临床表现】 本病好发于中老年人，男性多见，尤其是户外工作者。皮损主要位于日光暴露部位，以头面部及上肢为主，皮损可单发或多发。常呈非对称分布，表现为圆形、不规则形红色至灰褐色斑片或扁平丘疹，大小不等，边界清楚；周围可有红晕，表面粗糙，上覆黏着性黄色或褐色干燥鳞屑（图 29-14），强行剥除鳞屑后可见充血的基底和点状出血；偶见皮损角化明显、增厚，呈疣状。皮损间区域常有明显的日光性损伤表现，如皮肤干燥、皱缩、色素异常和毛细血管扩张等。多无自觉症状，部分患者诉轻微的瘙痒或疼痛感。约 25% 的皮损在 1 年内自行消退，特别是在避免日晒或规律应用遮光剂后。若 AK 皮损短期内迅速增大（直径 ＞1cm），出现明显疼痛、硬结、溃疡、出血或隆起的边缘超过鳞屑范围，应考虑恶变为鳞状细胞癌的可能，需尽早行皮肤病理检查及治疗。

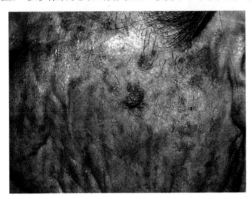

图 29-14 光线性角化病

根据皮损厚度及角化程度将 AK 分为 3 级，临床上常用奥尔森（Olsen）分级（表 29-4）。光化性唇炎是一种特殊类型的 AK，表现为唇部的鳞屑性斑片、丘疹改变，95% 发生于下唇，进展为鳞状细胞癌的概率高达 10%～30%，较其他部位更高。

表 29-4 AK 的临床分级（Olsen 分级）

分级	临床表现
Ⅰ级	轻度，浅红色至灰色斑片，少量鳞屑，可轻易触及，不易观察到
Ⅱ级	中度，红斑伴明显鳞屑，可触及并可观察到
Ⅲ级	重度，厚鳞屑，明显角化过度，容易观察到显著角化，与早期皮肤鳞状细胞癌难以鉴别
区域性癌变	多发 AK 皮损融合成片

【辅助检查】

1. 组织病理 主要表现为局限于表皮的不典型多形性角质形成细胞、真皮显著的弹性纤维变性和炎症细胞浸润；常见不典型角质形成细胞增生，呈芽蕾状伸入真皮乳头，上方表皮有不规则的棘层肥厚、角化过度或角化不全，但附属器上皮不受累。

AK 与早期鳞状细胞癌在组织学上不易鉴别，主要根据二者异形角质形成细胞的浸润深度是否突破基底层。尽管如此，仍存在难以鉴别或两者共存的现象。

2. 皮肤镜 皮肤镜下的草莓征对于 AK 诊断具有较强特异性，并常见红色假网状模式、毛囊周围网状分布的点状或线状扩张血管。AK 的皮肤镜改变与其病理学分级相关。其皮肤镜改变亦分为 3 级：1 级为红色假网状模式（图 29-15）；2 级为草莓状模式（图 29-16）；3 级则对应临床上角化过度的丘疹或斑块，镜下表现为黄白色无结构区域，鳞屑附着，毛囊口扩张及毛囊角栓。

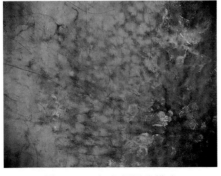

图 29-15 红色假网状模式

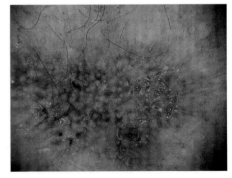

图 29-16 草莓状模式

3. 反射式共聚焦显微镜（RCM） 镜下表现为表皮角化过度或角化不全、棘细胞排列紊乱，并可见细胞及核大小形态各异的细胞异型性改变。

皮肤镜和 RCM 作为无创检测方式，并非 AK 的诊断金标准，但对于临床中与 AK 相似皮损的鉴别、亚临床皮损评估、治疗随访和疾病复发评估等方面，具有独特优势。

【诊断及鉴别诊断】 AK 的确诊依赖于皮肤病理检查，需与脂溢性角化病、鲍恩病（原位鳞状细胞癌）、基底细胞癌、鳞状细胞癌等良恶性皮肤肿瘤，以及湿疹、扁平苔藓、盘状红斑狼疮等炎症性皮肤疾病相鉴别。

【治疗与预防】 AK 皮损多在暴露部位，影响美观，并有发展为鳞状细胞癌的可能，建议及时治疗。皮损数目较少时，采用液氮冷冻、刮除、电灼、CO_2 激光、手术治疗；皮损融合成片者建议外用药物治疗（包括 5-氟尿嘧啶软膏、0.1% 维 A 酸霜、5% 咪喹莫特等）或光动力疗法，其美容效果及疾病预防作用较好；疑有恶变者及时行手术切除。

AK 的结局包括自然消退、长期稳定不进展、进展为鳞状细胞癌，其中消退后皮损具有较大复发可能。患有 AK 往往提示皮肤对日光照射损伤的耐受性降低，患基底细胞癌、鳞状细胞癌的概率是普通人群的 6 倍以上，因此，建议对 AK 患者予以更为严密的随访安排和更为积极的疾病干预策略。

第十一节 鲍 恩 病

鲍恩病（Bowen disease）是累及皮肤和黏膜的原位鳞状细胞癌，是一种较为常见的皮肤肿瘤。

【病因】 本病病因不明，可能与紫外线辐射、砷剂接触、电离辐射、免疫抑制和 HPV 感染有关。HPV-5 引起的疣状表皮发育不良患者易发生本病，许多肛门生殖器和手指、甲周鲍恩病皮损可检出 HPV-16。

【临床表现】 本病多见于中老年人，特别是 60 岁以上者，女性略多见。好发于头、颈和女性的下肢，其他部位和黏膜亦可受累。皮损多为单发，多发者占 10%~20%。初起为淡红色或暗红色鳞屑性斑疹，逐渐增大，形成圆形、多环形匐行性或不规则斑块。直径 0.2~14cm 不等，边界清楚、略隆起，上覆鳞屑或结痂，剥除鳞屑显露红色颗粒状或肉芽状湿润面，不易出血（图 29-17），少数皮损呈疣状增生或有明显的色素沉着。一般无自觉症状，偶有瘙痒。

病程为慢性，持续数年或数十年，偶见自行部分消退。3%~5% 的患者发展为侵袭性鳞状细胞癌，溃疡、出血常为恶变的征象。

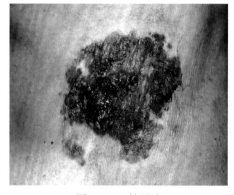

图 29-17　鲍恩病

【辅助检查】

1. 组织病理 鲍恩病的病理特征为累及表皮全层的不典型增生，具体表现为角化过度、角化不全、棘层肥厚和表皮突延长并增宽，但基底膜完整。增生的角质形成细胞极性丧失、分化异常，瘤巨细胞和异常核分裂象往往比 AK 更明显，真皮浅层有慢性炎症细胞浸润（图 29-18）。

2. 皮肤镜 在皮肤镜下，常可见红色背景，若同时存在肾小球状盘绕血管、簇集分布的血管模式、表面黄白色鳞屑这 3 种表现，提示该病可能性高达 98%（图 29-19）。色素性鲍恩病还需与黑素

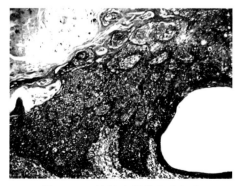

图 29-18　鲍恩病组织病理表现

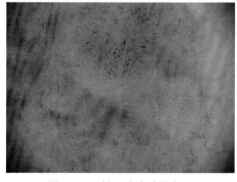

图 29-19　鲍恩病皮肤镜表现

瘤的皮肤镜特点进行鉴别。

【诊断及鉴别诊断】 鲍恩病的漏诊、误诊率较高，在皮损不典型、确诊前曾使用过多种外用药膏或其他因素刺激后发生变化的情况下，其诊断难度增加。尤其是发生在肛周、甲单位或甲周的鲍恩病，医生及患者认识不足，漏诊、误诊的发生率高。

在临床中发现任何持久性鳞屑性斑片或斑块均应怀疑本病，确诊依靠病理检查，并需与银屑病、光线性角化病、浅表性基底细胞癌和佩吉特病等相鉴别。

【治疗】 鲍恩病进展极为缓慢，大多预后良好。治疗方法中首选手术切除，尤其是单发皮损。对于特殊部位皮损（指/趾端、生殖器部位等），建议行 Mohs 手术，在彻底祛除肿瘤组织的同时，保证功能和结构的完整性。不适合手术者，可选择冷冻、电灼激光、光动力疗法、外用药（5% 咪喹莫特、5-氟尿嘧啶），条件允许时可采用联合治疗方法。

第十二节 佩吉特病

佩吉特（Paget）病又称湿疹样癌（eczematoid carcinoma），是一种少见的表皮内腺癌，临床表现为顽固性湿疹样皮损，组织病理显示表皮内有 Paget 细胞。本病分为乳房 Paget 病（mammary Paget disease，MPD）和乳房外 Paget 病（extramammary Paget disease，EMPD），EMPD 分为原发性和继发性两大类。

【病因】 Paget 细胞的来源尚未肯定。82%～92% 的乳房 Paget 病起源于乳腺导管，余者可能来自乳头上皮。75% 乳房外 Paget 病起源于顶泌汗腺导管细胞或角质形成细胞的多潜能干细胞，这些病例称为原发性乳房外 Paget 病；25% 乳房外 Paget 病来自潜在原发性腺癌的上皮扩散，如泌尿生殖系统癌症和结肠癌、肛门癌，这些病例称为继发性乳房外 Paget 病。

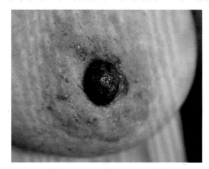

图 29-20 乳房 Paget 病

【临床表现】

1. MPD 仅占乳腺癌的 2%～3%，男性罕见，发病年龄多为 50～60 岁。单侧乳头和乳晕出现鳞屑性红斑，边界清楚、略隆起，表面有糜烂、渗出、结痂，去痂后显露光滑的红色湿润面或肉芽组织，经久不愈（图 29-20）；此后皮损缓慢扩大，累及乳房皮肤，并发生出血、溃疡和乳头内陷。约半数病例可触及乳房肿块，此时有 1/3～1/2 患者已发生腋窝淋巴结转移。约 25% 患者发生瘙痒、疼痛或触痛。临床中易与乳房湿疹混淆。

2. EMPD 好发于 60～80 岁老年人，男女均可累及。原发性 EMPD 多见于顶泌汗腺丰富的部位，如外阴、男性生殖器、肛周、腋窝、脐部和外耳道，其中外阴为最常见部位。继发性 EMPD 则多源于消化道、泌尿生殖系统肿瘤。外阴 EMPD 多为原发性，也可伴发子宫内膜癌、宫颈癌、阴道癌、外阴癌、尿道癌和膀胱癌；男性生殖器 EMPD 常伴发泌尿生殖系统恶性肿瘤；70%～80% 肛周 EMPD 伴有结肠直肠腺癌、肛门腺癌。

EMPD 皮损表现类似于 MPD，但面积更大，呈界限清楚或模糊的鳞屑性红斑，边缘略隆起，表面糜烂、渗出、结痂，偶见乳头瘤状改变，可侵犯阴道口或阴茎、肛门、大腿等邻近部位（图 29-21）。病程为慢性，常伴有瘙痒、疼痛。

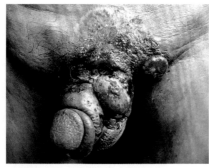

A   B

图 29-21 EMPD

A. 男性外生殖器；B. 女性外生殖器

【辅助检查】

1. 组织病理　表皮角化过度、角化不全伴棘层肥厚，表皮突延长，表皮内有单个或呈巢状排列的 Paget 细胞。Paget 细胞大而圆，胞质丰富而淡染，胞核大、呈空泡状，无细胞间桥，PAS 染色、PAS-D 染色、阿尔辛蓝染色阳性，真皮浅层有慢性炎症细胞浸润（图 29-22）。原发性 EMPD 通常在表皮内扩散，也可沿毛囊或汗腺管向下扩散，突破真皮表皮交界处并向真皮浸润性生长，发展为侵袭性 EMPD。

免疫组化检测对于 Paget 病诊断价值较大，CK7 在 EMPD 中阳性率极高，黏蛋白 5AC（MUC5AC）在原发性 EMPD 中常为阳性，而出现侵袭性后，MUC5AC 表达减少或消失。

2. 皮肤镜和 RCM　皮肤镜下的血管特点，对区分 Paget 病与炎症性皮损有所帮助，大量的白色和红色背景上见到均一分布的点球状、线状血管（图 29-23）。RCM 下 Paget 细胞为具有细胞质暗淡、

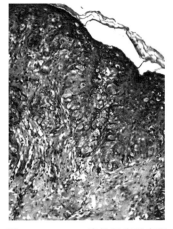

图 29-22　Paget 病组织病理表现

细胞核大且折光度高、更为明亮等特点，呈靶样形态，比普通角质形成细胞大，表皮结构紊乱，蜂窝状结构消失。

【诊断及鉴别诊断】　中老年人乳房、肛周和外生殖器出现经久不愈的湿疹样皮损，按湿疹治疗无效者均应怀疑本病并做皮肤活检。本病需与多种良恶性皮肤病，包括乳房或外阴湿疹、浅表真菌病、接触性皮炎、银屑病、脂溢性皮炎等炎症性皮肤病，以及鲍恩病、浅表扩散性黑素瘤、皮肤 T 细胞淋巴瘤等相鉴别。

【治疗与预防】　MPD 行乳房切除术，伴发乳腺癌者行根治术。EMPD 多呈浸润性进展，预后较差，复发率高（平均复发率约为 50%），原发性 EMPD 预后

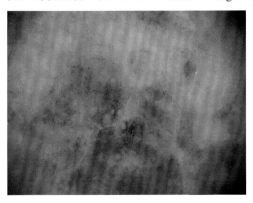

图 29-23　Paget 病皮肤镜表现

好于继发性。EMPD 行广泛的切除，最好采用 Mohs 手术。不宜手术者，可采用光动力疗法、涂抹外用药物（5% 咪喹莫特、5-氟尿嘧啶）；转移性 Paget 病还可以采取靶向治疗、全身化学疗法等。疾病总体复发率较高，应定期监测和随访。

第十三节　基底细胞癌

基底细胞癌（basal cell carcinoma，BCC）又称基底细胞上皮瘤（basal cell epithelioma）、基底细胞瘤，是起源于表皮及其附属器基底层细胞的恶性皮肤肿瘤，具有局部侵袭性，但很少转移。BCC 是白种人最常见的皮肤恶性肿瘤，深肤色人种少见，美国每年的新发病例约 90 万。

案例 29-1

患者，男性，59 岁。因右侧鼻唇沟黑色斑块 2 年就诊。患者于 2 年前出现右侧鼻唇沟一米粒大小黑色丘疹，未予重视，逐渐增大，未行诊治。自行弄破后开始反复出血、糜烂，持续不愈合，皮损较前明显增大，无疼痛、瘙痒等不适。

既往史：高血压、高血脂，目前口服降脂、降血压药物治疗。

家族史：家族成员无类似病史。

专科查体：右侧鼻唇沟可见一约 2cm×2cm 大小类圆形褐色斑块，表面多发珍珠状丘疹，凹凸不平，少许结痂，边界清晰，无明显出血及破溃（图 29-24）。局部淋巴结无肿大。

问题：①为明确诊断，要进行哪些辅助检查？②如何治疗？

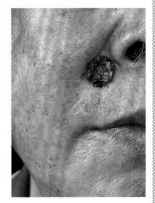

图 29-24　褐色斑块

【病因】 遗传与环境因素参与 BCC 的发生发展，具体病因未明。紫外线辐射是最重要的环境危险因素，皮肤癌家族史、免疫抑制状态、电离辐射、砷剂等化学致癌物质暴露与 BCC 关系较为密切，患有白化病、着色性干皮病等遗传性皮肤病罹患 BCC 风险显著增加。Hedgehog 蛋白家族过度活化、p53 基因突变被认为与 BCC 发病联系密切。

【临床表现】 75% 以上的患者在 40 岁以后发病，男性略多于女性。好发于头、颈部，特别是颜面中上部。一般生长缓慢，有明显的局部侵袭性，转移率 <0.1%，常见转移部位是淋巴结和肺。皮损常单发，但亦有散发或多发。临床上分为以下 5 型。

1. 结节溃疡型 最多见，在所有 BCC 类型中约占 80%。损害常为单个，初为半透明或珍珠样隆起的圆形小丘疹，表面光滑，有少数扩张的毛细血管，放大镜观察有斑点状色素沉着。随着皮疹缓慢扩大，中央凹陷、边缘隆起、触感坚实，最后可发生溃疡。这种溃疡不断侵蚀周围组织，边缘参差不齐，称为侵蚀性溃疡（rodent ulcer）（图 29-25），出现溃疡后需重点与鳞状细胞癌、角化棘皮瘤相鉴别。

2. 浅表型 次常见，好发于躯干，可为多发性。初为卵圆形或不规则形红斑，边界清楚，伴有脱屑及不同程度色素沉着，常被误诊为湿疹；以后缓慢扩大，质地变硬，边缘呈线状隆起，中央常有糜烂、结痂、浅表溃疡（图 29-26），愈合后遗留萎缩性瘢痕。临床上需与光线性角化病、湿疹等疾病相鉴别。

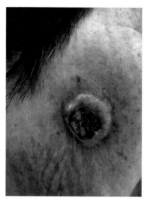

图 29-25 结节溃疡型 BCC

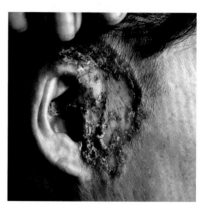

图 29-26 浅表型 BCC

3. 硬斑病样型或浸润型 好发于面部，常为扁平或轻度凹陷的淡黄色或粉红色斑块，质硬、边界不清、表面光滑，可有毛细血管扩张，很少发生溃疡，常误诊为瘢痕和硬斑病。因肿瘤的浸润范围常远远超过肉眼所见，手术时应重点关注切除范围和边缘。

4. 色素型 少见，类似于结节溃疡型，但有明显色素沉着，表现为黑色或褐色的丘疹、结节或斑块，表面可伴有糜烂、结痂（图 29-27）。易误诊为色素痣、脂溢性角化、黑素瘤。

5. Pinkus 纤维上皮瘤型（fibroepithelioma of Pinkus） 少见，好发于躯干下部，单发或多发。为粉红色无蒂或有蒂的结节，表面光滑或呈结节状，质硬，生长缓慢。临床上需与皮肤纤维瘤、无色素性黑素瘤相鉴别。

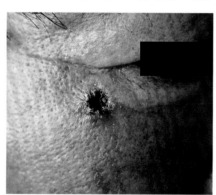

图 29-27 色素型 BCC

除以上 5 种类型，痣样基底细胞癌综合征［戈林（Gorlin）综合征］和巴泽（Bazex）综合征是另外 2 种以 BCC 为主要表现的综合征。

案例 29-1 分析

临床特征：①中老年男性。②2 年前出现右侧鼻唇沟黑色小丘疹，外力刺激后出现糜烂、出血等症状，并长期不愈合，皮疹逐渐增大。③体格检查发现右侧鼻唇沟有一约 2cm×2cm 大小类圆形褐色斑块，表面多发珍珠状丘疹，凹凸不平，少许结痂，边界清晰，无明显出血及破溃；局部淋巴结无肿大。

【辅助检查】

1. 组织病理　BCC 的基本病理特点为基底样细胞组成的瘤体，瘤细胞核大、胞质少，核分裂象少见，无细胞间桥，肿瘤周边的细胞常呈栅栏状排列，周围结缔组织增生并包绕瘤团。基质中含有较多黏蛋白，在标本固定与脱水过程中发生收缩，使瘤团周围出现裂隙（称为收缩间隙）（图 29-28），这种现象有助于本病的诊断，不同临床类型的 BCC 的病理特点存在一定重叠。

免疫组化对于部分诊断存疑的 BCC 具有辅助诊断价值，阳性标记有 p63、BerEP4、Bcl-2，阴性标记有 CK7（转移性乳腺癌阳性）、CK20（Merkel 细胞癌阳性）、PHLDA1（毛源性肿瘤阳性）、EMA（腺样囊性癌阳性）及亲脂素（皮脂腺分化细胞阳性）。

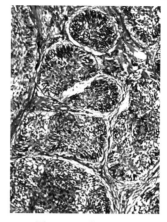

图 29-28　收缩间隙

2. 皮肤镜　BCC 的皮肤镜诊断模式中，最常见的表现为树枝状血管、细短毛细血管扩张及叶状结构、轮辐状结构、蓝灰色卵圆巢、灰蓝色小球、聚集性小点、同心环状结构、溃疡、多发浅表糜烂、亮红白色无结构区（多见于浅表型）和白色条纹（多见于非色素型），不同临床类型的 BCC 可出现数个上述皮肤镜特征数目的组合（图 29-29）。皮肤镜检查对鉴别 BCC 与多种肿瘤性及炎症性皮肤病、术前划定肿瘤边缘等方面具有重要价值。

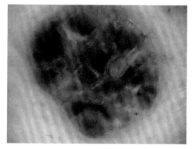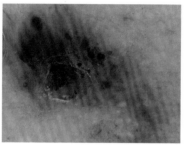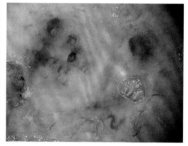

图 29-29　BCC 皮肤镜特点

3. 反射式共聚焦显微镜　相较于皮肤镜而言，反射式共聚焦显微镜在 BCC 辅助诊断中的应用偏少。常见的表现有延长的单一形态细胞核向同一方向轴极化，炎症细胞浸润，扭曲扩张的血管增多。

【诊断及鉴别诊断】　确诊依赖于组织病理检查，临床诊断的准确率仅为 64%～70%，需与多种良恶性皮肤病鉴别。

案例 29-1 分析

为明确诊断，考虑的检查包括皮肤镜、反射式共聚焦显微镜及组织病理检查。

组织病理检查结果：真皮内见多个境界清楚的基底样细胞团块，部分与表皮相连，瘤体周边细胞呈栅栏样排列，部分瘤细胞团与周围组织间有收缩间隙（图 29-30）。

诊断：基底细胞癌（结节溃疡型）。

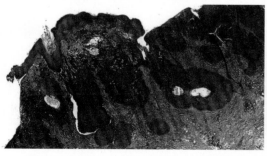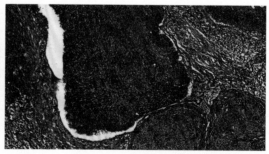

图 29-30　组织病理表现

【治疗】　BCC 治疗策略依赖于疾病风险评估，影响疾病风险大小的因素包括肿瘤部位、大小、边界、原发/复发、有无免疫抑制、是否为先前放疗部位、病理类型、有无神经浸润等，根据以上因素将 BCC 分为高危型和低危型，并同时结合患者具体情况来制定最终治疗方案。

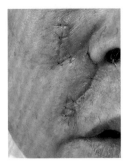

图 29-31　手术切除 + 皮瓣
转移修复后效果

首选手术切除，Mohs 手术用于治疗功能或美容部位的肿瘤和边界不清、侵袭性或复发性肿瘤。放疗仅适用于晚期或多发性肿瘤、不能耐受手术者，硬斑病样型 BCC 对放疗不敏感，总剂量为 40～70Gy，每日剂量<3Gy 可取得良好的美容效果。冷冻、电灼和激光仅用于治疗原发性小肿瘤（直径<2cm）。光动力疗法、干扰素皮损内注射、5-氟尿嘧啶外用或皮损内注射均有一定疗效，但复发率较高，针对 Hedgehog 通路的靶向药物在国外获批用于晚期 BCC 治疗。

> **案例 29-1 分析**
> 对此患者的治疗方案：①手术切除 + 皮瓣转移修复（图 29-31）；②术后定期随访及复诊。

第十四节　鳞状细胞癌

鳞状细胞癌（squamous cell carcinoma，SCC）简称鳞癌，皮肤鳞癌（cutaneous squamous cell carcinoma，cSCC）是起源于表皮或附属器角质形成细胞的恶性肿瘤。在西方国家中，cSCC 约占皮肤癌的 20%，仅次于基底细胞癌；cSCC 较其他类型的非黑素瘤皮肤肿瘤恶性程度更高，具有侵袭和转移倾向。

【病因】　鳞状细胞癌的疾病危险因素包括紫外线照射、免疫抑制、电离辐射、环境致癌物（如砷剂、多环芳香烃）、HPV 感染、烧伤和慢性热损伤、慢性皮肤病（如慢性溃疡、红斑狼疮、硬化萎缩性苔藓等）、癌前期皮肤病（如光线性角化病、鲍恩病、黏膜白斑等），以及遗传性皮肤病（如白化病、着色性干皮病、汗孔角化病、疣状表皮发育不良、大疱性表皮松解症等）。

在发病机制方面，紫外线照射引起的 p53 基因突变是疾病早期事件，NOTCH1/NOTCH2 突变见于 80% 的早期鳞癌中，与细胞周期和基因组稳定相关的关键基因及通路异常参与了疾病的发生发展。

【临床表现】　鳞状细胞癌以老年人多见，40 岁以后发病率明显增加，男女比例约为 2∶1。白种人较深肤色人种的发病率更高，白种人中 cSCC 皮损好发于日光暴露部位，如手背、前臂、面上部、下唇和耳郭；而深肤色人种在非日光暴露部位发生率更高，常与慢性炎症、长期不愈合的伤口或瘢痕等有关。男性阴茎头也是好发部位，特别是包茎者（图 29-32）。生殖器和甲周 cSCC 较为少见，常与 HPV 感染有关。

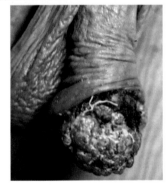

图 29-32　鳞状细胞癌

原位 cSCC 即鲍恩病。侵袭性 cSCC 的皮损形态多样，可表现为丘疹、结节、斑块等，大多皮损初为肤色或淡红色小结节，质硬、边界不清，表面常呈疣状或乳头瘤状，起源于癌前期病变的损害常有脱屑。甲下或手指损害可出现持久性鳞屑性红斑，类似于皮炎或皮肤癣菌病。此后瘤体不断增大、隆起，并固定于基底组织，外形常不规则，中央发生坏死、溃疡；溃疡边缘隆起呈菜花状，基底高低不平，有脓性分泌物结痂或出血，可伴有恶臭。可能伴有瘙痒或疼痛，侵犯神经则出现局部麻木、烧灼、感觉异常等症状。

不同的临床表现多与肿瘤分化程度相关，高分化鳞癌常表现为角化过度性丘疹、斑块或结节，而低分化皮损常表现为肉芽肿性丘疹或结节，缺乏角化过度表现，更易出现溃疡和出血坏死。肿瘤可沿神经鞘、胚胎融合面、筋膜面扩展至肌肉和骨骼或侵犯淋巴管、血管，转移率为 3.6%～7.4%；一般转移至局部淋巴结，很少血行播散，局部淋巴结和远处转移的 5 年生存率分别为 26%、23%。

临床上将角化棘皮瘤（keratoacanthoma，KA）、疣状癌（verrucous carcinoma）归类为 cSCC 的特殊亚型。角化棘皮瘤多表现为短期内迅速增大的丘疹、结节，并出现中央角栓的火山口样外观（图 29-33），除最常见的单发型角化棘皮瘤

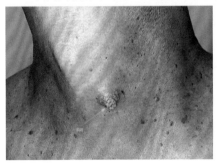

图 29-33　角化棘皮瘤

外，还有多发型、巨大型、甲下型、掌跖型、边缘离心型等少见类型。疣状癌多见于口腔及外阴黏膜、足部等，常表现为疣状增生性（又称"菜花样"）结节和溃疡，生长速度慢，可引起局部组织毁损，转移少见。

【辅助检查】

1. 组织病理 瘤巢由鳞状细胞和不典型或间变的鳞状细胞组成，呈侵袭性生长，侵入真皮网状层或更深部位。皮肤活检取样时至少需达到真皮网状层中部，以便评估病变浸润深度。高分化鳞癌有细胞间桥、细胞体大，可见角化珠、角化不良细胞和鳞状涡；而低分化鳞癌细胞胞体小、核深染，细胞间桥消失，可见不典型的核分裂象，无角化珠及角化不良细胞。

角化棘皮瘤病理表现为火山口样增生的表皮，中央大量角质物质，瘤体中见异形细胞、组织坏死及中性粒细胞微脓疡，基底部密集的混合炎症细胞浸润及真皮瘢痕样改变。

疣状癌的病理表现为非常显著的角化过度、表皮舌状增生伸向皮下，肿瘤细胞体积偏大、细胞质苍白，而细胞的异型性不大，真皮炎症细胞浸润。

2. 皮肤镜 不同分化程度的 cSCC 在皮肤镜下呈现不一样的特点，高分化鳞癌多可见黄白色角质物被大量的线状、袢状和盘绕状的粗大血管包绕，并可见珍珠样结构（白色光晕环绕黄白色结构，对应病理上的表皮内角珠）；中分化鳞癌可见类似的血管模式和珍珠样结构，角化相对不明显，但常可见出血、溃疡等。低分化鳞癌则表现为红色背景上多形性血管模式表现（线状、点状、盘绕状血管等不同形态的血管均可见），缺乏角化结构（图 29-34）。

角化棘皮瘤在镜下的特征性表现有皮损中央的黄白色无结构物质，血管周围可见白晕，以及珍珠样结构，与高分化鳞状细胞癌类似（图 29-35）。

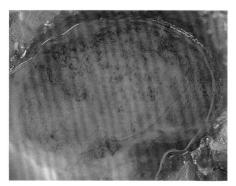 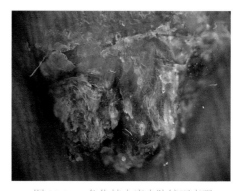

图 29-34　鳞状细胞癌皮肤镜下表现　　　　图 29-35　角化棘皮瘤皮肤镜下表现

3. 反射式共聚焦显微镜 表皮破坏，结构紊乱，真皮角质形成细胞非典型聚集，适用于较为表浅、角化相对轻微的病变，在鳞癌的辅助诊断中价值相对有限。

4. 其他检查 对于特殊部位（如头面部）或病变侵犯较深的肿瘤，建议结合 CT 或 MRI 检查以评估肿瘤浸润深度及是否转移。

【诊断及鉴别诊断】 本病的诊断依赖组织病理检查，任何可疑的损害均应行皮肤活检。需与光线性角化病、鲍恩病等相鉴别。

【治疗】 对于不同复发或转移风险等级的 cSCC，采取的治疗方案和随访方案不同。决定肿瘤风险等级的关键因素，主要包括其临床特征（部位、大小、深度、神经受累情况）、病理特征（肿瘤分化程度、浸润深度、组织学亚型及血管神经受累情况等）、既往治疗情况（放射治疗病史）和免疫抑制状态等。

首选治疗方法为手术治疗，包括标准切除手术、Mohs 手术、慢 Mohs 手术（适用于风险等级为高危型和极高危型 cSCC），合并淋巴转移者建议局部淋巴结清扫术。对于局灶性低危型 cSCC，可考虑冷冻、电灼、激光疗法和光动力疗法。对于禁忌或拒绝手术者，可考虑放射治疗，也可作为高危鳞癌术后辅助治疗、晚期肿瘤的姑息性治疗。

cSCC 的复发率较高，首次诊断的患者中 30%～50% 可能在 5 年内复发，建议在治疗后的 5 年内加强随访，国外指南建议终身随访。

第十五节　原发性皮肤 T 细胞淋巴瘤

蕈样肉芽肿病（mycosis fungoides，MF）是最常见的原发性皮肤 T 细胞淋巴瘤（cutaneous T

cell lymphoma，CTCL），约占所有皮肤淋巴瘤的 55%。病程进展缓慢，晚期可累及外周血、淋巴结和内脏。

【病因】 本病的具体病因不明，可能相关的因素包括以下几个方面。

1.遗传因素 有研究发现肿瘤进展期 10 号染色体短臂的缺失和相关基因突变。

2.环境因素 抗原长期刺激引起皮肤炎症反应和 T 细胞增殖。

3.免疫学因素和肿瘤微环境 肿瘤早期，CD4$^+$ 和 CD8$^+$T 细胞浸润的微环境中，Th1 型细胞因子模式占主导，而晚期 MF 中，CD4$^+$T 细胞增多，并向 Th2 型细胞因子主导的微环境转变。Th2 型细胞因子可降低 Th1 型细胞因子介导的抗肿瘤效应，从而加重 MF 的免疫抑制效应。

【临床表现】 本病的好发年龄为 50～60 岁，男女比例约为 2∶1。经典 MF 临床上分为 3 期，即斑片期、斑块期、肿瘤期，病情进展慢，各期皮损可有部分重叠。

1.斑片期 此为疾病早期，多见于非曝光部位，常累及躯干、乳房和臀部以及四肢的非暴露部位。表现为单个或多发性鳞屑性斑片，表面常有轻微萎缩，边界清楚，大小不一，呈红褐色或紫红色，类似于湿疹、特应性皮炎、脂溢性皮炎、神经性皮炎、真菌感染、银屑病、玫瑰糠疹、皮肤异色病等（图 29-36A）。常无自觉症状，可伴有不同程度的瘙痒。持续数月至数年，偶见短期内自行消退。

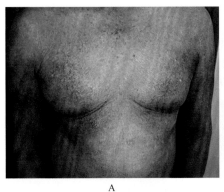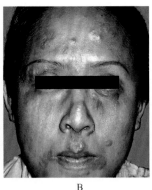

A   B

图 29-36 蕈样肉芽肿病

A. 斑片期；B. 斑块期

2.斑块期 多由斑片期发展而来，也可直接发生在正常皮肤。皮损为略隆起的浸润性斑块，边界清楚，色泽暗红至紫色，外形不规则，上覆鳞屑；可自行消退，也可融合形成大的斑块，边缘呈环状、弓形或匐行性；个别斑块可出现糜烂、溃疡和疼痛（图 29-36B），常伴有细菌感染。无自觉症状或伴有瘙痒。

3.肿瘤期 肿瘤发生在原有斑块或正常皮肤上，面部和身体皱褶部位（腋窝、腹股沟、肘窝和乳房下）为好发部位。表现为红褐色或紫红色隆起的结节，呈半球形、分叶状或蕈样，大小不等，易早期破溃，形成深在性卵圆形溃疡，边缘卷曲，基底被覆坏死组织或黑痂，并发继发感染时出现疼痛及恶臭。晚期可发生淋巴转移或内脏侵犯。

绝大多数早期病例无明显的淋巴结和内脏受累，少数患者有系统性播散。发病年龄（＞60 岁）、皮损分期、淋巴结或内脏受累是独立的预后因素。

除经典型 MF 外，其临床变异型包括嗜毛囊性 MF、Paget 病样网状细胞增多症、肉芽肿性皮肤松弛症等。

【辅助检查】

1.组织病理

（1）不同时期 MF 的病理特征

1）斑片期：早期无特异性病理变化，真皮乳头以淋巴细胞浸润为主。许多小的淋巴样细胞深染，排列在表皮真皮交界处的正下方，或发生亲表皮现象。亲表皮现象是指表皮内出现散在的淋巴样细胞，常沿基底细胞排列，与周围的角质形成细胞之间常有透明晕分隔。偶见淋巴样细胞成群聚集形成细胞巢，称为 Pautrier 微脓疡。

2）斑块期：表皮内出现明显的亲表皮现象和 Pautrier 微脓疡，真皮乳头有多形性细胞浸润，如淋巴细胞、组织细胞和嗜酸性粒细胞等。MF 细胞为异形 T 细胞，细胞质少，核大而深染、扭曲，呈脑回状。

3）肿瘤期：亲表皮现象可能不明显，真皮内有大量的 MF 细胞浸润，常深达皮下脂肪。

（2）免疫组化：MF 肿瘤细胞为 $CD3^+CD4^+CD8^-CD45RO^+$ T 细胞（注意：儿童色素减退型 MF 常为 $CD8^+$），大细胞转化可表达 CD30，早期 MF 很少出现阳性标记，因此免疫组化对早期诊断作用并不大。

（3）TCR 基因重排：MF 是 T 细胞来源的皮肤恶性肿瘤，大多为辅助性记忆 T 细胞，TCR 基因重排对 MF 的检测相对特异。当组织病理疑似，TCR 基因重排阳性可支持 MF，但单凭其阳性结果不能确诊 MF，阴性也不能排除早期 MF。

2. 实验室和影像学检查

（1）血液学检查：外周血找异形淋巴细胞、流式检查、TCR 基因重排等可提示外周血是否受累，血中 LDH 水平、$β_2$ 微球蛋白水平与疾病严重程度相关。

（2）影像学检查：浅表淋巴结 B 超检查、胸腹盆腔 CT 进一步检查是否有深部淋巴结受累及肿瘤占位。

（3）肿大的淋巴结穿刺活检，行病理检查、免疫组化和 TCR 基因重排。

【诊断及鉴别诊断】

本病斑片期因临床表现多样，组织病理、免疫组化、TCR 基因重排均无明显特异性，往往难以诊断，因此，遇到常规治疗方法无效的皮炎患者应高度怀疑本病，为明确诊断需行多次、多部位皮肤活检，必要时做连续切片观察。斑片期需与多种湿疹皮炎类皮肤疾病、副银屑病等相鉴别（见临床表现），斑块期需与银屑病相鉴别，肿瘤期需与其他淋巴网状系统肿瘤、转移癌等相鉴别。

【治疗】　MF 治疗方法的选择取决于疾病分期、患者年龄和全身状况，一般早期采用对症治疗，晚期采用化疗。

1. 斑片期和斑块期　以针对皮肤的对症治疗和生物免疫调节治疗为主。

（1）外用药

1）糖皮质激素：对于早期 MF 有效，多数斑片期和浸润不深的斑块期 MF 可通过外用激素获得缓解，多选取强效或超强效糖皮质激素，疗程为 3 个月以上；不良反应主要是皮肤萎缩，而系统吸收后对于下丘脑-垂体的抑制作用一般在停药后可消失。

2）0.02% 氮芥溶液/凝胶：氮芥是一种烷化剂类化疗药物，是早期 MF 的一线治疗方法，也可作为晚期 MF 的辅助治疗。不良反应主要是皮肤刺激、接触性皮炎、色素沉着或色素减退。与外用糖皮质激素联用可减少氮芥的局部刺激反应。

3）其他：维 A 酸类药物（外用的贝沙罗汀、0.1% 他扎罗汀等）和 5% 咪喹莫特可作为顽固性斑片的补充治疗，需注意药物的不良反应。

（2）光疗：甲氧沙林联合 PUVA、宽谱/窄谱中波紫外线和体外光化学疗法（ECP）。紫外线 B 对于斑片期效果好，紫外线 A 的穿透比紫外线 B 更深，更适用于真皮受累的患者，短期不良反应是局部红斑、瘙痒，长期光疗可加剧皮肤光老化和紫外线相关性皮肤肿瘤的发生风险增高（如 AK、SCC、BCC 等）。ECP 是指患者使用补骨脂素后提取循环细胞，进行体外紫外线 A 照射后再回输体内，可联合其他方法治疗。

（3）生物免疫调节治疗

1）IFN-α：用法为 300 万 U，隔日 1 次，肌内注射或皮下注射，对各期病变均有一定疗效，其中早期的疗效（88%）优于晚期（63%），剂量较大者疗效较好；不良反应为流感样症状、转氨酶异常、骨髓抑制，呈剂量依赖性，可对症处理或减少剂量。

2）维 A 酸类：常用阿维 A，起始剂量为 10mg～20mg/d，维持剂量为 10mg，每日 1 次或隔日 1 次；主要不良反应为皮肤黏膜干燥、肝功能异常、血脂升高、致畸作用。

2. 肿瘤期　除上述方法外，需结合系统化疗。口服甲氨蝶呤（每周 1 次，每次 5～15mg）的总体有效率约为 70%，主要不良反应为骨髓抑制、肝肾功能异常、脱发、胃肠道反应、致畸等，可联合局部和其他系统治疗方法。联合化疗方案对 MF 患者总生存率和无疾病缓解期无明显益处，目前已很少使用。

3. 其他　组蛋白脱乙酰酶（HDAC）抑制剂（伏立诺他、罗米地辛、贝利司他、西达本胺）、CCR4 单抗对于复发性/难治性 MF 具有一定疗效，维布妥昔单抗（CD30 单克隆抗体与微管抑制剂连接）用于治疗 CD30 阳性大细胞转化 MF。

第十六节 黑 素 瘤

黑素瘤（melanoma）是一种起源于黑素细胞的恶性肿瘤，多发生于皮肤，也可累及黏膜、脉络膜和软脑膜等处，我国人群好发于肢端和黏膜部位。作为恶性程度最高的皮肤肿瘤类型，黑素瘤在男性所有恶性肿瘤中约占5%，在女性中则为4%。澳大利亚和新西兰白种人的发病率最高，年发病率约为0.04%；2002年，美国新发恶性黑素瘤病例估计为8.78万，死亡病例约有0.74万。

案例 29-2

患者，女性，65岁。右手示指黑斑肿块10月余。患者10月余前因外伤后出现右手示指皮损破损并出血，未予重视；1~2个月后右手示指末端开始出现黑斑，并进行性增大，病程中无疼痛、瘙痒等不适；当地诊所就诊，予以抗炎治疗（具体不详），上述症状无明显好转。数天前于当地医院行皮肤活检病理检查，提示"皮肤黑素瘤"可能。自起病以来，患者精神、食欲良好，大小便正常，体重、体力无明显变化。

专科查体：右手示指末端黑色肿块，指甲毁损，指端及甲周皮肤呈弥漫性黑色改变，与周围正常皮肤分界不清，皮损表面凹凸不平，无破溃出血（图29-37）。

问题：①为明确诊断和患者病情，要进行哪些辅助检查？②如何治疗？

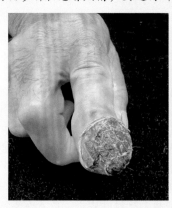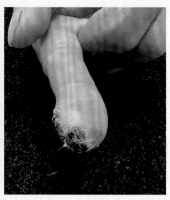

图 29-37 患者右手示指末端表现

【病因】 本病的高危因素主要包括过度的紫外线辐射、黑素瘤家族史、其他遗传病（如着色性干皮病）、免疫抑制（HIV感染、长期使用免疫抑制剂等）；我国的肢端色素痣、外伤和感染也是高危因素；某些色素痣特征提示恶变为黑素瘤的风险增高，包括发育不良痣、直径＞5cm的先天性色素痣。

关于黑素瘤的发病和侵袭转移机制研究非常多，目前认为BRAF、NRAS或CDKN2A等重要基因突变在黑素瘤发生发展中起重要作用；其次，CDKN2a、CDK4、MC1R等易感基因的多态性也与黑素瘤发病密切相关。

【临床表现】 黑素瘤主要累及中青年人群，无明显性别差异。根据临床病理特征，主要有以下4种临床类型。

1. 浅表扩散性黑素瘤（superficial spreading melanoma） 是最常见的类型，好发于白种人，约占白种人黑素瘤的70%。好发于女性下肢及男性背部，其余部位亦可受累。初期损害常为不规则的斑疹，呈褐色或黑色，直径为4~5mm。随着病情进展，损害逐渐隆起，中央色素脱失、表皮萎缩，而边缘继续扩展、呈蓝黑色新月状，邻近皮肤有轻度炎症反应，故损害色泽多样，即褐、黑、灰、红色混合存在。晚期损害为隆起的结节，伴有出血、渗出、溃疡。

2. 肢端雀斑样痣黑素瘤（acral-lentiginous melanoma） 是深肤色人种最常见的临床类型（＞50%），白种人少见。好发于跖部、手掌、甲周。初为不规则的扁平色素斑，着色不均，淡褐、暗褐至黑色混杂存在，边缘不规则，中央迅速出现丘疹、结节或溃疡，易发生早期转移（图29-38）。甲下黑素瘤（subungual melanoma）早期表现为黑素瘤细胞沿水平或垂直方向扩展，黑素瘤近端甲床呈褐色或黑色，甲板有纵行色素带或黑色条带，大小不一，以后甲板增厚、裂开或破坏，甲皱亦呈茶褐或棕色，细胞质内可含有色素颗粒。甲周皮肤受累黑染［哈钦森（Hutchinson）征］具有一定提示作用。

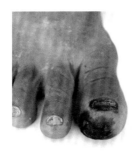
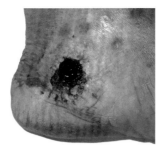

图 29-38　肢端雀斑样痣黑素瘤

3. 结节性黑素瘤（nodular melanoma）　约占白种人黑素瘤的 15%，为白种人中第二常见类型。好发于躯干，男性多见。损害为蓝黑、红蓝或深褐色丘疹、结节，也可表现为有蒂的息肉样结节，肿瘤在水平和垂直方向发展快，常有破溃、出血，本型预后差。

4. 恶性雀斑样痣黑素瘤（lentigo maligna melanoma）　约占白种人黑素瘤的 5%。发病年龄较大，多见于 70 岁以上老年人，由恶性雀斑样痣进展而来。好发于头、颈部曝光部位，特别是鼻、颊部。初为黑色或褐色扁平的斑片，边缘不规则，色泽不均匀；数月至数年内缓慢生长，有时中央或一边消退，而周围或另一边继续扩展，直径 3～6cm 或更大；晚期在损害内可出现隆起的蓝黑色结节。生长慢、转移晚，5 年生存率达 80%～90%。

除此之外，还有以下较为少见的亚型，如无色素性黑素瘤、斯皮茨（Spitz）痣样黑素瘤、促纤维增生性黑素瘤，在临床上表现多样，外观常与良性病变类似，大大增加了早期诊断的难度。

案例 29-2 临床特征
①老年女性；②右手示指外伤后出血并出现黑斑，进行性增大，病程中无疼痛、瘙痒等不适，抗炎治疗无好转；③外院行皮肤活检病理提示"皮肤黑素瘤"。

【辅助检查】

1. 组织病理　表皮和真皮内可见较多分散或巢状分布的黑素瘤细胞，沿水平和垂直方向扩展，深达真皮和皮下。黑素瘤细胞呈异型性，以梭形、上皮样细胞为主，细胞大小及形态不一，细胞核大，可见核分裂象，细胞质内含有色素颗粒，对多巴和酪氨酸酶呈强阳性反应。除诊断黑素瘤外，病理报告还需明确其布雷斯洛（Breslow）厚度、有丝分裂率、有无溃疡，以及血管、淋巴管内有无肿瘤细胞，因此，取皮肤活检时，深度需达皮损最厚部位。克拉克（Clark）等于 1969 年根据肿瘤侵袭深度将黑素瘤分为 I～V 级，此法沿用至今。I 级局限于表皮内，即原位癌；II 级仅有少数肿瘤细胞侵犯真皮乳头；III 级为大量肿瘤细胞占据真皮乳头并使其扩大；IV 级侵犯真皮网状层；V 级侵犯皮下脂肪。

免疫组化常用的标志物为 S100、SOX10、MART1、HMB45 等，可辅助诊断。

2. 皮肤镜　对于不同色素性疾病、肿瘤与非肿瘤性皮损的鉴别具有重要意义，黑素瘤的特异性皮肤镜下表现包括不典型色素网、不规则条纹、不规则点和球、不规则污斑、不规则血管、蓝白幕等（图 29-39），通过这些镜下特征出现的条目组合以及模式的区分，与其他色素性皮损进行鉴别。甲黑素瘤在皮肤镜下可见棕褐色背景上不规则条带和甲皱襞皮肤色素沉着（Hutchinson 征，图 29-40）。皮肤镜对于某些不典型黑素瘤皮损的早期识别具有重要意义，可减少漏诊和误诊，也大大降低了盲目活检取材的概率，减少了良性皮损的过度治疗。

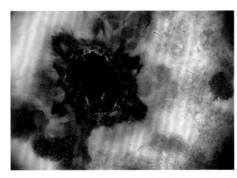
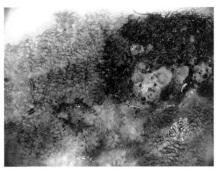

图 29-39　黑素瘤皮肤镜表现

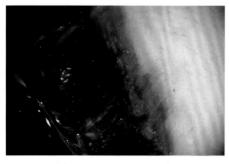

图 29-40　Hutchinson 征

3. RCM　两个主要指标：①无边缘的真皮乳头；②非典型性的真皮表皮交界细胞。4 个次要指标：①圆 Paget 样细胞；②表皮内有广泛的 Paget 样细胞浸润；③真皮乳头层见有核细胞；④真皮中有脑回状细胞簇。RCM 对于黑素瘤诊断的敏感度和特异度相对较高，但对于操作者的经验和水平要求更高，目前尚未普及。

4. 其他检查　由于黑素瘤的恶性程度高，其侵袭能力强，常在早期即发生远处转移。因此，强调对于组织学确诊的黑素瘤患者，要同时完善影像学检查，包括全身浅表淋巴结检查、胸腹盆腔增强 CT 或 MRI、头部增强 MRI、全身骨扫描，有条件者可进行 PET/CT 检查。实验室检查中 LDH 水平常增高，且与疾病预后相关。

【诊断及鉴别诊断】　可疑色素性皮损需排除黑素瘤的临床表现（表 29-5），常作为皮肤科医生进行黑素瘤临床诊断及指导患者进行皮损自查的依据，组织学检查是诊断的金标准。皮肤镜和 RCM 检查可协助诊断，需与色素痣、脂溢性角化病、化脓性肉芽肿、色素性基底细胞癌、Kaposi 肉瘤等相鉴别。

表 29-5　可疑黑素瘤皮损的判别方法

方法	特征
美国 ABCDE 法	A：不对称（asymmetry） B：边缘不规则（border irregularity） C：色泽不均匀（color variegation） D：直径（diameter）≥ 6mm E：进行性发展（evolution）
Glasgow 七点法 （适用于成人，总分≥3 分为可疑）	3 项主要特征（每项 2 分）：①大小变化/出现新皮损；②形状改变/边界不规则；③颜色改变/色素沉着不规则
	4 项次要特征（每项 1 分）：①直径≥7mm；②炎症；③出血或结痂；④瘙痒或感觉变化

案例 29-2 分析

检查：①进一步病理阅片，完善免疫组化；②完善胸腹盆腔增强 CT、头部 MRI、全身骨扫描、全身浅表淋巴结彩超。

检查结果：①组织病理示溃疡形成，真皮表皮交界处及真皮内可见大量上皮样或梭形细胞，内含色素；细胞大小形态不一，核大深染，异型性明显。Breslow 厚度不小于 1.88mm，Clark 分级为 Ⅳ 级，肿瘤区域淋巴细胞稀少，未见明显血管神经受累（图 29-41）。②免疫组化示 S100（+++）、SOX10（+++）、HMB45（+++）、Melanin-A（++）、p16（-）、CyclinD1（+，30%）、Ki-67（+，30%）、p53（-）、CD117（+）、BRAF^V600E（可疑阳性）。③颅脑 MRI 及胸腹盆腔 CT、骨扫描无明显疾病相关性特殊病灶。④淋巴结彩超示右侧腋窝多发淋巴结肿大，考虑转移性；右侧肘窝淋巴结肿大，考虑多为反应性增生。⑤LDH 正常。

诊断：黑素瘤（右示指，肢端型）。

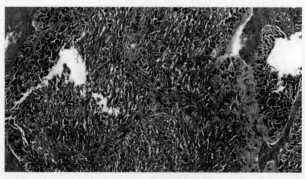

图 29-41　患者组织病理

【治疗】 完整切除肿瘤及其边缘正常皮肤是主要治疗方法，边缘皮肤切除宽度取决于肿瘤厚度。目前推荐的方案如下：①原位癌，切除边缘 5mm 皮肤，深达皮下组织；②厚度<2mm，切除边缘 1~2cm 皮肤，深达筋膜；③厚度>2mm，切除边缘 2~3cm 皮肤。已有淋巴转移者应行局部淋巴结切除术，但对无局部和远处转移的病例是否应作预防性局部淋巴结切除术尚有争议。

肢端黑素瘤可采用肢体局部高温灌注与手术切除联用，以及瘤体内药物注射、T-VEC 溶瘤病毒瘤内注射；远处转移的晚期患者，可进行化疗、免疫治疗、分子靶向治疗，化疗药物主要包括达卡巴嗪、替莫唑胺、紫杉醇、白蛋白紫杉醇、福莫司汀，还有大剂量干扰素治疗；针对 BRAF^{V600E} 突变患者可使用靶向药物维罗非尼，KIT 突变可选用伊马替尼、尼罗替尼；免疫治疗主要是针对免疫检查点 PD-1/PD-L1、CTLA-4，治疗药物包括国外的帕博利珠单抗、国产的特瑞普利单抗；二线治疗药物还包括纳武利尤单抗（PD-1 抑制剂）、伊匹木单抗（CTLA-4 单抗）。放疗对内脏和中枢神经系统转移灶产生的压迫症状、骨转移所致癌性疼痛有一定疗效。

> **案例 29-2 分析**
>
> 完善所有术前检查后，予以全麻下行"右手示指皮肤肿瘤切除术＋截指术＋任意皮瓣成形术＋前哨淋巴结活检术"。
>
> 术后病理：肿瘤组织为黑素瘤术后改变；腋窝见脂肪纤维组织，未见肿瘤；右手示指骨质可疑黑素瘤。
>
> 术后治疗：肿瘤分期 $T_{2b}N_xM_{1a(0)}$，Ⅳ期，术后 1 周开始予以 PD-1 单抗（特瑞普利单抗240mg）治疗，定期复诊，并随访观察有无皮损复发、淋巴结和内脏转移情况、免疫治疗相关不良反应等。

（刘业强　陈　翔　罗钟玲　肖　易）

第三十章　性传播疾病

第一节　概　述

既往的性病（venereal disease）是指以性行为作为主要传播途径的一组传染病，包括梅毒、淋病、软下疳、性病性淋巴肉芽肿和腹股沟肉芽肿 5 种，称为经典性病。随着医学科学的发展和人类性行为的变化，性病的概念有所改变，性病的病种也大为增加。1975 年，WHO 决定用性传播疾病（sexually transmitted disease，STD）来代替性病，将各种可通过性接触而传播的疾病统称为性传播疾病，但在我国仍简称其为性病。

性传播疾病目前共有 20 余种，除上述 5 种经典性病外，还包括非淋菌性尿道炎、艾滋病（AIDS）、尖锐湿疣、生殖器疱疹、生殖器念珠菌病、滴虫病、细菌性阴道病、阴虱病、传染性软疣、疥疮、乙型肝炎和股癣等。然而，性传播疾病的范畴在不同国家、不同时期有所不同，如疥疮、传染性软疣、乙型肝炎、股癣等在我国并非以性接触传播为主，不应简单将其列入性传播疾病范畴。一些性病病原体既可引起泌尿生殖器官的病变，也可侵犯局部淋巴结，甚至通过血行播散引起全身感染。性病不仅严重危害患者的身心健康，如泌尿生殖器官或系统性病变、不育、心理障碍，甚至死亡，也给家庭、社会带来不利影响。

【病因】　引起性病的病原体种类繁多，包括细菌、病毒、衣原体、支原体、真菌、螺旋体、原虫及寄生虫等（表 30-1）。

表 30-1　常见性病病原体及其主要临床特征

病名	病原体	主要临床特征
梅毒	梅毒螺旋体	一期梅毒（硬下疳），二、三期梅毒
淋病	淋病奈瑟菌	急、慢性尿道炎或宫颈炎等
非淋菌性尿道炎	沙眼衣原体、支原体	轻微尿道炎或宫颈炎等
尖锐湿疣	人乳头瘤病毒	乳头状、菜花状赘生物
生殖器疱疹	单纯疱疹病毒	簇集小水疱，反复发作
软下疳	杜克雷嗜血杆菌	外生殖器痛性溃疡
性病性淋巴肉芽肿	沙眼衣原体	生殖器初疮、腹股沟综合征
腹股沟肉芽肿	肉芽肿荚膜梭菌	外生殖器、腹股沟肉芽肿
艾滋病	人类免疫缺陷病毒	免疫缺陷、条件致病菌感染、恶性肿瘤
生殖器念珠菌病	念珠菌	外阴阴道炎、龟头包皮炎
阴道毛滴虫病	阴道毛滴虫	白带增多、泡沫状分泌物
细菌性阴道炎	加特纳菌、厌氧菌	白带增多、异色、鱼腥样臭味
阴虱病	阴虱	抓痕和血痂、虱卵、阴虱
疥疮	疥螨	丘疹、水疱、隧道、结节、夜间奇痒
传染性软疣	传染性软疣病毒	半球状丘疹、有脐凹、可挤出乳酪样物
股癣	皮肤癣菌	外阴及股内侧环状皮损

【流行病学】

1. 传染源　性病患者和（或）性病病原体携带者。

2. 传播途径　①性接触传播：性交是主要传播方式，占 95% 以上，其他性行为（如口交、肛交、手淫、接吻、触摸等）也会引起感染；②间接接触传播：通过接触污染的衣服、物品和卫生器具等传播；③垂直传播：通过胎盘、产道或母乳喂养感染婴儿；④医源性感染：包括通过接触污染的医疗器械或输入污染的血液和血液制品传播，医务人员在医疗操作过程中发生的职业感染，以及器官移植、人工授精过程中发生的感染。

3. 易感人群 包括性工作者、吸毒者、同性恋者、性病患者的性伴侣等。

4. 流行情况 性病在全球广泛流行，估计全球每年新发性病病例超过 3.5 亿，每年新发性病病例及其引起的相关并发症占世界人口的 7%～10%。1949 年以前我国性病人数近千万，1964 年在全国范围内基本消灭了性病。20 世纪 80 年代，性病又在我国死灰复燃。1987 年起我国开展了性病监测工作，对 3 种法定传染性性病（梅毒、淋病和艾滋病）及 5 种监测性病（非淋菌性尿道炎、软下疳、性病性淋巴肉芽肿、生殖器疱疹和尖锐湿疣）实行报告制度。1991 年，中华人民共和国卫生部颁发了《性病防治管理办法》，规定艾滋病（HIV 阳性）、淋病、梅毒、尖锐湿疣、非淋菌性尿道炎（宫颈炎、软下疳、生殖器疱疹、性病性淋巴肉芽肿）为必报性病，列入监控范围。2005 年，全国 31 个省（自治区、直辖市）的监控点累计报告 7 种性病（HIV/艾滋病病例除外）703 001 例，其中排名前四位的依次为非淋菌性尿道炎、淋病、尖锐湿疣和梅毒。然而，中国疾病预防控制中心（CDC）性病麻风病防治技术指导中心调查结果显示，性病实际发病数是报告的 10～20 倍。WHO 估计我国每年实际新发性病例数为 1600 万～2000 万，性病（不含艾滋病）所致的直接经济损失超过 100 亿/年，间接损失超过 300 亿/年。

艾滋病已成为人类三大死因之一。WHO、联合国艾滋病规划署（UNAIDS）统计至 2005 年底，全球已有 4030 万人感染 HIV/艾滋病。2006 年亚洲的 HIV 感染者已达 860 万。全球艾滋病防治经费已从 1996 年的 2.5 亿美元增加到 2006 年的 80 亿美元。1988 年，WHO 宣布每年 12 月 1 日为世界艾滋病日，2006 年世界艾滋病日的主题是"遏制艾滋，履行承诺"。

自 1985 年 6 月发现首例艾滋病以来，我国艾滋病流行的发展可分为 3 个阶段：传入期（1985～1988 年）、扩散期（1989～1993 年）、增长期（1994～现在）。2024 年资料表明我国现有 132 万例 HIV 感染者和艾滋病，2023 年平均每天有 302 人感染艾滋病。

【诊断及鉴别诊断】

1. 性病的诊断 ①病史：除一般病史外，重点询问性接触史、性伴侣情况和诊疗经过；②体格检查：重点检查泌尿生殖器、肛门周围及腹股沟淋巴结，也要进行全身检查；③实验室检查：既对许多性病的诊断具有决定性意义，也是性病监测和疗效评定的重要依据，包括常规检查、病原学检查、免疫学及分子生物学检查等。

2. 性病的鉴别诊断 性病主要累及泌尿生殖器部位，但这些部位发生的疾病并非都是性病，需要鉴别的疾病包括：①感染性疾病，如包皮龟头炎、急性女阴溃疡、下疳样脓皮病、前庭大腺炎等；②非感染性疾病，如接触性皮炎、多形红斑、固定性药疹、银屑病、白塞综合征、扁平苔藓、硬化萎缩性苔藓、坏疽性龟头炎等；③生理性变异，如皮脂腺异位症、阴茎珍珠状丘疹、女阴假性湿疣等；④皮肤肿瘤，如鲍恩样丘疹病、鳞状细胞癌、乳房外 Paget 病等。

【治疗与预防】 性病的治疗与预防不仅是一个医学问题，也是一个重大的社会问题，主要目的是治疗性病及其并发症、阻断性病的传播、减少 HIV 感染的危险。2021 年 6 月 8 日，联合国大会表决通过新的全球艾滋病防治政治宣言，各国承诺 2030 年前实现"三个 95%"目标，即 95% 的感染者得到诊断，95% 的确诊者能获得抗逆转录病毒治疗，以及 95% 的接受治疗者体内病毒得到抑制。联合国艾滋病规划署数据显示，截至 2021 年，全球范围内"三个 95%"目标的达成情况为 85%—88%—92%，我国自 2016 年实施全面治疗（无论 CD4 细胞水平高低均启动抗逆转录病毒治疗）策略后，抗逆转录病毒治疗覆盖率进一步提升。截至 2020 年底，"三个 95%"目标的达成情况为 79%—93%—96%。性病防治的主要措施如下：

1. 健康教育与咨询 加强卫生宣传和健康教育，通过各种途径普及性病的防治知识，充分认识性病的严重危害。采取安全的性行为，如禁止非婚性行为、减少性伴侣、正确使用安全套等。

2. 性病防治与监测网络 必须实行专业机构与基层医疗预防保健机构相结合，建立性病防治与监测网络，规范各级医疗机构的实验室检查，实行规范的疫情报告制度，才能早期发现、正规治疗性病患者。掌握性病的流行规律和预测流行趋势，并落实各项防治措施。

3. 行为干预 由于不安全性行为是性病传播的主要途径，故改变性行为或采取安全性行为对性病的防治具有重要意义。需要行为干预的高危人群主要包括卖淫嫖娼者、非婚性行为者、吸毒者和男性同性恋者，通过行为干预使他们认识到性病的易感性和不安全性行为的危害，自觉遵循社会规范，并依靠坚强的意志来采取安全性行为。

4. 医疗干预　我国已制定性病与艾滋病的诊断标准和处理原则，各种性病均应做到早期诊断、及时治疗，并加强治疗后随访和性伴侣通知。

第二节　梅　毒

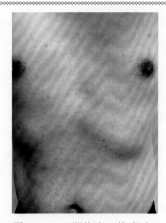

案例 30-1

　　患者，男，23 岁，未婚。躯干红斑 1 周，掌跖红斑 3 天。患者 1 周前发现躯干暗红斑，无明显瘙痒、疼痛，未诊治；3 天前发现掌跖部位出现铜红色斑疹，表面领圈样脱屑。1 个月前曾有冠状沟溃疡，2 个月前有非婚无保护性生活史。

　　专科查体：躯干对称分布玫瑰斑疹，圆形或椭圆形，散在而不融合（图 30-1）；双掌跖可见大小不等的铜红色鳞屑性斑疹。腋窝、腹股沟淋巴结无明显肿大。

　　问题：①为明确诊断，首要考虑完善哪些检查？②如何治疗？

图 30-1　二期梅毒（梅毒疹）

梅毒（syphilis）是由梅毒螺旋体（*Microspironema pallidum*，又称苍白密螺旋体，*Treponema pallidum*，TP）感染引起的一种慢性系统性疾病，主要通过性接触传播，少数通过胎盘传播。TP 几乎可侵犯人体所有器官，梅毒的临床表现极为复杂，在西方有"模拟大师"（greatimitator）之称。1495 年梅毒在欧洲广泛流行，约在 1505 年由印度传入我国广东，当时称为"广东疮"或"杨梅疮"。

【病因与发病机制】　梅毒螺旋体的学名为苍白密螺旋体苍白亚种（*Treponema pallidum* subsp. *pallidum*），属于螺旋体目、螺旋体科、密螺旋体属。TP 为两端尖细的螺旋状微生物，透明而不易被染色，长 5~20μm、宽 0.1~0.2μm，有 8~14 个整齐规则、折光性强、缠绕紧密的刚性螺旋。TP 的运动方式有三种：旋转式（沿长轴旋转）、蛇行式、伸缩式（呈弹簧样伸缩）。TP 通过纵向二分裂方式繁殖，每 30~33h 分裂一次。

人工培养 TP 尚未成功，菌株保存及传代一般采用家兔睾丸接种。TP 基因组含有 113 万多个碱基对，G+C 平均含量为 52.8%，有 1041 个开放阅读框（ORF）。TP 为厌氧微生物，离开人体不易生存；对高温和一般消毒剂（如石炭酸、乙醇、过氧化氢溶液）敏感，但耐寒力强，如 0℃存活 48h、42℃存活 2h、100℃立即死亡。

TP 几乎可侵犯各个器官系统，发病机制未完全阐明。目前认为梅毒的发病主要与 T 细胞介导的免疫反应有关，血清抗体仅有部分保护作用。

1. 一期梅毒　TP 穿透正常黏膜或通过擦伤的皮肤侵入机体，随后黏附于宿主细胞并开始繁殖，同时沿淋巴管进入附近的淋巴结。经过大约 3 周的潜伏期，在入侵部位形成硬下疳。由于细胞免疫的作用，可使 TP 迅速从病灶中清除，硬下疳自然愈合。残余的 TP 常隐藏在脾和淋巴结内，并可在机体内继续繁殖。

2. 二期梅毒　硬下疳出现后 6~8 周，大量 TP 进入血液循环引起二期早发梅毒，即 TP 血症期，出现皮肤黏膜、骨骼、眼、神经系统等病变。随着抗体大量产生、巨噬细胞活化等，二期梅毒损害中的 TP 大部分被杀死，损害在 2~6 周自然消退，再次进入潜伏状态，称为二期潜伏梅毒。

3. 晚期（三期）梅毒　可在进入潜伏期数月至数年内发生，TP 侵犯中枢神经系统（CNS）、心血管系统、眼、皮肤等；性接触已无传染性，但可发生胎盘传播。树胶样肿可能是机体对 TP 抗原产生的 Ⅳ 型变态反应所致，对组织的破坏性较大。

4. 先天性梅毒　系母亲体内 TP 经胎盘感染胎儿所致，目前认为先天性梅毒可在妊娠各期发生，以妊娠 4 个月后多见，妊娠 4 个月之前给予合适治疗常可防止先天性梅毒的发生。未治疗的早期梅毒孕妇发生胎儿感染的概率为 75%~95%，而病程 > 2 年者的概率约为 35%。

【传播途径】

1. 性接触传播　是主要传染途径，约占 95%。感染后 1~2 年传染性最强，4 年后的性接触传染性几乎消失；从感染的性伴侣中获得梅毒的概率为 10%～60%，与早期梅毒患者发生一次性接触的感染率约为 33%。

2. 垂直传播 先天性梅毒源于宫内感染，而通过产道或哺乳感染者属于获得性梅毒。先天性梅毒可在妊娠的任何时期发生，但以妊娠 4 个月之后多见。梅毒孕妇在感染的前 4 年中传染性极大，但未治疗者在 8 年后几乎无传染性。

3. 其他途径 包括接触污染的衣物、物品、医疗器械等或输入污染的血液（TP 在冷藏血中可存活 5 天）而感染。

【分期】 根据传染途径的不同可分为获得性（后天）和先天性（胎传）梅毒，根据病程长短分为早期和晚期（三期）梅毒。

1. 获得性（后天）梅毒 ①早期梅毒：病程＜2 年，传染性强，包括一期梅毒、二期梅毒、早期潜伏梅毒；②晚期（三期）梅毒：病程＞2 年，传染性小或无传染性，包括晚期潜伏梅毒和晚期皮肤、黏膜、骨、心血管和神经梅毒等。

2. 先天性（胎传）梅毒 ①早期先天性梅毒（＜2 岁）；②晚期先天性梅毒（＞2 岁）：包括潜伏梅毒和皮肤、黏膜、骨、心血管、神经梅毒等。

【临床表现】

1. 获得性梅毒

（1）一期梅毒：潜伏期 9～90 天，平均 3 周。硬下疳初为暗红色斑疹，迅速发展为炎性丘疹，数天内扩大形成硬结，表面坏死并形成溃疡。硬下疳常为单个，圆形或椭圆形，直径常为 1～2cm，边界清楚，周围隆起，基底平坦，有少量浆液渗出物、内含大量 TP，触之如软骨样，无疼痛（图 30-2）；3～6 周可自行愈合，遗留暗红色浅瘢痕。男性好发于龟头、冠状沟和包皮，女性好发于阴唇、阴唇系带和宫颈。生殖器外硬下疳的发生率为 5%～8%，多见于口腔或唇部、肛门直肠。

硬下疳发生 1～2 周后，出现单侧或双侧腹股沟淋巴结无痛性肿大，质地较硬，不破溃，称为梅毒性硬化性淋巴结炎（sclerolymphadenitis syphilitica），淋巴结穿刺检查可见大量 TP，需 3～8 周才能消退。

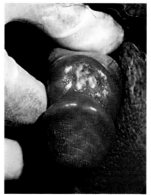

图 30-2 一期梅毒硬下疳

（2）二期梅毒：未经治疗或治疗不彻底的一期梅毒患者，在感染后 7～10 周或硬下疳消退后 3～4 周，TP 由淋巴系统进入血液循环形成菌血症，引起皮肤、黏膜、骨、神经系统等损害。18%～32% 患者出现一期与二期梅毒共存。少数病例可有流感样前驱症状，如低热、全身不适、食欲减退、头痛、肌痛和关节痛等。

1）皮肤黏膜损害

A. 梅毒疹：见于 80%～95% 患者，表现为斑疹、斑丘疹、丘疹或脓疱，可为一种或多种皮损共存，其共同特点是：色泽淡红、暗红或铜红色，皮疹泛发，分布对称，常无自觉症状。皮损在 2～10 周内消退，一般不留瘢痕。①斑疹性梅毒疹（macular syphilid）：为对称分布的圆形或卵圆形斑疹，淡红色或玫瑰色，直径为 1～2cm，不融合，表面无鳞屑，好发于躯干及四肢屈侧（图 30-3A）。②丘疹性梅毒疹（papular syphilid）：为暗红或铜红色圆形丘疹，质地坚实，直径为 2～5mm 或更大，表面光滑或覆有薄层鳞屑，好发于面、躯干、四肢屈侧（图 30-3B）。③掌跖梅毒疹：为暗红或铜红色浸润性斑疹或斑丘疹，常有领圈样脱屑，散在、对称而不融合（图 30-3C）。④脓疱性梅毒疹（pustular syphilid）：脓疱基底潮红，可形成溃疡，愈后遗留瘢痕，多见于身体衰弱、营养不良者。

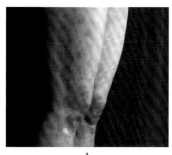
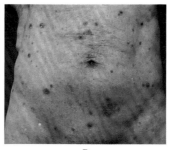

A B

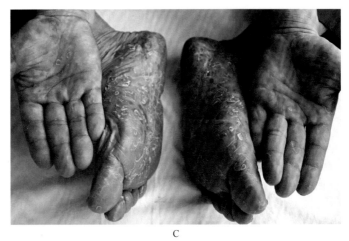

C

图 30-3　二期梅毒

A 斑疹性梅毒疹；B 丘疹性梅毒疹；C 掌跖梅毒疹

B. 扁平湿疣（condyloma lata）：见于约 10% 患者，好发于会阴、肛周等潮湿、摩擦部位。初为湿润的扁平丘疹，逐渐增大、融合成淡红色或灰白色浸润性斑块，扁平或分叶状，直径为 1～3cm，基底宽、无蒂，表面浸渍、糜烂、渗液，含有大量 TP，传染性很强（图 30-4）。4～12 周消退，常不留瘢痕。

C. 梅毒性秃发（syphilitic alopecia）：表现为局限性或弥漫性脱发，呈虫蚀状，境界不清，常见于额、顶和枕部（图 30-5），及时治疗后头发可在 6～8 周再生。

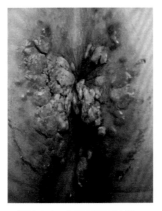
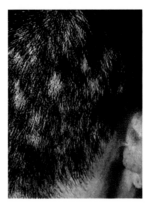

图 30-4　肛周扁平湿疣　　　　　　　图 30-5　梅毒性秃发

D. 黏膜损害：表现为境界清楚的红斑、水肿、糜烂，好发于口腔、舌、咽、喉或生殖器黏膜，一般持续 2～3 周。

2）淋巴结肿大（lymphadenopathy）：70%～85% 患者出现双侧无痛性淋巴结肿大，质硬、活动、不粘连，直径为 0.5～2.0cm，常累及腹股沟、颈后、耳后和滑车上淋巴结。

3）骨、关节病变：骨膜炎多见于长骨，关节炎发生在四肢大关节，常无明显症状。

4）眼病变：虹膜炎、虹膜睫状体炎、脉络膜炎、视神经炎多见。

5）神经病变：主要有无症状神经梅毒（脑脊液异常，但无临床病变）、梅毒性脑膜炎、脑血管梅毒。

6）内脏梅毒：少见，可有肝炎、胆管周围炎、肾病、胃肠道病变等。

7）复发性二期梅毒（relapsing secondary syphilis）：约 25% 未治疗患者出现复发性二期梅毒，其中 90% 发生在感染后 1 年内。既往有病变的部位均可复发，如皮肤和内脏。复发皮疹较大，数量较少，分布不对称，形态怪异，常呈环形、半环形或不规则形，有明显浸润及较大的破坏性，好发于生殖器、肛周和口腔。其他表现有骨膜炎、虹膜炎、肝炎等。

（3）三期梅毒：又称晚期梅毒。早期梅毒未经治疗或治疗不充分，约 40% 患者在 3～4 年后（2～20 年）发生三期梅毒，其中 15% 病例只发生皮肤、黏膜、骨、眼梅毒等，10% 为心血管梅毒，10% 为神经梅毒。

1）皮肤、黏膜损害：皮损多在感染后3～10年发生，特点是数目少、分布不对称、破坏性大、自觉症状轻微。随着抗生素的广泛使用，皮肤病变目前罕见。①结节性梅毒疹（nodular syphilid）：好发于头、面、背及四肢，为群集或环状排列的铜红色浸润结节，直径为0.3～1.0cm，质硬，表面光滑或结痂，有时形成环状或匐行状，持续数周或数月后消失。②树胶样肿：是非特异性肉芽肿样损害，多见于感染后15年内。好发于皮肤、黏膜、骨、肝，但也可累及任何器官。皮肤树胶样肿好发于头皮、面、臀、肩或小腿，初为无痛性皮下结节，逐渐增大并与皮肤粘连，呈暗红色，直径为2～10cm，中央破溃形成凿缘状深溃疡，溢出黄褐色黏稠的树胶样分泌物，可向四周和深部发展，中央愈合而周围又发生新的损害，呈肾形、马蹄形或扇贝形，愈后遗留萎缩性瘢痕。③黏膜病变：舌炎和舌背白斑是最常见的口腔病变，扁桃体、咽、喉亦可累及；鼻、舌、腭和咽树胶样肿少见，可引起鼻中隔、腭穿孔。

2）骨梅毒：包括骨膜炎、骨髓炎、骨炎、树胶样肿性骨关节炎，好发于颅骨、胫骨和锁骨，夜间疼痛和局部肿胀是其主要特征。

3）眼梅毒：类似于二期梅毒眼损害。

4）心血管梅毒：常在感染后10～30年发病，常伴有神经梅毒，目前罕见。主动脉炎是其基本病变，可引起主动脉瓣关闭不全、冠状动脉狭窄和主动脉瘤；好发于升主动脉，肾动脉水平以下的腹主动脉很少受累。

5）神经梅毒（neurosyphilis）：多在感染后3～20年发病，分为五种主要类型，即无症状神经梅毒、脑膜梅毒、脑膜血管梅毒、脑实质梅毒和树胶样肿性神经梅毒，这些类型代表一个病谱，常有部分重叠。

（4）潜伏梅毒（latent syphilis）：有梅毒感染史，目前无任何临床表现，脑脊液检查正常，仅有梅毒血清试验阳性。感染时间在2年以内为早期潜伏梅毒，在2年以上为晚期潜伏梅毒。

> **案例30-1分析**
> 　　临床特征：①青年男性，2个月前有非婚危险性生活史。②1周前发现躯干暗红斑，无明显瘙痒、疼痛，未诊治；3天前发现掌跖部位出现铜红色斑疹，表面领圈样脱屑。1个月前曾有冠状沟溃疡。③专科查体可见躯干对称分布玫瑰斑疹，圆形或椭圆形，散在而不融合；双掌跖可见大小不等的铜红色鳞屑性斑疹。腋窝、腹股沟淋巴结无明显肿大。

2. 先天性梅毒　又称胎传梅毒，分为早期先天性梅毒、晚期先天性梅毒和先天潜伏梅毒。临床特点是不发生硬下疳，早期病变比后天梅毒重，骨骼、感觉器官病变多见，心血管系统受累少。

（1）早期先天性梅毒：多在生后2～10周发病，多数患儿出生时外观正常，少数有营养不良、哭声微弱、皮肤皱褶呈老人貌。

1）皮肤、黏膜损害：半数病例有皮损，如斑疹、斑丘疹、瘀点、脓疱、大疱、口角与肛周放射性皲裂、扁平湿疣等，主要累及掌跖和尿布区，类似于成人的严重二期梅毒（图30-6）。

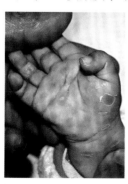 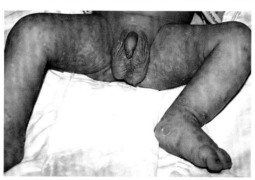

图30-6　早期先天性梅毒

2）梅毒性鼻炎（syphilitic rhinitis）：一般称为婴儿鼻塞，是早期最常见特征之一，多在生后2～3周发生。鼻部有血性黏液样分泌物，可引起鼻塞、呼吸及吮乳困难，严重者可破坏鼻软骨和骨质，最终导致鼻中隔穿孔或马鞍鼻。

3）骨损害：包括骨软骨炎、骨膜炎、骨髓炎和梅毒性指炎。骨软骨炎主要累及上肢和膝部，引起不对称性、疼痛性、弛缓性假瘫，即Parrot假瘫。

4）其他病变：包括无症状神经梅毒、肝脾肿大、淋巴结肿大、贫血、黄疸、血小板减少、白细胞增多等。

（2）晚期先天性梅毒：一般在5～8岁开始发病，13～14岁才有多种症状相继出现。大致与晚期后天性梅毒相似，不具有传染性。

1）皮肤、黏膜损害：主要为树胶样肿，可引起上腭、鼻中隔穿孔和马鞍鼻。

2）骨关节损害：软骨炎和骨炎可产生颅面畸形，如Parrot假瘫、上颌骨短小、高腭弓等；长骨骨膜炎主要累及胫骨、锁骨、肩胛骨，分别引起佩刀胫（胫骨前面肥厚隆起），呈弓形、舟形肩、Higoumenakis征（锁骨内1/3增厚）；克拉顿（Clutton）关节指双侧膝关节无痛性肿胀、积水，肘关节偶尔受累，常在创伤后发生。数月后可自行消退。

3）眼病变：间质性角膜炎多见，虹膜炎、虹膜睫状体炎等也可发生。

4）神经梅毒：常在青春期发病，主要为脑神经病变（特别是听神经和视神经损害），麻痹性痴呆、脊髓炎等少见。

5）Hutchinson三联征：①哈钦森（Hutchinson）齿：指恒牙的上切牙间隙增大，呈圆锥形或钉形，龈缘宽大而向咬缘逐渐变细，咬缘有缺口，牙质粗糙、暗淡、呈污灰色，多累及上中切牙，上、下侧切牙亦可受累。②基质性角膜炎（interstitial keratitis）：多在5～16岁发病，常为双侧受累，表现为流泪、疼痛、畏光、视物模糊，最后导致角膜混浊或青光眼。③神经性聋（nerve deafness）：常在8～10岁发病，双侧受累，眩晕和耳鸣是常见的前驱症状，高频听力首先丧失。

（3）先天潜伏梅毒（latent congenital syphilis）：无先天性梅毒的临床表现，但梅毒血清试验阳性。

【实验室检查】　梅毒的实验室检查包括TP检查、梅毒血清试验和脑脊液检查。脑脊液中白细胞数$> 5×10^6$/L和蛋白质水平> 0.5g/L是炎症的征象，但属非特异性变化。脑脊液性病研究实验室（VDRL）试验具有高度特异性，是诊断神经梅毒的可靠依据，但其敏感度只有30%～78%。

【诊断及鉴别诊断】

1.诊断　依赖病史、临床表现、损害中TP检测和（或）梅毒血清试验。

（1）一期梅毒的诊断依据：①有不安全性行为史，潜伏期约3周；②外生殖器无痛性硬下疳；③实验室检查：硬下疳处取材做DFM或DFA-TP发现TP，或梅毒血清试验阳性。

（2）二期梅毒的诊断依据：①有不安全性行为史、一期梅毒病史；②典型皮损，如梅毒疹、扁平湿疣、黏膜斑、虫蚀状脱发；③实验室检查：扁平湿疣或黏膜损害处取材做DFM或DFA-TP发现TP，或梅毒血清试验阳性。

（3）潜伏梅毒的诊断依据：①有早期、晚期或先天性梅毒病史；②缺乏活动性梅毒临床表现；③脑脊液和胸片正常；④二次梅毒血清试验阳性。

（4）晚期梅毒的诊断依据：①有不安全性行为史、早期梅毒病史；②典型皮损（如结节性梅毒疹、树胶样肿）、主动脉瓣关闭不全、神经梅毒表现；③梅毒血清试验：密螺旋体抗原试验阳性，非密螺旋体抗原试验阳性率为66%；④脑脊液检查：白细胞数$> 5×10^6$/L，蛋白质水平> 0.5g/L，VDRL试验阳性。

（5）先天性梅毒的诊断依据：①生母有梅毒病史；②典型临床症状和体征；③实验室检查：血清非密螺旋体抗原试验滴度高于母亲的4倍，或皮肤黏膜损害、体液中DFM和DFA-TP检查发现TP。

> **案例30-1分析**
>
> 　为明确诊断，首先需要完善的检查是梅毒血清试验。
>
> 　实验室检查结果：TPPA阳性，TRUST阳性，滴度1∶64。
>
> 　结合患者接触史、临床表现、实验室检查结果，二期梅毒诊断明确。

2.鉴别诊断

（1）一期梅毒：硬下疳主要应与生殖器疱疹、软下疳等鉴别（表30-2）。仅凭病史和体检常难以确诊。故所有的生殖器溃疡患者均应做梅毒血清试验或TP检测、HSV和杜克雷嗜血杆菌的特殊检查。

（2）二期梅毒：梅毒疹可能与许多常见皮肤病如玫瑰糠疹（表30-3）、银屑病、多形红斑和药疹等混淆，故对泛发性皮损的性活跃患者均应考虑做梅毒血清试验。

表 30-2　硬下疳、软下疳和生殖器疱疹的鉴别要点

鉴别要点	硬下疳	软下疳	生殖器疱疹
病因	梅毒螺旋体	杜克雷嗜血杆菌	HSV
潜伏期	3 周	3～7 天	3～5 天
皮损特点	单个丘疹、溃疡、边缘整齐，基底硬，表面清洁，分泌物少	多个丘疹、脓疱、溃疡、边缘不齐，基底软，分泌物多，破坏性大，有卫星灶	簇集水疱破裂形成糜烂、浅溃疡，边缘整齐，分泌物少
自觉症状	无	疼痛	疼痛或痒
局部淋巴结	初为单侧肿大，不痛、无化脓、破溃	常为单侧肿大，疼痛、化脓、易破溃	可能有肿大
病程	3～6 周	1～2 个月	1 周左右
复发	无，消退后进入二期	无	常见
直接涂片	梅毒螺旋体	革兰氏阴性短杆菌，鱼群状排列	多核巨细胞和核内包涵体

表 30-3　二期梅毒疹与玫瑰糠疹的鉴别要点

鉴别要点	二期梅毒疹	玫瑰糠疹
病原体	梅毒螺旋体	可能与疱疹病毒感染有关
皮损分布	躯干、四肢、掌跖	躯干、颈部和四肢近端
母斑	无	有
皮损特点	圆形或椭圆形玫瑰斑疹，常无鳞屑	母斑后继发椭圆形黄红色斑疹，长轴与皮纹一致，领圈状细薄鳞屑
瘙痒	常无瘙痒	有不同程度的瘙痒
秃发、黏膜损害	有	无
淋巴结肿大	有	无
梅毒血清试验	阳性	阴性

（3）三期梅毒：结节性梅毒疹和树胶样肿应与皮肤结核病、麻风、孢子丝菌病、皮肤肿瘤等鉴别。

【治疗】

1. 治疗药物

（1）青霉素：自 1943 年马奥尼（Mahoney）等开创青霉素治疗梅毒的先河以来，其仍是治疗梅毒的首选药物，目前尚未发现 TP 对青霉素耐药。β-内酰胺类抗生素与螺旋体外膜合成所需的转肽酶不可逆结合，使生长期形成的外膜网络上小孔不能闭合，引起原生质圆柱体内渗透压增高，最后导致内膜膨出和螺旋体破裂。青霉素血清浓度 > 0.03μg/ml 并至少持续 7 天才能治愈早期梅毒；因青霉素不干扰转肽酶合成，血清浓度不足时 TP 可在 20min 内重新生长、繁殖。

（2）其他抗生素：除氨基糖苷类外，大多数抗生素均可杀灭螺旋体活性，特别是头孢菌素类、大环内酯类、四环素类和氯霉素，但红霉素耐药已有报道。阿奇霉素 0.5g/d，连续 10d，可用于治疗青霉素过敏者，孕妇或哺乳期患者可能安全，但尚不足以推荐使用。头孢曲松对 TP 作用强大、效果持久，治疗早期梅毒有效，但其远期疗效有待进一步证实。

2. 治疗方案

（1）早期梅毒（一期、二期及早期潜伏梅毒）

1）青霉素：①苄星青霉素 240 万 U 肌内注射，每周 1 次，连续 2～3 次；②普鲁卡因青霉素 80 万 U 肌内注射，每日 1 次，连续 10～15 天。

2）青霉素过敏者：头孢曲松钠 1g/d 静脉或肌内注射，连续 10～14 天；连续口服四环素类药物（多西环素 100mg，每日 2 次；米诺环素 100mg，每日 2 次）15 天。

（2）晚期梅毒（晚期皮肤、黏膜和骨梅毒）、晚期或病期不明的潜伏梅毒、晚期复发梅毒。

1）青霉素：①苄星青霉素 240 万 U 肌内注射，每周 1 次，连续 3 次；②普鲁卡因青霉素 80 万 U 肌内注射，每日 1 次，连续 20 天。

2）青霉素过敏者：①四环素 2g/d，分 4 次口服，连续 30d；②多西环素 0.2g/d，分 2 次口服，连续 30 天。

（3）心血管梅毒：不用苄星青霉素，有心力衰竭者先予以控制，再开始抗梅毒治疗。为避免发生吉海反应，青霉素治疗前1天开始口服泼尼松10mg，每日2次，连续3天。水剂青霉素第1天10万U肌内注射，每日1次；第2天10万U肌内注射，每日2次；第3天20万U肌内注射，每日2次；第4天起用普鲁卡因青霉素80万U肌内注射，每日1次，15天为1个疗程，共2个疗程（间隔2周）。青霉素过敏者选用四环素、多西环素，用法同晚期梅毒。

（4）神经梅毒：为避免发生吉海反应，应口服泼尼松（方法同上）。①水剂青霉素300万~400万U静脉滴注，每4h一次，连续10~14天，继以苄星青霉素240万U肌内注射，每周1次，连续3次；②普鲁卡因青霉素240万U肌内注射，每日1次，同时口服丙磺舒（2g/d，分4次口服，连续10~14天），继以苄星青霉素G 240万U肌内注射，每周1次，共3次；③青霉素过敏者建议采用青霉素脱敏治疗，也可选用四环素、多西环素（用法同晚期梅毒）或头孢曲松（2g静脉注射或肌内注射，每日1次，连续10~14天）。

（5）妊娠梅毒：对妊娠期新诊断梅毒及有既往梅毒感染证据的孕妇，应予苄星青霉素240万U分两侧臀部肌内注射，每周1次，共3次。治疗后每月做1次非梅毒螺旋体血清学定量试验，观察有无复发及再感染。妊娠期梅毒患者只需1个疗程的抗梅毒治疗。青霉素过敏者采用青霉素脱敏治疗或选用头孢曲松、红霉素治疗，红霉素治疗者的婴儿在出生后应用青霉素补治。

（6）先天性梅毒

1）早期先天性梅毒：①脑脊液正常者：苄星青霉素5万U/(kg·d)，一次肌内注射。②脑脊液异常者：水剂青霉素10万~15万U/(kg·d)，分2~3次静脉滴注，连续10~14天；或普鲁卡因青霉素5万U/(kg·d)肌内注射，连续10~14天；未检查脑脊液者可按脑脊液异常者治疗。

2）晚期先天性梅毒：①水剂青霉素20万~30万U/(kg·d)，分4次静脉滴注，连续10~14天；②普鲁卡因青霉素5万U/(kg·d)肌内注射，连续10~14天，可加用1个疗程。青霉素过敏者选用红霉素7.5~12.5mg/(kg·d)，分4次口服，连续30天。大龄儿童用量不超过成人同期患者用量，8岁以下儿童禁用四环素。

3. 吉海反应　仅见于首次应用有效抗生素（特别是青霉素）治疗的梅毒患者，可能与大量TP脂蛋白引起炎症介质（如TNF-α、IL-6、IL-8）释放有关，早期和先天性梅毒病例多见。一般在用药后1~2h发生。表现为寒战、高热、头痛、肌痛、心动过速、呼吸加快、血管扩张伴轻度低血压和白细胞增多，常在12~24h缓解。只需卧床休息和服用阿司匹林。由于心血管梅毒患者可发生心绞痛、主动脉瘤破裂，神经梅毒病例可出现病情恶化，故心血管、神经梅毒和妊娠梅毒患者应在治疗前口服泼尼松20mg/d，连续3~4天。

4. 随访

1）早期梅毒：治疗后第一年每3个月复查一次，以后每半年复查一次，连续2~3年，直至临床表现消失、非密螺旋体抗原试验阴性或处于稳定的低滴度（如1∶4）状态。在治疗后6个月，梅毒血清试验滴度应至少下降3/4。血清试验超过2年不转阴者属于血清固定（serofast），需做HIV及脑脊液检查。

2）晚期梅毒：治疗后复查同早期梅毒，但应连续观察3年及以上。晚期梅毒患者的血清滴度常较低（<1∶8），治疗后滴度下降不明显，这种情况应考虑血清固定，不一定是治疗失败。

3）神经梅毒：每6个月复查一次脑脊液，连续3年或直至脑脊液正常。如白细胞计数在6个月内未见下降，或脑脊液在2年后仍不正常，应考虑复治。

4）妊娠梅毒：一般仅在妊娠后3个月和分娩时复查。有下述情况时新生儿应在出生后按早期先天性梅毒治疗：①梅毒血清试验阳性的母亲在妊娠后仅3个月接受青霉素治疗；②青霉素治疗不正规或采用其他药物治疗；③母亲的治疗情况不明；④婴儿随访困难。

案例30-1 分析

对此患者的治疗方案：

1. 治疗　苄星青霉素240万U，分两侧臀部肌内注射，每周1次，连续3次。青霉素过敏者：①四环素2g/d，分4次口服，连续15天；②多西环素0.2g/d，分2次口服，连续15天。

2. 随访　第1年内每3个月复查1次，第2年内每半年复查1次，第3年在年末复查1次。

第三节　淋　病

淋病（gonorrhea）是由淋病奈瑟菌（*Neisseria gonorrhoeae*）所致的各种感染的总称，主要表现为泌尿生殖系统的化脓性炎症，偶见盆腔、直肠、眼、咽和播散性感染。

【病因与发病机制】　淋病奈瑟菌简称淋球菌，呈卵圆形或肾形，常成双排列，接触面扁平或稍凹，大小为 $0.6\mu m \times 0.8\mu m$，有荚膜和菌毛。淋球菌为嗜二氧化碳的需氧菌，适宜生长温度为 $37 \sim 38℃$，革兰氏染色阴性。淋球菌对理化因素的抵抗力较弱，干燥环境中 $1 \sim 2h$ 死亡，$50℃$ 下可存活 5min，在微湿的衣裤、毛巾和被褥上可生存 $18 \sim 24h$；对一般消毒剂敏感，在 1∶4000 硝酸银溶液中 7min、在 1% 苯酚中 $1 \sim 3min$ 死亡。

人是淋球菌的唯一天然宿主。淋球菌对单层柱状细胞和移行上皮细胞（如宫颈、尿道、膀胱黏膜）敏感，而对复层扁平上皮细胞（如舟状窝、阴道黏膜）不敏感。淋球菌主要借助菌毛的作用，黏附于前尿道或宫颈黏膜上皮细胞，被柱状上皮细胞吞饮，随后在细胞内大量繁殖，引起细胞损伤、裂解和死亡。淋球菌内毒素和外膜脂多糖与补体结合，产生趋化因子，诱导中性粒细胞聚集，引起炎症反应，导致局部红肿、糜烂、化脓。若治疗不及时，淋球菌可侵入尿道周围腺体、子宫内膜、输卵管，甚至引起血行播散。

淋球菌耐药菌株的不断出现给淋病的防治带来了新的挑战，如产青霉素酶淋球菌菌株、耐四环素菌株（TRNG）、耐大庆霉素菌株、耐喹诺酮菌株、耐头孢菌素菌株。淋球菌耐药类型分为染色体介导和质粒介导，二者可同时存在、共同作用。主要耐药机制：①产生抗生素的灭活酶，如 β-内酰胺酶；②改变抗生素的作用靶点，如青霉素结合蛋白、DNA 螺旋酶 A 亚基；③药物的外排机制，如 mtr 基因突变引起外排泵活性增强；④改变细胞膜通透性，如 penB 基因突变可降低孔蛋白对疏水性抗生素的通透性。

【传播途径】

1. 性接触传播　是主要传播途径。女性患者通过一次性交引起男性感染的概率为 $5\% \sim 22\%$，反之为 $50\% \sim 90\%$。

2. 间接传播　通过污染物品（如衣裤、床上用品、毛巾、浴盆、马桶等）或手间接传染在女性淋病的传播中有一定意义，特别是幼女。

3. 母婴传播　分娩过程中接触污染的产道分泌物可引起新生儿结膜炎，也可发生羊膜腔内感染和胎儿感染。

【临床表现】　淋病好发于性活跃人群，潜伏期一般为 $2 \sim 10$ 天（平均 $3 \sim 5$ 天）。临床表现较复杂，部分病例无症状。

1. 无并发症淋病（uncomplicated gonorrhea）

（1）男性急性淋病：多表现为急性淋菌性尿道炎（acute gonococcal urethritis），仅 $5\% \sim 20\%$ 患者为无症状的带菌者。先有尿道刺痛、排尿不适，随后出现尿道口红肿、发痒和稀薄黏液溢出；24h 后病情加重，尿道流出较多的深黄色脓性分泌物，伴有尿频、尿急、尿痛和排尿困难等尿道刺激症状（图 30-7）。后尿道受累时出现会阴部坠胀、终末血尿、血精，夜间常有阴茎痛性勃起。包皮过长者可发生包皮炎、包皮龟头炎或嵌顿性包茎，严重者发生腹股沟淋巴结炎。常无全身症状，少数有发热、头痛、全身不适。

（2）女性急性淋病：多累及宫颈和尿道，症状轻微，约 60% 患者无症状。

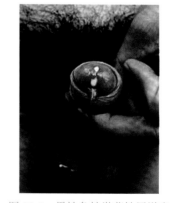

图 30-7　男性急性淋菌性尿道炎

1）淋菌性宫颈炎（gonococcal cervicitis）：宫颈是女性淋病的原发部位。常有白带增多、外阴刺痒和烧灼感，偶有下腹部坠痛、隐痛及腰痛；宫颈检查可见宫颈红肿、糜烂、触痛、黄绿色脓性分泌物（图 30-8）。

2）淋菌性尿道炎（gonococcalurethritis）：尿道口红肿、压痛和脓性分泌物，伴有尿频、尿急、尿痛；症状常比男性轻，也可无症状。

3）淋菌性前庭大腺炎（gonococcalbartholinitis）：常为单侧，大阴唇后半部出现红肿、疼痛，前庭大腺开口处有脓性分泌物溢出，严重者形成脓肿。

4）女童淋病：表现为弥漫性外阴阴道炎，出现尿道、阴道和外阴部红肿、糜烂、溃疡、疼痛，伴有排尿困难、阴道脓性分泌物溢出，少数累及肛门和直肠。

（3）淋菌性结膜炎（gonococcalconjunctivitis）：新生儿常为双侧，多在生后2～5天发病，由母亲产道感染引起。成人病变多为单侧，为自体接种或接触污染物品所致，表现为结膜充血、水肿，有较多黏稠的黄白色脓性分泌物溢出（图30-9），延误治疗可引起角膜溃疡、穿孔、全眼球炎。

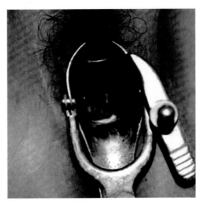
图 30-8　淋菌性宫颈炎

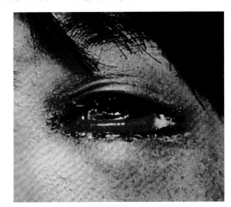
图 30-9　成人淋菌性结膜炎

（4）淋菌性咽炎（gonococcal pharyngitis）：常见于口交者。多无明显症状，少数出现急性咽炎或扁桃体炎症状，如咽痛、咽部不适、吞咽痛等，偶有发热、颈部淋巴结肿大。

（5）淋菌性肛门直肠炎（gonococcalanorectitis）：主要见于男性同性恋者。轻者仅有肛门瘙痒、疼痛或坠胀感、少量脓性分泌物，重者出现里急后重、大量脓血便；肛门镜检查可见直肠黏膜充血、水肿、糜烂，上覆黏液或脓性分泌物。

2. 有并发症淋病（complicated gonorrhea）

（1）男性淋病并发症：淋菌性尿道炎上行扩散可引起前列腺炎、精囊炎、附睾炎等。

1）淋菌性前列腺炎（gonococcalprostatitis）：急性者出现寒战、发热、会阴疼痛和排尿困难，直肠指检发现前列腺肿大、压痛。慢性者多见，常无明显症状，晨起时尿道口有"糊口"现象，尿中见到淋丝。

2）淋菌性精囊炎（gonococcalspermatocystitis）：急性精囊炎可表现为发热、尿频、尿痛、终末血尿，直肠指检发现精囊肿大、压痛；慢性者可仅有血精，直肠指检显示精囊质地较硬。

3）淋菌性附睾炎（gonococcalepididymitis）：多为单侧，常伴发前列腺炎和精囊炎。表现为附睾疼痛和肿胀，可有明显的尿道炎症状。

（2）女性淋病并发症：主要为盆腔炎症性疾病（pelvicinflammatorydisease，PID），包括子宫内膜炎、急性输卵管炎、输卵管卵巢脓肿及其破裂所致的盆腔脓肿、腹膜炎等。10%～20%淋病患者发生急性输卵管炎，出现月经和白带异常、非经期出血、下腹疼痛，可伴有发热、食欲不振、恶心、呕吐等全身症状，双合诊发现双侧附件增厚和压痛、宫颈剧痛、宫颈有异常分泌物；反复发作引起输卵管狭窄或阻塞者，可导致异位妊娠或不孕。

3. 播散性淋球菌感染（disseminated gonococcal infection，DGI） 占淋病病例的0.5%～3.0%。潜伏期常为7～30天，月经期妇女多见。淋球菌通过血行播散到全身，引起关节炎、腱鞘炎、皮炎、脑膜炎、心内膜炎、心包炎等，出现寒战、高热、全身不适、关节肿痛等全身症状。皮损常在四肢关节附近出现，数目较少，散在分布，初为红斑，以后发展为脓疱、血疱和中央坏死。

【诊断及鉴别诊断】 根据不安全性行为史、临床表现和实验室检查常可做出诊断，需与非淋菌性尿道炎（表30-4）、念珠菌性阴道炎、滴虫性阴道炎、细菌性阴道病等鉴别。

表 30-4　淋菌性尿道炎和非淋菌性尿道炎的鉴别要点

鉴别要点	淋菌性尿道炎	非淋菌性尿道炎
潜伏期	3～5 天	1～3 周
尿道分泌物	量多，脓性	少或无，稀薄黏液
尿痛、排尿困难	多见	轻或无

续表

鉴别要点	淋菌性尿道炎	非淋菌性尿道炎
全身症状	偶见	无
分泌物涂片检查	白细胞内革兰氏阴性双球菌	白细胞增多
病原体培养	淋球菌	衣原体或支原体

【治疗】

1. 淋菌性尿道炎、宫颈炎、直肠炎 头孢曲松 1g，或大观霉素 2g（宫颈炎 4g），一次肌内注射；替代方案：头孢噻肟 1g，肌内注射，单次给药或其他第三代头孢菌素类。

2. 淋菌性咽炎 头孢曲松 1g 或头孢噻肟 1g，肌内注射，单次给药。

3. 淋菌性结膜炎 ①成人淋菌性结膜炎：头孢曲松 1g，或大观霉素 2g，肌内注射，每日 1 次，连续 3 天；生理盐水冲洗眼部，每小时 1 次，冲洗后用 0.5% 红霉素、0.3% 环丙沙星或 1% 硝酸银滴眼液点眼。②新生儿淋菌性结膜炎：头孢曲松 25～50mg/(kg·d)（单剂量不超过 125mg），静脉注射或肌内注射，每日 1 次，连续 3 天，高胆红素血症婴儿慎用；眼部处理同成人。

4. 淋菌性附睾炎 头孢曲松 1g，或大观霉素 2g，肌内注射，每日 1 次，连续 10 天。替代方案：头孢噻肟 1g，肌内注射，每日 1 次，连续 10 天。

5. 淋菌性盆腔炎症性疾病 头孢曲松 1g，或大观霉素 2g，肌内注射，每日 1 次，连续 10 天。加用甲硝唑 0.4g，或多西环素 0.1g，每日 2 次口服，连续 14 天。

6. 播散性淋球菌感染 头孢曲松 1g，静脉注射或肌内注射，每日 1 次，连续 10 天以上；脑膜炎及心内膜炎疗程更长。

由于 10%～30% 淋病患者合并沙眼衣原体感染，故应加用下述药物：多西环素 0.1g，每日 2 次，连续 7 天；或阿奇霉素 1g，一次口服。

【判愈标准】 治疗结束后 2 周内，在无性接触史情况下符合如下标准为治愈：①症状和体征全部消失；②在治疗结束后 4～7 天复查淋球菌涂片和培养均阴性。

第四节 生殖道衣原体感染

【病因与发病机制】 沙眼衣原体（*Chlamydia trachomatis*，CT）和解脲原体（*Ureaplasma urealyticum*，UU）为本病的主要致病菌，二者分别占 25%～55%、20%～40%。

1. 衣原体是一类可通过细胞滤器、发育周期独特、严格细胞内寄生的原核细胞型微生物，广泛寄生于人类、哺乳动物及鸟类。衣原体属包括 CT、鹦鹉热衣原体、肺炎衣原体和家禽衣原体，其中 CT 又分为性病性淋巴肉芽肿亚种、沙眼亚种、鼠亚种和猪亚种。CT 至少有 18 个血清型，其中 B、D～K 血清型与非淋菌性尿道炎（NGU）有关。衣原体有由胎聚糖组成的细胞壁，以二分裂方式繁殖，每个发育周期约需 40h。衣原体可接种于 6～8 日龄的鸡胚卵黄囊中生长，也可在许多原代或传代细胞株（如 McCoy、Hela-229 等）中生长。

2. 衣原体对热和消毒剂敏感，在 56～60℃中仅能存活 5～10min，在 -70℃中可保存数年，0.1% 甲醛、0.5% 石炭酸可在短期内杀死衣原体，75% 乙醇在 0.5min 内即可杀灭。家具表面、手纸和手部皮肤上的衣原体可分别存活 30h、12h、10～15min。

本病的致病性尚未完全阐明。衣原体可通过抑制宿主细胞代谢、溶解和破坏细胞并导致溶解酶释放，以及代谢产物的细胞毒作用，引起变态反应和自身免疫；人体感染后可获得特异性免疫，但免疫力不强、为时短暂，故衣原体可引起持续、隐性或反复感染。

【临床表现】 成人主要通过性接触传播，好发于性活跃人群；新生儿可在分娩时经产道感染，引起结膜炎或肺炎。潜伏期为 1～3 周。

1. 男性衣原体性尿道炎 表现与淋菌性尿道炎相似，但程度较轻，主要为尿道刺痒、刺痛或灼热感，少数有尿频、尿痛、尿道口轻度红肿；分泌物为黏液性或黏液脓性，稀薄、量少，多需用手挤压尿道才有分泌物溢出，常在晨起时发现尿道口被少量分泌物形成的痂膜封住（"糊口"现象），或内裤上有污斑。部分病例无症状。约半数病例在初诊时被忽略或误诊，10%～20% 患者合并淋球菌感染。50%～70% 患者可在 1～3 个月不治自愈；未经治疗的衣原体性尿道炎症状也可自行减轻，但无症状感染可持续数月至数年。男性并发症有以下几种，①附睾炎：多为单侧急性附睾炎，常伴发尿道炎。②前列腺炎：多数患者为亚急性或慢性前列腺炎，自觉会阴部钝痛、坠胀感及性功能障碍。直肠指检发现前列腺肿大、结节、压痛，部分病例无症状。③赖特（Reiter）综合征：少见，表现为尿道炎、关节炎、结膜炎三联征，常在尿道炎后 4 周左右发生。④其他：如直肠炎、虹膜炎、强直性脊柱炎等。

2. 女性衣原体性尿道炎 多以宫颈为中心扩散到其他部位。①黏液脓性宫颈炎（mucopurulent cervicitis）：常无症状或症状轻微，仅出现白带增多，体检时发现宫颈水肿、糜烂。②尿道炎：可有尿道灼热、尿频或轻微尿痛，尿道口轻度红肿，有少许分泌物，部分病例无症状。③并发症：包括输卵管炎、子宫内膜炎、盆腔炎、肝周炎、异位妊娠、不孕症等。

【诊断及鉴别诊断】 根据病史、临床表现和实验室检查结果综合分析，需与淋菌性尿道炎、念珠菌性阴道炎、滴虫性阴道炎、细菌性阴道炎等鉴别。

1. 接触史 有婚外性接触史或配偶感染史，潜伏期常为 1～3 周。

2. 临床表现 尿道炎、宫颈炎及其并发症。

3. 实验室检查 ①尿道或宫颈分泌物涂片、培养检查未发现淋球菌感染证据。②男性尿道分泌物涂片，在油镜下平均每视野多形核白细胞 > 5 个为阳性；或晨尿（前段尿 15ml）沉渣涂片，在高倍镜下平均每视野多形核白细胞 > 15 个有诊断意义；或男性患者 < 60 岁，无肾脏疾病、膀胱感染、前列腺炎或尿路机械损伤，但尿白细胞酯酶试验阳性。③宫颈黏液脓性分泌物涂片，在油镜下平均每视野多形核白细胞 > 10 个为阳性，应排除滴虫感染。④衣原体检查阳性。

【治疗】

1. 一般方案 阿奇霉素第 1 日 1g，以后两日每日 0.5g，共 3 天，或多西环素 100mg，每日 2 次，连续 10～14 天；或米诺环素 100mg，每日 2 次，连续 10～14 天；或红霉素 500mg，每日 4 次，连续 10～14 天；或氧氟沙星 300mg，每日 2 次，连续 10 天。

2. 妊娠患者 阿奇霉素第 1 日 1g，以后两日每日 0.5g，红霉素 500mg，每日 4 次，连续 10～14 天；或阿莫西林 0.5g，每日 3 次，连续 7 天。

3. 新生儿结膜炎 红霉素 50mg/(kg·d)，分 4 次口服，连续 14 天。0.5% 红霉素眼膏或 1% 四环素眼膏，生产后立即点眼对衣原体感染有预防作用。

第五节　尖锐湿疣

尖锐湿疣（condyloma acuminatum，CA）又称肛门生殖器疣（anogenital warts），是由人乳头瘤病毒（HPV）感染引起的以皮肤、黏膜疣状增生性病变为主的性传播疾病。

案例 30-2

　　患者，男性，31 岁。包皮和冠状沟赘生物 1 月余。患者 1 个月前阴茎冠状沟出现单发米粒大小赘生物，无自觉症状，此后皮疹逐渐增多、增大，并累及包皮。患者 2 个月前有不洁性生活史，既往史与家族史无特殊。

　　专科查体：包皮、冠状沟及龟头可见多个鲜红色赘生物，呈乳头状或菜花状，部分融合。

　　问题：①该患者应如何诊断？②该患者如何治疗？

【病因】 HPV 是一类无包膜的双链 DNA 病毒，属于乳多空病毒科，乳头瘤病毒属，球形，直径为 50～55nm，包壳是由 72 个壳微粒组成的二十面体，中间为 7900bp 的双链环状 DNA。人类是 HPV 的唯一天然宿主。HPV 对冷冻、干燥的耐受性强，在 20℃甘油中至少可存活 2～5 个月。HPV 有 200 多种亚型，其中有 40 多种亚型可感染生殖道上皮和经性接触感染。可根据致癌风险将 HPV 分为低危型和高危型。90%～95% 尖锐湿疣患者是由低危型 HPV6 和 HPV11 引起，但混合感染其他低危型 HPV 或高危型 HPV 的情况较常见。HPV 可能通过正常上皮裂隙而感染基底细胞，并以潜伏状态居住于基底细胞，导致亚临床或潜伏感染。尖锐湿疣与生殖器癌的发生密切相关，特别是 HPV16、18 所致者。

传播途径：HPV 通过接触感染的皮肤或黏膜而传播。病毒通过微小擦伤侵犯表皮基底层细胞。肛门生殖器 HPV 感染几乎都是通过性接触获得的。疣体并非病毒传播所必需，但由于其病毒载量大，具有高度传染性。HPV 感染后可进入潜伏期，没有体征或症状。

1. 性接触传播 是主要传播途径，性伴侣之间的传染性估计为 60%，单次性接触的传播率为 25%～26%。活动性疣患者的传染性较大，> 60% 性伴侣将在数月内发生生殖器疣。

2. 自体接种　极少数生殖器疣可能源于非生殖器皮肤疣 HPV DNA 的自体接种，但 HPV1、HPV2 既可引起皮肤疣，又可导致生殖器疣。

3. 母婴传播　新生儿口咽黏膜在围产期的垂直传播率为 0～80.9%，宫内感染尚未经证实。

4. 污染物传播　许多污染物可检出 HPV DNA，如外科手套、活检钳和患者的内衣，但接触这些污染物是否发生 HPV 感染尚不清楚。CO$_2$ 激光和电灼治疗时产生的烟雾中含有 HPV DNA，吸入后可能引起呼吸道感染。

【临床表现】　潜伏期为 3 周至 8 个月，平均 2.8 个月。HPV 感染可分为三种情况，估计 70% 生殖器 HPV 感染为亚临床感染。①临床感染：肉眼观察可见损害；②亚临床感染：肉眼检查无明显病变，醋酸白试验阳性，组织病理学有典型改变；③潜伏感染：外观正常的皮肤、黏膜内可检出 HPV，无组织学改变。首次出现后，肛门生殖器疣的数量和大小可能增加，也可能自行消退。据估计，约 1/3 肛门生殖器疣即使不予治疗，也可在 4 个月内消退。即使肉眼可见的疣体消退，HPV 感染仍可能持续存在，导致疣复发，复发率尚未完全确定。机械刺激、损伤、免疫抑制、炎症及其他细胞外因素均会影响潜伏感染细胞中的病毒拷贝数，可能导致疣体复发。

尖锐湿疣可为单发或多发，初起为淡红色丘疹，以后逐渐增大增多，融合成乳头状、菜花状或鸡冠状赘生物，根部可有蒂（图 30-10）。疣体呈粉色至深红、灰白乃至棕黑，表面常潮湿、浸渍、糜烂口破溃（图 30-11）。好发于外生殖器及肛门附近的皮肤、黏膜，如男性的包皮、阴茎、冠状沟、龟头、尿道口，女性的阴唇、阴道口、宫颈、阴道和肛周，同性恋者的肛门、直肠。多无自觉症状，少数有瘙痒、灼痛、白带增多。尖锐湿疣可能伴有宫颈或尿道受累，也可发生于肛管，通常表现为小的平顶状至球状丘疹，通常在齿状线的远侧。少数患者因免疫功能低下或妊娠而发展成大的疣体，可累及整个外阴、肛周及腹股沟，称巨大尖锐湿疣。巨大尖锐湿疣又称布施克-勒文施泰（Buschke-lowenstein）瘤，是一种以局部侵袭、快速疣状生长为特征的类癌性尖锐湿疣，很少见，具有侵袭性。

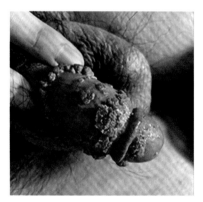
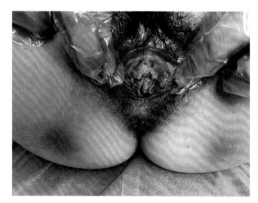

图 30-10　男性尖锐湿疣　　　　　图 30-11　女性尖锐湿疣

案例 30-2 分析

临床特征：男性青年患者。包皮和冠状沟赘生物 1 个月，逐渐增多、增大，无自觉症状。2 个月前曾有不洁性生活史。体格检查发现包皮、冠状沟及龟头有多个鲜红色赘生物，呈乳头状或菜花状，部分融合。

【组织病理】　表皮棘层肥厚和乳头瘤样增生，颗粒层和棘层上部可见挖空细胞（koilocyte）。挖空细胞为 HPV 感染所致的变性细胞，细胞质淡染，核大而深染，核周有透亮晕。真皮浅层水肿，毛细血管扩张，有淋巴细胞浸润。

【诊断及鉴别诊断】

1. 诊断　根据不安全性接触史和典型临床表现可诊断本病。对不典型皮损和特殊部位的皮损，辅助检查（醋酸白试验、皮肤镜、窥阴器、阴道镜、肛门镜、直肠镜、尿道镜）及组织病理活检均有助于本病的诊断。

辅助检查：①醋酸白试验：可疑皮损处外涂 3%～5% 醋酸溶液，3～5min（肛周需 15min）后观察，局部皮肤或黏膜变白即为阳性，其机制与 HPV 感染的基底层上方细胞过度表达细胞角蛋白 10 和醋酸引起细胞肿胀有关。醋酸白试验的假阳性率可高达 25%，引起表皮角化异常或伴有表皮屏障改变的疾病均可出现阳性结果，如银屑病、接触性皮炎、念珠菌感染等。该试验在临床上已应用很多年，但并非 HPV 感染的特异性试验，且醋酸白试验阴性也不能排除 HPV 感染。②皮肤镜：可以无创、快捷、清晰地识别皮损形态、增生的血管和裸眼无法识别的结构。尖锐湿疣的皮肤镜特征是从形态模式和血管特征两方面进行描述的。其形态特征可以是瘤状模式，也可以是指状模式，而其血管模式可以是点状至小球状。为了防止可能的镜头污染和交叉感染，建议检测生殖器皮损的时候使用非接触式的偏振光皮肤镜，或使用恰当的物品如保鲜膜包裹镜头，使镜头免于接触病变表面。③窥阴器、阴道镜、肛门镜、直肠镜和尿道镜：是常用辅助检查手段，可以更好地暴露腔道部位的疣体。使用放大镜或阴道镜放大有助于诊断微小皮损。④ PCR：检测 HPV DNA，可作 HPV 分型，敏感度高，易发生假阳性，尚未作为常规诊断方法。

2. 鉴别诊断

（1）良性丘疹性皮肤病：如阴茎珍珠状丘疹，表现为沿龟头冠状沟呈排列整齐、大小一致的珍珠样丘疹；醋酸白试验阴性；皮肤镜见呈大小基本一致的白色透明的鹅卵石状突起，中心有点状血管或逗号状血管。

（2）性传播疾病：如梅毒的扁平湿疣，表现为肛周及外生殖器周围基底宽、无蒂、外观扁平、湿润光滑的灰白色丘疹或斑块；暗视野显微镜可检测到梅毒螺旋体；梅毒血清试验阳性。

（3）癌前病变和恶性疾病：如鲍恩样丘疹病和鳞状细胞癌：鲍恩样丘疹病是一种癌前、局灶性表皮异型性增生，通常表现为生殖器上多个红色至棕色丘疹，最常与 HPV16 相关，组织病理检查示病变细胞累及表皮全层、散在分布非典型上皮细胞和核分裂象，可见挖空细胞。鳞状细胞癌多见于年长者，多无不洁性生活史。皮损为增生性斑块或结节，易发生溃疡，基底有浸润感。组织病理检查可见鳞状细胞异型性明显，排列紊乱，常可见角珠，无空泡细胞。

（4）炎症性疾病：如光泽苔藓、扁平苔藓的丘疹鳞屑性皮损：光泽苔藓最常表现为阴茎上有多个平顶状、针头大小的丘疹。丘疹鳞屑性扁平苔藓通常表现为紫罗兰色、多角形或环状瘙痒性丘疹。

> **案例 30-2 分析**
> 　　疾病的临床特征符合尖锐湿疣，为明确诊断，考虑完善醋酸白试验、皮肤病理活检等检查。
> 　　诊断：尖锐湿疣。
> 　　诊断依据：①青年男性；②包皮和冠状沟赘生物 1 个月，逐渐增多、增大，无自觉症状；③ 2 个月前曾有不洁性生活史；④体格检查发现包皮、冠状沟及龟头有多个鲜红色赘生物，呈乳头状或菜花状，部分融合；⑤醋酸白试验阳性；⑥组织病理检查显示表皮乳头瘤样增生，有特征性挖空细胞。

【治疗】　尖锐湿疣的治疗以尽早祛除疣体为目的，尽可能消除疣体周围亚临床感染，并减少疣体或预防复发。各种疗法的 3 个月复发率最高。疣体较小，病程 <1 年者疗效较好。未经治疗的生殖器疣可自行消退、增大或保持不变，约 1/3 损害在 4 个月内消退。

1. 外用药物治疗

（1）0.5% 足叶草毒素（鬼臼毒素）酊：是一种抗有丝分裂的药，具有细胞毒性，可以导致疣体坏死。适用于治疗直径≤10mm 的生殖器疣。对柔软、非角质化的较小疣体效果较好。每日 2 次外涂，连用 3 天、停药 4 天，7 天为 1 个疗程。如有必要，可重复治疗达 3 个疗程。不宜一次性大面积涂抹，孕妇禁用。

（2）80%～90% 三氯醋酸溶液：是腐蚀剂，通过化学凝固蛋白来破坏疣体。适用于小的皮损或丘疹样皮损，不能用于角化过度或体积较大、数目较多的疣体。治疗时，将少量药液涂于疣体上，待其干燥，见皮损表面形成一层白霜即可。每周 1 次，连用 3～4 周，或每 2 周 1 次，连用8～10 周。

（3）5% 5-氟尿嘧啶软膏：是一种阻止 DNA 合成的抗代谢药。适用于日光角化病、鲍恩病、尖锐湿疣、寻常疣、扁平疣和浅表基底细胞癌等皮肤病，特别是在治疗扁平的色素沉着性损害如鲍温样丘疹病时疗效较好。局部外用，每日 1～2 次。

2. 物理疗法　酌情选用液氮冷冻、CO_2 激光或电灼。

（1）液氮冷冻治疗：临床研究报道冷冻治疗后 1～3 个月的疣体清除率为 44%～87%，复发率为 12%～42%，清除后 12 个月的复发率高达 59%，优点是价格便宜。缺点是需要在医院进行，复发率高，疼痛明显。适用于大多数体表部位。治疗 1 次，直至疣体清除。

（2）CO_2 激光治疗：工作原理是使用集中的红外线或近红外线束来加热和烧灼目标区域，能够使高功率密度的光能作用于小体积的组织。常用的有 CO_2 激光和 Nd:YAG 激光。适用于不同大小及各部位疣体的治疗。可有效清除疣体，疣体清除率接近 100%，12 周和 12 个月的复发率分别为 17%～19% 和 66%。

3. 手术治疗 当皮损数量较少，为有蒂或大体积疣时，可以在局部麻醉下使用剪切术、切除术，辅以电灼等治疗破坏残余的疣体并控制出血，可无须缝合。巨大疣、广泛疣、肛周疣、肛内疣者和儿童特殊群体，可能需要全身麻醉，并请外科医生共同诊疗。

4. 光动力疗法 局部外用光敏剂 5-氨基酮戊酸（ALA），再以半导体激光器或发光二极管（LED）进行局部照光治疗，光源一般采用红光（630～635nm）。适用于祛除较小疣体及物理疗法祛除较大疣体后的基底治疗。可用于腔道内如肛管内、尿道口、尿道内、宫颈管内的治疗。对于腔道外的尖锐湿疣也可以应用光动力疗法。单个疣体直径 < 0.5cm，疣体团块直径 < 1cm 者可直接采用光动力疗法治疗，超出以上疣体大小者建议采用其他物理疗法联合光动力疗法治疗。

5. 免疫疗法

（1）5% 咪喹莫特乳膏：咪喹莫特是局部免疫活性增强剂，可以刺激干扰素及其他细胞因子的产生。对柔软、非角质化的疣效果较好，复发率较低。涂药于疣体上，每周 3 次，睡前外用，6～10h 后用清水和肥皂水清洗用药部位，最长可连用 16 周，孕妇忌用。疣体一般在用药后 8～10 周脱落；5% 咪喹莫特乳膏治疗尖锐湿疣的优点为复发率低。可单独使用，但起效较慢，目前多与冷冻、CO_2 激光或其他疗法联合使用，对疣体祛除后预防复发有一定的应用价值。

（2）干扰素（IFN）：具有抗病毒、抗增殖和免疫刺激的作用。可用于治疗尖锐湿疣、带状疱疹、生殖器疱疹等病毒性疾病及某些恶性肿瘤。可考虑皮损内注射，隔日 1 次，3 周为一个疗程。不推荐全身应用，妊娠期禁用 IFN。

> **案例 30-2 分析**
>
> 对此患者的治疗方案：局麻下用 CO_2 激光或电灼将皮损全部祛除，创面愈合后外用重组人 IFN-α-2b 凝胶或行光动力治疗。

（纪　超）

第六节　生殖器疱疹

生殖器疱疹（genital herpes，GH）是由单纯疱疹病毒（HSV）引起的复发性泌尿生殖器感染（图 30-12），主要通过性接触传播。

【病因】 HSV 可分为 HSV-1 和 HSV-2 两个亚型。90% 生殖器疱疹由 HSV-2 引起，HSV-1 所致者仅占 10%，但近年来 HSV-1 感染率明显增多；HSV-2 感染者的复发率约为 95%，而 HSV-1 约为 50%。HSV 的唯一宿主是人类，离开人体后不易生存。HSV 对热、干燥、紫外线敏感，一般消毒剂容易杀灭；50℃湿热或 90℃干燥环境下 30min 即可将其灭活，在毛巾、马桶或柜台表面可存活 30min。

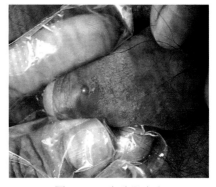

图 30-12　生殖器疱疹

HSV 存在于皮损、精液、前列腺液、宫颈及阴道分泌物中，可以通过皮肤、黏膜微小创伤侵入机体，而后在表皮角质形成细胞内复制，引起局部炎症和坏死，最终出现原发性感染的临床或亚临床表现。在初次感染的同时，HSV 沿着周围感觉神经上行并潜伏在骶神经节细胞内，形成潜伏感染（latent infection）；HSV 感染一般不影响神经元的功能和存活，但其病毒基因组受到明显抑制。病毒从神经元中释放并到达表皮细胞，引起疱疹复发的过程称为复活。复活机制有下述两种假说，①神经节触发假说：认为激素、免疫或物理刺激影响神经节细胞与病毒之间的相互作用，使病毒粒子沿周围神经下行并感染表皮细胞。②皮肤触发假说：认为神经节细胞产生的少量病毒通过神经到达表皮细胞，宿主的防御机制在正常情况下可清除这些微小感染灶，暂时性局部免疫抑制可使其形成明显的损害。

HSV 的传播途径：①性接触传播：是主要传播途径，约占 95%。GH 患者、亚临床感染或无症状排毒者均为传染源，有皮损者传染性强。②垂直传播：婴儿主要通过产道感染，也可发生宫内感染。③间接接触传播：通过接触污染的日常生活用品或剃须刀传播，少见。

【临床表现】

1. 原发性生殖器疱疹（primary genital herpes） 为首次感染 HSV-1 或 HSV-2，潜伏期为 2～14 天（平均 3～5 天）。多数病例为隐性感染或亚临床感染，女性患者的表现常比男性重。皮损初为簇集或散在的红色丘疹，迅速变为水疱或脓疱，破裂后形成糜烂或浅表溃疡，然后结痂愈合；男性好发于包皮、龟头、冠状沟，女性多见于阴唇、阴阜、阴蒂、宫颈。自觉瘙痒、灼热感或疼痛，常伴有腹股沟淋巴结肿痛、发热、头痛、乏力、不适等全身症状。病程为 2～3 周，皮损和宫颈的排毒时间平均为 12 天。

2. 复发性生殖器疱疹（recurrent genital herpes） 常在原发性病变消退后 1～4 个月发生，常有一定的诱因，如感染、发热、皮肤创伤、劳累等。约半数病例在发疹前 0.5～48h 出现局部刺痒、灼热、隐痛或感觉异常等前驱症状。皮损常局限于外生殖器一侧，在红斑基础上发生数个或十余个水疱；自觉瘙痒或疼痛，常无明显全身症状。病程常为 7～10 天，平均排毒时间为 4～5 天。原发性感染后 1 年内发作次数较多，常为 5～8 次，随着时间的延长，发作次数逐渐减少。

3. 孕妇和新生儿 HSV 感染 经产道分娩时，原发性和复发性 GH 孕妇发生垂直传播的概率分别为 20%～50% 和 < 8%。孕妇的原发性 GH 可导致流产、早产、宫内发育迟缓、先天畸形、新生儿 HSV 感染等。新生儿疱疹（neonatal herpes）常在出生后 3～30 天发病，多由 HSV-2 引起，可侵犯皮肤、黏膜、眼、内脏和中枢神经系统，预后不良。

【诊断及鉴别诊断】

1. 诊断 根据病史和临床表现一般不难诊断。由于患者的预后取决于 HSV 亚型（HSV-1 或 HSV-2），因此进行实验室 HSV 分型检测是十分必要的。生殖器部位可存在不典型皮损（如裂隙、裂纹、细小线状溃疡、丘疹等），此时可以通过皮损的特异性病毒学检测（如 PCR 或病毒培养）来确诊 GH。对于生殖器部位未出现皮损的患者，可用特异性血清学检测辅助诊断。相比于未感染 HSV-2 者，HSV-2 感染者感染 HIV 的风险增加了 2～3 倍，因此所有 HSV 感染者还应进行 HIV 检测。

（1）病毒学检测：HSV 核酸扩增试验直接从生殖器溃疡或其他皮肤、黏膜病变中检测到 HSV，是最敏感的试验。若患者产生中枢神经系统和全身感染（如脑炎、脑膜炎和新生儿疱疹）症状，可选用 PCR 检测。病毒培养的敏感度很低，特别是对于复发性病变，随着皮损开始愈合，病毒培养阳性率迅速降低。由于病毒脱落是间歇性的，以上所述的病毒学检测阴性时，也不能排除 HSV 感染。

（2）特异性血清试验：HSV 感染后的最初几周内，机体会产生 HSV 特异性抗体和普通抗体，并无限期地持续下去。普通型抗体检测不能区分 1 型和 2 型单纯疱疹病毒感染，因此只能对特异性抗体进行血清学检测来区分。几乎所有的 HSV-2 感染都是通过性接触获得，因此特异性 HSV-2 抗体阳性意味着肛门生殖器的 HSV 感染。但 1 型特异性抗体的血清学检测敏感度较低，因此 1 型单纯疱疹病毒所致的 GH 主要通过病毒学检测来确诊。

2. 鉴别诊断 需与硬下疳、软下疳、固定性药疹、接触性皮炎等相鉴别。

【治疗与预防】

1. 治疗

（1）原发性生殖器疱疹：可引起更持久的临床症状，且容易伴发严重外阴溃疡和神经系统受累。即使初次发作的临床表现轻微，也可能在后续的复发过程中发展成严重或慢性症状。因此，所有生殖器疱疹初次发作者均需要接受抗病毒治疗。口服阿昔洛韦，每次 400mg，每日 3 次，连续 7～10 天；或伐昔洛韦，每次 1g，每日 2 次，连续 7～10 天；或泛昔洛韦，每次 250mg，每日 3 次，连续 7～10 天。若仍未治愈，可延长治疗时间。

（2）复发性生殖器疱疹：

1）HSV-2 导致的复发性生殖器疱疹的抑制疗法：抑制疗法不论对无症状发作，还是复发较不频繁的患者均有效，对频繁复发者应用抑制疗法有助于改善其生活质量。具体用法：口服阿昔洛韦，每次 400mg，每日 2 次；或伐昔洛韦，每次 1g，每日 1 次；或泛昔洛韦，每次 250mg，每日 2 次；病情控制后逐渐减量，直至找到最小有效剂量维持。

2）HSV-2 导致的复发性生殖器疱疹发作期治疗方案：要确保复发性生殖器疱疹发作期治疗有

效，需要在出现皮损 1 天内或在疾病出现前驱症状时立即开始治疗。需提前给患者提供药物并嘱咐患者出现症状时立即采取治疗。阿昔洛韦、泛昔洛韦和伐昔洛韦对复发性生殖器疱疹发作期的疗效相同。推荐治疗方案：阿昔洛韦口服，每次 800mg，每日 2 次，共 5 天，或每次 800mg，每日 3 次，共 2 天；或泛昔洛韦口服，每次 1g，每日 2 次，共 1 天，或每次 125mg，每日 2 次，共 5 天，或每次 500mg，每日 1 次，然后改为每次 250mg，每日 2 次，共 2 天；或伐昔洛韦口服，每次 500mg，每日 2 次，共 3 天，或每次 1g，每日 1 次，共 5 天。

3）HSV-1 导致的复发性生殖器疱疹：目前没有关于抑制疗法在预防 HSV-1 传播中的有效数据。与 HSV-2 相比，HSV-1 导致的生殖器疱疹第一次发作后复发率较低，并且在感染的第 1 年内生殖器部位的病毒脱落迅速减少。由于复发和病毒脱落的风险降低，HSV-1 抑制治疗仅用于经常复发的患者。

（3）妊娠合并生殖器疱疹：初次发作或复发性生殖器疱疹的孕妇可口服阿昔洛韦治疗，从妊娠第 36 周开始可以采用阿昔洛韦抑制疗法来减少孕妇生殖器疱疹的复发率，也可以减少剖宫产率。然而，这种治疗方法可能无法完全预防新生儿感染 HSV。复发性生殖器疱疹孕妇抑制疗法的推荐方案：阿昔洛韦口服，每次 400mg，每日 3 次；或伐昔洛韦口服，每次 500mg，每日 2 次；应于妊娠第 36 周开始执行推荐治疗方案。

（4）新生儿疱疹：确诊或怀疑 HSV 感染的新生儿的推荐治疗方案是阿昔洛韦 20mg/kg，每 8h 静脉滴注 1 次，如果疾病局限于皮肤和黏膜则治疗 14 天，如果出现播散性 HSV 感染或并发中枢神经系统感染则治疗 21 天。

（5）严重感染：指原发感染症状严重或皮损广泛，出现肝炎、肺炎及脑炎、脑膜炎等中枢神经系统并发症，需要将患者收治入院并接受静脉滴注阿昔洛韦治疗。肝炎是播散性 HSV 感染的一种罕见并发症，常见于妊娠期感染 HSV 的女性。任何孕期都可能出现发热和肝炎（转氨酶显著升高），但可能无生殖器或其他部位皮损。HSV 肝炎与暴发性肝衰竭和高死亡率（25%）相关。因此，对高度怀疑 HSV 肝炎者应通过血液 HSV PCR 检测进行确诊。对于出现发热和不明原因严重肝炎的妊娠期女性，应考虑播散性 HSV 感染的可能，并应在确诊前开始经验性静脉滴注阿昔洛韦进行治疗。阿昔洛韦 5～10mg/kg，静脉滴注，每 8h 一次，连续 5～7 天或直至临床症状消退。

（6）局部治疗：保持患处清洁、干燥。外用 3% 阿昔洛韦软膏、1% 喷昔洛韦乳膏、酞丁胺霜、5% 咪喹莫特霜等。

（7）HSV 耐药：膦甲酸钠（每 8h 静脉注射 40～80mg/kg，直至临床症状缓解）为 HSV 耐药的首选替代治疗，此外 5% 咪喹莫特涂抹于病灶 8h 后洗去，每周 3 次，直至临床症状缓解，以及 1% 西多福韦凝胶局部外用，每天 2～4 次，也是替代方法。

2. 预防

（1）包皮环切术：多项研究表明，坚持正确使用安全套可以降低但不能消除 HSV-2 从男性到女性的传播风险。安全套在防止女性向男性传播方面效果较差。而女性的男性伴侣如果接受包皮环切术，可降低女性感染 HSV-2 的风险，也可降低成年异性恋男性感染 HSV-2 的风险。

（2）每日口服替诺福韦或恩曲他滨的暴露前预防（pre-exposure prophylaxis，PrEP）可降低异性恋伴侣中 HSV-2 感染的风险。

（3）新生儿疱疹的预防：既应预防孕妇在孕晚期感染生殖器 HSV，也应避免新生儿在分娩过程中暴露到生殖器疱疹皮损和脱落病毒中。在临产前，应仔细询问孕妇是否有生殖器疱疹相关症状（包括前驱症状：病变出现前生殖器部位的疼痛或灼痛等不适感），以及是否有疱疹样皮损。若两者均无，可以经阴道分娩。建议临产时出现复发性生殖器疱疹皮损的产妇行剖宫产，以减少新生儿感染 HSV 的风险，但剖宫产也不能完全消除产妇将 HSV 传播给新生儿的风险。

第七节　艾　滋　病

艾滋病又称获得性免疫缺陷综合征（acquired immunodeficiency syndrome，AIDS），以 HIV 感染引起的严重细胞免疫功能缺陷为其特征，易伴发机会性感染、恶性肿瘤和神经系统病变。

【病因】　HIV 属于逆转录病毒科、慢病毒属，分为 HIV-1、HIV-2 两型：HIV-1 为全球性流行，致病性较强，病情进展快、预后差；HIV-2 局限于非洲的少数国家（特别是西非），致病性较弱，病程较长、症状较轻。HIV 为球形颗粒，直径为 100～140nm，包膜镶嵌 gp120 和 gp41 蛋白，病毒核心由两条单股 RNA 链、核蛋白、逆转录酶、蛋白酶和整合酶组成。HIV 对外界抵抗力较弱，离开人体后不易存活。HIV 对热和消毒剂敏感，室温、液体环境下可成活 15 天以上，60℃ 3h 或 80℃ 30min 即可将其灭活，0.2% 次氯酸钠、0.1% 家用漂白粉、0.1% 戊二醛、0.3% 过氧化氢溶液 5min 也可将其灭活，但对紫外线和 γ 射线不敏感。

HIV 可侵犯淋巴细胞、巨噬细胞、单核细胞、朗格汉斯细胞和胶质细胞，但主要累及 CD4$^+$T 细胞。HIV 在复制过程中，不断杀伤人体免疫细胞，主要表现为 CD4$^+$T 细胞数量不断减少，引起严重的免疫功能缺陷，最终导致各种机会性感染和肿瘤的发生。此外，HIV 感染也会使心血管疾病、骨病、肾病和肝功能不全等疾病的发病风险增加。

HIV 进入人体后，在 24～48h 到达局部淋巴结，5～10 天在外周血中可以检测到病毒成分，继而产生病毒血症，导致急性感染，以 CD4$^+$T 细胞数量短期内一过性迅速减少为特点。大多数感染者未经特殊治疗，CD4$^+$T 细胞数可自行恢复至正常水平或接近正常水平。由于病毒储存库的存在，宿主免疫系统不能完全清除病毒，形成慢性感染，包括无症状感染期和有症状感染期。国际上报道无症状感染期持续时间平均约 8 年，需注意的是，我国男男性行为感染 HIV 者的病情进展较快，在感染后平均 4.8 年进展至艾滋病期，无症状期主要表现为 CD4$^+$T 细胞数量持续缓慢减少；进入有症状期后 CD4$^+$T 细胞数量再次快速减少，多数感染者 CD4$^+$T 细胞计数在 350/μl 以下，部分晚期患者甚至降至 200/μl 以下。

HIV 感染导致 CD4$^+$T 细胞计数下降的主要原因包括：① HIV 引起 CD4$^+$T 细胞凋亡或焦亡；② HIV 复制所造成的直接杀伤作用，包括病毒出芽时引起细胞膜完整性的改变等；③ HIV 复制所造成的间接杀伤作用，包括炎症因子的释放或免疫系统的杀伤作用；④ HIV 感染导致胸腺组织的萎缩和胸腺细胞的死亡等。HIV 引起的免疫异常除 CD4$^+$T 细胞数量减少外，还包括 CD4$^+$T 细胞、B 细胞、单核巨噬细胞、自然杀伤细胞和树突状细胞的功能障碍与异常免疫激活。

【传播途径】 HIV 携带者和艾滋病患者是本病的传染源。HIV 感染者的血液、精液、宫颈分泌物、唾液、尿液、汗液、粪便、泪液、乳汁、脑脊液和羊水中均可分离出 HIV。血液、精液、宫颈分泌物和乳汁可传播 HIV，但尚未发现经唾液、泪液、汗液、粪便、昆虫叮咬、握手和生活用品等途径传播。

1. 性接触传播 异性、同性和双性性接触是最常见的传染途径，约占 75%。其中肛交是最危险的途径。

2. 血源性传播 ①输入被 HIV 污染的血液及血制品；②接受 HIV 感染者的器官移植、人工授精等；③静脉药瘾者共用 HIV 污染的针头及注射器；④使用 HIV 污染的医疗器械及其他用具等。

3. 垂直传播 包括宫内感染、分娩时接触产道分泌物或血液感染、母乳喂养感染三种途径，HIV 阳性孕妇的婴儿感染率为 15%～50%。

【临床表现】

1. 窗口期和潜伏期 ①窗口期（window period）：是指从感染 HIV 到形成抗体的时间，一般为 2 周至 3 个月，平均 45 天，此时具有传染性；②潜伏期：是指从感染 HIV 至出现艾滋病表现的时间，一般为 2～15 年，平均 8～10 年，此时也有传染性。

2. HIV 感染临床分期

（1）急性感染期：50%～70% 患者在感染后 2～6 周出现发热、咽痛、肌肉关节疼痛、腹泻、恶心、呕吐、浅表淋巴结肿大，部分病例在躯干出现散在的斑丘疹、玫瑰疹或风团，少数出现头痛、脑膜脑炎和周围神经炎，多在 1 个月内自行消失。

（2）无症状感染期：无明显的临床症状，部分病例有全身淋巴结肿大。CD4$^+$T 细胞数正常，平均持续 8～10 年。

（3）艾滋病相关综合征（AIDS-related complex，ARC）期：表现为发热、乏力、盗汗、腹泻、体重下降和全身浅表淋巴结肿大，CD4$^+$T 细胞开始减少。

（4）艾滋病期：表现为长期发热、腹泻、消瘦、全身淋巴结无痛性肿大，常伴有各种条件性感染（如卡氏肺囊虫肺炎、念珠菌性食管炎、巨细胞病毒感染、新型隐球菌病、HSV 感染、隐孢子虫病、弓形虫病等）、恶性肿瘤（如卡波西肉瘤、淋巴瘤等），部分中青年患者发生痴呆。CD4$^+$T 细胞明显减少，如不予治疗，生存期平均为 1～1.5 年。

3. HIV 感染的皮肤表现 90%HIV 感染者在病程的各个阶段发生皮肤、黏膜病变。

（1）感染性皮损：①病毒感染：如带状疱疹、单纯疱疹及 HPV、EB 病毒和巨细胞病毒感染，口腔毛状黏膜白斑可能与 EB 病毒感染有关，表现为口腔黏膜边界不清、略隆起的毛状白膜。②真菌感染：如念珠菌（图 30-13A）、皮肤癣菌、隐球菌、组织胞浆菌感染等。③细菌感染：如葡萄球菌、铜绿假单胞菌、分枝杆菌感染等。

（2）非感染性皮损：皮损呈多形性，类似于许多皮肤病，如脂溢性皮炎（图 30-13B）、鱼鳞病、银屑病、毛发红糠疹等，但病情常更为严重。

（3）肿瘤：卡波西肉瘤见于 30% 艾滋病患者，表现为红色、蓝色或褐色丘疹、结节或斑块，好发于颈、躯干和上肢（图 30-13C）。其他肿瘤有淋巴瘤、鳞状细胞癌、恶性黑素瘤等。

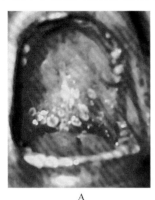 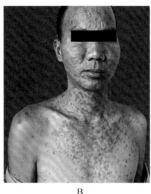 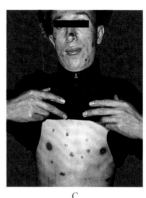

A B C

图 30-13 艾滋病的皮肤表现

A. 口腔念珠菌病；B. 脂溢性皮炎；C. 卡波西肉瘤

【诊断及鉴别诊断】

1. 诊断 原则：HIV/AIDS 的诊断需结合流行病学史（包括不安全性生活史、静脉注射毒品史、输入未经抗 HIV 抗体检测的血液或血液制品、HIV 抗体阳性者所生子女或职业暴露史等）、临床表现和实验室检查等进行综合分析，慎重做出诊断。HIV 抗体和病原学检测是确诊 HIV 感染的依据；流行病学史是诊断急性期和婴幼儿 HIV 感染的重要参考；$CD4^+T$ 细胞检测和临床表现是 HIV 感染分期诊断的主要依据；AIDS 的指征性疾病是 AIDS 诊断的重要依据。HIV 感染者是指感染 HIV 后尚未发展至艾滋病期的个体；AIDS 患者是指感染 HIV 后发展至艾滋病期的患者。

（1）HIV 感染者

1）成人、青少年及 18 月龄以上儿童，符合下列 1 项者即可诊断 HIV 感染：① HIV 抗体筛查试验阳性和 HIV 补充试验阳性（抗体补充试验阳性或核酸定性检测阳性或核酸定量＞5000 拷贝/ml）；②有流行病学史或艾滋病相关临床表现，2 次 HIV 核酸检测均为阳性；③ HIV 分离试验阳性。

2）18 月龄及以下儿童，符合下列 1 项者即可诊断 HIV 感染：①为 HIV 感染母亲所生和 2 次 HIV 核酸检测均为阳性（第 2 次检测需在出生 4 周后采样进行）；②有医源性暴露史，HIV 分离试验结果阳性或 2 次 HIV 核酸检测均为阳性；③为 HIV 感染母亲所生和 HIV 分离试验阳性。

（2）艾滋病确证患者

1）HIV 抗体阳性，又具有下述任何一项者，可确诊为艾滋病患者：①近期内（3～6 个月）体重减轻 10% 以上，且持续发热（达 38℃）1 个月以上；②近期内（3～6 个月）体重减轻 10% 以上，且持续腹泻（每天 3～5 次）1 个月以上；③卡氏肺囊虫性肺炎；④卡波西肉瘤；⑤明显的真菌或其他条件致病菌感染。

2）若 HIV 抗体阳性者体重减轻、发热、腹泻症状接近上述第一项标准，且具有以下任何一项时，可为实验确诊艾滋病患者：① $CD4^+/CD8^+T$ 细胞比值 <1，$CD4^+T$ 细胞计数下降；②全身淋巴结肿大；③明显的中枢神经系统占位性病变的症状和体征，出现痴呆、辨别能力丧失或运动神经功能障碍。

2. 鉴别诊断 本病急性期应与传染性单核细胞增多症、结缔组织疾病、中枢神经病变及其他感染性疾病如结核等相鉴别。本病的免疫缺陷改变须与其他先天性或继发性免疫缺陷病相鉴别。

【治疗】 艾滋病迄今尚无特效治疗药物，疫苗尚在研究之中。

1. 抗 HIV 治疗 治疗目标是最大限度地抑制病毒复制，使病毒载量降低至检测下限并减少病毒变异；重建免疫功能；降低异常的免疫激活；减少病毒传播，预防母婴传播；降低 HIV 感染的发病率和病死率，减少非艾滋病相关疾病的发病率和病死率，使患者获得正常的预期寿命，提高生活质量。

目前国际上抗 HIV 药物共有六大类 30 多种（包括复合制剂）：①核苷类逆转录酶抑制剂，如齐多夫定、拉米夫定、恩曲他滨、阿巴卡韦等；②非核苷类逆转录酶抑制剂，如奈韦拉平、依非韦伦、利匹韦林等；③蛋白酶抑制剂，如沙奎那韦、英地那韦、瑞托那韦、尼非那韦等；④整合酶链转移抑制剂，如拉替拉韦、多替拉韦等；⑤膜融合抑制剂，如艾博卫泰等；⑥ CCR5 抑制剂。常采用 2 种逆转录酶抑制剂加 1 种第三类药物（蛋白酶抑制剂或整合酶链转移抑制剂）的联合化疗方案，即美籍华裔科学家何大一提出的"鸡尾酒疗法"，也称高效抗逆转录病毒治疗（highly active anti-retroviral therapy，HAART），可有效控制 HIV 复制，增加 T 细胞数量，减少条件致病菌感染，延长生命，但其不能完全清除体内的 HIV，且治疗费用昂贵。

抗病毒治疗监测：在抗逆转录病毒治疗（anti-retroviral therapy，ART）过程中应定期进行临床评估和实验室检测，以评价 ART 的效果，及时发现抗病毒药物的不良反应，以及是否产生病毒耐药性等，及时更换药物以保证 ART 成功。

（1）疗效评估：ART 的有效性主要通过病毒学指标、免疫学指标和临床症状三方面进行评估，其中病毒学的改变是最重要的指标。①病毒学指标：大多数患者接受 ART 后血浆病毒载量在 4 周内应下降 1log 以上，在治疗后的 3～6 个月病毒载量应低于检测下限。②免疫学指标：启动 ART 后 1 年内，$CD4^+T$ 细胞计数与治疗前相比增加 30% 或增长 100/μl，提示治疗有效。③临床症状：接受 ART 后患者机会性感染的发病率和艾滋病的病死率大大降低。对于儿童，可观察其身高、营养及发育改善情况。

（2）病毒耐药性检测：病毒耐药是导致 ART 失败的主要原因之一，对 ART 疗效不佳或失败者可行基因型耐药检测。

（3）药物不良反应观察：抗病毒药物的不良反应包括短期不良反应和长期不良反应，尤其是一些抗病毒药物导致的代谢紊乱、体重增加、骨质疏松、肝肾损伤等不良反应需密切观察，及时识别并给予相应处理，必要时更换 ART 方案。抗病毒药物的不良反应及耐受性影响患者的服药依从性，进而影响 ART 疗效，所以密切监测并及时处理对于提高治疗效果至关重要。

（4）治疗药物监测（therapeutic drug monitoring，TDM）：在条件允许的情况下，可进行特殊人群的 TDM，如儿童、妊娠妇女和肾功能不全患者。

2. 免疫调节治疗　常用的免疫调节剂有 IFN-α、IL-2、粒细胞-巨噬细胞集落刺激因子（GM-CSF）和丙种球蛋白。

3. 并发症治疗　艾滋病相关肿瘤主要有非霍奇金淋巴瘤和卡波西肉瘤，也需关注非 HIV 定义性肿瘤如肝癌、肺癌、肛周肿瘤等的筛查、诊治和处理。肿瘤的确诊依赖病理活检。治疗需根据病情给予个体化综合治疗，包括手术、化疗、靶向治疗、免疫治疗、介入和放射治疗。所有艾滋病合并肿瘤的患者均建议尽早启动 ART，需注意抗病毒药物和抗肿瘤药物之间的相互作用，尽量选用骨髓抑制作用和药物间相互作用小的 ART 方案。肿瘤的诊治不应因感染 HIV 而降低要求，提倡多学科协作诊疗（multi-disciplinary treatment，MDT）模式的应用，应与肿瘤科、介入科、病理科、外科等专家共同制订诊治方案。治疗过程中注意预防各种并发症，尤其是感染的发生。针对不同的病原微生物采用相应的药物治疗。

（纪　超）

参 考 文 献

李利, 2023. 抗皮肤老化类护肤品在面部年轻化中的应用专家共识 (2023). 中国皮肤性病学杂志, 37(12): 1335-1340.

林冲, 刘文辉, 尚轶钒, 等, 2022. 66 例皮肤纤维瘤临床与组织病理分析. 中国现代医生, 60(8): 111-114, 154.

林尽染, 杨凯, 程含晶, 2024. 低能量激光治疗雄激素性秃发中国专家共识. 组织工程与重建外科, 20(2): 157-159, 175.

鲁青莲, 刘业强, 欧阳飞, 等, 2020. 150 例皮肤纤维瘤组织病理与临床分析. 中华皮肤科杂志, 53(3): 201-205.

缪旭, 施健, 范向华, 2014. 皮肤纤维瘤 38 例临床与组织病理分析. 中国皮肤性病学杂志, 28(8): 805-806, 837.

潘展砚, 郑志忠, 2010. 反射式共聚焦显微镜在常见皮肤恶性肿瘤中的应用. 中国皮肤性病学杂志, 24(5): 476-478.

吴艳, 吴琳, 于波, 2023. 肉毒毒素注射在皮肤美容中应用的专家共识 (2023 版). 中国美容医学, 32(11): 1-9.

杨蓉娅, 蒋献, 2019. 化学剥脱术临床应用专家共识. 实用皮肤病学杂志, 12(5): 257-262.

杨蓉娅, 李利, 廖勇, 2022. 微针治疗临床应用中国专家共识 (2022 版). 实用皮肤病学杂志, 15(4): 193-196.

杨蓉娅, 夏志宽, 2022. 皮秒激光临床应用专家共识. 实用皮肤病学杂志, 15(2): 65-69.

杨蓉娅, 尹锐, 2021. 医用射频皮肤美容与治疗专家共识. 实用皮肤病学杂志, 14(4): 193-197.

张建中, 高兴华, 2015. 皮肤性病学. 北京: 人民卫生出版社.

张学军, 陆洪光, 高兴华, 2018. 皮肤性病学. 9 版. 北京: 人民卫生出版社.

赵辨, 2017. 中国临床皮肤病学. 2 版. 南京: 江苏凤凰科学技术出版社.

中国康复医学会皮肤病康复专业委员会, 中华医学会皮肤性病学分会光动力治疗研究中心, 中国医学装备协会皮肤病与皮肤美容分会光医学治疗装备学组, 等, 2021. 中国光线性角化病临床诊疗专家共识 (2021). 中华皮肤科杂志, 54(12): 1048-1056.

中国人体健康科技促进会皮肤专业委员会, 中国非公立医疗机构协会皮肤专业委员会, 2024. 皮肤微生态与皮肤健康专家共识 (第 3 部分: 皮肤微生态与科学护肤). 临床皮肤科杂志, 53(2): 114-117.

中国医疗保健国际交流促进会皮肤科分会皮肤影像学组, 中华医学会皮肤性病学分会皮肤病数字化诊断亚学组, 中国中西医结合学会皮肤性病专业委员会皮肤影像学组, 等, 2018. 鳞状细胞肿瘤皮肤镜特征专家共识 (2017). 中华皮肤科杂志, 51(2): 87-91.

中国医师协会皮肤科医师分会, 2022. 氨基酮戊酸光动力疗法治疗寻常痤疮的临床应用专家共识 (2022). 中华皮肤科杂志, 55(12): 1050-1057.

中国整形美容协会瘢痕医学分会常务委员会专家组, 2018. 中国瘢痕疙瘩临床治疗推荐指南. 中国美容整形外科杂志, 29(5): 245-256.

中华医学会皮肤性病学分会皮肤肿瘤研究中心, 中国医师协会皮肤科医师分会皮肤肿瘤学组, 2021. 皮肤鳞状细胞癌诊疗专家共识 (2021). 中华皮肤科杂志, 8(54): 653-664.

BOURGUIBA R, BACHMEYER C, MOGUELET P, et al., 2022. LC-MS/MS and immuno-electron subtyping combined with genetics show that OSMR mutations cause amyloid deposition of keratins 5/14 in familial primary localized cutaneous amyloidosis. J Eur Acad Dermatol Venereol, 36(1): e66-e68.

COATES L C, SORIANO E R, CORP N, et al., 2022. Group for Research and Assessment of Psoriasis and Psoriatic Arthritis (GRAPPA): updated treatment recommendations for psoriatic arthritis 2021. Nat Rev Rheumatol, 18(8): 465-479.

GRIFFITHS C E M, ARMSTRONG A W, GUDJONSSON J E, et al., 2021. Psoriasis. Lancet, 397(10281): 1301-1315.

GROESSER L, HERSCHBERGER E, RUETTEN A, et al., 2012. Postzygotic HRAS and KRAS mutations cause nevus sebaceous and Schimmelpenning syndrome. Nat Genet, 44(7): 783-787.

HAMIE L, HADDAD I, NASSER N, et al., 2021. Primary Localized Cutaneous Amyloidosis of Keratinocyte Origin: An Update with Emphasis on Atypical Clinical Variants. Am J Clin Dermatol, 22(5): 667-680.

KRUEGER G G, BERGSTRESSER P R, LOWE N J, et al., 1984. Psoriasis. J Am Acad Dermatol, 11(5 Pt 2): 937-947.

KUROKAWA I, NISHIMURA K, YAMANAKA K, et al., 2010. Immunohistochemical study of cytokeratin expression in nevus sebaceous. Int J Dermatol, 49(4): 402-405.

MORARIU S H, SUCIU M, VARTOLOMEI M D, et al., 2014. Aneurysmal dermatofibroma mimicking both clinical and dermoscopic malignant melanoma and Kaposi sarcoma. Rom J Morphol Embryol, 55(3 Suppl): 1221-1224.

NAKAMURA H, HIROTA S, ADACHI S, et al., 2001. Clonai nature ofseborrheic keratosis demonstrated by using thepolymorphism of the human androgen receptor locusas a marker. JInvest Dermatol, 116: 506-510.

NEEL V A, TODOROVA K, WANG J, et al., 2016. Sustained Aktactivity is required to maintain cell viability in seborrheic keratosis, a benign epithelial tumor. JInvest Dermatol, 136: 696-705.

PANICKER V V, DHARMARATNAM A D, SEETHALEKSHMY N V, 2017. Plaque like giant dermatofibroma: a case report. J Cutan Aesthet Surg, 10(1): 51-53.

PAPALAS J A, BALMER N N, WALLACE C, et al., 2009. Ossifying dermatofibroma with osteoclast-like giant cells: report of a case and literature review. Am J Dermatopathol, 31(4): 379-383.

SINHA A, MANJUNATH G V, BASAVARAJ V, 2021. Primary cutaneous amyloidosis: A clinicopathological, histochemical, and immunohistochemical study. Indian J Pathol Microbiol, 64(2): 323-328.

SUN L D, CHENG H, WANG Z X, et al., 2010. Association analyses identify six new psoriasis susceptibility loci in the Chinese population. Nat Genet, 42(11): 1005-1009.

WILLIAM D J, DIRK M E, JAMES R T, et al., 2021. 安德鲁斯临床皮肤病学. 13 版. 北京: 北京大学医学出版社.

YEATMAN J, KILKENNY M, MARKS R, 1997. The prevalence of seborrhoeic keratoses in an Australian population: does exposure to sunlight play a part in their frequency. Br J Dermatol, 137: 411-414.

ZAK A, ZEMAN M, SLABY A, et al., 2014. Xanthomas: clinical and pathophysiological relations. Biomed Pap Med Fac Univ Palacky Olomouc Czech Repub, 158(2): 181-188.